骨科新护士

规范化培养手册

主　编◎韩　杉　祝　洁
副主编◎李　璟　李　霞　孟　露

华中科技大学出版社
http://press.hust.edu.cn
中国·武汉

内容简介

本手册内容共分为两篇。第一篇是骨科护理工作基础，介绍了围手术期护理、上肢创伤、下肢创伤、关节外科、运动医学科、脊柱外科、小儿骨科、足踝外科、骨肿瘤等方面的护理工作基础，以及护理技术操作流程和常用护理评估表。第二篇是骨科护理安全管理，介绍了骨科护理中常见的安全隐患和预防措施，以及骨科住院患者护患沟通方法与常见护理风险管理。

本手册可供骨科新护士培训使用，也可供其他相关人员参考。

图书在版编目(CIP)数据

骨科新护士规范化培养手册 / 韩杉，祝洁主编. -- 武汉 ：华中科技大学出版社，2025. 4. -- ISBN 978-7-5772-1767-3

Ⅰ. R473. 6-62

中国国家版本馆 CIP 数据核字第 20253Q3E27 号

骨科新护士规范化培养手册　　韩　杉　祝　洁　主编

Guke Xin Hushi Guifanhua Peiyang Shouce

策划编辑：尹　红　汪飒婷

责任编辑：丁　平　毛晶晶

封面设计：廖亚萍

责任校对：朱　霞　李艳艳

责任监印：周治超

出版发行：华中科技大学出版社(中国·武汉)　　电话：(027)81321913

武汉市东湖新技术开发区华工科技园　　邮编：430223

录　　排：华中科技大学惠友文印中心

印　　刷：湖北新华印务有限公司

开　　本：889mm×1194mm　1/16

印　　张：20.25　插页：2

字　　数：655 千字

版　　次：2025 年 4 月第 1 版第 1 次印刷

定　　价：89.80 元

华中出版

序

XU

随着我国医疗卫生事业的不断发展，骨科作为重要的临床学科，在保障人民健康、提高人民生活质量等方面发挥着越来越重要的作用。骨科护理工作作为医疗体系的重要组成部分，在临床医疗中扮演着越来越重要的角色，对护士的专业素质和技能要求越来越高。培养一支高素质、专业化的骨科护理队伍，确保患者得到优质、安全的护理服务，必须从新护士抓起，夯实其理论基础，规范其技术操作，从职业生涯的起点开始综合培养护士临床护理服务能力。这已成为当前护理继续教育的重要任务，所以《骨科新护士规范化培养手册》应运而生。

本手册旨在为新入职的骨科护士提供一套系统、规范的培训教材，帮助他们快速掌握骨科护理的基本理论、基本知识和基本技能。手册内容涵盖骨科护理的基本概念、常用护理技术、常见疾病护理、护理安全管理、心理护理等多个方面，力求全面、细致。

国家对健康事业发展提出了新的要求，从以治疗为主转向以人民健康为中心，倡导护士提供全生命周期的服务。因此，护理人才队伍的建设工作面临改革与挑战，新护士规范化培养工作应该得到更多的重视。规范化培养是提高护士专业素质、保障患者安全的基石。通过规范化培养，新护士能够迅速了解骨科护理工作的特点和要求，掌握基本护理技能，为今后的临床工作打下坚实基础。

为此，本手册注重理论与实践相结合。在介绍理论知识的同时，注重实际操作技能的培养，重点介绍骨科护理技术操作，包括骨折固定、关节置换术后护理、脊柱手术后护理等。本手册图文并茂，可使新护士直观地了解和掌握各项操作技能；对病例进行分析等，可使新护士更好地理解和掌握骨科护理的要点。本手册强调骨科护理安全管理的重要性，介绍骨科护理中常见的安全隐患和预防措施，以帮助新护士提高安全意识，确保患者安全。

此外，在教学内容方面，本手册关注骨科患者的心理需求，介绍了心理护理的基本原则和方法，以帮助新护士更好地与患者沟通，提高患者的心理舒适度。本手册融入了对新护士的心理素质和职业素养的培养内容，强调了骨科护理团队建设的重要性，介绍了团队协作、沟通技巧等内容，以帮助新护士树立正确的职业观念，提升团队协作的能力，更好地适应临床护理工作，开启良好的职业生涯。

编写《骨科新护士规范化培养手册》是一项系统工程，其顺利编写与众多骨科护理专家、临床一线护士和有关领导的关心和支持密不可分。在此，衷心感谢他们的辛勤付出和无私奉献。希望本手册为骨科新护士的规范化培养提供有力支持，成为广大骨科新护士的“良师益友”，为提升骨科护理服务品质做出积极贡献。

付红英

贵州省护理学会骨科护理专业委员会　主任委员

目录

MULU

第一篇　骨科护理工作基础

第二篇　骨科护理安全管理

第一篇

骨科护理工作基础

第一章　围手术期护理

第一节　加速康复外科

一、概述

加速康复外科(enhanced recovery after surgery,ERAS)以循证医学证据为基础,以减少手术患者生理及心理的创伤应激反应为目的,通过外科、麻醉、护理、营养等多学科协作,对围手术期处理的临床路径予以优化,从而减少围手术期应激反应及术后并发症,缩短住院时间,促进患者康复,同时降低医疗费用。这一优化的临床路径贯穿于住院前、术前、术中、术后、出院后的完整治疗过程,其核心是强调以服务患者为中心的诊疗理念。

二、ERAS围手术期管理优化策略

(一)术前优化策略

1. 术前评估　术前应全面筛查患者营养状况、心肺功能及基础疾病,积极纠正及针对性治疗并存疾病,将患者调整至最佳状态,以降低围手术期严重并发症的发生率;评估患者的手术指征及其对麻醉、手术的耐受性与风险,针对并存疾病及可能的并发症制订相应预案,指导麻醉方案的设计和麻醉管理;了解患者的心理精神状态以及对治疗的配合程度。

2. 术前宣教　针对不同患者,采用卡片、多媒体、展板等形式重点介绍麻醉、手术、术后处理等围手术期诊疗过程,缓解其焦虑、恐惧及紧张情绪,使患者知晓自己在此过程中所发挥的重要作用,获得患者及其家属的理解、配合。术前戒烟、戒酒,进行心肺功能预康复训练,术后早期进食、早期下床活动等。

3. 术前营养支持　术前采用营养风险筛查表进行全面的营养风险评估,给予针对性的营养支持,以改善患者营养状况。

4. 术前禁饮禁食　禁饮时间延至术前2 h,之前可饮清亮液体,包括清水、糖水、无渣果汁等。禁食时间延至术前6 h,之前可摄入淀粉类固体食物、牛奶等乳制品。

(二)术中优化策略

1. 预防性使用抗生素　有助于降低择期骨科手术后感染的发生率。应在切皮前30 min至1 h输注完毕;如手术时间>3 h或术中出血量>1000 mL,可在术中重复使用1次抗生素。

2. 麻醉方式的选择　根据每位患者的具体情况,拟定精准的麻醉方案。骨科手术常用的麻醉方法有椎管内麻醉、神经丛(干)阻滞和全身麻醉(简称全麻)等;两种或两种以上麻醉方法联合应用可提高患者的舒适度,减少术中或术后并发症,有助于减轻术后疼痛,并可克服单一麻醉方法给术后康复锻炼带来的不便。

3. 术中液体管理　ERAS液体管理目标为尽量减少机体体液量的改变,丹麦学者Brandstrup于2003年提出了限制性输液方案,推荐输液量一般为2～10 mL/(kg·h)。此方案可以避免补充第三间隙液体量和避免行补充性扩容,降低心肺并发症发生率。

4. 术中血液管理

(1)控制性降压:术中平均动脉压降至基础血压的 70%(60～70 mmHg),或收缩压控制在 90～110 mmHg,以减少术野出血。

(2)术中血液回输:预计术中出血量达全身血容量的 10%以上或达 400 mL 以上,或者失血可能导致输血者可采用。

(3)药物控制出血:氨甲环酸是一种抗纤溶药,在关节置换围手术期静脉滴注联合局部应用此药比单纯静脉滴注或局部应用此药能更有效减少出血及降低输血率。

5. 术中体温管理 术中避免低体温可以降低切口感染、心脏并发症的发生率,减少输血需求,提高免疫功能,缩短麻醉后苏醒时间。术中应常规监测患者体温直至术后,可以借助加温床垫、加压空气加热装置(暖风机)或循环水加温系统、输血输液加温装置等,维持患者中心体温不低于 36 ℃。

6. 手术方式与手术质量 创伤是患者最为重要的应激因素,而术后并发症直接影响到术后康复的进程,提倡在精准、微创及损伤控制理念下完成手术,以减小创伤应激反应。

7. 优化止血带应用 应用止血带可以有效止血、使术野清晰、方便术者操作等,但可引起缺血再灌注损伤,因此应严格选择适应证,尽可能不用止血带或缩短止血带使用时间。

8. 引流管管理 根据手术创伤程度和出血量决定引流管的安置与否,尽早拔除引流管。

9. 优化导尿管应用 留置导尿管可明显增加患者不适感及泌尿系统感染的发生,因此,应尽可能不留置导尿管。留置导尿管的指征是手术时间>1.5 h,术中出血量超过全身血容量的 5%或超过 300 mL,术后应尽早拔除导尿管。

(三)术后优化策略

1. 术后恶心呕吐(PONV)的预防 术后恶心呕吐危险因素:女性、吸烟或有晕动症病史、高度紧张焦虑、偏头痛,以及使用吸入麻醉药、阿片类药物,长时间手术等。预防措施如下:

(1)术前 2～3 h 口服莫沙必利 5 mg;

(2)尽可能避免使用吸入麻醉药;

(3)术后将床头抬高 40°～50°,床尾抬高 30°;

(4)术中、术后静脉注射地塞米松 10 mg、5-HT_3 受体拮抗剂等。

2. 术后进食 术后无恶心呕吐即可经口饮水、进食,以促进肠道运动功能尽早恢复。

3. 预防静脉血栓栓塞(VTE)

(1)基础预防:对患者加强健康教育;抬高患肢,患肢较心脏平面高 20～30 cm,膝关节屈曲 15°,不要在腘窝下单独垫枕,以免影响小腿深静脉回流,尽早开始下肢主动或被动活动;尽早下床活动;避免脱水,保证有效循环血量;减少血管内膜损伤,有创操作动作轻柔精细、尽量微创,规范使用止血带;改善生活方式,戒烟、戒酒,控制血糖、血脂,多饮水(2000～3000 mL/d),保持大便通畅。

(2)机械预防:应用间歇充气加压装置、梯度压力弹力袜、足底静脉泵等。

(3)药物预防:根据患者 VTE 风险分级、病因、体重、肾功能状况选择药物,包括低分子肝素、磺达肝癸钠、普通肝素、华法林和新型口服抗凝药(如利伐沙班等);骨科患者一般术后 6～12 h 开始使用抗凝药,预防时间至少 10 天,建议延长至 35 天。对长期接受药物预防的患者,应动态评估预防的效果和潜在的出血风险,并征求患者和(或)家属的意见。药物预防禁忌证:近期有活动性出血及凝血功能障碍;骨筋膜室综合征;严重头颅外伤或急性脊髓损伤;血小板计数低于 20×10^9/L。

4. 优化镇痛方案

(1)重视健康宣教,向患者介绍手术过程、如何正确评估和表达疼痛、对疼痛采取的预防措施和镇痛药的副作用等,以缓解患者的焦虑,取得患者的配合,达到减轻疼痛的效果。

(2)选择恰当的疼痛评估工具是准确评估的基础,这样护士易解释,患者易掌握。

(3)预防性镇痛是在疼痛发生之前采取有效的措施,并在围手术期全程给予适当的预防性措施,以降低术后疼痛强度,减少患者对镇痛药的需求。

（4）多模式镇痛：将作用机制不同的镇痛药和镇痛方法组合在一起，发挥镇痛的协同或相加作用，减少单一用药的剂量和不良反应，同时提高患者对药物的耐受性，缩短药物起效时间和延长镇痛时间。

（5）个性化镇痛：不同患者对疼痛和镇痛药的反应存在个体差异，在患者预防性应用镇痛药后，按时评估疗效并调整药物，目标是应用最小的剂量达到最佳的镇痛效果。

5. 睡眠管理 失眠是围手术期患者最主要的睡眠障碍，对于有睡眠障碍病史的患者，应提前给予睡眠干预。环境因素导致的单纯性失眠者选择苯二氮䓬类药物或非苯二氮䓬类药物；习惯性失眠或伴明显焦虑情绪者使用选择性 5-羟色胺再摄取抑制药（SSRI）及苯二氮䓬类药物。

6. 术后早期下床活动 早期下床活动可促进呼吸、胃肠、肌肉、骨骼等多系统功能恢复，有利于预防肺部感染、压力性损伤和 VTE。推荐术后清醒、肌力恢复后即可下床活动。

7. 功能锻炼 良好的疼痛控制下，有目标的功能锻炼可以增加肌肉力量以及有利于关节功能的恢复，减少相关并发症的发生。

第二节 术前护理

一、术前护理评估

术前护理评估需要全面、系统、准确地收集和分析患者生理、心理、社会文化、社会支持及精神等方面的资料，以明确其健康状况、存在的健康问题及其相关因素，从而进行必要的护理干预，以保证患者在最佳状态下进行手术，最大限度预防手术并发症的发生。

1. 生命体征和主要病史 结合入院评估、入院后的检验、检查结果和病史，进一步评估有无影响手术的病症及并存疾病的治疗情况。

2. 用药评估 评估利血平、糖皮质激素、降血脂药、免疫抑制药、血小板聚集抑制剂、抗凝药等骨科患者术前常用药对手术的影响，评估这些药的停用时间等。

3. 患者对手术的耐受性 患者心理、生理方面是否能耐受手术；了解患者既往心血管疾病病史，包括高血压、心脏病、心肌梗死等，近期是否有心肌缺血或心、肺功能不全等症状，心血管药物使用情况及用药后的效果和反应；评估患者有无长期咳嗽、咳痰、气短病史，哮喘病史，近期有无上呼吸道感染史，有无吸烟史；评估患者体力劳动能力；了解患者肝肾功能，有无神经系统疾病。

4. 营养状况 评估患者的血浆蛋白（白蛋白等）水平、身体质量指数（BMI）、淋巴细胞计数等。

5. 患者及其家属对手术的认知程度、心理准备 通过交谈、观察和分析，了解患者及其家属对手术的认知程度和心理准备情况，了解患者的社会支持系统，包括家庭结构、经济状况，家庭成员是否和睦；了解患者的亲戚、朋友、同事对患者的关心及支持程度。

6. 感染风险的筛查 了解患者近期有无侵入性治疗史、上呼吸道感染史和其他部位感染灶，了解患者术区皮肤是否完好等。

7. 疼痛、VTE、出血风险评估 进行疼痛、VTE、出血风险评估。

二、术前准备

1. 饮食与休息 加强饮食指导，消除引起睡眠障碍的隐患，创造安静、舒适的环境。

2. 适应性训练 指导患者床上使用便盆，以适应术后床上排尿和排便；教会患者自行调整卧位和正确的翻身方法，以适应术后体位的变化；术中行特殊体位训练。

3. 备血和补液 拟行骨科大中型手术前，遵医嘱做好血型鉴定和交叉配血试验，备好一定数量的浓缩红细胞或者血浆。凡有水、电解质紊乱，酸碱平衡失调或者贫血者，术前应予以纠正。

4. 术前检查 遵医嘱协助患者完成术前心、肺、肝、肾、凝血功能等的检查。

5. 呼吸道准备 术前 2 周戒烟；进行深呼吸练习、有效咳嗽训练；呼吸道感染者，予以有效治疗。

6. 术区皮肤准备

(1)淋浴:术前 1 天,使用抗菌皂液彻底清洁皮肤。

(2)备皮:若术区毛发细小,不影响手术操作,毛发可以不去除;如果需要去除毛发,最好使用剪刀剪除毛发;术区皮肤准备范围应包括切口周围至少 15 cm 区域。

7. 胃肠道准备 成人择期手术前禁饮禁食时间按 ERAS 胃肠道管理方案执行。

三、术前心理干预

1. 倾听疏导 多倾听患者对于手术治疗的顾虑及担忧,引导患者表达由于对疾病、手术的恐惧和对预后的不确定而引发的不良情绪。

2. 答疑解惑 有针对性地对患者的个人疑问给予必要的解释和回答。

3. 陪伴、支持和关怀 针对焦虑患者,护士应主动关心和鼓励,还可以动员其亲近的家庭成员、同事、朋友等给予关心、支持和鼓励,或者请康复效果好的患者讲解自己的心路历程等。

4. 药物辅助 对于因过度焦虑而导致睡眠障碍的患者,术前可酌情根据医嘱给予镇静催眠药。老年人应避免将镇静催眠药与阿片类镇痛药联用。

四、术前健康教育

同 ERAS 术前宣教。

第三节 术中护理

术中护理的目的是减轻患者的焦虑、恐惧感,确保患者和手术部位正确,保障手术顺利进行,提供手术过程中需要的物品,减少因手术引起的周围神经、血管损伤而导致的功能障碍等并发症,降低手术切口感染发生率。本节仅介绍与骨科专科手术相关的术中护理。

一、手术体位

手术体位的摆放是为了充分暴露术野,便于术者操作,不同的手术方式所需的手术体位是不同的。骨科常见手术体位有以下几种。

(1)仰卧位:常用于下肢再植术、截肢手术、颈椎前路椎间盘切除植骨融合内固定术、人工全髋关节置换术、人工膝关节表面置换术、下肢截骨矫形术等。

(2)俯卧位:常用于腰椎椎板减压内固定术、腰椎复位钢板内固定术、胸腰椎复位钉棒系统内固定术、选择性神经根切除术、跟腱延长术。

(3)侧卧位:常用于半侧骨盆切除术(髂腹间离断术)、跟腱延长术等。

(4)半侧卧位:常用于肩关节融合术等。

(5)患肢外展 90°仰卧位:常用于上肢矫形截骨术、斜颈矫正术。

(6)垂头仰卧位:常用于经口咽前路寰枢椎复位螺钉内固定术。

(7)先仰卧后俯卧:常用于寰枢椎后路减压植骨内固定术。

(8)正侧位:常用于脊柱前路钢板内固定术。

二、气压止血带的应用

气压止血带在骨科四肢手术中应用普遍,可最大限度地减少术中创面出血,使术野清晰,有利于准确解剖和避免重要微小结构的损伤。但气压止血带使用不当极易引起不良反应的发生。护理措施:使用前检查气压止血带是否完好;选择正确的使用部位,并予以局部皮肤保护;根据患者年龄、手术部位、手术肢体的周径选择大小合适的气压止血带,并调节压力至正确范围内;记录使用气压止血带的时间,并观察有无皮肤损伤、止血带相关疼痛、神经损伤、止血带休克等并发症；手术时间>1.5 h时，每小时应松弛气压止血带 10～15 min后再使用，气压止血带使用总时间不应超过 5 h；局部皮肤有严重溃烂、四肢有血管病变及坏死的患者不宜使用。

三、外来手术器械管理

骨科外来手术器械是器械商提供给医院、可重复使用、主要用于与植入物相关手术的器械，是在普通手术器械基础上增加的局部专项操作器械。为确保外来手术器械的安全使用，必须加强标准化流程管理，具体可参照《医院消毒供应中心》(WS 310—2016)。具体流程包括接收分类、清洗消毒干燥、检查保养包装、灭菌监测、存储发放、使用后处理。外来手术器械的管理采取集中管理方式，一般由消毒供应中心负责。

四、私人手术器械管理

私人手术器械是指非医院购买、手术医生个人拥有的专科手术器械，为确保手术的质量，必须严格管理。

(1)所有私人手术器械必须经医院同意后方可在手术室使用。

(2)设立私人器械专柜，专人保管。

(3)须在手术室使用的私人手术器械必须由手术室统一消毒。

(4)私人手术器械须按时清点。

第四节　术后护理

术后护理是指患者从手术室返回病房直至恢复正常生理功能这一阶段的护理，目的是减轻患者疼痛、缓解患者不适、预防并发症的发生等，以使患者身心快速康复。

一、术后常规护理

(一)一般准备

1. 病房环境　整洁、安静，温湿度适宜。

2. 床单位　按麻醉床准备，特殊患者特殊处理，如术后需牵引者准备牵引床等。

3. 用物准备　根据不同手术及麻醉方式准备用物，如牵引架、下肢垫、止血带等。

4. 仪器准备　按需准备心电监护仪、吸氧装置、吸痰器及急救车等。

(二)妥善安置患者

1. 交接　与麻醉师和手术室护士做好床旁交接，了解麻醉类型、手术方式、术中生命体征、术中出入量、术中用药情况，了解引流管的安置部位、名称及作用。

2. 搬运　搬运时动作轻柔缓慢，减少震动，根据手术部位和方式采用三人或四人平托法进行搬运。

3. 体位　根据麻醉类型、手术方式及患者的全身状况安置患者体位。

(1)全麻未清醒患者：取去枕仰卧位，头偏向一侧，避免误吸。清醒后根据需要调整体位。

(2)蛛网膜下腔阻滞患者：取去枕仰卧位，6～8 h之后根据手术方式安置体位。

(3)硬脊膜外隙阻滞、局部麻醉(简称局麻)等患者：根据手术需要安置体位。

(4)脊柱或臀部手术等患者：采取俯卧位或仰卧位。

(5)休克患者：取仰卧位或仰卧中凹位(下肢抬高 20°～30°，头部和躯干抬高 10°～20°)。

4. 保暖　监测体温，加强对低体温患者的保暖措施，促使其体温尽快恢复，使患者安全、舒适地度过麻醉恢复期。

（三）饮食护理

进行术后患者饮食指导，术后禁食 2 h，评估患者基本情况，指导逐步进轻饮食、流质饮食和正常饮食，普通患者术后摄入高蛋白、高热量、富含维生素且易消化食物，合并糖尿病、肾功能不全、心脏病等各种症状者，结合疾病进行饮食指导。

（四）病情观察

动态观察和监测患者体温、脉搏、呼吸、血压、疼痛等生命体征，及时发现病情变化或治疗相关不良反应，确保患者术后安全。

（五）管道护理

妥善固定管道，保持管道通畅，标识清楚，评估引流液的量、性质、颜色等，若发现异常，及时报告医生进行处理。

（六）切口护理

保持敷料清洁、干燥，密切观察切口有无渗血、渗液，切口周围有无红、肿、热、痛等感染征象。若有渗血、渗液或敷料被污染，及时更换，严格执行无菌操作。

（七）皮肤护理

保持患者皮肤及床单位清洁、干燥；对易受压迫的骨隆突部位予以减压保护；正确使用医疗器具，如石膏、夹板等，定时进行皮肤评估，预防皮肤损伤。

（八）并发症护理

1. 术后出血 密切观察患者生命体征、切口局部肿胀和出血情况，及时复查血红蛋白、红细胞等；建立静脉通道，遵医嘱补液，并根据患者出血量及时进行交叉配血试验，做好输血准备；一旦确定有活动性出血，且出血量大、引流量大、出血速度快，积极配合医生做好术前准备。

2. 颈椎手术后血肿形成 常规备气管插管包、气切包及负压吸引、吸痰装置；严密监测患者生命体征、颈部切口局部肿胀程度、切口引流量；如术后切口引流量持续增大，局部肿胀、疼痛，肢体肌力、感觉异常，需要立即行手术探查、止血，应快速协助医生做好术前准备工作；术后早期指导患者进清淡、易消化、温凉软食，避免摄入过硬、过热的食物。

3. 肢体血液循环障碍 患肢制动，抬高 15°～30°，同时避免过度抬高患肢而导致动脉供血受阻；观察并记录患肢的感觉、运动及患肢肿胀程度、皮肤颜色、皮肤温度、甲床充盈时间，测量与对比分析肢体周径等；术后疼痛会增加全身耗氧量，加重肢体的缺血损害；一旦发现肢体存在血液循环障碍的征象，应迅速解除外固定及敷料，协助医生做好紧急手术准备。

4. 手术部位感染 控制感染，维持正常体温，监测生命体征，正确采集血液细菌培养标本；对高热患者及时给予物理降温、药物降温措施；正确使用抗生素并观察疗效和药物不良反应；加强管道护理，严格执行无菌操作；加强基础护理，定期进行切口换药，保持切口敷料干燥，且固定妥当，做好交叉感染防护；根据个体差异，给予正确的饮食指导，必要时给予肠内和（或）肠外营养，纠正贫血及低蛋白血症；密切观察患者有无意识障碍、体温升高或不升、脉搏增快、血压下降、尿量减少等脓毒症休克表现，若有，及时报告医生，配合抢救；定时监测电解质，鼓励患者多饮水，必要时静脉补液。

5. 假体脱落 不同手术入路对关节囊的损伤程度不同，不同关节的稳定性也不同，了解患者的手术方式，对患者实施正确的功能锻炼；根据不同部位的手术选择正确的搬运方法，搬运时注意保护手术部位及肢体，禁止拖、拉、拽等；选择正确的护具进行保护，人工髋关节置换术后使用 T 形枕、丁字鞋，人工全踝关节置换术后使用石膏托固定，人工颈椎间盘置换术后使用颈托，人工腰椎间盘置换术后使用胸腰支具等；经后路行人工全髋关节置换术后 3 个月内，髋关节应内收 15°以内，禁止内旋，禁止屈髋达 90°及以上；经前路行人工全髋关节置换术后 3 个月不能过度后伸髋关节；全踝关节置换术后，用石膏托固定 3～4 周；术后早期应在专业人员的指导下进行康复训练，避免剧烈运动，积极预防与治疗骨质疏松，严防跌倒。

6. 假体周围骨折

(1)非手术治疗：卧床休息，密切观察患肢情况，保持有效的皮牵引，保持石膏或支具的有效固定，肢体制动 6～8 周，预防卧床制动相关并发症。

(2)手术治疗：做好术前心理干预和营养支持，根据手术方式，按骨折内固定术或关节置换术后护理常规进行护理。

(3)功能锻炼：肌力训练贯穿整个围手术期，患侧肢体进行等长收缩，健侧肢体进行主动活动及抗阻训练，麻醉恢复后开始进行髋、膝关节的屈伸运动，循序渐进，由被动到主动，活动角度、频率因手术方式和患者不同而异。

(4)健康宣教：卧床时间视患者骨折愈合情况确定，应预防术后再骨折，严防跌倒，治疗骨质疏松，合理进行饮食和功能锻炼，定期随访，及时发现骨溶解、假体下沉和无菌性松动等。

7. 静脉血栓栓塞 监测生命体征，关注神志、呼吸的变化，严密观察双侧肢体疼痛、肿胀的部位和程度，远端动脉搏动情况，皮肤温度、颜色和肢端感觉；急性肺血栓栓塞症患者立即仰卧，绝对卧床，给予高流量吸氧或呼吸机辅助呼吸，保持血氧饱和度＞90％，避免深呼吸、咳嗽及剧烈翻动；静脉血栓栓塞急性期(10～14 天)，患肢应抬高(高于心脏平面 20～30 cm)、自然放松，勿剧烈活动，禁止按摩或冷热敷患部，取栓术后穿刺侧肢体应抬高并制动 6 h，下床活动时穿压力梯度弹力袜；对于需要手术取栓及安置滤网的患者，遵医嘱完善术前准备；对于使用抗凝治疗的患者，应观察穿刺点瘀斑情况，避免在同一部位反复穿刺；对于使用溶栓治疗的患者，观察穿刺点有无出血、皮下血肿，局部可用沙袋压迫止血；对于使用药物治疗的患者应监测凝血功能，严密观察有无颅内、消化道等出血；嘱患者戒烟、戒酒，进低脂、高纤维饮食，饮水量＞1000 mL/d，以降低血液黏滞度，患者一定要保持大便通畅，避免用力排便。

8. 压力性损伤 评估患者营养状况，解决营养缺陷，控制血糖，改善动脉血流情况，降低免疫制剂治疗的强度；降低创面的细菌负荷，减少生物膜的形成；控制感染；选择合适的切口敷料，予清创并及时更换；做好皮肤保护。

9. 肺部感染 观察患者神志、生命体征、血氧饱和度、血气分析结果以及精神、食欲、尿量的变化；协助患者有效排痰，必要时吸痰，保持呼吸道通畅；持续监测血氧饱和度，定期检测血气指标，及时调整氧流量；留取痰标本时注意无菌操作，避免痰液被口腔、咽部、食管内细菌污染；遵医嘱正确执行雾化吸入以稀释痰液、解除支气管痉挛，正确使用扩张支气管的药物；按时、准确进行抗生素治疗；急性期以卧床休息为主，病情恢复期行单间隔离；指导患者进高热量、高蛋白、富含维生素的食物，提高免疫力。

10. 泌尿系统感染 立即更换或拔除导尿管；急性期卧床休息，保持排尿通畅，每天饮水约 2500 mL，保持每天尿量在 1500 mL 以上；高热患者给予物理降温，监测体温，警惕感染所致的严重肾脏疾病；尿道口每天消毒 2 次；观察尿液的颜色、性质及量，定期检测尿常规，必要时行尿培养，重度感染者根据医嘱行膀胱冲洗。

11. 废用综合征 做好卧床并发症的预防和营养支持；积极的心理干预、增强患者自理能力和向患者介绍成功的案例有助于消除患者的不良情绪，从而使患者积极、主动配合治疗、护理和康复训练；强化家庭支持系统，有助于提高患者及其家属对预防废用综合征的认知度，有效执行功能锻炼等。

二、健康教育

1. 安全教育 动态评估患者病情以及安全隐患，如有无跌倒/坠床风险，从而动态指导患者的安全行为与注意事项。

2. 饮食指导 根据围手术期营养管理要求，均衡合理摄入营养，教会患者及其家属饮食搭配忌宜。

3. 用药指导 向患者讲解用药种类、剂量、时间及药物作用、不良反应的观察与预防。

4. 康复锻炼 对患者的骨关节和肌肉系统进行全面的评估，制订出个性化的康复方案，使用综合、循序渐进的训练程序进行功能锻炼，从而提高患者肌肉力量、运动感觉协调能力，增强患者关节功能。

三、心理社会支持系统的构建与完善

鼓励、开导患者，帮助患者答疑解惑，克服消极情绪。并通过心理评估结合患者社会背景、个性及手术类型，找出患者存在的问题，提供个性化的心理护理。出院前，训练患者生活自理能力，争取家庭及社区支持资源，为患者回家后的生活照护及康复训练提供可靠保障，切实解决患者后顾之忧。出院准备情况可从以下四个方面来进行评估：身体情况是否稳定、是否有足够的支持、心理能力如何以及是否获得足够的信息和知识。良好的出院准备能增加患者在出院过渡期的安全感，有利于疾病的康复，降低院外并发症的发生率，以及降低医疗费用。

学习体会：
带教老师评语：

第二章　上肢创伤

第一节　锁骨骨折

一、概述

（一）概念

锁骨骨折(clavicle fracture)在肩部创伤中最为常见，多指由间接暴力导致锁骨的完整性和连续性中断，锁骨骨折占全身骨折的5%～10%。锁骨骨折常有皮肤瘀斑以及锁骨区皮肤擦伤的表现(图2-1-1)。

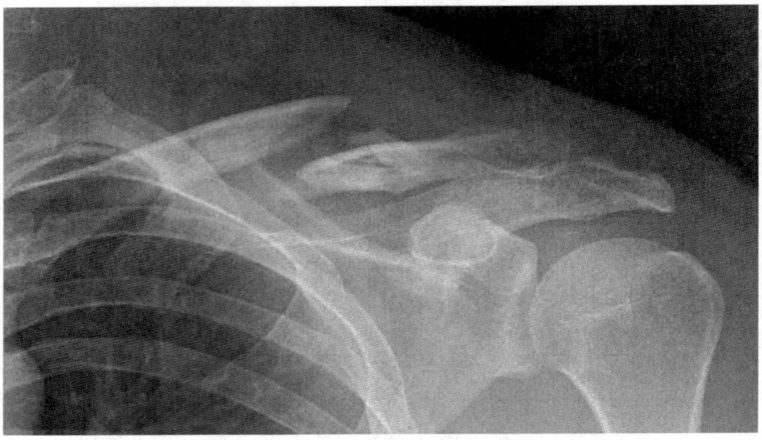

图2-1-1　锁骨骨折

(图片来源于北京积水潭医院贵州医院)

（二）解剖

锁骨呈"～"形弯曲，架于胸廓前上方，全长可在体表扪到。内侧端粗大，为胸骨端，有关节面与胸骨柄相关节。外侧端扁平，为肩峰端，有小关节面与肩胛骨肩峰相关节。内侧2/3凸向前，呈三棱形；外侧1/3凸向后，呈扁平形。两者之间交界处较薄弱，锁骨骨折多发生在此处。锁骨是唯一直接与躯干相连接的骨，锁骨像一个杠杆，使上肢远离胸壁，以保证上肢的灵活运动。锁骨是三角肌、胸锁乳突肌的起点，斜方肌的止点。

（三）病理生理

锁骨骨折通常由外力作用(如直接创伤或间接创伤)引起，常导致锁骨骨干的骨折，破坏了骨组织的完整性。骨折后，周围的软组织和血管可能会发生炎症和损伤，导致出血。机体会启动凝血机制，形成血凝块来止血。这些血凝块会在骨折部位形成。骨折部位可能会形成渗血性脓肿，其中包括血液和炎症细胞。这是一个自然的防御机制，以帮助修复骨折，骨折部位的愈合开始于新骨生成。特殊的细胞，如骨母细胞和骨吸收细胞，参与骨折部位修复和重建骨组织。

（四）影像学检查

1. X 线检查 正位 X 线检查可判断锁骨是否存在压缩、短缩，以及判断关节面的完整性。

2. CT 可用于鉴别胸锁关节脱位、骨骺损伤以及判断锁骨远端骨折是否累及关节面。

（五）分类

儿童锁骨骨折多为青枝骨折，成人多为斜行骨折、粉碎性骨折。Allman 等将锁骨骨折分为三型。

Ⅰ型：中 1/3 骨折，约占锁骨骨折的 62.0%。由于胸锁乳突肌的牵拉，骨折近端可向上、后移位；由于上肢的重力作用及胸大肌上端肌束的牵拉，骨折远端可向前、下移位，并有重叠移位。

Ⅱ型：外 1/3 骨折，约占锁骨骨折的 34.9%。肩部的重力作用常使骨折远端向下移位，骨折近端则向上移位，移位程度较大者，应怀疑喙锁韧带损伤。

Ⅲ型：内 1/3 骨折，仅占锁骨骨折的 3.1%。治疗时需了解胸锁关节有无损伤。

（六）临床表现

1. 症状 局部疼痛，肩关节活动时疼痛加剧。

2. 体征 肿胀、瘀斑、压痛、畸形，可能摸到骨折断端。患肩下沉并向前内倾斜，上臂贴胸不敢活动，头倾向患侧。

二、治疗

（一）非手术治疗

1. 儿童的青枝骨折、成人的无移位骨折 三角巾悬吊患肢 3～6 周。

2. 有移位的锁骨中段骨折 手法复位后采用横形“8”字绷带或锁骨带固定 3～4 周。

（二）手术治疗

锁骨骨折合并神经、血管压迫症状，畸形愈合影响功能，不愈合或要求解剖复位者，可行切开复位内固定术。

1. 锁骨中段骨折

（1）髓内固定：适用于破坏较小的骨折，优势在于其对软组织不做过多的剥离，增高骨愈合的概率，不会对锁骨造成过多的破坏。但髓内固定针需要进行二次手术取出。

（2）接骨板固定（图 2-1-2）：接骨板固定锁骨骨折仍然是治疗的“金标准”。优势在于，其可对横行骨折进行加压，可以对复杂骨折进行固定，有效控制旋转，固定牢固，同时接骨板通常不需要取出。

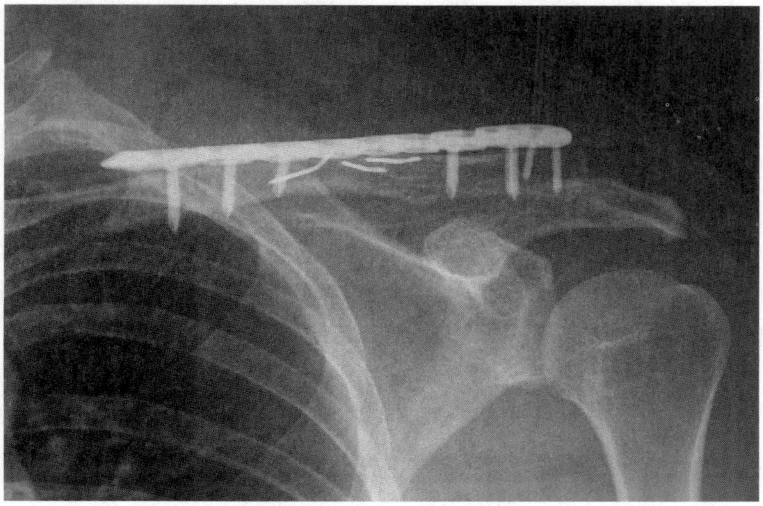

图 2-1-2 接骨板固定

（图片来源于北京积水潭医院贵州医院）

2. 锁骨远端骨折

(1)克氏针、螺钉经肩峰固定:由于价格低廉、创伤小、内固定物取出简便等优点,已经是一种开展范围较广的治疗方法。

(2)锁骨钩接骨板固定:一种间接的固定方式,优点在于固定物放置容易、可较为准确地复位、内固定物相对稳定,较克氏针不易发生滑移。

3. 锁骨近端骨折 此类骨折发生率较低,缺乏系统的手术治疗方案。据文献报道,这一类骨折首选非手术治疗,常采用颈腕吊带制动。

三、病情观察要点

(1)锁骨骨折可造成肺尖损伤、神经和血管损伤,应注意观察患者的呼吸情况、"8"字绷带的收紧度、骨折是否有效固定。

(2)观察患侧手和前臂的皮肤是否发白、发绀,是否有麻木感,是否有桡动脉搏动减弱或消失,如果有以上症状,立即报告值班医生调整固定的松紧度,直至症状解除。

(3)观察患者生命体征,尤其是血压、呼吸、血氧饱和度,保证呼吸通畅;观察切口敷料渗血情况;观察患侧肢体活动情况及皮肤颜色、温度。

四、护理要点

(一)术前护理

1. 术前宣教 讲解、指导并监督患者在入院后进行手、腕及肘部的功能锻炼,为术后康复奠定良好基础。为患者讲解拟定的锁骨远端骨折切开复位内固定术的方式,使其理解手术的意义。

2. 指导术后护理用具的使用及注意事项 告知患者术后需使用三角巾悬吊,为患者讲解术后正确使用颈腕吊带的目的及使用注意事项并演示使用方法。

(二)术后护理

1. 疼痛护理 针对患者存在的对疼痛及镇痛措施的认知误区,进行个性化、有针对性的宣教,以提高患者对疼痛的认知程度。向患者讲解疼痛的危害性以及及时处理疼痛的益处,鼓励患者及时报告疼痛。告知准确进行疼痛评估的重要性,鼓励患者配合及参与疼痛管理。

2. 患肢护理 观察患肢切口敷料有无渗血,如患肢肿胀明显,应观察切口敷料包扎的松紧度,如渗血较多、敷料包扎过紧,及时通知医生。观察患肢手指血液循环及桡动脉搏动情况,用三角巾置肘关节于屈曲 90°的功能位的患者仰卧时,肘关节可垫一个 4~5 cm 厚的棉垫,以增加患者舒适度;切口给予冰敷,以减轻患肢肿胀程度。指导使用冰袋,并告知患者使用冰袋的意义及注意事项,观察有无冻伤。

3. 体位护理

(1)仰卧位:术后保持去枕仰卧位 2~3 周,双侧肩胛区垫 4~6 cm 厚的软枕,使两肩后伸,以患者感觉舒适为度。用于"8"字绷带或锁骨带固定行保守治疗的患者。

(2)半卧位:用三角巾将患肢悬吊于胸前,不低于心脏水平。

(3)端立位:用三角巾悬吊患肢,以减小上肢重力对锁骨稳定性的影响。

4. "8"字绷带或锁骨带固定的护理 保持有效固定和松紧适宜,禁止肩关节前屈、内收,避免腋部血管、神经损伤和压力性损伤的发生。

5. 合并伤的观察与处理 高能量暴力(如机动车碰撞)致锁骨骨折时,可并发肩胛骨骨折、肋骨骨折,血胸、气胸,锁骨下动静脉、颈内静脉等血管损伤,以及臂丛神经损伤(以尺神经损伤最易发生),必须对所有锁骨骨折患者行神经、血管检查和肺部检查来寻找其他损伤。

(三)并发症的观察和护理

1. 臂丛神经损伤 观察上肢运动和感觉功能,及时发现神经损伤的迹象。护理:如果发现神经损伤,应及时报告医生并采取相应治疗措施。

2. 手术切口感染 密切关注患者体温、切口情况和血常规等指标，及时发现感染迹象。护理：保持切口清洁、干燥，定期更换敷料，防止感染发生。

五、功能锻炼

1. 术后1周内 肩固定于内收内旋位，肘屈曲90°。术后3～4天可开始肘、腕部肌肉等长锻炼，以健侧手辅助固定上臂，练习肘主动屈伸，以保持肱二头肌力量。

2. 术后2～3周 活动肘关节及腕、手部各关节，肩关节可在不引起疼痛的前提下做垂臂钟摆练习，继续进行肘、腕部肌肉等长锻炼，开始手指等张锻炼及三角肌等长锻炼。

3. 术后4～6周 加大肩关节垂臂钟摆练习幅度，开始各方向主动活动，但外展不超过80°，继续进行肘关节及腕、手部各关节活动，开始肩袖肌训练，继续进行肘、腕部肌肉等长锻炼，促进握力的恢复。

4. 术后7～12周 进行各关节最大限度主动活动，适当增加被动活动，以最大限度恢复肩关节活动度。

六、健康宣教

(1)增加高蛋白和高钙食物的摄入，鼓励长期卧床患者多饮水和多吃富含纤维素的蔬菜和水果，以利于大便排出。

(2)尽量避免患侧卧位及负重，逐步进行功能锻炼。

(3)定期复查：术后1个月、3个月、6个月、1年分别复查1次，骨折处或骨折肢体出现疼痛、麻木、畸形等异常时及时就诊。

七、病例分析

患者，男性，22岁，在参加高速摩托车比赛时发生事故，摔倒时肩部着地。症状：患者诉锁骨区域剧烈疼痛、肿胀、淤血以及右侧肩部运动明显受限，疼痛加重时试图移动肩部。查体：患者右侧锁骨明显变形，伴有局部压痛。X线检查显示右侧锁骨中段明显骨折和错位。治疗选择：考虑到骨折的明显错位和不稳定性，患者可能需要接受手术修复，行右侧锁骨内固定术。手术旨在恢复骨折部位的正常解剖位置，并确保愈合过程稳定。术后，患者需进行康复训练，以帮助康复并恢复肩部和右上肢的功能。请提出观察重点及护理要点。

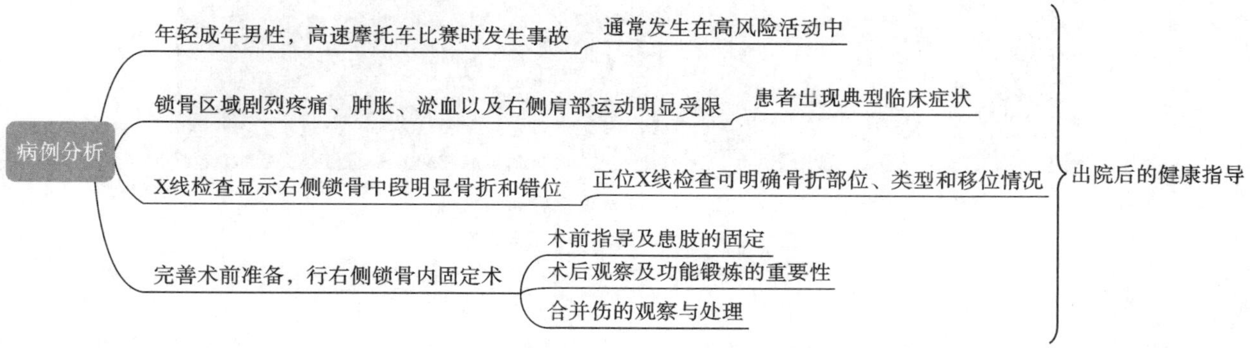
病例分析
年轻成年男性，高速摩托车比赛时发生事故
通常发生在高风险活动中
锁骨区域剧烈疼痛、肿胀、淤血以及右侧肩部运动明显受限
患者出现典型临床症状
X线检查显示右侧锁骨中段明显骨折和错位
正位X线检查可明确骨折部位、类型和移位情况
完善术前准备，行右侧锁骨内固定术
术前指导及患肢的固定
术后观察及功能锻炼的重要性
合并伤的观察与处理
出院后的健康指导

学习体会：

续表

带教老师评语：

第二节　肱骨近端骨折

一、概述

(一)概念

肱骨近端骨折(proximal humerus fracture)是肱骨大结节骨折、肱骨上端骨骺分离、肱骨解剖颈骨折和肱骨外科颈骨折的统称。可发生于任何年龄，以中、老年人为多(图 2-2-1)。

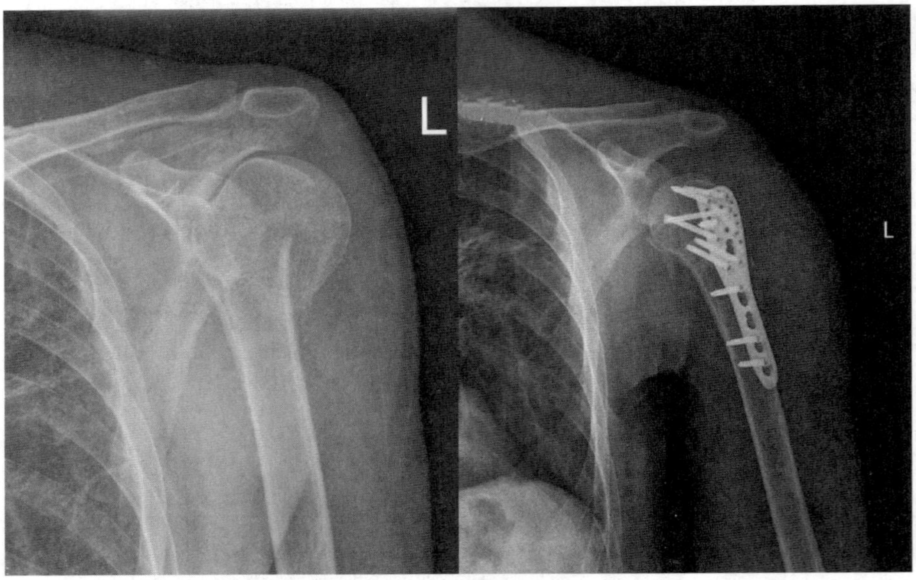

图 2-2-1　肱骨近端骨折

(图片来源于北京积水潭医院贵州医院)

(二)解剖

肱骨近端包括肱骨大结节、肱骨小结节和肱骨外科颈三个重要的解剖部位。肱骨外科颈为肱骨大结节、肱骨小结节移行为骨干的交界部位，该部位是松质骨和皮质骨的交接处，易发生骨折。在肱骨解剖颈下 2～3 cm 有臂丛神经、腋血管通过，如果致骨折的暴力力度大，骨折移位多，则可损伤神经(如臂丛神经)，以及腋窝处动、静脉。

(三)病理生理

肱骨近端骨折通常是由直接创伤(如摔倒、跌落或高能量外伤)导致的，也可能伴有其他骨折或关节损伤，可影响肱骨干附近的关节，如肘关节。这可能导致关节表面的损伤，进而影响肘关节的功能。骨折会导致局部疼痛和肿胀，可能伴随皮肤瘀伤或软组织损伤；会限制上肢的正常活动范围，使患者难以弯曲或伸展肘关节。在某些情况下,肱骨骨折可能伴随神经和血管损伤,可能导致感觉障碍、肢体无力或血液供应问题。

（四）影像学检查

1. X线检查 可判断骨折的部位、移位程度及骨折脱位的方向。

2. CT+三维重建 有助于判断关节是否骨折、骨折移位程度,有助于鉴别压缩性骨折及关节盂边缘骨折。

3. MRI 不用于骨折判断,可用于判断肩袖的完整性。

（五）分类

临床较为常用的肱骨近端骨折分型为Neer分型,即根据肱骨头、大结节、小结节和肱骨干及相互之间移位程度(以移位超过1 cm或成角超过45°为移位标准)来进行分型,而不强调骨折线的多少。Neer分型(四部分):①一部分骨折:移位较小,没有骨块移位超过1 cm或成角超过45°,而不由骨折线的数量决定,是肱骨近端骨折中最严重的类型。②两部分骨折:根据移位骨块来命名,包括两部分解剖颈骨折、两部分外科颈骨折、两部分大结节骨折、两部分小结节骨折和两部分骨折脱位。③三部分骨折:有一个结节产生移位,头部的骨块则会产生不同方向的旋转,分为三部分大结节骨折、三部分小结节骨折和三部分骨折脱位。④四部分骨折:包括外展嵌插型四部分骨折、真正的四部分骨折和四部分骨折脱位。

（六）临床表现

1. 症状 疼痛、上肢活动障碍。

2. 体征 肿胀、皮下瘀斑、畸形、反常活动、骨擦感/骨擦音。

二、治疗

（一）非手术治疗

对于Neer分型中的一部分骨折等,上肢三角巾悬吊时间为儿童2～3周,成人4～5周。有移位者,复位后小夹板固定3～4周,如不允许或暂不允许复位,采用尺骨鹰嘴牵引3～4周。

（二）手术治疗

手法复位不成功,复位不满意时,行切开复位钢板内固定术及肩外展支架固定。高龄患者四部分骨折(Neer分型)时可选择人工肱骨头置换术。

三、病情观察要点

（一）术前

观察患侧手和前臂是否发白、发绀,是否有麻木感,是否有桡动脉搏动减弱或消失,如果有以上症状,立即报告值班医生调整固定的松紧度,直至症状解除。密切观察患肢肿胀程度及感觉、运动情况,对于严重暴力损伤所致者,应注意检查是否存在胸部损伤,注意是否合并血气胸。

（二）术后

观察切口敷料包扎情况及有无渗血、渗液。保持切口引流管通畅,防止扭曲、折叠、脱落,记录引流液的量、颜色、性质。密切观察肢体远端动脉搏动及手指血液循环、感觉、活动情况,注意有无神经和血管压迫的现象,如出现皮肤发冷、发紫、静脉回流差、感觉麻木等症状,立即报告医生紧急处理。

四、护理要点

1. 体位护理 仰卧时用软枕抬高患肢,患肢屈肘90°,放在胸前高于心脏水平,正确使用支具或三角巾,保持患肢制动,避免骨折断端移位造成血管、神经损伤,并减轻疼痛。伤后患肢肿胀,静脉回流受阻,应鼓励患者进行主动手指关节及肘关节屈伸运动,以促进静脉回流,促进肿胀消退。

2. 切口护理 注意观察患肢手指感觉、活动及麻醉恢复情况,注意观察切口敷料有无渗血或渗液,保持切口清洁、干燥;观察切口引流管的位置,引流液颜色、性质及量,妥善固定引流管,防止管道滑脱。做好疼痛评估,合理使用镇痛药。

3. 合并伤的观察与护理 如果肱骨近端骨折严重移位或合并肱骨脱位,可并发腋窝处动静脉损伤、腋神经和肩胛上神经损伤。一旦发生,应立即报告医生。当出现肩部持续加重的血肿、无法解释的低血压或大片皮下淤血、6P 征(疼痛(pain)、苍白(pallor)、麻痹(paralysis)、感觉异常(paresthesia)、皮温降低(poikilothermia)及无脉(pulselessness))时,应怀疑腋动脉损伤。

4. 肩外展支架固定 患者站立时,将肩关节固定在外展、前屈、内旋和肘关节屈曲、腕关节功能位,预防骨不连的发生,固定时间为 4～6 周。

五、功能锻炼

1. 术后 1 天至 4 周 进行手部主动训练,最大限度握拳、张开,对指训练,持续 5 s,10 个/组,2 组/次,2～3 次/天。主动进行腕关节各方向运动,10 个/组,2 组/次,2 次/天。肘关节主动屈伸训练,前臂旋前、旋后训练,10 个/组,2 组/次,2 次/天。肩关节被动前屈、外展训练。钟摆运动正向、反向各 5 圈/次,2～3 次/天。术后 2～3 周可开始三角肌前束、中束、后束等长收缩运动。

2. 术后 5～8 周 进行肩关节活动度训练,除前屈、上举及外展外,可增加内收、内外旋训练,每个动作 5～10 次/组,2～3 组/天。

3. 术后 9～12 周 继续强化关节活动度训练至各角度基本正常。

4. 手术 12 周后 根据骨折愈合情况可增加三角肌、肩关节各方向抗阻及牵拉训练,肩袖稳定性训练。

六、健康宣教

1. 饮食指导 加强营养,进高热量、高蛋白、富含维生素、易消化的食物。

2. 功能锻炼 告知患者功能锻炼的重要性,最大限度地逐步恢复患肢功能,指导、督促患者在日常生活中使用患肢,发挥患肢功能,早中期可要求用患肢端碗、夹菜、刷牙等,逐步达到生活自理的程度。

3. 支具使用 遵医嘱正确佩戴支具,不得随意摘除、修改支具。

4. 定期复查 分别于术后 1 个月、3 个月、6 个月、1 年复查,骨折处或骨折肢体出现疼痛、麻木、畸形等异常时及时就诊。

七、病例分析

患者,男性,40 岁,不慎摔倒时用手支撑地面。症状:剧痛、肘部肿胀、无法弯曲或伸展肘部。查体发现明显的肱骨近端骨折迹象,畸形、疼痛、肿胀,以及可能的神经或血管损伤。影像学检查:X 线检查、CT 确认了肱骨近端骨折的类型和程度。请提出观察重点及护理要点。

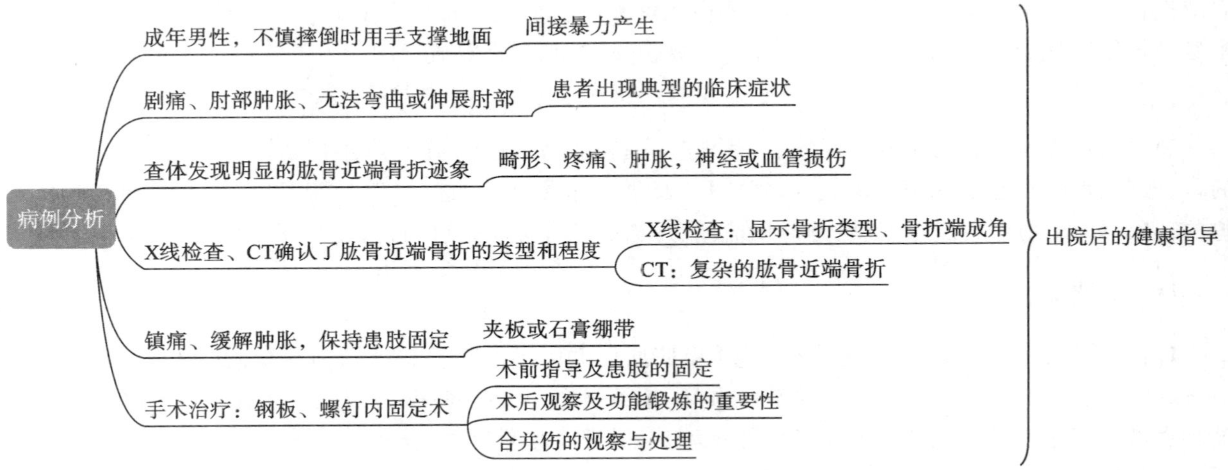

学习体会：

带教老师评语：

第三节 肱骨干骨折

一、概述

（一）概念

肱骨干骨折(humeral shaft fracture)是发生在肱骨外科颈下 1～2 cm 至肱骨髁上 2 cm 段内的骨折(图 2-3-1)。好发于骨干中部，上部最少发生骨折。肱骨中下 1/3 骨折易合并桡神经损伤，下 1/3 骨折易发生骨不连。

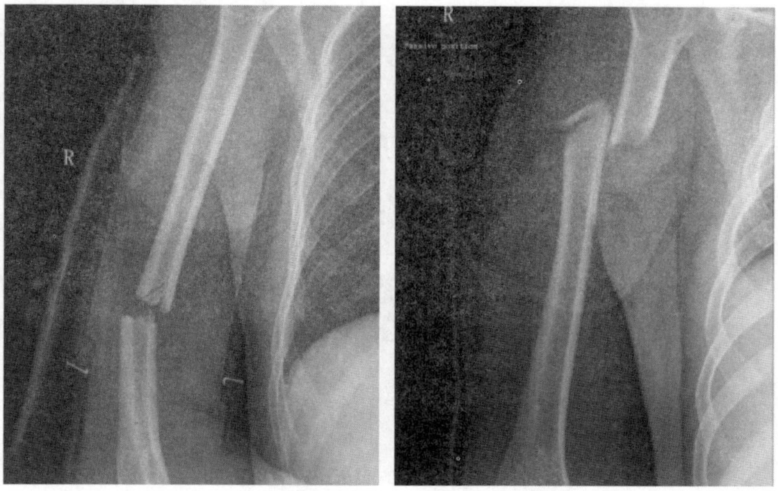

图 2-3-1 肱骨干骨折

（图片来源于北京积水潭医院贵州医院）

（二）解剖

肱骨外科颈下 1～2 cm 至肱骨髁上 2 cm 的一段坚质骨呈长管状，称为肱骨干。肱骨上部较粗，中部 1/3 以下逐渐变细，至下 1/3 逐渐呈扁平状，且稍前倾。肱骨干中、下 1/3 交界处后外侧有桡神经沟，桡神经由此通过。桡神经紧贴骨面向外前方进入前臂，此处损伤极易伤及桡神经，表现为垂腕、垂指和虎口区麻木。该处神经损伤可因骨折端直接撞击引发，也可能由外侧肌间隔卡压所致。

（三）病理生理

肱骨干骨折多为高能量损伤，骨折粉碎程度高，骨折块处见软组织卡压，骨折部位的血供可能会受到损害，影响伤口愈合和骨折愈合的时间。身体会启动炎症反应，以清除伤口附近的细菌和修复受伤组织，导致局部红肿、疼痛和温度升高。身体会通过不同阶段的愈合来修复骨折，包括炎症阶段、软骨愈合阶段和骨愈合阶段。骨折部位的血流不足可能会导致坏死或感染，还可能导致附近的肌肉萎缩和功能减退。

（四）辅助检查

X 线检查：正位、侧位片，以排除关节内的骨折及脱位，评估骨折移位、短缩及粉碎程度。病理性骨折的患者应行 CT 或 MRI 检查，以进一步了解病变的性质和范围。

（五）分类

AO/ASIF 分型能了解骨折的严重程度，分为 3 型，每型下面再分 3 型。

（1）A 型：简单骨折，仅有 1 条骨折线。其中 A1 型为螺旋形骨折，A2 型为斜行骨折（斜行角度≥30°），A3 型为横行骨折（横行角度＜30°）。

（2）B 型：楔形骨折，有 3 个以上的骨折块，复位后主要骨折块之间有接触。其中 B1 型为螺旋楔形骨折，B2 型为斜楔形骨折，B3 型为粉碎楔形骨折。

（3）C 型：复杂骨折，有 3 个以上的骨折块，复位后主要骨折块之间没有接触。其中 C1 型为螺旋粉碎性骨折，C2 型为多段骨折，C3 型为不规则粉碎性骨折。

（六）临床表现

1. 症状 患侧上臂出现疼痛、肿胀、皮下瘀斑、活动障碍。

2. 体征 患侧上臂可见畸形、反常活动、骨擦感/骨擦音。若合并桡神经损伤，可出现患侧垂腕畸形，各手指掌关节不能背伸，拇指不能伸直，前臂旋后障碍，手背桡侧皮肤感觉减退或消失。

二、治疗

（一）非手术治疗

肱骨干各型骨折均可在局麻下或臂丛阻滞麻醉下行手法复位，复位后可选择石膏或小夹板固定，为避免因重量而导致骨折端分离，建议选择肩外展支架固定。成人固定 6～8 周，儿童固定 4～6 周。

（二）手术治疗

手术方法：切开复位接骨板螺钉内固定、髓内钉固定、外固定架固定等。手术治疗适用于闭合骨折手法复位不成功、开放性骨折须在 8 h 内清创处理、不合并其他部位和神经损伤的患者。

三、病情观察要点

（一）术前

行长臂石膏或支具固定后，仰卧时患肢垫软枕并与躯干平行，离床活动时，用前臂吊带悬吊前臂于胸前，以促进静脉回流，减轻肢体肿胀、疼痛。观察石膏或支具固定松紧度是否适宜，患肢远端皮肤颜色、温度、感觉、运动、肿胀情况，如出现患肢发绀、肿胀、疼痛、麻木，应及时报告医生处理。

（二）术后

观察生命体征，尤其是血压、呼吸。严密观察切口敷料渗血、渗液情况。观察患侧肢体肿胀、血液循环、感觉、活动及疼痛情况，如有异常，及时处理。有引流管者应保持引流管固定稳妥，观察引流液的量、颜色及性质，并做好记录。

四、护理要点

（1）卧位时，将患肢放置于高于心脏水平，取舒适体位，麻醉恢复前将腕关节置于背伸位置，防止腕关节下垂。为防止桡神经的进一步损伤，搬动患肢时，两手分别托住患肢肩关节和肘关节，防止发生骨折移位。

（2）患肢肿胀明显者，可给予局部冰敷，鼓励患者进行握拳锻炼，促进肿胀消退，注意观察患肢肿胀程度，对于肿胀严重者，应警惕骨筋膜室综合征的发生。定时评估患者疼痛情况，遵医嘱使用镇痛药。

（3）行外固定架固定术的患者，术后 24～48 h 针道处易出血，应注意观察渗血情况，渗血量大时及时更换敷料。

五、并发症护理

1. 神经损伤 将腕关节置于功能位，活动患侧手指关节，必要时检查肌电图。

2. 血管损伤 发现骨折处局部血肿或肿胀明显时，立即报告医生。

3. 骨折不连接 多种原因引起的不良干扰导致骨折愈合过程受到影响，应加强营养、抬高患肢，进行合理、有效的功能锻炼。

4. 畸形愈合 由肩关节活动度过大导致。畸形愈合明显时需及时就诊。

5. 肩、肘功能障碍 多见于老年人，由缺乏功能锻炼引起。

六、功能锻炼

1. 术后 1 天至 4 周 进行握拳及放松训练，最大限度握拳，持续 5 s，10 个/组，2 组/次，2 次/天。进行肘关节主动屈伸活动及前臂旋前、旋后活动，10 个/组，2 组/次，2 次/天。术后 2～3 周开始三角肌等长收缩运动。

2. 术后 5～8 周 继续进行三角肌肌力强化训练，患肢负重不能超过 0.5 kg，鼓励患者完成日常生活动作以提高上肢灵活性。

3. 术后 9～12 周 要求患肢参与部分生活自理能力方面的活动，如饮食、穿衣训练。

4. 手术 12 周后 根据骨折愈合情况，对受限的关节进行牵拉训练，进行肩、肘关节肌肉力量渐进抗阻训练。

七、健康宣教

1. 加强营养 给予高蛋白、高热量、富含维生素、含钙丰富的饮食，以利于骨折愈合。

2. 逐步进行功能锻炼 骨折 4 周内严禁做上臂旋转活动，拍片复查，根据骨折愈合情况决定负重锻炼强度。

3. 定期复查 分别于术后 1 个月、3 个月、6 个月、1 年复查，如骨折处或肢体出现疼痛、麻木、畸形等异常，及时就诊。

八、病例分析

患者，男性，30 岁，因“摔伤致右上臂疼痛、活动受限 1 h”入院。查体：剧烈的右上臂疼痛，肱骨区域肿胀明显，未见皮肤破溃，可见局部淤青，右肩、右肘关节活动受限，无法移动受伤的上臂。X 线检查示右肱骨中下段骨折。请提出观察重点及护理要点。

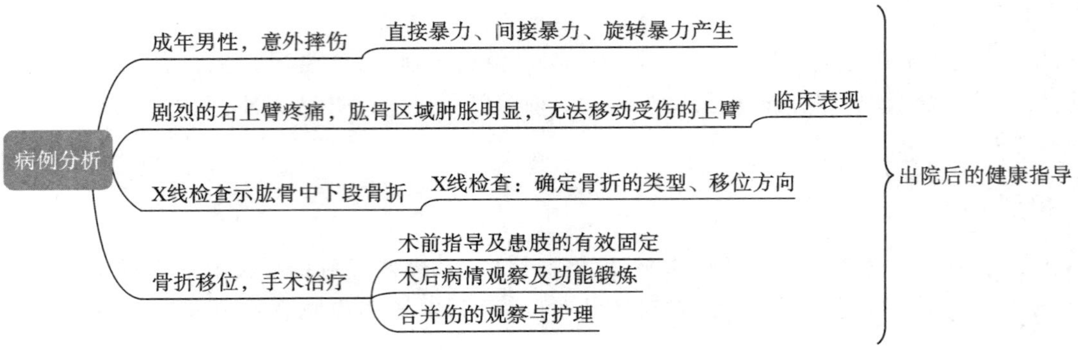
病例分析
成年男性，意外摔伤
直接暴力、间接暴力、旋转暴力产生
剧烈的右上臂疼痛，肱骨区域肿胀明显，无法移动受伤的上臂
临床表现
X线检查示肱骨中下段骨折
X线检查：确定骨折的类型、移位方向
骨折移位，手术治疗
术前指导及患肢的有效固定
术后病情观察及功能锻炼
合并伤的观察与护理
出院后的健康指导

学习体会：

带教老师评语：

第四节　前臂骨折

一、概述

（一）概念

前臂由尺骨、桡骨组成，两者借助环状韧带、骨间膜、下尺桡韧带及三角纤维软骨相连，构成上尺桡关节、前臂骨间膜及下尺桡关节，对前臂的旋转及稳定起重要作用。前臂骨折通常涉及桡骨和尺骨之一或两者都涉及（图 2-4-1），尺桡骨干双骨折为前臂骨折中较多见的一种。

（二）解剖

前臂是上肢的一部分，位于肘关节和腕关节之间。它包括两个骨骼：桡骨和尺骨。桡骨位于前臂的外侧，是较小的骨骼。在手腕端，桡骨与腕骨连接，允许手腕的运动。在肘部，桡骨与肱骨连接，形成肘关节。尺骨位于前臂的内侧，是较大的骨骼。与桡骨一样，尺骨也与腕骨连接，协助维持手腕的稳定性。由于受肌肉、骨间膜和暴力影响，尺桡骨干双骨折的骨折端可发生侧方、重叠、成角及旋转移位，复位要求较高，较

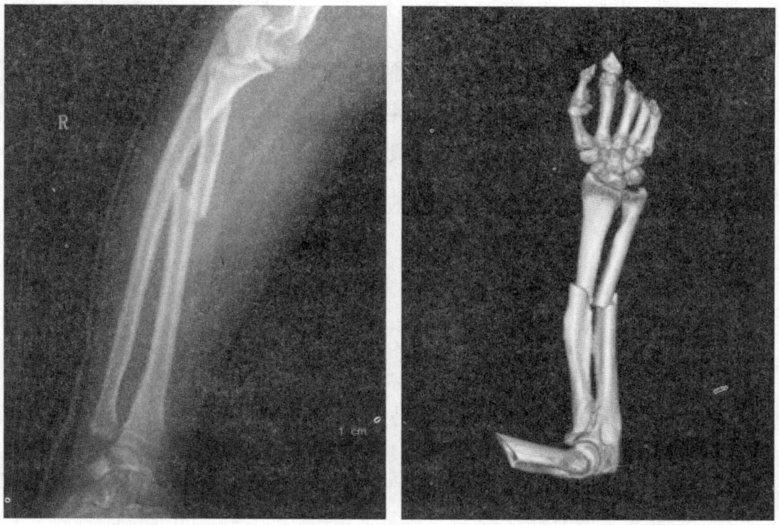

图 2-4-1 前臂骨折

（图片来源于北京积水潭医院贵州医院）

其他骨干骨折更需要解剖复位以获得良好功能。

（三）病因

前臂骨折通常由外力作用引起，如车祸、跌倒等。在外力作用下，骨骼可能会发生弯曲，最终导致骨折。前臂骨折常伴随软组织损伤及开放性骨折，骨折端整复对位不稳定，骨折愈合较慢，所以对前臂和手功能的影响较大。骨折发生后，周围的软组织和血管通常会受到损伤，导致出血和炎症。机体会启动愈合过程，具体愈合时间取决于骨折的类型和位置。

（四）辅助检查

1. X 线检查 正位、侧位，必须包括腕和肘关节，可发现各种骨折的准确部位、骨折类型、移位情况以及是否合并桡骨头脱位或尺骨小头脱位。

2. CT＋三维重建 能立体体现骨折粉碎程度和上下尺桡骨的脱位情况。

（五）分类

前臂骨折按是否与外界相通分为闭合性骨折和开放性骨折，按骨折的部位分为远端骨折、中段骨折、近端骨折，通常混合使用。尺骨近端 1/3 骨折合并桡骨头脱位，称为孟氏（Monteggia）骨折。桡骨远端 1/3 骨折合并尺骨小头脱位，称为盖氏（Galeazzi）骨折。

（六）临床表现

1. 症状 疼痛、功能障碍。

2. 体征 肿胀、畸形，反常活动、骨擦音/骨擦感、神经损伤的表现。

二、治疗

（一）非手术治疗

在臂丛阻滞麻醉或全麻下行手法复位，复位成功后可早期采用石膏夹板固定，消肿后改为管形石膏固定，也可采用 4 块小夹板捆扎固定。最后用前臂吊带悬吊患肢 8～12 周，可达到骨性愈合。

（二）手术治疗

切开复位内固定术，在切开直视下准确对位，用加压钢板螺钉固定或髓内钉固定，可不用外固定，适用于不稳定粉碎性骨折。

三、病情观察要点

使用石膏或支具固定后，严密观察患者患肢的肿胀程度、血液循环、感觉、活动情况及桡动脉搏动情况，如出现患肢剧烈疼痛、肿胀明显、麻木、被动伸指疼痛、皮肤发凉、皮肤颜色发紫或苍白等血管或神经症状，考虑为骨筋膜室综合征，应立即通知医生处理，必要时行切开减压术，以免造成肢体缺血坏死。有引流管者应保持引流管固定稳妥，观察引流液的量、颜色及性质，并做好记录。倾听患者主诉，给予疼痛护理。

四、护理要点

（一）术前护理

注意检查石膏松紧度，肢体远端的血液循环、感觉、活动情况，同时注意石膏边缘皮肤有无发生压力性损伤。嘱患者抬高患肢，以促进静脉回流，减轻肿胀，同时指导患肢做手掌的伸手、握拳活动。早期以肌肉等长主动收缩训练为主，包括手指各关节、腕关节及肩关节的主动活动。

（二）术后护理

1. 体位护理 术后卧位时，抬高患肢（略高于心脏水平）或自然弯曲患肢放于腹部；坐位或站位时，佩戴前臂吊带使患肢置于胸前。

2. 血管痉挛的护理 避免不良刺激，严格卧床休息，注意患肢保暖，保持室温在 23～25 ℃；镇痛，禁止吸烟，禁止在患肢测血压；遵医嘱用药，1 周内应用扩血管药、抗凝药，保持血管呈扩张状态。

3. 并发症的护理

（1）预防尺、桡骨交叉愈合：非手术治疗者，一定要保证有效的外固定，及时更换石膏或调整固定的松紧度，防止畸形和旋转。

（2）预防骨筋膜室综合征的发生：前臂高度肿胀或外固定包扎过紧，或组织肿胀加剧后造成外固定相对过紧可导致骨筋膜室综合征的发生。应密切观察患肢情况，如出现患肢持续性剧烈疼痛，皮肤苍白，皮肤温度升高，肿胀明显，感觉麻痹，不能活动，被动伸指时疼痛加剧，桡动脉搏动减弱或消失，应立即拆除一切外固定，行切开减压术，并给予消肿治疗。

（3）前臂缺血性肌挛缩：由肢体高度肿胀或外固定包扎过紧而未及时处理导致。

五、功能锻炼

1. 术后 1 天至 4 周 进行握拳及放松训练，最大限度握拳，过伸掌指关节，持续 5 s，10 个/组，2 组/次，2～3 次/天。主动进行腕关节、肘关节、肩关节各方向运动，10 个/组，2 组/次，2～3 次/天。进行前臂旋前、旋后训练，注意固定肩肘关节以减少代偿，注意保护骨折部位，每个方向 5～10 次/组，在最大限度位置停留 5 s，每天 2 组。

2. 术后 5～8 周 继续之前的训练，要求患肢参与部分日常生活活动方面的运动，如饮食、穿衣，患肢负重不能超过 0.5 kg。

3. 术后 9～12 周 继续进行前臂旋前、旋后训练直至前臂活动度基本恢复正常。

4. 手术 12 周后 着重训练前臂的旋前、旋后功能，若肩关节功能受限，可进行牵拉训练，注意保护骨折部位。

六、健康宣教

（1）若固定期间患肢出现剧烈疼痛、麻木、皮肤发凉、发紫等，应及时报告医生或门诊复查。

（2）保持患肢于功能位，离床时用前臂吊带或支具悬吊固定，保护患肢，避免剧烈活动或过早提重物，以防再次骨折。

（3）遵医嘱正确进行功能锻炼，避免出现关节僵直。

（4）术后 2～3 天换药 1 次，14 天后拆线，如出现切口红肿或有分泌物等异常情况，及时复查。

(5)定期门诊复查(术后 2 周、1 个月、2 个月、3 个月、6 个月),患肢出现疼痛、畸形等异常时及时就诊。

七、病例分析

患者,男性,32 岁,因"摔伤致左前臂疼痛伴活动受限 5 h"入院。患者诉在篮球比赛时不慎摔倒,用手试图减轻摔倒的冲击,出现了前臂疼痛和畸形,无法正常移动手腕和手。查体:前臂剧烈疼痛及肿胀,肘部明显畸形,左手及左腕活动受限。X 线检查示左侧尺桡骨骨折。请提出观察重点及护理要点。

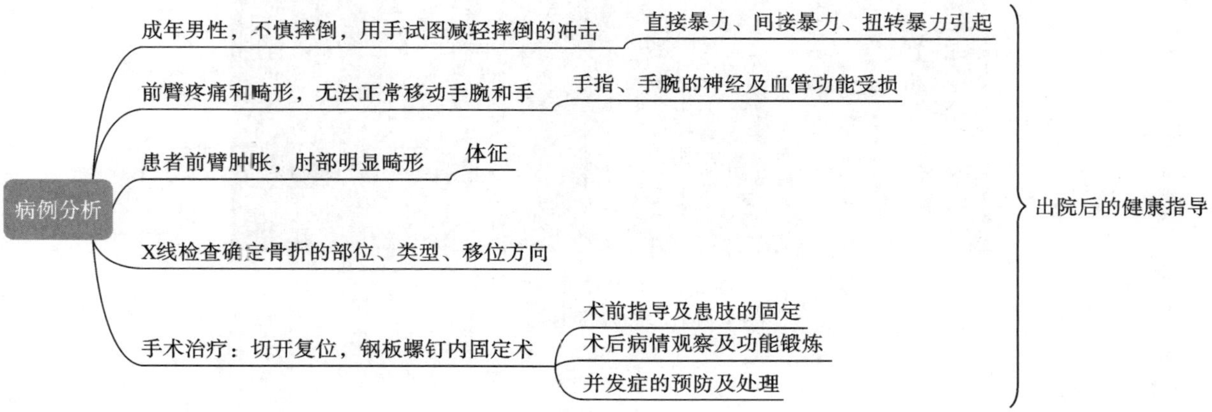

学习体会:

带教老师评语:

第五节　桡骨远端骨折

一、概述

(一)概念

桡骨远端骨折指发生在桡骨远端 2～3 cm 范围的骨折(图 2-5-1)。

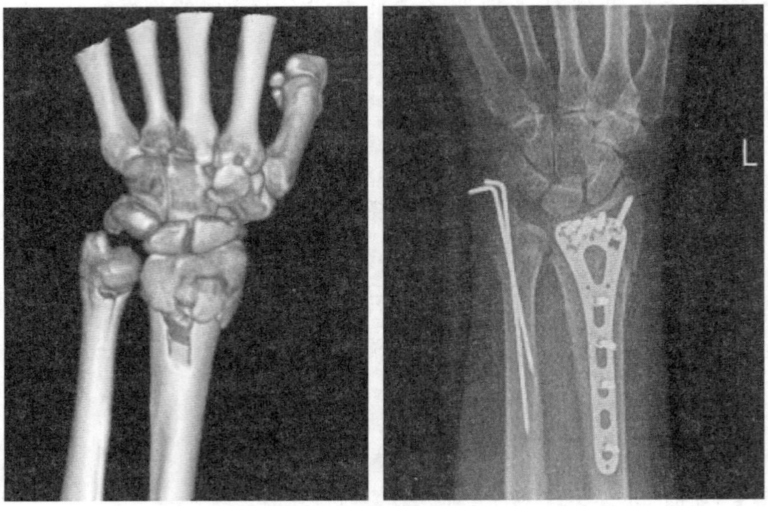

图 2-5-1　桡骨远端骨折

（图片来源于北京积水潭医院贵州医院）

（二）解剖

桡骨是前臂的骨头之一，它位于尺骨旁边。桡骨远端也称桡骨下端，与腕骨相连，形成了腕关节。腕关节松质骨与密质骨的交界处为解剖薄弱处，一旦遭受外力，容易发生骨折。腕关节分为两列，即近侧列和远侧列。近侧列由手舟骨、月骨、三角骨和豌豆骨组成，远侧列由大多角骨、小多角骨、头状骨和钩骨组成。近侧列和远侧列共同形成了腕部的复杂关节结构，允许手腕的各种运动，如屈曲、伸直、旋转和侧向偏移。解剖结构对手腕的稳定性和功能起着重要作用。

（三）病理生理

桡骨远端骨折会刺激身体的愈合过程，包括炎症阶段、软骨愈合阶段和骨愈合阶段。创伤后，机体会释放炎症介质，以清除损伤组织和启动愈合过程。损伤部位的血液供应可能会受到影响，而骨折愈合需要足够的血液供应。新的血管会生长到受伤部位，帮助供应氧气和营养物质。骨折部位会有愈合骨（也称骨痂）的形成，这些是由钙盐和胶原蛋白组成的临时结构，有助于恢复骨折处的稳定性。愈合骨会在愈合过程中逐渐被真正的骨组织所替代，这个过程可能需要数周到数月，具体时间取决于骨折的类型和位置。

（四）影像学检查

X 线检查：可见典型移位。

（五）分类

1. 伸直型骨折　多为间接暴力造成，如侧身跌倒时手掌着地（腕背伸位）而引起的桡骨远端骨折，亦称科利斯（Colles）骨折，骨折远端向背侧及桡侧移位。此型占桡骨远端骨折的 90%以上。

2. 屈曲型骨折　多为间接暴力造成，如跌倒时手背着地，腕部在屈曲位发生桡骨远端骨折，亦称史密斯（Smiths）骨折或反科利斯骨折，骨折远端向掌侧及桡侧移位。

3. 巴顿骨折（Barton 骨折）　桡骨远端涉及骨关节面的骨折，同时伴有桡腕关节脱位。直接暴力如重物撞击、发动引擎时被摇把回击等可造成巴顿骨折。

（六）临床表现

1. 症状　疼痛、功能障碍。

2. 体征　患侧腕部肿胀、压痛明显，腕关节活动受限。伸直型骨折者从侧面看腕关节呈“银叉”畸形，从正面看呈“枪刺样”畸形。屈曲型骨折者腕部出现下垂畸形。

二、治疗

（一）非手术治疗

非手术治疗适用于无移位骨折或有移位的稳定型骨折。采用手法复位，复位后再用石膏外固定。

（二）手术治疗

手术治疗适用于粉碎性骨折、复位困难或复位后不易维持者。

三、病情观察要点

（一）非手术者

执行石膏固定后护理常规。抬高患肢使之高于心脏水平 20 cm 以促进血液回流，减轻肿胀。观察患肢末梢血液循环、感觉、活动及肿胀情况，调整石膏绷带松紧度，如出现手指发凉、颜色发紫或苍白、麻木等血管或神经症状，应立即通知医生处理。患肢肿胀消退后及时调整石膏绷带松紧度，保证有效固定，以免骨折错位。

（二）手术者

抬高患肢，局部冰敷，以减轻局部肿胀。观察患肢末梢血液循环、感觉、活动及肿胀情况，预防术后外固定物过紧引起肢体血液循环障碍。观察切口渗血及引流情况，出血多时及时通知医生处理。倾听患者主诉，主动给予疼痛护理。

四、护理要点

（一）术前护理

（1）心理护理：因骨折固定而限制了手的活动，给生活带来不便，患者易产生焦虑和烦躁心理。应主动关心、体贴患者，帮助其完成部分自理活动。

（2）饮食护理：宜进高蛋白、高热量、含钙丰富、易消化的食物，多饮水，多食蔬菜和水果，防止便秘。

（3）骨折经整复固定后，不可随意移动位置，维持有效的固定。注意维持远端骨折段于掌屈尺偏位。夹板和石膏固定松紧度应适宜，特别是肿胀高峰期和肿胀消退后，应随时调整松紧度，过紧会影响患肢的血液循环，过松则起不到固定的作用。

（4）对于采用石膏或夹板固定的患者，卧位时应将患肢垫高，以利于淋巴回流和静脉回流，减轻肿胀。离床活动时用三角巾将患肢悬吊于胸前，勿下垂或随步行而甩动，以免造成复位的骨折再移位。

（5）密切观察患肢血液循环情况，如出现手腕部肿胀和疼痛明显，手指感觉麻木，皮肤颜色发紫、发青，皮肤温度降低，末梢循环充盈不足等情况，应立即处理。

（6）固定后即可练习屈伸掌指关节活动，对于老年患者，应嘱其尽早活动肩肘关节，以免发生关节僵硬等并发症。

（7）无移位的骨折或有移位的骨折经整复后的患者，应定期门诊复查。

（8）对于复位困难或复位后不易维持者，应积极完善术前准备工作。

（二）术后护理

（1）体位护理与固定：患肢前臂用石膏托固定，仰卧时以软枕抬高患肢于高于心脏水平 20 cm，以促进静脉回流，减轻肿胀。离床活动时用三角巾或前臂吊带将患肢悬吊于胸前。

（2）密切观察切口和患肢指端血液循环情况及皮肤颜色、运动、感觉、肿胀情况，如有异常，及时通知医生对症处理。

（3）指导患者进行功能锻炼。

五、并发症护理

1. 患肢血液循环障碍 外固定物过紧可导致肢体缺血甚至坏死，要观察石膏绷带或支具松紧度，如出现患肢疼痛、肿胀、麻木、皮肤发绀、皮肤发凉等现象，要主动判断病情，及时松解外固定物，并通知医生处理。

2. 腕关节功能恢复不良 与受伤程度或功能锻炼不正确有关，应遵医嘱正确进行功能锻炼。

3. 迟发性拇长伸肌腱断裂 科利斯骨折数周后，患者可出现拇长伸肌腱断裂的表现，如拇指指间关节屈曲畸形，不能主动伸远节指骨，这是由腕关节活动时突出的骨赘摩擦拇长伸肌腱造成的。出现迟发性拇长伸肌腱断裂者应去除骨赘、修复肌腱。

六、功能锻炼

1. 术后 1 天至 4 周 进行握拳及放松训练，尽最大限度握拳，持续 5 s，10 个/组，2 组/次，2～3 次/天。进行肩关节、肘关节各方向主动活动。

2. 术后 5～8 周 复查后确认骨折愈合情况，继续增大腕关节背伸、掌屈、桡偏及尺偏活动度。鼓励患者尽量参与日常生活活动以提高上肢灵活性，患肢负重不能超过 0.5 kg。

3. 术后 9～12 周 继续提高腕关节相关活动度直至正常，若肩关节功能受限，可进行牵拉训练，注意保护骨折部位。根据骨折愈合情况酌情增加腕关节抗阻活动。

4. 手术 12 周后 改善上肢整体功能，提高上肢灵活性及协调性。若肩关节功能受限，可进行牵拉训练，注意保护骨折部位。

七、健康宣教

(1)若石膏或支具固定期间患肢出现疼痛、麻木、皮肤发紫、皮肤发凉等供血障碍表现(常因包扎过紧压迫所致)，应及时报告医生或门诊复查。

(2)手法复位或术后 1 周左右患肢消肿后需及时调整外固定松紧度，保持有效固定，以免发生骨折再移位。

(3)遵医嘱正确进行功能锻炼，切忌盲目活动，以免再骨折或造成骨折不愈合。

(4)合并正中神经损伤者如 3 个月后仍未恢复，应行神经探查松解术。

(5)术后每 2～3 天换药 1 次，14 天后拆线，如出现切口红肿或有分泌物等异常情况，及时复查。

(6)定期门诊复查(术后 2 周、1 个月、2 个月、3 个月、6 个月)，患肢出现疼痛、畸形等异常时及时就诊。

八、病例分析

患者，男性，55 岁，不慎摔倒时用手支撑身体，手腕剧烈疼痛、肿胀，手腕部位变形，手腕无法活动，初步临床检查和 X 线检查确认了桡骨远端骨折的诊断。请提出病情观察重点及护理要点。

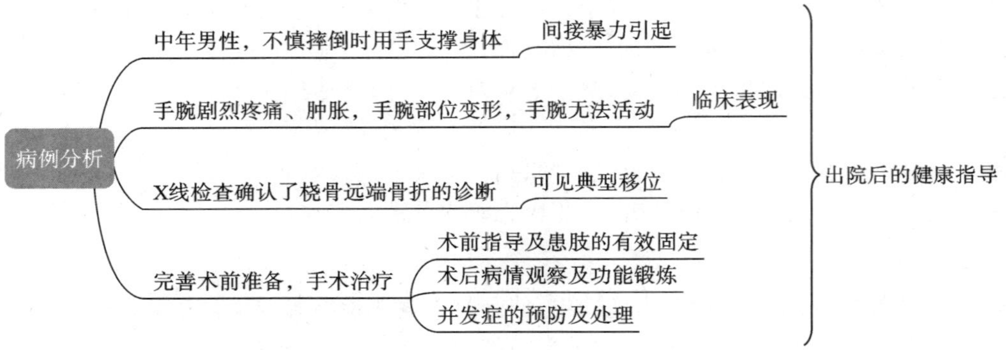

学习体会：

续表

带教老师评语：

第六节 断肢(指)再植

一、概述

(一)概念

断肢(指)再植是在肢(指)完全或不完全离断时,在手术显微镜的帮助下,将离断的血管重新吻合,彻底清创并做骨、神经、肌腱及皮肤的整复,以恢复断肢(指)一定功能的精细手术(图 2-6-1)。

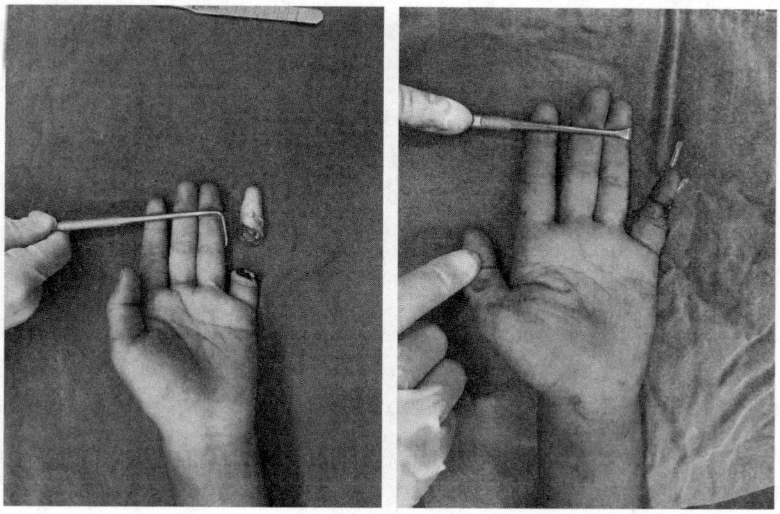

图 2-6-1 断指再植

(图片来源于北京积水潭医院贵州医院)

(二)病理生理

当肢体部分被切断时,供血被切断,导致缺血(血液供应不足)和再灌注损伤。断肢(指)再连接后,血液重新流入,但这可能引发炎症和细胞损伤。疼痛、水肿、血管痉挛、细胞损伤和炎症等症状会持续一段时间，尤其是在术后的早期。手术过程包括重新连接断裂的血管，通常使用微血管缝合技术。缝合血管有助于恢复血液供应，减轻缺血再灌注损伤。但神经再生需要更长的时间，而且有时可能无法完全恢复，这会影响到断肢（指）的感觉和运动功能。

（三）分类

1. 完全性断肢（指） 外伤所致肢（指）离断，没有任何组织相连或虽有受伤失活组织相连，但清创时必须切除，称为完全性断肢（指）。

2. 不完全性断肢（指） 凡断肢（指）断面有主要血管断裂合并骨折脱位，断肢（指）断面相连的软组织少于断面总量的 1/4，断肢（指）断面相连皮肤不超过周径的 1/8，不吻合血管则断肢（指）远端将发生坏死称为不完全性断肢（指）。

（四）适应证

1. 患者的全身情况 良好的全身情况是再植的必要条件。若为复合伤或多发伤，应以抢救生命为主，待生命体征稳定后再行再植。

2. 损伤程度 锐器切割伤只发生离断平面的组织断裂，断面整齐、污染轻、重要组织挫伤轻，再植成活率高。碾压伤者受伤部位组织损伤严重，若损伤范围不大，切除碾压组织后将肢（指）体一定范围短缩再植成活率仍可较高，而撕裂（脱）伤者组织损伤广泛，血管、神经、肌腱从不同平面撕裂（脱），常需复杂的血管移植，再植成功率较低，即使成功，功能恢复情况也较差。

3. 再植时限 一般以外伤后 6～8 h 为限。伤后早期冷藏断肢（指）或寒冷季节可适当延长再植时限。

4. 年龄 与年龄无明确因果关系，但老年患者因体质差，常合并慢性器质性疾病，是否再植应予慎重考虑。

（五）禁忌证

（1）合并全身性慢性疾病，或合并严重脏器损伤，不能耐受长时间手术，有出血倾向者。

（2）断肢（指）多发骨折、严重软组织挫伤、血管床严重破坏，血管、神经、肌腱高位撕脱，预计术后功能恢复差者。

（3）断肢（指）经刺激性液体或其他消毒液长时间浸泡者。

（4）高温季节，离断时间过长，断肢（指）未经冷藏保存者。

（5）合并精神异常，不愿合作，无再植要求者。

二、治疗

治疗原则：彻底清创、修整重建骨支架、缝合肌腱（肉）、重建血液循环、缝合神经、闭合创口、包扎。

三、病情观察要点

（一）术前

断肢（指）的近端如有活动性出血，应加压包扎。当局部加压包扎仍不能止血时，可应用止血带，但必须记录时间，每小时放松止血带 1 次，放松时间常为 10～15 min，以免止血带以下的组织缺血时间过长。不完全离断的肢（指），应使用夹板制动，避免转运时进一步损伤组织，完全离断的肢（指）应保存在低温环境中，可将断肢（指）先用清洁布单类包裹，然后用塑料布或塑料袋包装，周围放置冰块，绝不可使冰块与断肢（指）直接接触，严禁把断肢（指）浸泡在盐水、抗生素、酒精、福尔马林中。

（二）术后

（1）病房环境整洁，保持空气流通、控制探访人员，防止交叉感染。每天用紫外线消毒房间 1～2 次，室温控制在 24～26 ℃，相对湿度控制在 60%～70%。

（2）术后绝对卧床 7～10 天，为患者安置舒适的体位。不能大幅度翻身、坐起、下地。患肢过度抬高会影响再植肢（指）的血液循环；患肢放置过低则会影响静脉回流，增加组织肿胀。患肢一般应放在略高于心脏的位置，可使用各种肢(指)固定架，防止再植血管受压、牵拉或扭曲。特别是夜间，要防止患者入睡后不自觉地移动或活动肢(指)体。

(3)再植肢(指)血液循环情况观察：术后 24～72 h 是吻合血管出现循环危象的高发期。此期应严密观察局部血液循环情况，如颜色、温度、弹性、毛细血管充盈时间及肿胀情况等，若发现异常，及时处置。

(4)疼痛与躁动是诱发血管痉挛的因素之一，教会患者用简单的正念呼吸锻炼逐步放松肌肉，此外沉思、音乐疗法等可帮助患者转移注意力，起到缓解疼痛的作用。解除患者对阿片类药物成瘾或药物耐受的恐惧，合理使用镇痛药，术后 3～4 天给予有效镇痛。

(5)香烟中的尼古丁所致血管痉挛非常顽固，即使迅速采取相应措施，使用解痉药物亦极难缓解。术后患者应绝对禁止主动吸烟和被动吸烟。

(6)观察伤口渗血情况，及时清除血痂，渗血多时及时通知医生。

(7)配合医生，进行“三抗”(抗炎、抗凝、抗痉挛)治疗，按时用药，密切观察用药反应。

四、护理要点

(一)术前护理

妥善保管断肢(指)，配合医生尽快实施手术。禁烟、即刻禁食，迅速完善术前准备。评估患者的心理状态，给予适当疏导，介绍成功案例，告知麻醉方式、手术时间等，缓解患者紧张、焦虑情绪。

(二)术后护理

1. 体位护理 绝对卧床休息 1～2 周，患肢抬高 20°～30°，以促进静脉回流，减轻肿胀；严禁患侧卧位，以免肢(指)体受压，影响血液供应和回流。

2. 饮食护理 进高热量、高蛋白、富含维生素、易消化的食物，避免摄入生冷、辛辣及含咖啡因的食物，以防再植血管痉挛。

3. 保温 室温保持在 24～26 ℃，相对湿度保持在 60%～70%。术后 1 周内用 60 W 烤灯照射再植肢(指)，照射距离一般为 30～50 cm，随室温的变化可调节照射距离，使局部环境保持在恒定的温度。严禁寒冷刺激，以防发生血管痉挛，用烤灯照射时，应避免强光对患者眼部的刺激，同时告知患者及其家属不可随意调节烤灯的距离与位置。观察血液循环情况时避免用冰冷的手或物品直接接触再植肢(指)，以防发生血管痉挛。

4. 血液循环观察 主要从皮肤颜色、皮肤温度、指腹张力、毛细血管充盈时间等指标来观察再植肢(指)血液循环情况，每项指标都要动态观察、综合判断，及时发现和处理血管危象。再植肢(指)一般在术后 48 h 内容易发生动脉供血不足或静脉回流障碍，因此应每 1～2 h 观察 1 次血液循环情况，并与健侧对比，做好记录。正常情况下，再植肢(指)的指腹饱满、皮肤颜色红润、皮肤温度较健侧稍高，毛细血管充盈时间适中，指腹末端侧方切开后 1～2 s 有鲜红色血液流出。若皮肤苍白，皮肤温度较低，毛细血管回流消失，指腹干瘪，指腹侧方切开不出血，则提示动脉供血中断，即动脉危象，常由血管痉挛或血管吻合口血栓形成导致，一旦发现，应立即报告医生予紧急处理；若指腹由红润变成暗红色，且指腹张力高，毛细血管充盈时间较短，皮肤温度逐渐降低，指腹切开即流出暗紫色血液，则提示静脉回流障碍，即静脉危象。长时间静脉危象可致动脉危象，影响再植肢(指)成活，应立即报告医生予紧急处理。

5. 生命体征 由于严重创伤、术前失血过多、手术时间过长及术中失血过多等，患者可能发生血容量不足。低血压易使吻合的血管栓塞，贫血易使再植肢(指)缺氧。血容量不足和低血压均可直接影响再植肢(指)的成活。故术后应密切监测患者生命体征变化，及时补液、输血，并观察有无因断肢(指)再植导致急性肾衰竭的症状。

6. 放血疗法护理 静脉危象经换药和拆除伤口缝线仍不能缓解时，可配合医生行放血疗法。放血切口选择在再植血管吻合处的对侧指端，纵向切开皮肤约 1 cm，深度不超过 3 mm。术后 24 h 每 30 min 至 1 h 放血 1 次，之后逐渐延长放血间隔时间，一般放血疗法使用不超过 1 周。放血时严格执行无菌操作，避免感染。

7. 疼痛护理 一般术后 24 h 内疼痛最为剧烈，之后逐渐缓解。

8. 抗生素应用 肢(指)体离断时,污染较重,且手术时间长,应使用抗生素以预防感染。

9. 心理护理 患者易因治疗过程复杂、费用高、担心预后、受伤后自理能力下降等因素影响产生焦虑、抑郁等负性情绪,医护人员应积极对患者进行心理干预,使患者树立战胜疾病的信心。

五、并发症护理

1. 感染 感染可以使吻合的血管栓塞、吻合口破裂。遵医嘱使用抗生素,保持床单整洁,环境干燥、整洁,保持伤口敷料干燥。

2. 再植肢体坏死 避免一切刺激血管收缩、扩张及血管痉挛的因素,做到严禁主被动吸烟,及时有效镇痛,保持情绪稳定,保持局部温度恒定等,严密观察血液循环情况,若发现异常,及时处理。

3. 出血 观察患者有无牙龈和鼻出血,禁食硬性、粗糙食物;各种穿刺或注射后,针眼按压时间要长于5 min。常用药物低分子右旋糖酐和罂粟碱连续使用时有出血的危险,需严密监测血常规、血小板。

六、功能锻炼

1. 术后1天至4周 功能锻炼以被动活动为主,在不影响愈合的情况下,对未制动的部位,可行轻微的被动屈伸运动,同时可进行指间关节的屈曲练习,时间可从每次5 min逐渐增加至每次15 min。

2. 术后5周至3个月 以松解粘连、软化瘢痕、锻炼手指灵活性为目标。应遵循"从小到大、从轻到重"的原则。指导患者进行主动活动和适度的被动活动,练习掌指及指间关节的屈伸、对掌、分指和握拳等动作,每天5～6次,每次15 min。

3. 术后3个月后 以恢复关节活动度、肌力、各种实用功能以及重建感觉功能为目标。以手指屈伸,拇指内收、外展,对掌等练习为主,后续可进行抗阻训练和全幅度关节活动锻炼,以提升肌肉力量,使运动功能和感觉功能可以快速恢复。

七、健康宣教

(1)严禁主动和被动吸烟,以免血管痉挛或栓塞,诱发血管危象。

(2)加强功能锻炼,可进行日常生活的各项活动,防止肌肉萎缩。3个月内避免再植肢(指)用力过度,以免影响功能恢复。

(3)教会患者对再植肢(指)进行观察,应注意对再植肢(指)进行保暖,定期门诊复查,不适随诊。

(4)通过延续性护理为患者提供后续康复指导。

八、病例分析

患者,女性,25岁,因右手食指被机器割断立即被送到医院急诊室,其中断的指头被保存在清洁的冰水中。创伤科医生紧急介入,决定进行再植手术。请提出观察重点及护理要点。

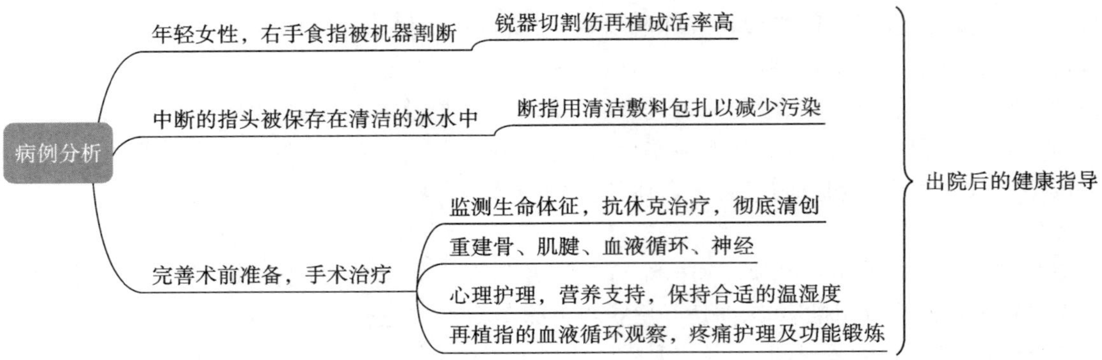

学习体会：
带教老师评语：

第七节 皮瓣移植术

一、概述

（一）概念

皮瓣（skin flap）是带有自身血液供应，包含皮肤组织的活的组织块。

皮瓣移植术（skin flap grafting）指将某一部位带有血液供应的皮肤及皮下组织的皮瓣转移到另一部位，达到消灭创面、整复畸形和缺损的目的（图 2-7-1）。

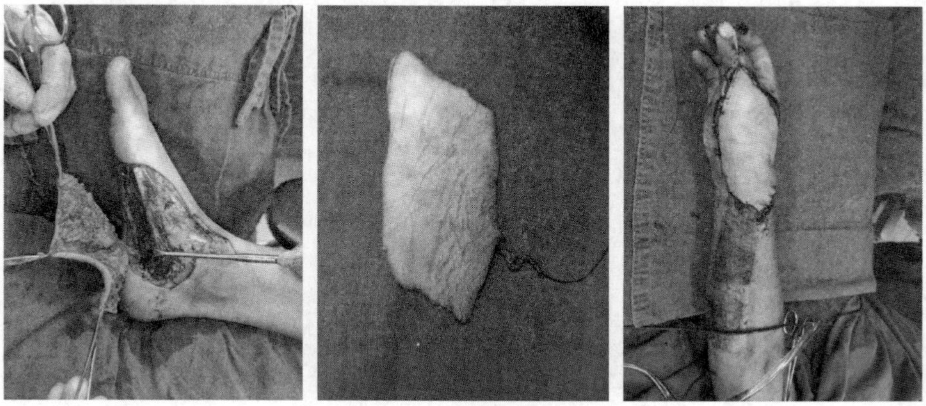

图 2-7-1 皮瓣移植术

（图片来源于北京积水潭医院贵州医院）

穿支皮瓣（perforator flap）指仅以管径细小（0.5～0.8 mm）的皮肤穿支血管（穿动脉和穿静脉）为蒂，切取皮肤和皮下组织的轴型血管皮瓣。穿支皮瓣分为带蒂穿支皮瓣和游离穿支皮瓣，需根据临床需要和患者状况进行设计与应用。

带蒂皮瓣手术分为两个阶段：第一阶段为皮瓣覆盖于相应创面，其皮瓣蒂部（根部）仍需保留在供体

2～4 周;第二阶段为皮瓣断蒂。

(二)病理生理

皮瓣移植术依赖于移植组织的血液供应,切取皮瓣时应注意保留血管以确保皮瓣在新位置获得足够的血液供应。如果血液供应不足或出现血栓形成,皮瓣可能会发生坏死。皮瓣移植可能触发免疫反应,尤其是当移植物来自他人时。皮瓣移植术后,伤口容易感染。

(三)适应证

(1)病情需要:需要修复有肌腱而无骨膜的皮质骨、关节软骨面、较大的血管或神经干等组织裸露的创面,增加局部组织厚度,为二期进行肌腱、骨、关节、神经修复手术做准备。

(2)功能恢复:断肢(指)再造时为改善血液循环及恢复感觉而进行皮瓣移植。

(3)改善外观。

(4)创伤面积大,创面局部条件不好,或有感染的肉芽组织的创面。

二、病情观察要点

(一)术前

(1)重点检查供区皮肤有无创伤、瘢痕、红肿等,降低感染的发生率。

(2)同一部位重复取皮时,备皮时注意不要刮破皮,凹凸不平处的毛发可用小剪刀剪去。

(3)术前 1 天嘱患者洗澡,尤其是手术及供皮区部位的皮肤要清洗干净。

(二)术后

(1)观察和保持伤口及供皮区敷料清洁、干燥,尤其注意观察渗出物的性质、颜色和气味,如有渗出、污染、松动,要及时进行清洁和更换。

(2)仰卧位,抬高患肢,肢体放置舒适后固定,防止皮管、皮片扭曲脱落或反折而影响血液循环从而导致皮瓣移植术失败。

(3)限制活动,避免活动时损伤皮瓣,必要时用支具、石膏固定。

(4)监测血压,维持血压在正常范围,收缩压应不低于 100 mmHg,维持有效血容量。

(5)严密观察皮瓣的血液循环情况,包扎不宜过紧,以免使其受到压迫。皮瓣移植术后 24 h 内,每 30～60 min 查看 1 次血液循环情况,如无异常,术后 3 天可改为每 4～6 h 观察 1 次。

(6)保持病室温暖,室温保持在 23～25 ℃,做好保暖,必要时使用红外线照射治疗。

(7)镇痛:疼痛和躁动是诱发血管痉挛的因素之一,术后 3～4 天可合理使用镇痛药。

(8)严禁主动吸烟及被动吸烟,烟中的尼古丁会引起血管痉挛,导致手术失败。

(9)配合医生,进行“三抗”(抗炎、抗凝、抗痉挛)治疗,按时用药,密切观察用药反应,非特殊情况禁止使用升压药和对血管有刺激性的药物。

三、护理要点

(一)术前护理

(1)检查供皮区皮肤有无创伤、瘢痕等,禁止在供皮区肢体侧做静脉穿刺、给药,避免对供皮区血管造成损伤,进而影响转移、移植术后皮瓣的成活。手术当天清晨进行备皮,备皮范围应符合手术要求。

(2)病房应宽敞、明亮、通风。室温保持在 23～25 ℃,相对湿度保持在 50%～60%,备烤灯;限制探视及陪伴人员,防止交叉感染。

(3)准备柔软的海绵垫、软枕、护理垫等,以满足不同患者的需求。

(4)皮瓣移植术后要求患者卧床休息,某些皮瓣移植术后还要求保持特殊体位,因为患肢固定于某一特定体位有利于皮瓣成活。术前向患者解释术后保持特殊体位的目的和重要性,指导患者进行适应性训练,包括床上适应性排便。

(5)对于有吸烟嗜好者,入院后即应戒烟,同时严禁其他人员在病房内吸烟。

(二)术后护理

(1)保持病房安静,减少不必要的探视,室温保持在23～25 ℃,注意通风。绝对禁烟。

(2)取仰卧位,患肢置于软枕上,保持患肢高于心脏水平5～10 cm,局部制动,绝对卧床休息7～10天。卧床期间,告知患者不得大幅度地翻身或坐起。在夜间,要防止患者入睡后不自觉地移动或活动肢体。

(3)嘱患者多食高蛋白、富含维生素、含钙丰富的食物,多喝牛奶。禁食生冷、辛辣食物,保持大便通畅。

(4)注意观察全身情况,监测患者的体温、脉搏、呼吸、血压,及时、正确地补充血容量。

(5)皮瓣血液循环观察。

①皮肤颜色应红润,与健侧的皮肤颜色一致或略红于健侧皮肤。皮肤温度变化是直接反映皮瓣移植术后血液循环情况的一个重要指标。正常皮瓣的皮肤温度为33～35 ℃,一般比健侧低2 ℃以内。手术结束时皮肤温度一般较低,通常在3 h内恢复。

②注意移植皮瓣的皮肤温度会受到不同因素的影响。

a.受室温及患肢局部温度影响:移植组织为失神经组织,温度调节功能已丧失,特别是在使用烤灯时,皮肤温度的高低不能反映移植组织血液循环的实际情况。

b.受创面大小的干扰:当移植组织面积大,创面血液循环良好时,其温度也相应偏高,因此移植皮瓣早期的血液循环危象较难从皮肤温度反映出来。

c.受暴露时间的影响:移植组织一旦暴露,皮肤温度即随外界温度而变化,暴露时间越长,则皮肤温度变化越大。

d.受切口张力的影响:移植组织因血液循环危象而做减张切口后,组织的渗血、渗液可影响皮肤温度的测定。

e.受毛细血管充盈反应的影响:用手指或棉签轻压移植皮瓣使之变苍白,去除压迫后皮瓣应在1～2 s转为红润,如超过5 s才转为红润或反应不明显,则应考虑血液循环障碍。当发生动脉栓塞时,回流不畅;当发生静脉栓塞时,回流早期增快,后期减慢;当发生动静脉同时栓塞时,毛细血管内残留淤血,仍有回流现象,但充盈速度减慢。

f.受皮肤肿胀程度的影响:皮肤肿胀程度反映移植皮瓣恢复血液循环后的饱满程度和弹性。正常情况下,皮瓣移植术后皮肤均有轻微肿胀,组织弹性好。移植皮瓣发生动脉危象时,张力降低,组织干瘪,皮纹加深;发生静脉危象时,张力升高,皮瓣饱满,皮纹变浅或消失。组织极度肿胀时有张力性水疱出现。

③避免移植区血管痉挛。局部用40～60 W的烤灯;予以预防性镇痛、多模式镇痛、个性化镇痛,以防疼痛引起血管痉挛。予抗凝及抗血管痉挛药,禁用升压药及对血管有刺激性的药物;禁食质硬、粗糙食物。

④敷料包扎松紧度应适宜,防止因敷料渗血、渗液干固而压迫肢体,影响血液循环。

(6)进行心理护理和基础护理,满足患者生活需要。

(7)神经功能康复训练。

①感觉训练:在患者恢复感觉前,一般先用针、冷、热等刺激患者手部皮肤,让患者去体会每一种感觉。通过让患者做反复睁眼和闭眼的训练,使其重新建立感觉信息处理系统。

②触觉训练:当患者感觉恢复时,再开始触觉训练。先向患者解释训练过程,再用一根带橡皮的铅笔,用带橡皮的一端沿患者的手掌侧由近向远叩打,先让患者睁眼观察该过程,然后让其闭上眼睛仔细体会此时的感觉,如此反复进行。

③辨别觉训练:当患者触觉有了一定的恢复后,就开始进行辨别觉训练。辨别觉训练应循序渐进,开始让患者辨别粗细差别较大的物体表面,逐渐过渡到辨别粗细差别较小的物体表面。每项训练同样采用睁眼和闭眼的方法,如此反复进行。通常使用的训练物品有布料、纽扣、花生等。

四、并发症护理

1.瘢痕增生 弹力绷带加压包扎2～3个月；涂抹积雪苷霜软膏；涂抹复方肝素钠尿囊素凝胶；用硅凝胶敷料覆盖。

2.坏死 避免一切刺激血管收缩、扩张及血管痉挛的因素，做到严禁主被动吸烟，及时有效镇痛，保持情绪稳定，保持局部温度恒定等，严密观察皮瓣血液循环情况，若发现异常，及时处理。

3.关节僵硬 皮瓣移植术后患肢由于长时间固定，会出现关节僵硬，应向患者讲解功能锻炼的重要性，正确指导患者做一些简单的预防性训练，维持正常的肌张力和关节功能。

五、功能锻炼

皮瓣移植术后6 h感觉恢复后患者即可进行健侧肢体各关节的最大限度主动活动，以及供皮区肢体关节的最大限度被动活动及肌肉的等长收缩，术后24 h即可进行供皮区肢体关节的主动活动，活动应循序渐进。受皮区患肢绝对制动7～10天，皮瓣血液循环稳定后开始轻柔的被动关节活动度练习。

（一）断蒂前

（1）以活动健侧手指为主，术后第2天即可用健侧手指帮助患侧手指进行被动活动，锻炼时的力度以不引起皮瓣牵拉为准。可指导患者对患指进行被动屈曲活动，活动范围为50°～100°，每次活动10 min。

（2）对手指的按摩要注意从指尖方向向近心端进行，手法由轻到重，循序渐进，以促进血液循环。

（3）对于腹部皮瓣等远处皮瓣，没有受累的关节，可采用热疗和轻柔的关节活动来减少近端关节僵硬，按摩以不牵连皮瓣蒂部为准，每天3次，每次5 min；肩关节可做耸肩、转肩活动以防止关节僵硬。

（4）可以使用枕头或夹板来支撑肢体，以减小肢体修复部位的张力，术后1周可做患肢主动屈曲活动。

（5）术后不需绝对卧床后，可鼓励患者下床活动，防止腿部肌肉僵直、萎缩及下肢静脉血栓形成，可在床边做下肢、腰部及健侧上肢的活动，但要注意循序渐进，防止因体位变化引起头晕。

（二）断蒂后

（1）肌肉训练：无论患肢有无肌肉收缩力，都要用力，可进行握拳、伸拳等运动，患指进行并分指、屈伸、对指动作，每天3～5次，每次5 min。肌肉能够带动关节轻微运动时，即可开始进行日常生活训练，如握笔、写字、刷牙等。

（2）对制动肢体的肩、肘、腕关节进行屈伸、旋转、外展活动，循序渐进，避免过分用力，以患者感到疼痛为止，逐渐增加活动度。

（3）感觉训练：从辨别粗细差别较大的物体，逐渐过渡到辨别粗细差别较小的物体，重复训练，再过渡到辨别生活中的物体。

（4）根据患者兴趣、爱好进行作业治疗，锻炼其手的灵活性，如编织、剪纸、雕刻等。

（5）进行红外线照射治疗、超短波治疗、中频脉冲电治疗等物理治疗，以起到减轻肿胀、缓解疼痛、软化瘢痕、松解粘连等作用。

六、健康宣教

（1）宜进高蛋白、高热量、富含维生素、富含纤维素、含适当脂肪的饮食，注意禁食刺激性食物，禁烟酒，不饮用含咖啡因的饮品，以免引起血管收缩，影响皮瓣血液循环。多食含膳食纤维的新鲜蔬菜、水果，如芹菜、香蕉等。每天至少喝1500 mL水，保持大便通畅，保证充足的睡眠。

（2）保持供皮区清洁，新愈合的皮肤比较娇嫩，可用中性洗面奶清洗干净。受皮区皮瓣可使用弹力套加压，使用抗瘢痕药物，以减轻瘢痕挛缩。为减少受皮区色素沉着，应防止紫外线照射，可在外出时做好暴露部位的防晒准备（如涂抹防晒霜）。

（3）预防外伤，新愈合的皮肤感觉迟钝，容易损伤，应避免碰撞，有痒感时可轻轻拍打。

（4）在皮瓣感觉未恢复时，要防止冻伤、烫伤，禁止用热水袋热敷皮瓣保暖。皮瓣拆线后可以淋浴，将伤口处分泌物洗净，以减少感染的可能。

(5)注意复诊时间，如出院后发现皮瓣移植处有渗出或感染、活动后出血、疼痛等，应及时就医。

七、病例分析

患者，男性，45 岁，因“交通事故导致左手掌部严重烧伤”。患者 7 h 前发生车祸伤，当即致左手掌流血、疼痛伴活动受限，疼痛剧烈，左手掌肿胀，左手掌见长约 10 cm 不规则创口，可见不规则创面伴皮肤软组织缺损，皮缘欠整齐，创面内污染严重，可见活动性出血，可见神经、血管、肌腱及骨端外露，毛细血管反应延迟 4～5 s，皮肤温度低，指端血液循环差，感觉减退，活动受限，经过评估，医生决定进行皮瓣移植术来修复受损的皮肤。请提出观察要点及护理措施。

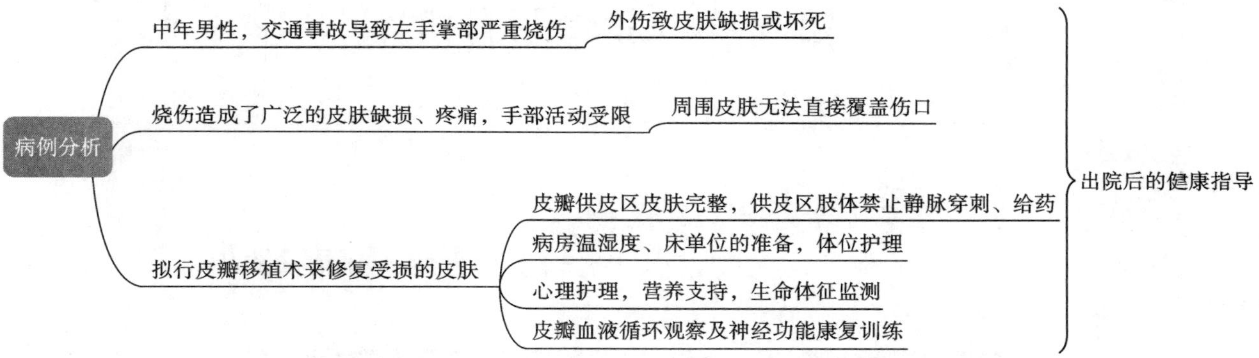
病例分析
中年男性，交通事故导致左手掌部严重烧伤
外伤致皮肤缺损或坏死
烧伤造成了广泛的皮肤缺损、疼痛，手部活动受限
周围皮肤无法直接覆盖伤口
拟行皮瓣移植术来修复受损的皮肤
皮瓣供皮区皮肤完整，供皮区肢体禁止静脉穿刺、给药
病房温湿度、床单位的准备，体位护理
心理护理，营养支持，生命体征监测
皮瓣血液循环观察及神经功能康复训练
出院后的健康指导

学习体会：

带教老师评语：

第三章　下肢创伤

第一节　股骨颈骨折

一、概述

（一）概念

股骨颈骨折（femoral neck fracture）是指股骨头下端至股骨颈基底部之间的骨折（图 3-1-1），多发生在中老年人。

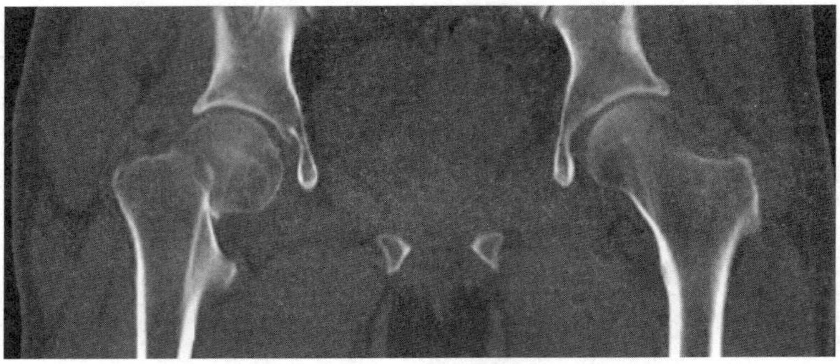

图 3-1-1　股骨颈骨折

（图片来源于北京积水潭医院贵州医院）

（二）解剖

股骨颈位于股骨的上部，连接髋骨与股骨主体之间，形成股骨头的一部分。股骨颈通常略呈 S 状，有一定的弯曲。这种形状有助于支撑身体重量和吸收冲击。股骨颈有丰富的血液供应，主要由股骨颈动脉供血。股骨头的血液来源有圆韧带支、骨干滋养动脉升支、关节囊支，血液供应对于维持股骨头的健康至关重要，股骨头需要足够的氧气和营养。股骨颈骨折可能导致坐骨神经压迫，需手术治疗。股骨颈的角度和长度因个体之间的差异而有所不同，这也是股骨颈骨折发生率高的原因之一。

（三）病理生理

股骨颈骨折通常是由外力作用或骨质疏松导致的，比如摔倒、扭伤或骨骼疾病。股骨颈是髋关节主要的血液供应部位，股骨颈骨折常伴随着血液供应受损，可能导致骨折部位无法充分愈合，增加不愈合的风险。骨折后，骨折部位会经历愈合过程，包括炎症阶段、软骨愈合阶段和骨愈合阶段。在老年人或骨质疏松的患者中，骨折愈合过程可能较慢或不完全。股骨颈骨折伴随一系列并发症，如感染、深静脉血栓形成、肌肉萎缩、髋关节僵硬等，这些并发症可能影响康复进程和患者的生活质量。

（四）影像学检查

1. X 线检查　需行双侧髋关节的完整骨盆前后位及患侧髋关节的侧位 X 线检查。

2. CT 可判断股骨颈移位或成角程度。

3. MRI 对于判断股骨头血液循环情况有一定帮助。

（五）分类

股骨颈骨折的分型有很多种，概括起来有按骨折的解剖部位进行分类、按骨折线的方向分类、按骨折的移位程度进行分类（Garden 分型）3 种。Garden 分型是目前应用比较广泛的一种，能较好地评估骨折愈合情况。根据骨折移位程度 Garden 分型将股骨颈骨折分为 4 型。Ⅰ型为不完全骨折，股骨颈下方骨小梁完整，该型包括所谓"外展嵌插型骨折"；Ⅱ型为完全骨折，但无移位；Ⅲ型为完全骨折，部分移位，该型骨折 X 线片上可以看到骨折远端上移、外旋，股骨头常后倾，骨折端尚有部分接触；Ⅳ型为完全骨折，完全移位，该型骨折 X 线片上表现为骨折端完全无接触，而股骨头与髋臼相对关系正常。Garden 分型中自Ⅰ型至Ⅳ型，股骨颈骨折严重程度递增，不愈合率与股骨头缺血坏死率也随之增高。

（六）临床表现

1. 症状 疼痛、功能障碍。

2. 体征 轻度屈髋屈膝及外旋畸形，在腹股沟韧带中点的下方常有压痛，内收型骨折患者可有患肢短缩。

二、治疗

（一）非手术治疗

无明显移位的骨折、外展型或嵌插型等稳定骨折，年龄较大，全身情况差，或合并严重心、肺、肾、肝等功能障碍者，适合非手术治疗。非手术治疗包括手法整复、穿防旋鞋、皮牵引等。

（二）手术治疗

若患者的身体状况稳定且无严重基础疾病，宜在 24 h 内及早手术。手术治疗包括闭合复位内螺钉固定术、切开复位钢板内固定术、空心钉内固定术（图 3-1-2）、人工髋关节置换术等。

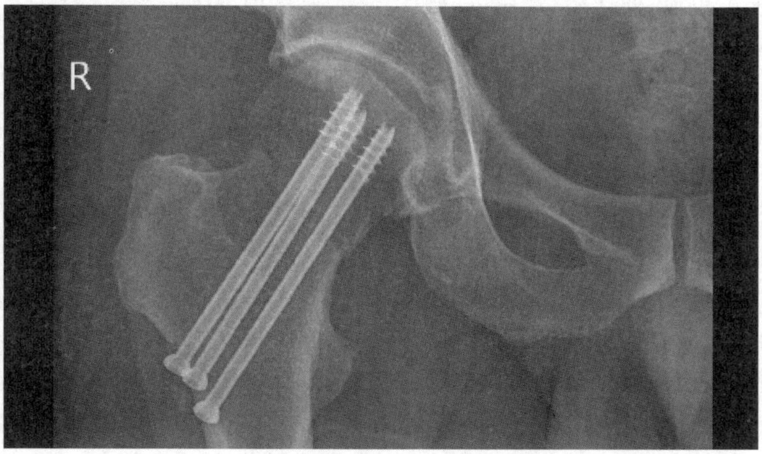

图 3-1-2 股骨颈骨折空心钉内固定术

（图片来源于北京积水潭医院贵州医院）

三、病情观察要点

（1）术前卧床期间保持患肢于外展中立位，不可使患肢内收或外旋；加强患者呼吸功能训练及上肢屈伸运动，预防肺部感染；预防卧床并发症。

（2）术后保持正确的体位，搬运时将髋关节与患肢整个托起，防止关节脱位。术后髋部周围冰敷有助于减轻疼痛、肿胀及减少出血，定时更换冰袋以保证有效的冰敷，并注意防止冻伤。

(3)加强生命体征监测,严密观察神志、意识、循环情况。观察伤口渗血情况、引流管通畅与否,记录引流液的量、颜色和性质。观察患侧肢体末梢血液循环、活动、感觉情况。遵医嘱进行抗凝、镇痛治疗。

四、护理要点

(1)卧床期间保持患肢于外展中立位,脚尖向上或穿丁字鞋。不可侧卧,不可使患肢内收,坐位时不能交叉盘腿。

(2)指导患者行股四头肌等长收缩运动及踝泵运动,预防下肢深静脉血栓形成、肌肉萎缩及关节僵硬,如患肢出现皮肤苍白或发绀、厥冷、疼痛、感觉减退或麻木等情况,立即通知医生处理。

(3)饮食指导及心理护理:给予患者高蛋白、高热量、富含维生素、易消化饮食,以增强机体抵抗力,使患者能耐受手术;护士可充分发挥家庭及社会支持系统的功能,鼓励患者家属多陪伴患者,以减少患者的孤独感。

(4)牵引时要保持有效牵引,注意观察患肢的肿胀情况,肢端血液循环及感觉、运动情况,预防牵引并发症。

(5)关节置换术后患者应采取外展中立位(外展 15°～30°),在双腿间放置软枕,健侧翻身时双腿夹软枕,预防假体脱位。

(6)并发症的预防。

①股骨头缺血性坏死的预防:非手术治疗和内固定术后患者,须经 X 线检查证实骨折愈合后方可弃拐负重行走。

②谵妄的预防:对于老年患者,术前应评估谵妄的风险,针对谵妄危险因素采取相应的预防措施,积极纠正脱水和进行有效镇痛。

③静脉血栓栓塞(VTE)的预防:按要求进行 Caprini 评估,预防措施包括基础预防、物理预防和药物预防。

④骨质疏松治疗的护理配合:做好用药护理和健康教育,提高患者用药的依从性。

⑤其他并发症:术后出血、假体脱位、感染、假体松动、假体周围骨折等。

五、功能锻炼

1. 术后 1 天 术后 6 h 内进行被动功能锻炼,由患者家属由远及近按摩患者小腿后方、外方肌肉;6 h 后进行主动功能锻炼,做踝泵运动,每天 4 组,每组 15 次。

2. 术后 2 天 床上进行踝泵运动、股四头肌等长收缩运动和足趾屈伸旋转运动;每个动作保持 5～10 s,每天 4 组,每组 20 次。

3. 术后 3～7 天 继续以上锻炼,开始持续被动活动(CPM)练习,每次 30 min,每天 2 次。患者病情允许的情况下尽量活动上肢,增加上肢肌力。卧位可做有限的髋关节屈曲(60°以内)及髋关节外展(45°以内)运动。拔除引流管后,遵医嘱指导患者借助辅助步行器下床,髋关节只在 0～90°范围活动,逐渐增加负重。患者先移至健肢床边,健侧腿先离床并使脚着地,患肢外展,屈髋 45°,由他人协助抬起上身使患肢离床并使脚着地,再拄双拐站起,上床时按相反方向进行,即患肢先上床。每天上下床 2～3 次,每次 5～10 min;视患者情况指导患者拄双拐在病房内行走,每次 30 min。

4. 术后 2～4 周 继续前述锻炼并增加强度,主动进行屈伸髋练习,坐位时脚不离开床面,缓慢用力,最大限度屈膝屈髋,保持 10 s 后缓慢伸直。

5. 术后 5 周至 3 个月 在骨折愈合的前提下进行负重及平衡练习。负重由 1/4 体重→1/3 体重→2/3 体重→4/5 体重→100%体重逐渐过渡。有条件者可以开始固定自行车练习,由轻负荷至大负荷并逐渐降低座椅高度。仰卧位患者做伸直主动髋内收、外展运动,俯卧位患者做伸直向后抬高的伸髋练习。

6. 术后 4～6 个月 此期骨折多已愈合,应加强患者的灵活性练习。练习旨在强化关节稳定性,包括髋关节各组肌群的主动与抗阻练习、斜板站立练习和坐位与站位转换练习等。

六、健康宣教

(1)强调功能锻炼的重要性,以调动患者的主观能动性。

(2)合理膳食营养,长期预防性补钙,预防骨质疏松。遵医嘱继续应用抗凝药 35 天,注意观察耳后、胸前有无出血点或伤口出血,若有,及时就诊。

(3)指导患者使用正确的运动姿势,避免不良姿势,不坐低沙发和矮椅子,不交叉双腿,不弯腰拾物,不做盘腿动作,排便时使用坐便器。

(4)术后 3 个月,根据自身情况进行游泳、跳绳等运动,避免跑步、爬山等运动。

(5)做好防跌倒的预防措施,积极预防卧床并发症。

七、病例分析

患者,女性,70 岁,平时活动能力有限,曾有骨质疏松的诊断。其在家不慎摔倒,导致右侧髋部疼痛,无法站立及行走。前往医院寻求帮助。X 线检查显示:右股骨颈骨折。患者右侧髋部压痛明显,患肢短缩。医生初步诊断右股骨颈骨折,拟完善相关检查行手术干预。请提出观察重点及护理要点。

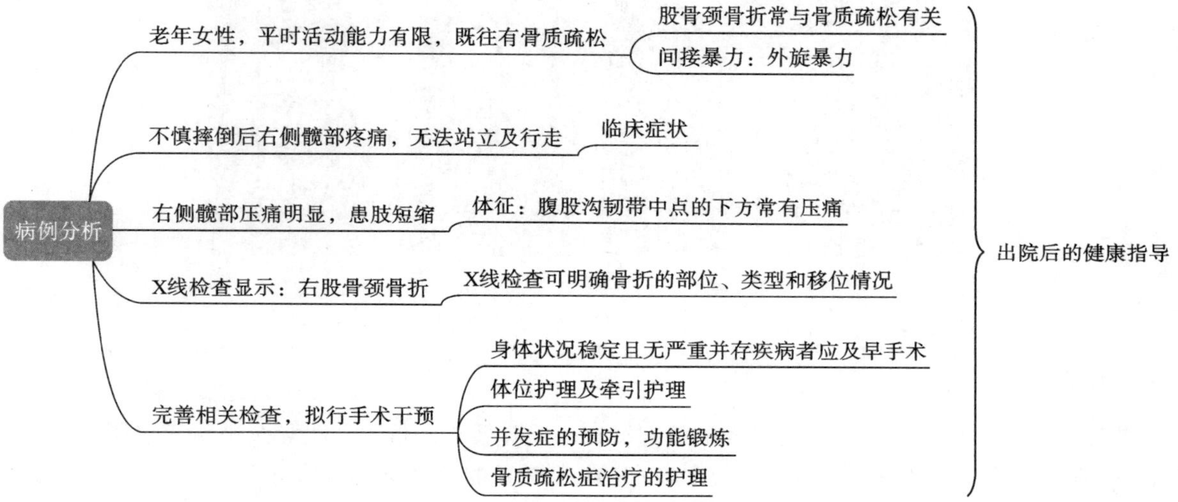
病例分析
老年女性，平时活动能力有限，既往有骨质疏松
股骨颈骨折常与骨质疏松有关
间接暴力：外旋暴力
不慎摔倒后右侧髋部疼痛，无法站立及行走
临床症状
右侧髋部压痛明显，患肢短缩
体征：腹股沟韧带中点的下方常有压痛
X线检查显示：右股骨颈骨折
X线检查可明确骨折的部位、类型和移位情况
完善相关检查，拟行手术干预
身体状况稳定且无严重并存疾病者应及早手术
体位护理及牵引护理
并发症的预防，功能锻炼
骨质疏松症治疗的护理
出院后的健康指导

学习体会：

带教老师评语：

第二节　股骨转子间骨折

一、概述

（一）概念

股骨转子间骨折（femoral intertrochanteric fracture）是指发生于股骨颈基底部至小转子水平以上部位的骨折（图 3-2-1），多发生于老年人，又称股骨粗隆间骨折。

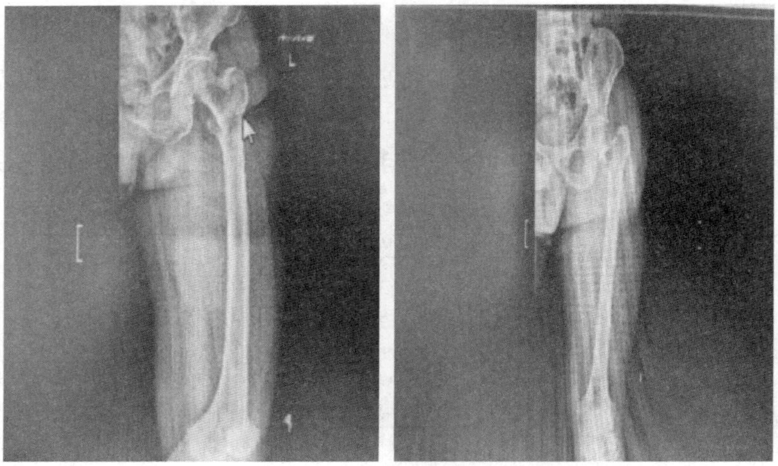

图 3-2-1　股骨转子间骨折

（图片来源于北京积水潭医院贵州医院）

（二）解剖

股骨转子间是股骨干与股骨颈交界处的解剖结构。股骨转子间位于大粗隆及小粗隆之间。大转子呈长方形，在股骨颈的后上部，位置表浅，可以触及，是非常明显的骨性标志。大转子上部为转子窝，大转子上有梨状肌、臀中小肌、闭孔内外肌、股外侧肌、股方肌附着。小转子呈锥状突起，位于股骨干的上后内侧，有髂腰肌附着其上。髋关节囊附着于粗隆间线。股骨转子间主要由松质骨构成，是老年人下肢骨折的一个高发部位，旋股内侧动脉和旋股外侧动脉在股骨颈基底部，吻合为囊外动脉环，由此发出上行关节囊颈血管，供应股骨粗隆间及股骨头。

（三）病理生理

股骨转子间为松质骨和密质骨交界处，在解剖学上属于股骨颈与股骨干的干骺端交会转换区，承受应力最大，并且股骨转子间是骨囊性变的好发部位，易发生病理性骨折、转移性骨肿瘤、骨质破坏。

（四）影像学检查

1. X 线检查　可明确诊断，X 线检查显示股骨转子间可以看到透亮的骨折线，同时可以伴有或不伴有游离碎骨片和大小粗隆的骨折。拍摄骨盆正位及患髋侧位片可准确评估骨折类型。

2. CT　可显示股骨转子间区域皮质骨中断。

3. MRI　可显示股骨转子间区域皮质骨中断。可用于检测髋部隐匿性骨折，其效果优于骨 CT，并可同时检测出其他病变，如缺血性坏死和转移性病损等。

（五）分类

常采用 Evans 分型对股骨转子间骨折进行分类。

Ⅰ型：单纯股骨转子间骨折，无移位。

Ⅱ型：股骨转子间骨折伴轻度移位。

Ⅲ型：股骨转子间骨折合并大转子骨折。

Ⅳ型：股骨转子间骨折伴大、小转子骨折。

Ⅴ型：逆股骨转子间骨折。

（六）临床表现

1. 症状

（1）疼痛：大腿外侧根部、髋部剧烈持续性疼痛，稍微移动肢体则疼痛加剧。

（2）肿胀：大腿外侧根部可见到明显肿胀，为弥漫性肿胀。

（3）瘀斑：在大腿肿胀处，通常还可见到青紫色的瘀斑，这是骨折后局部血肿的表现。

（4）下肢不能活动：患侧肢体不能支撑身体，包括站立、行走以及卧床时水平运动都不能进行，也就是无法进行任何运动。

2. 体征　髋部肿胀明显，下肢短缩畸形，下肢外旋 90°、内收畸形，轴向叩击痛。

二、治疗

（一）非手术治疗

牵引疗法：适用于所有类型的股骨转子间骨折。无移位的稳定骨折合并严重内脏疾病不适合手术的患者特别适合进行胫骨结节/股骨髁上外展位骨牵引。

优点：控制患肢外旋；对于骨折无移位和两骨折片段，骨折有移位的稳定骨折，牵引 8 周，然后活动关节，用拐下地，但患肢须待 12 周临床骨折愈合坚实之后才可负重，以防髋内翻的发生。

（二）手术治疗

手术治疗是绝大多数患者首选的治疗方式，对没有手术禁忌证的患者均适用。手术治疗可以缩短卧床时间，并改善治疗后的功能状况。在全面评估患者健康状况的前提下，宜尽早（48 h 内）手术，手术方式包括闭合复位内固定术（图 3-2-2）、切开复位内固定术、人工髋关节置换术。

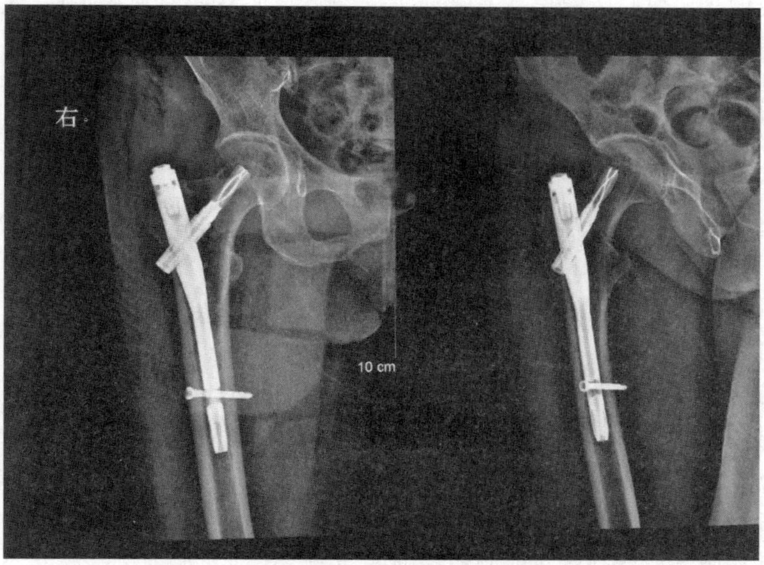

图 3-2-2　闭合复位内固定术

（图片来源于北京积水潭医院贵州医院）

1. 内固定术

（1）骨折复位：治疗前要通过 X 线检查判断股骨转子间骨折是否稳定，其中小转子是否骨折对稳定性影响很大。复位方式包括闭合复位和切开复位，通常开始时试行手法复位，多数患者可成功。

(2)内固定选择。

①动力髋螺钉(DHS):由髋拉力螺钉和侧方加压钢板构成,通过术后螺钉在钢板套筒内的滑动,可以在骨折断端进行持续、渐进的加压,减少术后遗留的断端间隙,提高骨折稳定性,并促进骨折愈合。

②髓内钉:髓内钉远端置入股骨髓腔中央,近端通过拉力螺钉固定至股骨头内。与传统的 DHS 相比,髓内钉手术创伤小,无须显露骨折端,可缩短手术时间,减少出血量。在生物力学方面,由于髓内钉为股骨中心性固定,与钢板相比降低了螺钉的力臂,因此对不稳定的、粉碎性骨折具有更高的固定强度。

2. 人工髋关节置换术 由于股骨转子间骨折为囊外骨折,一般不会影响股骨头血液循环,因此很少需要进行髋关节置换术,人工髋关节置换术仅偶尔用于股骨转子间骨折不愈合或内固定失败的患者。由于骨折累及小转子,因此通常需要置换含股骨距假体的组件。

三、病情观察要点

(1)术前卧床期间保持患肢处于外展中立位,不可使患肢内收或外旋;加强患者呼吸功能训练及上肢屈伸运动,预防肺部感染;预防卧床并发症。

(2)术后保持正确的体位,搬运时将髋关节与患肢整个托起,防止关节脱位。术后 24 h 髋部周围冰敷,有助于减轻疼痛、肿胀及减少出血,定时更换冰袋以保证有效的冰敷,并注意防止冻伤。

(3)加强生命体征监测,严密观察患者神志、意识、血液循环情况。观察伤口渗血情况,保持引流通畅,记录引流液的量、颜色和性质。观察患侧肢体末梢血液循环、活动、感觉情况。遵医嘱进行抗凝、镇痛、镇静治疗。

四、护理要点

(1)卧床期间保持患肢处于外展中立位,可在两腿之间放一枕头,脚尖向上或穿丁字鞋。不可侧卧,不可使患肢内收,坐位时不能交叉盘腿。

(2)指导患者行股四头肌等长收缩运动及踝泵运动,预防下肢深静脉血栓形成、肌肉萎缩及关节僵硬,如患肢皮肤出现苍白或发绀、厥冷、疼痛、感觉减退或麻木等情况,立即通知医生处理。

(3)饮食指导及心理护理:给予患者高蛋白、高热量、富含维生素、易消化饮食,以增强机体抵抗力,使患者能耐受手术;护士可充分发挥家庭及社会支持系统的功能,鼓励患者家属多陪伴患者,以减少患者的孤独感。

(4)牵引时要注意观察患肢的肿胀情况,肢端血液循环及感觉、运动情况,保持有效牵引,预防牵引并发症。

(5)人工髋关节置换术后患者应采取外展中立位(外展 15°～30°),在双腿间放置软枕,健侧翻身时双腿夹软枕,预防假体脱位。

(6)并发症的预防与处理。

①下肢深静脉血栓形成:术后患者由于卧床时间较长,下肢静脉回流缓慢,血液呈高凝状态,如血管内膜损伤,则容易发生下肢深静脉血栓形成,应密切观察患者患肢疼痛、肿胀情况。预防措施:a. 促进患肢血液循环:早期指导患者行股四头肌等长收缩运动,主动活动踝关节,并帮助按摩患肢。b. 防止血管内膜损伤:避免在患肢做静脉穿刺输液或静脉注射刺激性强的药物。c. 防止血液呈高凝状态:必要时术后可给予右旋糖酐-40 静脉滴注,或口服小剂量阿司匹林,或小剂量肝素静脉滴注,以加强抗凝作用。如下肢深静脉血栓形成,则应避免患肢活动,忌做物理治疗等,以免血栓脱落引起肺等其他组织器官栓塞。

②肺部感染:老年人体弱,心肺功能差,卧床时间长,极易引起肺部感染。预防措施:术后应注意保暖,血压平稳后采取半卧位。鼓励患者深呼吸及指导有效咳嗽,适当翻身,定时用手掌为患者轻拍胸背部,促进痰液排出,必要时雾化吸入消炎化痰药,每天 2 次。

③泌尿系统感染：患者卧床时间较长，有些患者因害怕小便不方便而限制饮水量，则极易发生泌尿系统感染。预防措施：鼓励患者多饮水，并注意保持会阴清洁，每天早晚帮助患者清洗会阴。留置导尿管者应保持引流通畅，定时倾倒尿液，每天更换引流袋，每天用碘伏消毒尿道口及导尿管近端2次。导尿管应尽早拔除。

④切口感染：术后若引流管堵塞，切口渗血、渗液未能充分引流出而造成局部血液淤滞，则会引起感染。预防措施：术后定时观察切口渗血、渗液情况，若切口敷料渗湿，则应及时更换，保持敷料及其周围皮肤清洁、干燥，换药时严格执行无菌操作。保持切口引流管引流通畅，术后有效、足量应用抗生素。

⑤压力性损伤的发生：老年患者皮肤松弛、弹性差，术后卧床时间较长，翻身困难，因此骶尾部易发生压力性损伤。预防措施：减轻局部压力，使用气垫床，定时翻身，擦身并按摩骨突部皮肤。减轻局部物理性刺激，保持床单清洁、干燥、平整，减少局部摩擦。鼓励患者增加蛋白质和其他营养素的摄入，以提高机体抵抗力。

⑥便秘：患者下床不易，肠蠕动缓慢，因此易发生便秘。预防措施：指导患者多食用蛋、鱼、虾等高钙、高蛋白、富含粗纤维的食物，并以清淡饮食为主，忌辛辣、油腻等刺激性食物；还可帮助患者进行腹部热敷；指导患者及其家属沿肠管顺时针按摩；同时叮嘱患者养成定时排便的习惯。

五、功能锻炼

1. 术后第1天 进行踝泵运动，3组/天，每组5～10 min，约200次；股四头肌功能锻炼，3组/天，每组5～10 min，约50次。

2. 术后第2天 患者可利用CPM机进行髋、膝、踝关节被动屈伸运动。

3. 术后第3～7天 患者被动和主动锻炼以不感觉疼痛及自觉有轻度疲乏感为度，逐步过渡到主动训练和抗阻训练。

4. 术后第2周 进行仰卧位屈髋、屈膝运动，以主动运动为主，被动运动为辅，每次10 min，每天8～10次。开始练习床边坐，小腿下垂，并且坐直，床上主动屈伸膝关节，逐渐增大幅度。进行股四头肌、小腿三头肌及踝背伸肌主动等长收缩运动。禁止内收、内旋。

5. 术后3周至1个月 复查X线，在医生指导下扶拐下地，开始扶双拐时不可负重行走，行走步幅不宜过大，移动速度要缓慢，以后视情况逐渐增加行走次数及时间。

6. 术后2～3个月 每个月复查X线，在医生指导下逐渐负重，早期应用双拐支撑、部分负重，之后改用单拐或手杖，逐渐增加负重。

六、健康宣教

(1)强调功能锻炼的重要性，以调动患者的主观能动性。

(2)合理膳食营养，长期预防性补钙，预防骨质疏松。

(3)指导患者使用正确运动姿势，避免不良姿势，不坐低沙发和矮椅子，不交叉双腿，不弯腰拾物，不做盘腿动作，排便时使用坐便器。

(4)术后3个月，根据自身情况进行游泳、跳绳等运动，避免跑步、爬山等运动。

(5)做好防跌倒的预防措施，积极预防卧床并发症。

七、病例分析

患者，女性，74岁，平时活动能力有限，既往史：高血压病。患者在家里不慎摔倒，导致左侧髋部疼痛，且无法站立及行走。前往医院寻求帮助。X线检查显示：左股骨转子间骨折。患者左侧髋部压痛明显，患肢屈曲、外旋、短缩畸形，左下肢短缩约2 cm。医生初步诊断：左股骨转子间骨折(Evans分型Ⅰ型)；高血压病二级。拟完善相关检查行手术干预。请提出观察重点及护理要点。

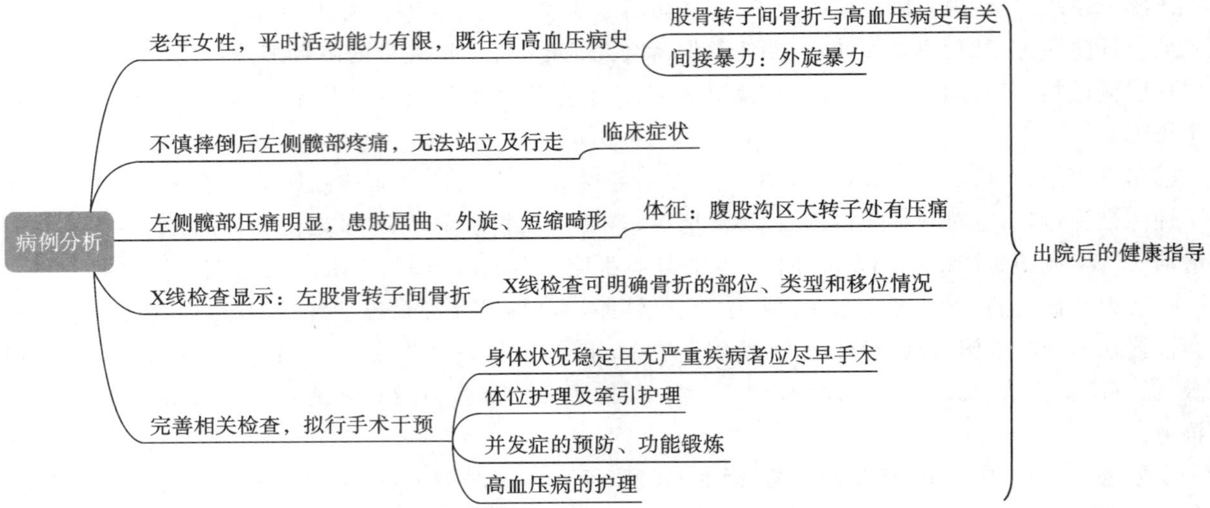
病例分析
老年女性，平时活动能力有限，既往有高血压病史
股骨转子间骨折与高血压病史有关
间接暴力：外旋暴力
不慎摔倒后左侧髋部疼痛，无法站立及行走
临床症状
左侧髋部压痛明显，患肢屈曲、外旋、短缩畸形
体征：腹股沟区大转子处有压痛
X线检查显示：左股骨转子间骨折
X线检查可明确骨折的部位、类型和移位情况
完善相关检查，拟行手术干预
身体状况稳定且无严重疾病者应尽早手术
体位护理及牵引护理
并发症的预防、功能锻炼
高血压病的护理
出院后的健康指导

学习体会：

带教老师评语：

第三节　股骨干骨折

一、概述

（一）概念

股骨干骨折是指股骨转子以下、股骨髁以上部位的骨折（图 3-3-1）。股骨干骨折约占全身各类骨折的 6%，多见于青壮年。股骨干骨折多由交通伤及高处坠落等高能量损伤引起。

（二）解剖

（1）股骨是人体最粗、最长、承受应力最大的管状骨，其周围被人体最大的肌群所包围。股骨干的最重

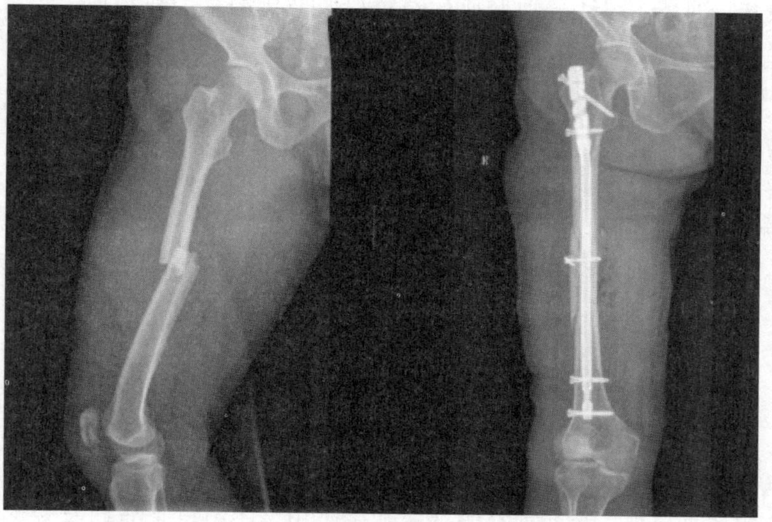

图 3-3-1 股骨干骨折及术后

（图片来源于北京积水潭医院贵州医院）

要特征是具有前弓。

(2)内侧皮质承受压力，外侧皮质承受张力。

(3)股骨的峡部是其髓腔内直径最小的区域，峡部的直径直接影响能够插入股骨干的髓内钉的尺寸。

(4)股骨干的血液供应主要来源于股深动脉。1～2 支营养血管通常沿近端和后方的股骨粗线进入股骨干。然后动脉向近端和远端分支，供应股骨干骨内膜。骨外膜血管也沿股骨粗线进入骨干，供应皮质骨外 1/3。骨内膜血管供应皮质骨内 2/3。

(5)股骨干由三组肌群包围。其中伸肌群最大，由股神经支配；屈肌群次之，由坐骨神经支配；内收肌群最小，由闭孔神经支配。

（三）病理生理

股骨干骨折后在周围强壮的肌肉拉力下经常发生移位和变形，通常是由外力，如意外摔倒、交通事故或直接创伤引起的，导致骨折部位受到严重的应力或压力。在损伤的部位，股骨骨组织会发生断裂，形成骨折。骨折会导致周围组织的炎症和出血，局部发生肿胀、疼痛和红肿。身体会启动愈合过程，其中有关的干细胞和骨细胞开始重建骨折部位。骨折愈合的过程可能需要数周或数月，具体时间取决于骨折的严重程度和个体的健康状况。骨折愈合后，骨骼应该恢复到其原始强度和结构。股骨干骨折后可以导致大量出血，失血量可多达 3000 mL，平均失血量为 1000 mL，可导致失血性休克。

（四）影像学检查

(1)X 线检查：骨盆正位、膝关节正位和整个股骨的正侧位。

(2)CT：可详细了解骨块情况。

(3)怀疑血管损伤者，可行血管造影或增强 CT 血管重建检查。

（五）分类

在暴力作用、肢体位置、肌肉牵拉和急救搬运等多种因素的作用下，不同部位的股骨干骨折可有不同的移位。

1. 股骨上 1/3 骨折 骨折近端因受髂腰肌，臀中、小肌和外旋肌的牵拉，而产生屈曲、外展及外旋移位；骨折远端则由于内收肌的牵拉而向后上、内移位；股骨由于股四头肌、阔筋膜张肌及内收肌的共同作用而有短缩畸形。

2. 股骨中 1/3 骨折 骨折端移位无一定规律性，因暴力方向不同而异，如骨折端尚有接触而无重叠时，由于内收肌群的牵拉，可使骨折向外成角。

3. 股骨下 1/3 骨折 骨折远端由于腓肠肌的牵拉以及肢体的重力作用而向后方移位，压迫或损伤腘动脉、腘静脉、胫神经或腓总神经；又由于股前、外、内的肌肉牵拉的合力，骨折近端内收而向前上移位，形成短缩畸形。

（六）临床表现

1. 症状 大腿疼痛，不能站立和行走。

2. 体征 肿胀、短缩、成角畸形、反常活动、骨擦音；广泛的软组织损伤和出血很常见，可出现休克，如损伤腘动脉、腘静脉、胫神经或腓总神经，可出现远端相应肢体的血液循环、感觉和运动障碍。

二、治疗

以手术治疗为主，需遵循的治疗原则是恢复肢体长度、消除旋转畸形、力争解剖复位、保存骨折端血液供应、及时功能锻炼。

（一）非手术治疗

由于非手术治疗需长期卧床，并发症多，目前已逐渐少用。牵引更多的是作为常规的术前准备或在其他治疗前使用。3 岁以下儿童采用垂直悬吊皮牵引。成人股骨上 1/3 及中 1/3 骨折者，选用胫骨结节牵引；股骨下 1/3 骨折者，选用胫骨结节或股骨髁上牵引。

（二）手术治疗

单纯股骨骨折在术前应行骨牵引，控制感染，预防深静脉血栓形成。

1. 外固定支架 适用于严重的开放性骨折或已经合并感染的患者。

2. 闭合复位交锁髓内针固定 适用于股骨上 1/3 及中 1/3 的横、短斜行骨折，有蝶形骨片或轻度粉碎性骨折者；多发骨折者。术前可先行骨牵引以维持股骨的力线和长度，根据患者全身情况在其伤后 3～10 天手术。

3. 钢板螺丝钉固定 对股骨干骨折采用解剖复位，骨折块间加压及钢板螺丝钉固定治疗方法。

4. 弹性钉内固定 儿童股骨干骨折多采用弹性钉内固定。

三、病情观察要点

由于股骨干骨折失血量较大，故应严密监测患者的生命体征，观察有无脉搏增快、皮肤湿冷、血压下降等低血容量性休克表现。临时用夹板将肢体固定，避免骨折移位，减轻患者痛苦，因骨折可损伤下肢重要神经或血管，应观察肢体末梢血液供应情况，如足背动脉搏动和毛细血管充盈情况，并与健肢比较；同时观察患肢是否出现感觉、运动障碍等。开放性损伤者要观察局部伤口出血情况，如患肢持续疼痛或伤口出血逐渐增多，应及时处理。小夹板固定时，要及时评估和调整固定的松紧度，以提起绷带时上下可移动 1 cm 为宜；固定期间保持小夹板和皮肤的清洁，定时检查压垫的放置位置是否合适，避免夹板压迫形成压力性损伤，抬高患肢，减轻患肢肿胀，密切观察末梢血液循环、感觉、活动情况。

四、护理要点

1. 牵引护理 保持正确的体位和有效的牵引，预防牵引并发症。骨牵引须每天测量患肢的长度及观察末梢血液循环情况，防止牵引过度。牵引 1 周后，应透视矫正的骨折断端对位情况；牵引时间一般不得超过 8 周，如需继续牵引治疗，则应更换牵引部位，或改用皮牵引治疗。

2. 疼痛护理 定时、实时评估患肢的疼痛部位、性质、程度，评估结果记录于疼痛评估单上，给予多模式、多元化、多学科协作镇痛。

3. 饮食管理 择期手术患者最短可在术前 2 h 禁饮，术前 6 h 禁食淀粉类食物，术前饮品首选含糖饮品，术后患者一旦清醒，即可恢复饮食。

4. 管道护理 保持引流通畅，妥善固定，防止逆流，观察切口有无渗血、渗液，准确观察和记录引流液的量、性质及颜色。

5. 切口护理 密切观察切口渗血情况，观察切口周围有无红、肿、热、痛等感染征象。若有渗血、渗液或敷料被污染，及时更换，保持敷料清洁、干燥。

6. 心理护理 患者骨折后容易产生恐惧、焦虑、忧郁等不良情绪。医护人员应该鼓励患者，取得患者的信任，向患者及其家属介绍疾病相关知识，做好宣教工作，使其树立战胜疾病的信心，以积极的心态配合治疗。

7. 合并伤的观察与护理 股骨干骨折常伴血管损伤，尤其是股骨下 1/3 骨折时易压迫或损伤腘动脉、腘静脉、胫神经或腓总神经。

(1)失血性休克的观察和救护：股骨干骨折多由强大的暴力所致，骨折的同时常伴有严重的软组织损伤、大量出血等，应密切观察患肢的肿胀程度和有无失血性休克的早期临床表现。若有失血性休克的早期临床表现，应及时报告医生进行抗休克治疗。

(2)血管损伤的观察与护理。

①动脉损伤的软指征：受伤现场或运输途中有动脉出血史，贯穿伤或钝挫伤靠近肢体动脉，肢体动脉上有小的非搏动性血肿。

②动脉损伤的硬体征：6P 征(疼痛(pain)、无脉(pulselessness)、苍白(pallor)、感觉异常(paresthesia)、皮温降低(poikilothermia)、麻痹(paralysis))以及大量出血、不断扩大的血肿和血肿处可触及震颤或闻及杂音。血管损伤包括撕裂、血栓形成和动脉痉挛。由于有广泛的侧支循环，即使存在动脉损伤，远端的动脉搏动可能仍可触及，因此不能通过动脉搏动的存在与否来判断是否合并动脉损伤。

③测量并记录患肢肿胀程度，行健侧和患侧的前后对比，判断有无继续出血。

④一旦出现动脉损伤，须立即报告医生，进行手术治疗，以确保能保留下肢。

(3)神经损伤：观察有无胫神经、腓总神经损伤，一旦出现，及时记录并报告医生处理。

(4)脂肪栓塞综合征：骨折后尽快进行患肢制动和内固定。

(5)骨筋膜室综合征：骨筋膜室综合征的出现与闭合性股骨干骨折或多发性损伤相关。脉搏存在并不能排除骨筋膜室综合征的诊断。一旦出现，应尽早行筋膜切开术。

五、并发症护理

(一)骨筋膜室综合征

1. 原因 骨折时，骨折部位骨筋膜室内的压力增高，导致肌肉和神经急性缺血。

2. 表现 可有 5P 征，即疼痛(pain)、无脉(pulselessness)、苍白(pallor)、感觉异常(paresthesia)和麻痹(paralysis)。

3. 处理 一旦出现肢体血液循环受阻或神经受压的征象，立即将患肢平放于心脏水平，并通知医生全层剪开固定的石膏，严重者须拆除石膏，甚至行肢体切开减压术；酌情给予患者持续吸氧，湿敷硫酸镁或静脉滴注甘露醇以促进患肢消肿，监测肾功能和血电解质等；因患者常并发肌红蛋白尿，应补足量液体以促进排尿。

(二)化脓性皮炎

1. 原因 多因石膏塑形不好，石膏未干固时搬运或放置不当等致石膏凹凸不平引起；部分患者可能将异物伸入石膏内搔抓石膏下皮肤，导致肢体局部皮肤受损。

2. 表现 局部持续性疼痛、形成溃疡、有恶臭及脓性分泌物从石膏流出或渗出。

3. 处理 一旦发生，应及时开窗检查及处理。

(三)废用综合征

由于肢体长期固定、缺乏功能锻炼导致肌肉萎缩；同时大量钙盐溢出骨骼可致骨质疏松；关节内纤维粘连致关节僵硬。因此石膏固定期间应加强未固定肢体的功能锻炼。

(四)其他

由于行石膏固定术后长期卧床，患者还可能出现压力性损伤、坠积性肺炎、便秘和泌尿系统感染等并发症，应加强观察并及时处理。

六、功能锻炼

1. 术后2周内 关节保持不动，早期进行踝关节跖屈、背伸及股四头肌等长收缩运动，每次20～30组，在不增加疼痛的前提下尽量多进行练习，术后3天开始持续被动活动练习，每天2次，每次30 min，练习后即刻冰敷20 min。根据术式指导患者开始负重训练，由部分负重逐渐增加负重量。

2. 术后3～4周 进行直腿抬高运动，每组10次，每天3～4组；后抬腿练习，每组10次，每天3～4组；俯卧位勾腿练习，每组10次，每天3～4组；主动关节屈伸练习，每组10～20次，每天1～2组。

3. 术后5周至3个月 监测患者肌力和平衡功能，加强肌力和平衡训练。进行抗阻伸膝练习，每组10次，每次保持10～15 s；提踵训练，每次保持2 min，休息5 s，每组3～5次，每天2～3组。

4. 术后4～6个月 强化肌力及关节稳定性，逐渐、全面恢复日常生活各项活动。

七、健康宣教

(1)出院后给予定期伤口换药，根据伤口愈合情况择期拆线，一般拆线时间为术后10～14天。

(2)遵医嘱口服或皮下注射抗凝药(如利伐沙班、低分子肝素钙、依诺肝素钠等)，至术后35天。

(3)术后1个月复查X线。

(4)指导患者进高蛋白、高热量、富含维生素和纤维素饮食，补充营养，增强机体抵抗力。

(5)继续加强功能锻炼，强调功能锻炼的重要性，以调动患者的积极性。

(6)股骨干骨折患者需较长时间扶拐锻炼，扶拐是下床活动的必要条件，且扶拐方法不正确与发生继发性畸形、再损伤或引起臂丛神经损伤等有密切关系，因此指导患者正确使用双拐非常重要。

八、病例分析

患者，女性，65岁，主诉：右腿疼痛，无法行走。病史：患者没有明显的股骨骨折风险因素，但其在家里不慎摔倒后出现了强烈的右大腿疼痛。查体：右大腿明显畸形，疼痛明显，无法主动活动。影像学检查：X线检查显示股骨干明显骨折。请提出观察重点及护理要点。

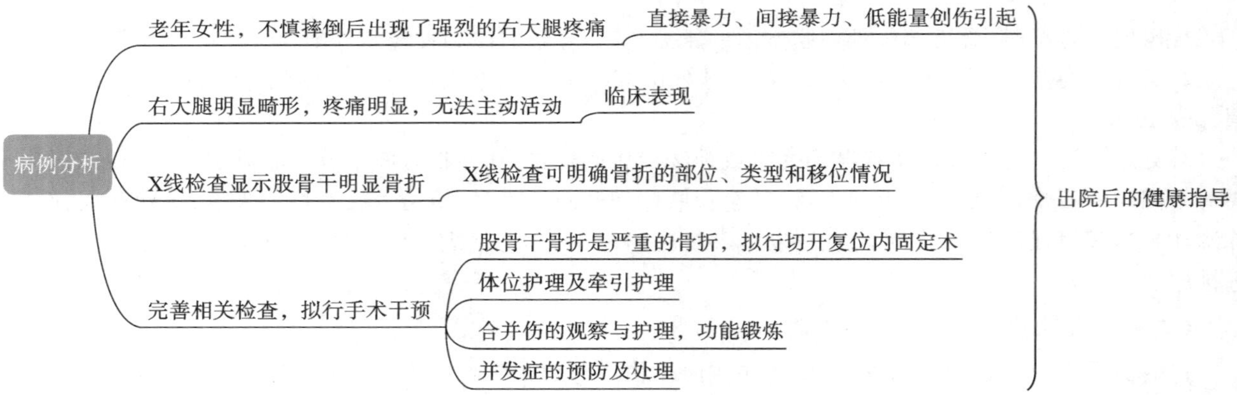
病例分析
老年女性，不慎摔倒后出现了强烈的右大腿疼痛
直接暴力、间接暴力、低能量创伤引起
右大腿明显畸形，疼痛明显，无法主动活动
临床表现
X线检查显示股骨干明显骨折
X线检查可明确骨折的部位、类型和移位情况
完善相关检查，拟行手术干预
股骨干骨折是严重的骨折，拟行切开复位内固定术
体位护理及牵引护理
合并伤的观察与护理，功能锻炼
并发症的预防及处理
出院后的健康指导

学习体会：

续表

带教老师评语：

第四节 髌骨骨折

一、概述

（一）概念

髌骨骨折（patella fracture）为关节内骨折，是较常见的损伤，是以髌骨局部肿胀、疼痛、伸膝受限为主要表现的骨折，常有皮下瘀斑以及膝部皮肤擦伤（图 3-4-1）。

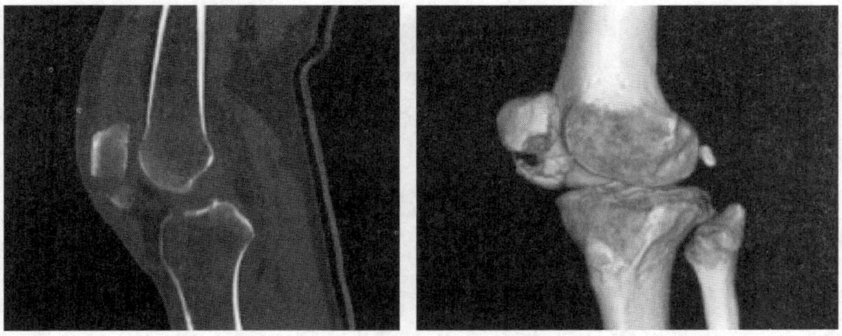

图 3-4-1 髌骨骨折

（图片来源于北京积水潭医院贵州医院）

（二）解剖

髌骨是人体最大的籽骨，位于膝关节之前，参与膝关节的构成，在股四头肌肌腱内，外观近似三角形，上宽下尖，前面粗糙，后面为关节面，与股骨髌面相关节，可在体表扪及。它的主要功能是保护与稳定膝关节，传递股四头肌的力量。髌骨是股四头肌伸膝作用的主要支点。

（三）病理生理

髌骨骨折是由外力引起的，如跌倒、撞击或运动损伤。骨折后，患者经历剧烈的疼痛和炎症，损伤的组织会释放炎症介质，进一步加剧疼痛和肿胀。髌骨骨折可能影响髌骨的血液供应，影响骨折愈合的速度和质量。骨折愈合包括炎症、软骨形成、骨形成和骨重塑，需要数周到数月的时间，具体时间取决于骨折的类型和位置。

（四）影像学检查

X 线检查：膝关节正侧位和轴位片。

(五)分型

1. 根据骨折线的方向和骨折机制分型

(1)横行骨折:多为间接暴力损伤引起,包括斜行骨折,约占髌骨骨折的 2/3,为膝关节屈曲位时股四头肌强烈收缩所致。

(2)粉碎性骨折:约占所有髌骨骨折的 1/3,主要为直接暴力所致。

(3)纵行骨折:少见,骨折线多在外侧,当屈膝位同时有外翻动作时,髌骨被拉向外侧,在股骨外侧髁上形成支点所致。

(4)撕脱骨折:较少见,多在髌骨下极,不涉及关节面。

2. 根据骨折是否移位分型

(1)无移位型:骨折端无移位,可有纵行、横行、斜行、边缘星状及粉碎等多种形态的骨折线出现。

(2)移位型:以髌骨中 1/3 骨折多见,骨折端分离,骨折远端可向前下方翻转。

(六)临床表现

1. 症状 疼痛,功能障碍,不能主动伸膝及负重。膝部有自发疼痛,移动患肢时更明显,局部有压痛。

2. 体征 髌前皮下淤血、肿胀,严重者皮肤可出现水疱;压痛,移位明显的骨折,可触及骨折线间的间隙。

二、治疗

(一)非手术治疗

长腿石膏托或管形石膏固定,适用于无移位型髌骨骨折。伸肌支持带损伤者,不需要手法复位,抽出关节内积血,包扎,用长腿石膏托或管形石膏固定患肢于伸直位 4～6 周。

(二)手术治疗

手术治疗适用于移位型髌骨骨折(移位大于 2 mm)、关节面不平整的骨折、合并伸肌支持带撕裂的骨折以及开放性骨折。严格固定骨骼有利于关节早期活动和康复,恢复关节面吻合性,将退行性关节炎的发生风险降到最低,最终恢复膝关节功能。

三、病情观察要点

监测患者生命体征,严密观察患肢末梢温度、感觉、运动情况,检查髌骨骨折区域是否肿胀,观察疼痛的程度及位置,检查皮肤是否有破损或是否存在开放性骨折。如需手术治疗,协助医生做好术前评估及准备。患肢使用支具制动时,注意预防医疗设备相关性皮肤损伤。

四、护理要点

(1)抬高患肢,足尖朝上,严禁肢体外旋,避免腘窝部及腓骨小头处受压。

(2)术前和术后早期,使用弹性绷带包扎膝关节,冰敷髌骨区域,预防患肢肿胀。

(3)保持支具的有效固定,预防医疗设备相关性皮肤损伤。

(4)严密观察伤口渗血、渗液情况,保持伤口负压引流的通畅,防止发生关节内积血。

(5)结合患者骨质、骨折和内固定情况,正确制定功能锻炼方法和频次,指导患者正确进行锻炼和日常活动,预防内固定断裂。

五、并发症的观察与处理

1. 创伤性关节炎 此为髌骨骨折最为常见的并发症。创伤导致关节面软骨损伤,残留的“台阶”样错位畸形使髌骨关节负重紊乱,关节软骨退变,最终导致创伤性关节炎。密切观察患者患肢疼痛、肿胀、关节僵硬等情况。术中尽量使骨折达到良好复位,保持关节软骨面平整,术后正确指导患者循序渐进地进行功能锻炼，如踝泵运动、直腿抬高运动等，可减少创伤性关节炎的发生。

2. 关节内积血 此为髌骨骨折术后较为常见的早期并发症之一，主要由手术止血不够彻底、引流不够通畅造成。血肿常因引起疼痛而影响关节功能的恢复。手术缝合伤口前应彻底止血，必要时于伤口内放置引流管可以有效防止血肿的发生，必要时行关节穿刺。观察患者伤口渗血、渗液情况及患肢的肿胀情况。

3. 感染 髌骨骨折手术治疗后感染率为 3%～10%，一般由术中污染、术后加压包扎力度不够、手术操作粗暴、正常组织破坏较多引起。感染一旦发生，后果严重，容易导致骨折迁延不愈，甚至发生骨髓炎。观察患者伤口是否发生红、肿、热、痛等。如患者有不适，及时评估并通知管床医生进行处理。应清除所有的死骨和坏死组织，术后应用抗生素进行预防。严格执行无菌技术。观察患者生命体征的变化。

4. 膝关节僵硬 膝关节僵硬由长时间石膏固定，未能配合功能锻炼或功能锻炼不到位引起。应尽早指导患者进行股四头肌等长收缩运动、膝关节屈伸练习等，必要时进行手术松解。

六、功能锻炼

1. 术后 2 周内 疼痛稍减轻后，即应开始进行股四头肌等长收缩运动，每小时不少于 100 次，以防止股四头肌粘连、萎缩及伸膝无力，为下地行走打好基础。术后第 2 天，开始下肢内收、外展练习，后进行抬腿练习。术后 1～2 周可根据医嘱、患者的运动范围及疼痛程度，循序渐进地运用 CPM 机进行膝关节屈伸练习，活动范围从 0°～30°开始，练习后即刻冰敷 20 min。如无禁忌，应左右推动髌骨，防止髌骨与关节面粘连，练习踝关节和足部关节活动。

2. 术后 3～4 周 膝部软组织修复愈合后开始进行直腿抬高运动，但不能屈曲膝关节。伤口拆线后，如局部无肿胀、无积液，可戴保护性器具拄双拐下地，患肢不负重，以免引起内固定物断裂，影响骨折愈合。

3. 术后 5 周后 去除外固定，开始练习膝关节屈伸活动。

七、健康宣教

(1)告知患者遵医嘱循序渐进地进行功能锻炼，预防跌倒。

(2)定期门诊换药、复查。

(3)根据患者病情指导饮食，促进骨折愈合。

八、病例分析

患者，男性，23 岁，积极参与体育活动，经常踢足球。在一场足球比赛中，他在尝试射门时突然摔倒，右膝受到冲击。症状：患者诉剧烈的膝部疼痛，无法支撑自己站立。膝部肿胀明显，伴有明显的淤血及轻微的皮肤擦伤。X 线检查示髌骨骨折且有骨折片移位。请提出观察重点及护理要点。

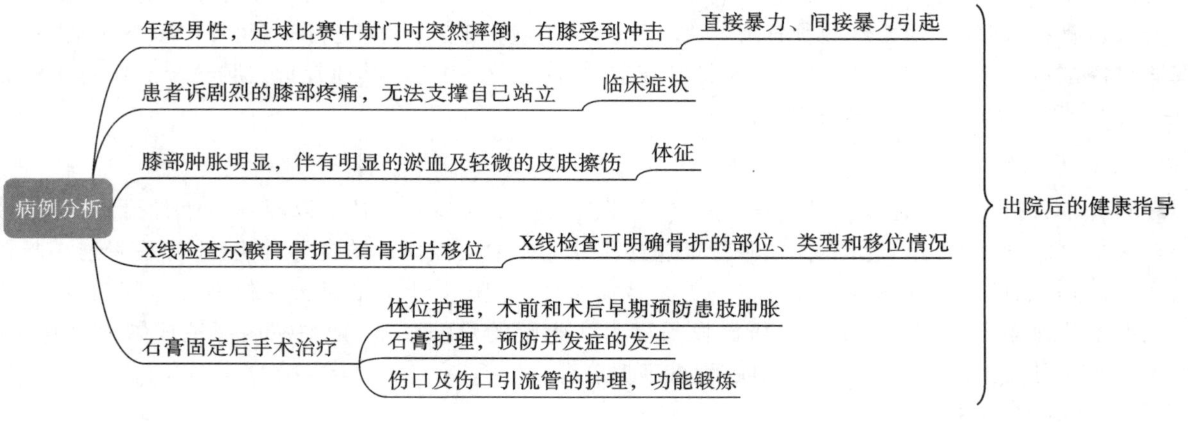

学习体会：

带教老师评语：

第五节 胫腓骨骨折

一、概述

（一）概念

胫腓骨骨折(fracture of tibia and fibula)常指胫骨、腓骨骨干骨折，为直接暴力和间接暴力所致（图 3-5-1）。

（二）解剖

胫骨干中上段横截面呈三角形，下 1/3 处横截面呈四方形。中下 1/3 交界处比较细，是胫骨干形态发生改变的部位，为骨折好发部位。胫骨的前 1/3 仅有皮肤覆盖，没有肌肉覆盖，骨折时骨折端易戳破皮肤形成开放性骨折，即使是闭合性胫骨骨折，大多数也合并皮肤和皮下组织损伤。胫骨中段缺少肌肉覆盖，且胫腓骨周围有 4 个筋膜室。胫骨骨折时骨筋膜室综合征发生率高于其他骨折。腓总神经绕行于腓骨头下外侧，故腓骨上端骨折时易损伤腓总神经。

（三）病理生理

胫腓骨干骨折在全身骨折中最为常见。10 岁以上儿童尤为多见。其中以胫骨干单骨折最多见，胫腓骨干双骨折次之，腓骨干单骨折最少。胫骨是连接股骨下方的支撑体重的主要骨骼，腓骨是附连小腿肌肉的重要骨骼，并承担 1/6 的体重。胫骨中下 1/3 易发生骨折。胫骨上 1/3 骨折移位易压迫腘动脉，造成小腿下段严重缺血坏死。胫骨中 1/3 骨折淤血易潴留在小腿的骨筋膜室，增加室内压造成缺血性肌挛缩。胫骨中下 1/3 骨折使滋养动脉断裂易引起骨折延迟愈合。

（四）影像学检查

1. X 线检查 此为评估骨折类型和严重性的重要检查。正侧位片能明确骨折的部位和类型，如横行、

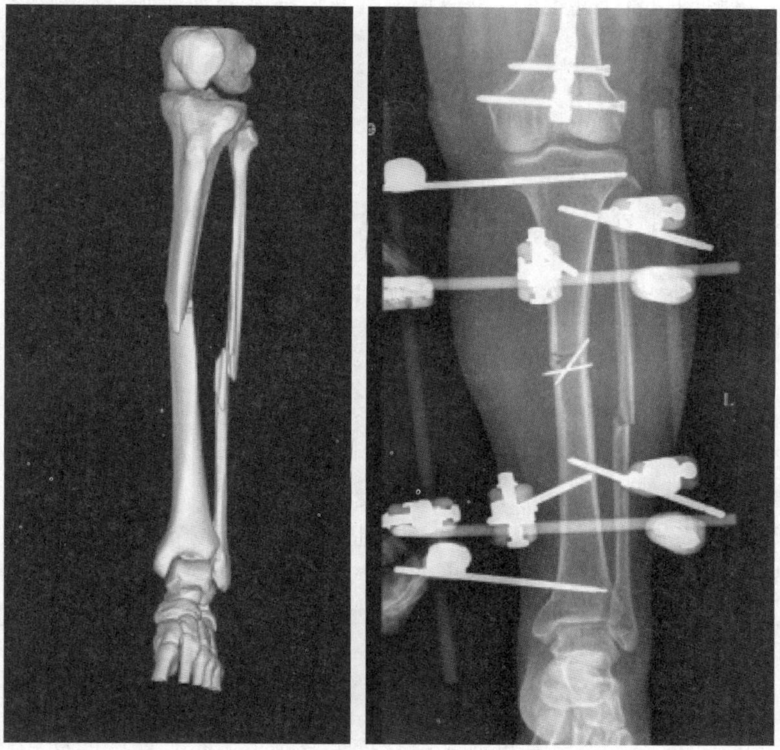

图 3-5-1　胫腓骨骨折及术后

（图片来源于北京积水潭医院贵州医院）

斜行骨折或粉碎性骨折，移位或成角的骨折。拍摄范围应包括从膝到踝的小腿全长。

2. CT　CT 可判断出髁部骨折线的位置、范围和骨折的严重程度。

3. MRI　适用于可能延伸至膝关节或可能累及胫骨平台的较高位胫骨骨折，有助于呈现伴发的半月板或韧带损伤。

4. 数字减影血管造影或超声　疑有血管损伤时，可明确血管损伤类型和程度。

（五）分类

胫腓骨骨折的分类方法很多，其中 Gustilo 等提出的开放性骨折分类法较常用。

1. Ⅰ型　伤口长度不到 1 cm，一般为比较干净的穿刺伤，骨尖自皮肤内穿出，软组织损伤轻微，骨折较简单，常为横行骨折或斜行骨折。

2. Ⅱ型　伤口长度超过 1 cm，软组织有轻度或中度的挫伤，伤口有中度污染，常为中等程度粉碎性骨折。

3. Ⅲ型　软组织挫伤较广泛，包括肌肉、皮肤及血管、神经，伤口有严重的污染。

（1）ⅢA 型：多为高能量损伤，有广泛的撕裂伤及组织瓣形成，但骨折处仍有适当的软组织覆盖。

（2）ⅢB 型：有广泛的软组织损伤或缺失，伴有骨膜剥脱和骨暴露，常伴有严重污染。

（3）ⅢC 型：伴有需要修复的动脉损伤。

（六）临床表现

疼痛、肿胀、畸形和功能障碍是胫腓骨骨折的主要症状。骨折后患者均主诉患肢有剧烈疼痛，尤以活动时加剧。儿童的青枝骨折、成人的单纯腓骨骨折，局部的肿胀、压痛程度相对较轻，患者活动受限不明显，甚至可以行走。如骨折有明显的移位，可表现为小腿的畸形、反常活动，有骨擦音、骨擦感。

二、治疗

小腿开放性损伤处理的最终目的是使患肢早期恢复正常的功能，要达到此目的需要软组织完全康复及创口早期愈合，骨折在解剖位置上愈合，以及避免发生并发症。处理原则：预防感染；愈合软组织和连接骨；恢复解剖；恢复功能。

（一）非手术治疗

1. 适应证

(1)无移位或不完全的胫骨平台骨折。

(2)轻度移位的胫骨外侧平台稳定骨折(胫骨平台骨折的关节面塌陷 2 mm 以内，劈裂移位 5 mm 以内)。

(3)某些老年骨质疏松患者的胫骨外侧平台不稳定骨折。

(4)合并严重内科疾病的患者。

2. 治疗方法

(1)无移位的胫腓骨干骨折采用小夹板或石膏固定；有移位的横行或短斜行骨折采用手法复位、小夹板或石膏固定。固定期应注意小夹板和石膏的松紧度，并定时行 X 线检查，发现移位者，应随时调整小夹板或重新进行石膏固定，固定 6～8 周后可扶拐负重行走。

(2)斜行、螺旋形或轻度粉碎性不稳定骨折：单纯外固定不可能维持良好的对位，可在局麻下行跟骨穿针牵引，用螺旋牵引架牵引复位，小腿用石膏行局部固定，术后使用 4～6 kg 重量持续牵引 3 周左右，待纤维愈合后，除去牵引，用长腿石膏托继续固定直至愈合。牵引中注意观察肢体长度，避免牵引过度而导致骨不愈合。

（二）手术治疗

1. 适应证 手术治疗适用于不稳定骨折或多段骨折以及污染不重且受伤时间较短的开放性骨折。胫骨平台骨折的关节面塌陷超过 2 mm，侧向移位超过 5 mm，合并膝关节韧带损伤及膝内翻或膝外翻超过 5°时，应采取手术治疗。

2. 治疗方法

(1)外固定器固定：外固定器固定适用于中度或重度骨折(尤其是开放性骨折伴有感染)或合并骨段缺损需延长者，以及作为简单内固定的辅助固定。

(2)接骨板内固定：多适用于骨折相对稳定及软组织损伤较轻的骨折。目前仍以动力加压接骨板应用得较为普遍，但常因追求解剖复位使骨折片软组织剥离而破坏血液循环。因此多主张生物固定，采用有限接触动力加压接骨板(limited contact-dynamic compression plate，LC-DCP)、桥接接骨板、微创固定系统(LISS)来固定。安放接骨板于骨折张力侧，即胫腓骨干的前内侧，有利于固定稳固，但常因皮肤损伤、坏死而感染。现仍习惯将接骨板放于有肌肉保护的胫骨前外侧面。

(3)交锁髓内钉内固定：应用交锁髓内钉内固定治疗闭合或开放性胫腓骨干骨折已被广泛接受。此法可行闭合穿针，不破坏骨折端软组织，能保持骨的长度，控制旋转应力，骨折固定稳固。术后第 1 天开始股四头肌等长收缩运动。固定稳固者可立即开始持续被动活动(CPM)练习。近年来主张行交锁髓内钉内固定的同时处理腓骨骨折，给予解剖复位和内固定。

三、病情观察要点

监测患者生命体征，严密观察患肢末梢温度、感觉、运动情况，观察疼痛的程度及位置，观察患处肿胀情况，有张力性水疱时遵医嘱对水疱进行处理，观察患处皮肤软组织损伤情况。观察肢体远端脉搏和毛细血管再充盈情况。警惕小腿骨筋膜室综合征，重点观察 5P 征，即疼痛、无脉、苍白、感觉异常和麻痹，一旦确诊或怀疑骨筋膜室综合征，立即松开所有外固定物，将肢体放平，禁止抬高患肢，严禁按摩和热敷，及时报告医生处理。观察伤口敷料情况，若有渗血，及时通知医生更换，以防感染，患者若植骨，植骨处适当加压止血，观察伤口引流情况，出血多时及时报告医生处理。

四、护理要点

(1)抬高患肢，足尖朝上，严禁肢体外旋，避免腘窝部及腓骨小头处受压。

（2）在创伤和术后早期，功能锻炼后冰敷膝关节，以减轻肿胀。

（3）检查患肢疼痛的性质、范围、程度，必要时与健肢对比，以防出现骨筋膜室综合征，若出现，及时报告医生处理。

（4）检查支具/石膏的边缘以及患者的足跟、内外踝处有无卡压现象，注意询问患者的感受，保持石膏或牵引的有效固定，预防相关并发症。

（5）伤口的观察：观察伤口是否渗血、渗液，发现渗血较多时，及时通知医生；观察伤口引流情况，保持引流通畅。

五、并发症的观察与护理

1. 症状与体征 疼痛、肿胀、畸形和功能障碍是胫腓骨骨折的主要症状。骨折后患者常主诉患肢有剧烈疼痛，尤以活动时加剧。因胫骨前内侧位于皮下，骨折后肿胀、畸形明显，并可触及压痛和异常活动。夹板或石膏临时固定后疼痛可暂时缓解。单纯腓骨骨折有时疼痛相对较轻，易误诊为肌肉挫伤。尤其对于钝性挤压伤所致腓骨颈附近骨折，尽管没有移位，也要高度警惕血管损伤的可能。

2. 出血和软组织反应 可迅速引起局部肿胀，必须全面检查小腿软组织情况。检查小腿是否有瘀斑和水疱，检查张力大小。怀疑有骨筋膜室综合征时，应仔细对各间隔肌肉做被动牵拉试验。必要时应做间隔室压力测定，以便早期做出诊断。

3. 骨筋膜室综合征 警惕小腿骨筋膜室综合征重点要观察5P征。5P征包括疼痛、苍白、无脉、感觉异常和麻痹。一旦确诊或怀疑骨筋膜室综合征，立即松开所有的外固定物，将肢体放平；禁止抬高患肢，严禁按摩和热敷，以免加重组织缺血；做好术前准备。行切开减压术后，保持创面无菌，防止继发感染。观察创面的渗液情况，保证足够的输液量，注意观察血电解质的变化，加强营养。

4. 全面检查血管和神经的变化 观察足背动脉、胫后动脉搏动情况，末梢充盈的快慢，以及皮肤感觉和足踝活动情况。胫骨上段骨折患者若出现足下垂、踝关节不能背伸及外翻，足趾不能背伸，则提示有腓总神经损伤。因此要经常检查局部皮肤有无受压、有无足下垂的症状，可在足部穿一防外旋的丁字鞋，以保持踝关节处于功能位，防止足下垂。同时，辅以神经营养药物以促进神经恢复。及早鼓励并指导患者做肌肉锻炼，定时进行物理治疗，促进局部血液循环，防止废用性肌肉萎缩。功能锻炼是恢复患肢功能的重要措施，能加速患肢水肿消退，促进骨折愈合，减少和避免肌肉萎缩、关节僵硬等多种并发症，使患肢恢复正常功能。指导患者做患肢足趾、足背屈伸活动及股四头肌等长收缩运动，并根据肢体肿胀情况做髋、膝、踝关节的主动活动。护士应为每位患者制定活动量指标，遵循由小到大、由轻到重、循序渐进的原则，并给予正确指导及督促，活动次数、时间以患者感觉能耐受为度。

六、功能锻炼

1. 术后1天 麻醉效果消失后指导患者做踝关节跖屈、背伸及股四头肌、腓肠肌等长收缩等运动，辅助髌骨进行被动运动，鼓励患者坚持练习3～4次，每次5～10 min，应对活动度进行合理控制，以免出现疼痛。

2. 术后2～3天 在疼痛缓解后进行下肢CPM练习，以消除肿胀、促进血液循环。

3. 术后4天至2周 先鼓励患者进行非负重活动，包括踝关节、膝关节等主动屈伸训练。

4. 术后3～4周 加强功能锻炼，让患者尝试扶床运动、离床拄双拐行走，可在健侧负重时实施患侧屈膝、屈髋、下蹲、踢腿等训练。

5. 术后6～8周 患者复查X线，查看骨折愈合情况，为患者逐渐过渡到拄拐负重行走，可选择在骨折愈合时锻炼膝关节。

七、健康宣教

（1）根据患者的病情进行饮食指导，加强营养。

（2）强调功能锻炼的重要性，以调动患者的主观能动性。

（3）术后门诊复查，遵医嘱换药拆线，如有不适，随时就诊。

八、病例分析

患者，女性，45 岁，在家中不慎滑倒，右小腿遭受撞击。事故发生后，患者感到右小腿剧烈疼痛，呈持续性胀痛，伴活动受限。查体：患者右小腿明显肿胀和淤血，疼痛位于右小腿的胫腓骨区域。X 线检查示右胫腓骨骨折。完善术前准备拟行内固定术。请提出观察重点及护理要点。

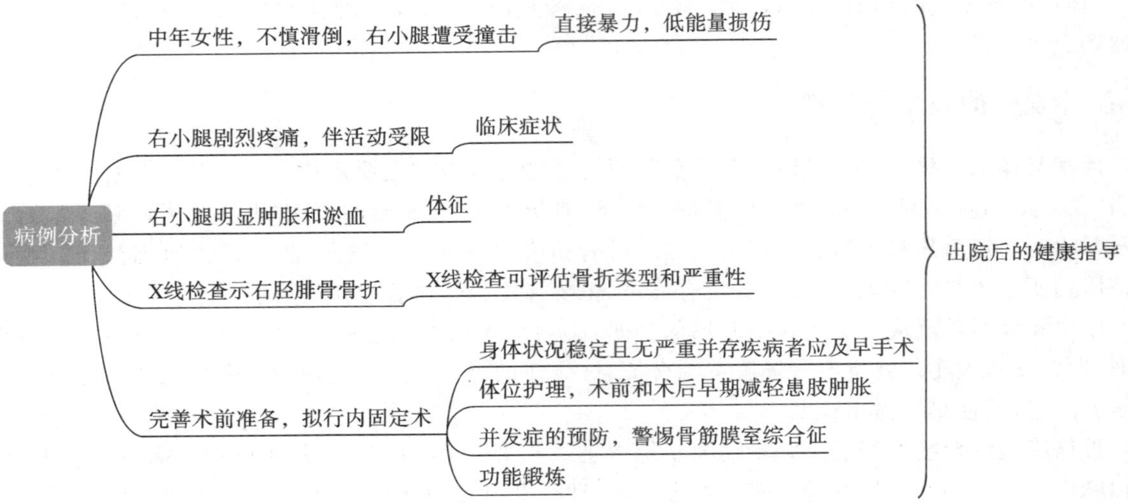

学习体会：

带教老师评语：

第六节　骨盆骨折

一、概述

（一）概念

骨盆骨折(pelvic fracture)是指骨盆骨性结构由于外力因素而出现的骨质完整性破坏(图 3-6-1)，出现骨盆的挤压变形，属于致死率和伤残率较高的疾病。骨盆骨折包括骨盆环断裂、骶骨骨折和撕脱性损伤。

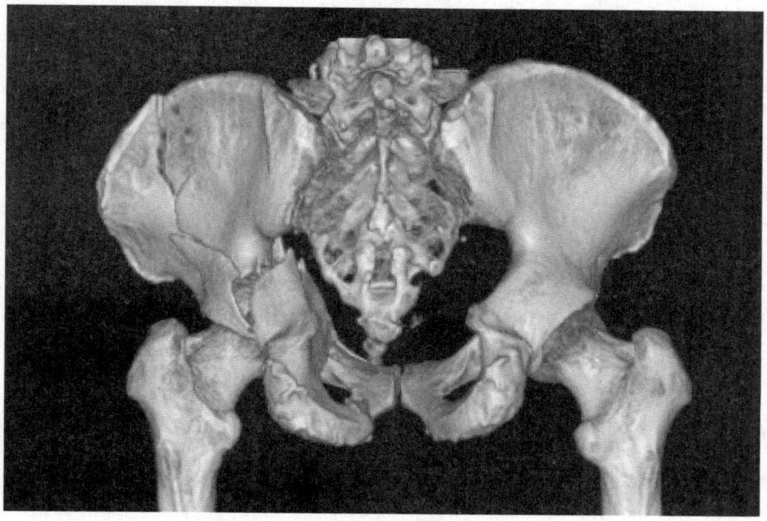

图 3-6-1　骨盆骨折

（图片来源于北京积水潭医院贵州医院）

（二）解剖

骨盆是由髂骨、耻骨、坐骨连同骶尾骨构成的坚固骨环，前方有耻骨联合，后方有骶髂关节。两侧髂耻线及骶岬上缘的连线形成“骨盆界线”。该界线将骨盆分成上、下两部，上部为大骨盆或称假骨盆，下部为小骨盆或称真骨盆（简称骨盆）。骨盆起到支撑脊柱、传递身体重力、保护脏器和提供运动稳定性的作用。

（三）病理生理

骨盆结构坚固，大多数骨盆骨折由高能量损伤（强大的外力）引起，虚弱患者和老年患者的骨盆骨折也可因低能量损伤（如跌倒）引起。盆腔内有脏器、丰富的血管与神经，一旦骨折，易发生休克和合并其他脏器损伤。高能量损伤增加了合并伤的可能性，可累及腹腔和盆腔脏器。骨盆解剖结构复杂，大血管、神经损伤严重者可危及生命。

1. 易引起大出血　骨盆内侧壁血管丰富，骨盆骨折易导致腹膜后血肿和出血性休克。

2. 内脏损伤　膀胱、尿道、阴道和直肠损伤，同时还可损伤腰骶神经丛和坐骨神经。

3. 创伤后神经　骨盆为松质骨，骨折后本身出血较多，骨盆的血管及静脉丛丰富，内有重要脏器，加以盆腔静脉丛多无静脉瓣阻挡回流，骨折后常引起广泛出血导致相应的病理、生理变化，骨盆骨折后可引起大出血，严重时甚至危及生命。骨盆骨折的严重程度和具体病理生理改变取决于受伤机制、骨折类型和是否伴有其他合并损伤。对于严重骨盆骨折患者，通常需要采取紧急医疗干预，包括手术止血、骨折固定和相关的器官损伤处理。

4. 创伤后血流动力学改变　微循环淤滞，最后导致弥散性血管内凝血，组织缺氧时间过长，细胞发生坏死，此时休克即从量变向不可逆的质变方向转化，最后导致多器官功能衰竭。

5. 肾功能的改变　造成肾缺血和肌肉坏死。

（四）影像学检查

根据病史、体格检查和骨盆前后位 X 线检查所见即可确诊骨盆骨折。对于伴有骨盆骨折的多发伤，应进行全面体格检查，及时发现合并伤。

1. X 线检查　X 线检查是诊断骨盆骨折的主要手段，可显示骨折类型及骨折块移位情况。

2. CT　CT 能发现 X 线平片不能显示的骨折；清楚、立体地显示半侧骨盆移位情况；对于行内固定的骨盆骨折者，CT 能准确显示复位情况，内固定位置是否恰当及骨折愈合进展情况。CT 和三维重建可明确骨折类型并避免遗漏。

3. MRI MRI 能发现骨盆部位的肌肉、肌腱、韧带、神经等软组织损伤。伴神经损伤时，可行腰部 MRI 检查，以排除脊髓神经根损伤。

4. B 超 了解腹腔及盆腔内脏器及大血管情况。

（五）分类

目前国际上常用的骨盆骨折分类有 Tile's/AO 分型和 Young-Burgess 分型。

1. Tile's/AO 分型

（1）A 型：骨盆环骨折，移位不大，骨盆环的稳定性未破坏。

（2）B 型：骨盆纵向稳定，旋转不稳定，后方及盆底结构完整。根据损伤机制不同分为 B1 和 B2 两型。B1 型为前后挤压伤、外旋，耻骨联合分离 2.5 cm 以上，骶髂前韧带和骶棘韧带损伤，也称"开书型骨折"。B2 型为侧方挤压伤、内旋，又分为三个亚型，其中 B2.1 为同侧型，B2.2 为对侧型，B2.3 为双侧型。

（3）C 型：骨盆旋转及纵向均不稳定。根据损伤部位不同分为 C1 型、C2 型和 C3 型。C1 型为单侧骨盆骨折，分为三个亚型，其中 C1.1 为髂骨骨折型，C1.2 为骶髂关节骨折型，C1.3 为骶骨骨折型。C2 型为双侧骨盆骨折，C3 型合并髋臼骨折。

2. Young-Burgess 分型

（1）侧方挤压损伤（LC 骨折）：侧方挤压力量造成的损伤，约占 38.2%。

（2）前后挤压损伤（APC 骨折）：由来自前方的暴力造成，约占 52.4%。

（3）垂直剪切损伤（VS 骨折）：高处坠落伤所致，约占 58%。

（4）混合暴力损伤（CM 骨折）：约占 3.6%，如 LC/VS 骨折或 LC/APC 骨折。

（六）临床表现

1. 症状 局部症状有髋部疼痛、肿胀、活动受限及骨擦音。全身症状：不稳定骨盆骨折者可有并发损伤而出现全身症状，患者可出现失血性休克、腹膜后血肿、腹腔内脏损伤、膀胱或后尿道损伤、直肠损伤、腰骶神经丛或坐骨神经损伤。

2. 体征 骨盆分离试验与挤压试验阳性；肢体长度不对称；会阴部瘀斑，这是耻骨和坐骨骨折的特有体征。

二、治疗

治疗原则是首先处理休克和各种危及生命的合并症，再处理骨折，以下是大出血的救治。

（1）有效控制出血：主要措施有应用骨盆固定带、抗休克裤、骨盆外固定架，及介入血管栓塞、髂内血管结扎、盆腔填塞等。

（2）切忌反复多次搬运检查，同时进行多学科会诊，动态评估病情，一切检查尽量在床旁进行。

（3）限制性液体复苏：早期通过控制液体输注的速度，将收缩压控制在 80～90 mmHg 的稍低水平，以免血压过高使原已止血的血凝块重新脱落，血管扩张而致再出血，另外液体过多可能会因凝血因子、纤维蛋白原的稀释致血液黏滞度下降而加重出血。

（4）观察生命体征、每小时尿量、中心静脉压、动脉血气等指标，尽快处理活动性出血，除输入红细胞外还应输入一定比例的血浆和血小板。

（5）监测乳酸水平：持续低灌注状态下细胞能量代谢由需氧代谢转为乏氧代谢，导致体内乳酸堆积，引起乳酸酸中毒。乳酸清除率可预测严重创伤患者存活情况，24 h 内清除乳酸者存活率为 100%，而 24～48 h 清除乳酸者存活率仅为 14%，故乳酸酸中毒程度可作为复苏效率的一个精确的预测因子。

（一）非手术治疗

1. 卧床休息 骨盆边缘性骨折、骶尾骨骨折和骨盆环单处骨折无移位时，可不做特殊处理，卧床休息 3～4 周。

2. 牵引 单纯性耻骨联合分离且较轻者可用骨盆固定带悬吊固定。牵引不适用于侧方挤压损伤导致的耻骨支横行骨折。由于牵引治疗时间较长，目前大多仍主张手术治疗。

3. 手法复位 对于有移位的尾骨骨折，可将手指插入患者肛门内，将骨折片向后推挤复位，但此法容易再移位。

（二）手术治疗

1. 外固定器固定 此法适用于有明显移位的、开放性不稳定骨折。

2. 开放复位内固定 此法适用于经非手术治疗后，骨折移位超过 1 cm，耻骨联合分离超过 3 cm，累及髋臼的移位骨折及多发伤者。骶髂关节脱位及骶骨骨折采用 X 线监视下经皮骶髂螺钉固定。

3. 骨盆骨折脱位微创手术 能明显减少手术并发症的发生，导航技术的应用提高了微创手术的成功率。骶 1 椎弓根轴位 X 线监视下置钉提高了骶髂螺钉置入的安全性。

三、病情观察要点

严密监测患者生命体征，有危及生命的并发症时，应先抢救生命，对休克患者进行抗休克治疗。骨盆骨折常伴有严重的并发症，应进行重点观察。

1. 腹膜后血肿 患者腰背部可有瘀斑，可有腹痛、腹胀等腹膜刺激症状，若经抗休克治疗仍不能维持血压，应做好手术准备。

2. 腹腔内脏损伤 分为实质性内脏损伤和空腔性内脏损伤，应严密观察患者有无腹痛、腹胀或腹膜刺激征等表现，行腹腔穿刺来观察患者有无不凝血液。

3. 膀胱或尿道损伤 尿道损伤出现血尿、不能直接排小便，导尿管难以进入膀胱，怀疑尿道损伤时，需行修补术，必要时行膀胱造瘘，严重骨盆骨折者常规留置导尿管。坐骨支、双侧耻骨支骨折容易并发后尿道损伤。

4. 直肠损伤 较少见，表现为便血、排便困难。

5. 神经损伤 主要是腰骶神经丛或坐骨神经损伤，注意观察患者是否有会阴区麻木及下肢感觉、运动障碍，应尽早预防相关并发症。

四、护理要点

（一）急救护理

骨盆骨折可出现严重出血、合并内脏损伤和高死亡率，任何骨盆骨折都能造成严重出血，老年患者因低能量损伤导致的骨盆骨折也可能会出现危及生命的出血。

1. 评估 完整、准确的病史评估有助于骨盆骨折患者的救治，内容包括过敏史、用药史（尤其是抗凝药使用史）、既往史、最后进食情况、活动经历、损伤机制、事故现场的步行能力、疼痛部位、有无大小便失禁、有无双下肢麻木或无力、有无出血（血尿、直肠或阴道出血）、女性患者末次月经日期，检查有无外出血、瘀斑（腰侧、会阴和阴囊等处）、下肢和髂嵴的位置，行直肠和阴道检查以评估是否存在开放性骨折。按压骨盆时应轻柔，防止骨折碎片移位或加重损伤。发现有骨盆损伤时，应避免反复按压骨盆。

2. 控制出血 尽量减少搬动，当需要搬动时，由 3～4 人将患者置于平板担架，以免增加出血和加重休克。

3. 根据需要启动大量输血方案 在上肢或颈部快速建立输血补液通道，必要时行深静脉置管，做交叉配血试验。

4. 病情观察 监测患者血压、脉搏、尿量、意识状态、皮肤黏膜、甲床毛细血管回流时间、皮肤弹性等，必要时监测中心静脉压、血红蛋白水平、红细胞计数及血细胞比容等各项指标，以确定是否存在休克及其程度。

（二）术前护理

1. 体位护理 仰卧硬板床，减少搬动，必须搬动时由多人平托，以免引起疼痛，增加出血。

2. 心理护理 患者伤势较重，易产生恐惧心理。给予患者心理支持，减轻其恐惧心理。

3. 饮食护理 加强营养，进高蛋白、富含维生素、高钙、高铁、富含粗纤维及易消化的食物。若合并直肠损伤，则酌情禁食。必要时行静脉高营养治疗。

4. 正确指导床上排大小便 使用便盆时不可随意抬高床头或取坐位。

5. 牵引 为防止骨折移位，应持续行骨盆牵引至少 6 周；骨盆悬吊牵引需双侧同时进行，以防止骨盆倾斜、肢体内收畸形。

6. 术前备血、会阴区备皮、导尿、清洁灌肠等 常规禁食禁饮，准备带有牵引架的病床，备齐抢救物品，如监护仪、吸引器、吸氧装置等。

(三)术后护理

(1)严密观察患者生命体征及神志变化，观察伤口敷料有无渗血、渗液，正确记录引流量和尿量，警惕低血容量性休克的发生。

(2)术后取仰卧位，卧气垫床，减少大幅度搬动患者的次数，仰卧位与健侧卧位交替使用，以防出现压力性损伤。

(3)继续进高蛋白、富含维生素、高钙、高铁、富含粗纤维及易消化的食物。鼓励患者多饮水，每天 2000～3000 mL，按摩腹部，促进肠蠕动，必要时服缓泻药，以利于排便。

(4)妥善固定引流管，避免扭曲、受压，密切观察引流液的颜色、性质、量，并做好记录。

(四)并发症的观察与护理

1. 腹膜后血肿 严密观察患者生命体征和意识变化，立即建立静脉通道，输血补液，禁食，行胃肠减压处理，经抗休克治疗仍无法维持血压者，应立即做好术前准备。

2. 膀胱、尿道损伤 妥善固定导尿管，导尿管及尿袋位置应低于身体引流处，以防止逆流；保持导尿管引流通畅，鼓励患者多饮水，以利于尿液排出；尿道不完全撕裂时留置导尿管 2 周并妥善固定。对于行膀胱造瘘的患者，保持引流通畅，防止扭曲或折叠。造瘘管一般留置 1～2 周，拔管前先夹管，观察患者能否自行排尿，如排尿困难或切口处有漏尿，则延期拔管。

3. 直肠、肛门损伤 禁食，遵医嘱应用抗生素，若行结肠造瘘术，保持造口周围皮肤清洁、干燥，观察有无局部感染征象。

4. 神经损伤 保持患肢于外展中立位，膝部垫软枕，使膝关节屈曲 60°以上；鼓励并指导患者做肌肉收缩锻炼，防止废用性肌肉萎缩；辅以营养神经药物以促进神经恢复。

5. 脂肪栓塞综合征 嘱患者绝对卧床休息，予以高流量吸氧、抗凝、溶栓等处理，同时监测生命体征、意识、血氧饱和度、血气和出凝血时间等。

五、功能锻炼

(一)未影响骨盆环完整性的骨折

(1)早期可在床上做上肢伸展运动及进行下肢肌肉收缩活动及足踝运动。

(2)卧床休息 1～2 周，卧床时以仰卧位与健侧卧位交替使用为宜。

(3)1 周后可进行半卧位及坐立练习，同时做髋关节、膝关节的屈伸运动。

(4)伤后 2～3 周如全身情况尚好，可下床进行双下肢负重训练，时间宜逐渐增加。

(5)伤后 4～6 周如全身情况良好，可下床站立并缓慢行走，逐日加大活动量，再进行正常行走和下蹲练习。

(二)影响骨盆环完整性的骨折

(1)术前在床上做上肢伸展运动及进行下肢肌肉收缩活动及足踝运动。

(2)术后 1～2 周做上肢伸展运动、进行下肢肌肉收缩活动及进行抗阻训练。

(3)术后 3～4 周去除外固定后，在床上进行髋关节、膝关节的锻炼，由被动活动逐渐过渡到主动活动。

(4)术后 5～12 周，根据骨折稳定程度适时下地扶拐行走，患侧下肢逐渐负重。

(5)术后 12 周后逐渐负重、弃拐。

六、健康宣教

(1)根据患者的病情进行饮食指导。

(2)由被动活动过渡到主动活动,范围由小到大,由单关节过渡到多关节。

(3)床上活动过渡到床下活动,循序渐进,逐步适应。

(4)长期卧床患者需练习深呼吸,进行肌肉等长收缩运动;允许下床后,可使用助行器以减轻骨盆负重。

(5)术后门诊复查,遵医嘱换药拆线,如有不适,随时就诊。

七、病例分析

患者,男性,45岁,在滑雪时摔倒,导致骨盆骨折,患者感左髋部剧烈疼痛,活动受限。经过紧急送医,医生进行了详细检查和影像学分析。X线检查显示左侧耻骨和髋臼骨折,伴有部分髂骨骨折,患者进行内固定手术治疗。请提出观察重点及护理要点。

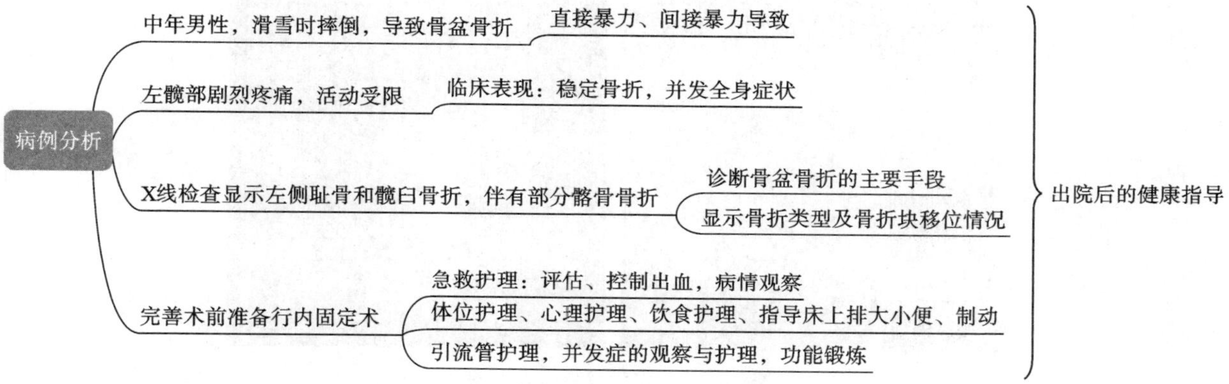
病例分析
中年男性,滑雪时摔倒,导致骨盆骨折
直接暴力、间接暴力导致
左髋部剧烈疼痛,活动受限
临床表现:稳定骨折,并发全身症状
X线检查显示左侧耻骨和髋臼骨折,伴有部分髂骨骨折
诊断骨盆骨折的主要手段
显示骨折类型及骨折块移位情况
完善术前准备行内固定术
急救护理:评估、控制出血,病情观察
体位护理、心理护理、饮食护理、指导床上排大小便、制动
引流管护理,并发症的观察与护理,功能锻炼
出院后的健康指导

学习体会:

带教老师评语:

第七节　慢性骨髓炎

一、概述

（一）概念

大多数慢性骨髓炎由急性骨髓炎治疗不当或不及时、不彻底而使病情反复发作、迁延不愈导致（图 3-7-1），最终形成死骨、无效腔及窦道；骨科疾病经手术治疗后引发的骨髓炎近年来较常见，如火器伤和开放性骨折后发生的骨髓炎、金属物植入骨内等引起的骨感染。其他诱因有糖尿病、长期服用激素类药、免疫缺陷及营养不良等。

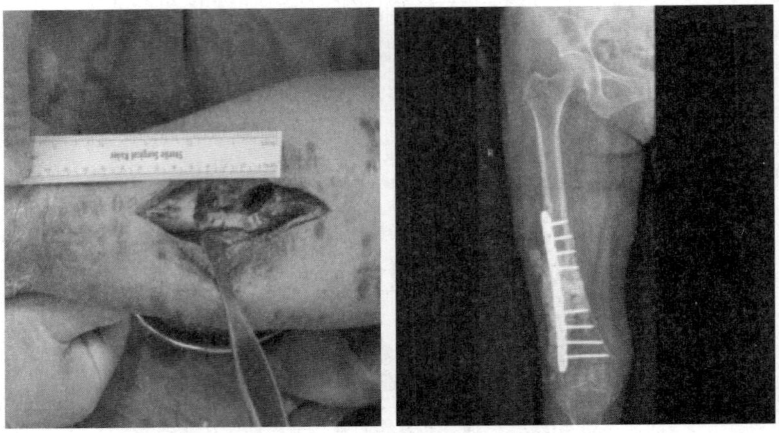

图 3-7-1　慢性骨髓炎及术后

（图片来源于北京积水潭医院贵州医院）

（二）解剖

由于死骨形成，较大死骨不能被吸收，成为异物及细菌感染病灶，引起周围炎症反应及新骨增生，形成包壳，故骨质增厚、粗糙。如形成窦道，常经年不愈。

（三）病理生理

慢性血源性化脓性骨髓炎的基本病理变化是病灶区域内有死骨、无效腔、骨性包壳和窦道。

1. 死骨和无效腔　骨质因感染破坏和吸收，局部形成无效腔，内有死骨、脓液、坏死组织和炎性肉芽组织。

2. 骨性包壳　骨膜反复向周围生长形成板层状骨性包壳，包壳内有多处向无效腔和外界的开口，称瘘孔，向内与无效腔相通，向外与窦道相通。

3. 窦道　脓液穿破皮肤后形成窦道，小的死骨经窦道排出后，窦道可暂时闭合。

4. 纤维瘢痕化　窦道内反复流脓，周围软组织损毁严重并形成大量瘢痕，局部血液循环不良，修复功能减退。

（四）影像学检查

根据既往有急性骨髓炎或开放性骨折病史，局部病灶检查及 X 线检查提示有脓腔或小型死骨等，可诊断为慢性骨髓炎。

（五）分类

对骨折后骨髓炎进行 Cierny-Mader 分型，应考虑两大要素：①感染病灶及死骨的解剖定位；②人体的生理状况（这尤其适用于慢性感染），及患者健康状况在骨折后感染治疗中的作用。

根据患者的生理功能，Cierny-Mader 分型将骨髓炎患者分为三类：A 类，患者无全身性合并症，不影响机体对应激、创伤或感染的反应及伤口愈合；B 类，患者有全身性合并症，对肢体局部情况（影响伤口愈合）及全身情况均有影响；C 类，患者全身情况差，无法耐受手术或对感染几乎无全身应答，广泛手术后不太可能改善生活质量。

（六）临床表现

慢性骨髓炎者通常在静止期症状较轻，有反复发作病史；患肢增粗、变形，并有不同程度的肌肉萎缩和功能障碍，可发生病理性骨折，病灶邻近关节者可有关节挛缩或僵硬；患部皮肤薄且色泽暗，易破损引起经久不愈的溃疡或窦道，窦道口流出臭味脓液，伤口长期不愈合，有死骨排出；局部出现红、肿、热、痛现象，同时全身出现消瘦、贫血等慢性中毒症状。

二、治疗

慢性骨髓炎以手术治疗为主，其原则是清除死骨、炎性肉芽组织及消灭无效腔。

（一）手术适应证

有死骨形成、无效腔及窦道流脓者。

（二）手术禁忌证

（1）急性发作时不宜行病灶清除术，应以抗生素治疗为主，积脓时宜切开引流。

（2）大块死骨形成而骨性包壳尚未完全生成者，不宜手术取出大块死骨，须待骨性包壳生成后再手术。

（三）手术方法

术前需取窦道溢液做细菌培养和药物敏感试验，最好在术前 2 天即开始应用抗生素，慢性骨髓炎患者行手术治疗时必须解决三个问题，即清除病灶、消灭无效腔及闭合伤口。

1. 清除病灶 清除病灶一定要彻底，在骨性包壳上开洞，进入病灶内，吸出脓液，清除死骨与炎性肉芽组织。

2. 消灭无效腔

（1）碟形手术：又名奥尔（Orr）开放手术法，在清除病灶后用骨刀将骨腔边缘削去一部分，使之呈平坦的碟状，使周围软组织相互贴近而消灭无效腔。

（2）肌瓣填塞：施行病灶清除术后，通常会残留较大无效腔，可将骨腔边缘略修饰后，对附近肌肉做带蒂肌瓣填塞以消灭无效腔。

（3）闭式灌洗：在切口内留置 2 根引流管，一根为灌注管，另一根为出水管，根据药物敏感试验结果持续滴入抗生素溶液。

（4）抗生素骨水泥珠链填塞和二期植骨：将抗生素粉剂放入骨水泥中，制成直径 7 mm 左右的球，以不锈钢丝串成珠链，将珠链填塞在骨无效腔内，留一粒小珠露于皮肤外。

（5）缺损骨修复：采用人工骨修复。人工骨修复具有骨生成、骨传导、骨诱导的作用，人工骨的微孔结构可诱导新骨生成，防止病理性骨折。

（6）病骨切除：对于功能受影响不大的肋骨、腓骨中上段、髂骨和股骨大粗隆，可手术切除。

（7）截肢：对肢体因慢性窦道口炎症刺激癌变者可行截肢术。

3. 闭合伤口 伤口应一期缝合，并留置负压吸引管，一般留置 2～3 天，因周围软组织缺少而不能缝合时，可将伤口敞开，向骨腔内填充凡士林纱布或碘仿纱条，包管形石膏，开洞换药。

三、病情观察要点

监测患者生命体征，同时观察患肢皮肤温度、颜色、肿胀情况、毛细血管充盈反应，窦道处溢液颜色、性质以及量，患者是否有四肢冰冷等症状，及时纠正水、电解质紊乱和酸碱平衡失调，必要时给予少量多次输血，以增强全身抵抗力。

四、护理要点

（一）术前护理

1. 抗生素的应用　遵医嘱术前 2 天即开始应用抗生素。

2. 加强营养

（1）由于窦道经常流脓，消耗增加，应鼓励患者多摄入高热量、高蛋白、富含维生素、易消化的食物，必要时可给予肠外营养。

（2）需手术者则禁食。术前 1 天正常进食；术前 6 h 可进含蛋白质的流质食物；术前 4 h 可进稀饭、馒头等易消化的碳水化合物类食物；术前 2 h 可饮用不超过 200 mL 的含糖清凉液体（营养科配制的碳水化合物餐，含麦芽糖和钠、钾等电解质）。适当增加绿色蔬菜及水果的摄入，鼓励多饮水，保持大便通畅，预防便秘。

（二）术后护理

1. 病情观察　严密观察患肢（指、趾）感觉、运动、颜色、动脉搏动是否明显、疼痛程度以及有无压力性损伤。

2. 患肢（指、趾）护理　用软枕抬高患肢（指、趾），有利于静脉回流，减轻组织水肿，减轻疼痛。

3. 切口灌注引流的护理　术后对切口进行药物灌注、冲洗及负压引流，妥善固定引流装置；变换体位时应妥善安置引流管；应检查管道是否折叠、受压、扭曲或堵塞，并及时处理，以保障引流通畅；冲洗管、引流管、冲洗液要分别注明标记；冲洗管的输液瓶应高于切口 60～70 cm，引流袋应低于切口 50 cm，以利于引流；观察引流液的量、颜色和性质。每 24 h 更换 1 次输液瓶及引流袋。严格执行无菌操作，以免引起切口感染。

4. 用药护理　长期使用抗生素者口腔内易出现黏膜异常和真菌感染，表现为咽痛、口腔黏膜溃疡等，可以使用康复新液、生理盐水、碳酸氢钠溶液等进行口腔护理，早晚各 1 次，注意保护口腔黏膜，如出现全身、背部及四肢的荨麻疹、皮肤瘙痒等，可遵医嘱外涂炉甘石洗剂，并嘱患者不要抓挠皮肤，以免皮肤破溃。

5. 疼痛护理　按照 ERAS 理念行多模式术后镇痛管理，包括使用持续硬膜外镇痛、自控镇痛、口服镇痛药、切口局部浸润麻醉等。术后患者疼痛评分为 1～3 分者可口服非甾体抗炎药；评分＞3 分者可采用多模式镇痛，即药物镇痛＋物理治疗（抬高患肢消肿、冷疗），以达到术后预防性镇痛的目的。强烈的疼痛通常可使患者产生焦虑心理，严重时会降低患者睡眠质量。所以，护士应积极和患者交流，耐心听取患者的主诉，分散其注意力，可播放音乐等。

五、并发症的观察与护理

1. 病理性骨折　患肢制动，避免负重。

2. 骨不愈合或骨坏死　肢体避免过早负重。

3. 心肌炎或心包炎　观察患者有无心悸、胸痛、胸闷、呼吸困难、发绀等表现。必要时行 X 线检查及抗心肌抗体、肌钙蛋白、肌红蛋白检测。

六、功能锻炼

（1）术后 1～2 天，为了防止骨髓腔出血，以向心性肌肉按摩为主。

（2）术后 3～7 天，可进行踝泵运动、肌肉等长收缩运动，进行向心性肌肉按摩。每 10 次为 1 组，每天 3～4 组，循序渐进，逐渐增加活动次数。

（3）每天抬高患肢，继续加强肌肉舒缩训练，训练次数由少到多，强度由小到大，每次训练以患者感到轻度疲劳为宜，循序渐进，不可用力过猛，防止移植骨发生骨折，直至功能完全恢复。

七、健康宣教

(1)向患者及其家属宣传疾病相关知识,护士不仅要评估患者的心理状态,更要评估患者家属的心理状态,了解患者家属的心理反应,理解同情患者及其家属,通过解释、安慰等方法消除他们的心理障碍;减少患者家属的负面情绪对患者的影响,消除其悲观、绝望的心理。

(2)出院带药者,应交代患者服药方法,嘱患者按时服药,观察药物反应,避免双重感染。嘱患者注意过敏反应及毒性反应,一旦出现,应立即停药并到医院就诊。

(3)休息和活动,嘱患者不能过早进行剧烈运动,避免意外损伤,防止病理性骨折。卧床时做扩胸运动和呼吸功能锻炼等运动,以改善血液循环,改善心、肺功能,减少并发症。继续功能锻炼,遵守循序渐进的原则,根据医生的指导,使用合适的辅助器具。

(4)合理安排饮食,加强营养的补充,进富含优质蛋白的食物,如鸡蛋、牛奶、瘦肉及动物血、肝、肾等,以增强机体抵抗力。戒烟禁酒,同时要求患者每天多饮水,多食新鲜蔬菜、水果,以防止便秘。

(5)保持患肢(指、趾)皮肤清洁,防止感染。对于卧床患者,要保持床单位整洁,定时翻身变换体位,预防压力性损伤的发生。定期复查,如有不适,及时就诊。

八、病例分析

患者,男性,37岁。患者诉2个月前无明显诱因出现左小腿中段流脓,窦道形成。患者约16年前因"左胫腓骨粉碎性骨折"在外院行"左胫腓骨骨折复位钢板内固定术",术后恢复好,左小腿下段见多处陈旧性手术瘢痕,中段胫前见米粒大小窦道,少许渗液,窦道周围红肿明显,局部压痛,左踝关节活动度好,肢端血液循环、感觉好。正侧位X线检查:左胫骨中段及下段、腓骨下段形态不规则,皮质骨不均匀增厚,髓腔密度欠均匀,周围软组织密度稍高,膝踝关节在位;胫骨下段见孔道影。请提出观察重点及护理要点。

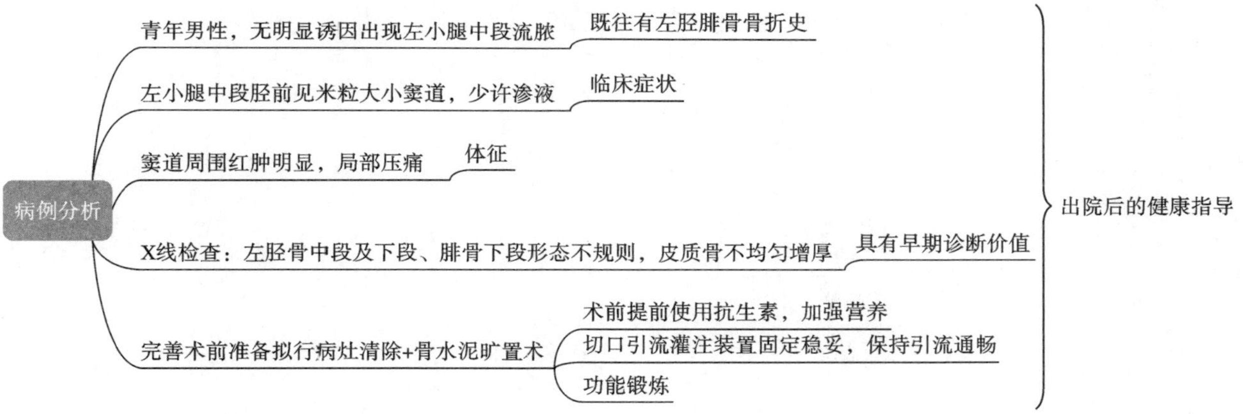
病例分析
青年男性,无明显诱因出现左小腿中段流脓
既往有左胫腓骨骨折史
左小腿中段胫前见米粒大小窦道,少许渗液
临床症状
窦道周围红肿明显,局部压痛
体征
X线检查:左胫骨中段及下段、腓骨下段形态不规则,皮质骨不均匀增厚
具有早期诊断价值
完善术前准备拟行病灶清除+骨水泥旷置术
术前提前使用抗生素,加强营养
切口引流灌注装置固定稳妥,保持引流通畅
功能锻炼
出院后的健康指导

学习体会:

续表

带教老师评语：

第四章　关 节 外 科

第一节　股骨头坏死

一、概述

（一）概念

股骨头坏死(femoral head necrosis)是由不同病因引起的股骨头血液供应破坏或骨细胞变性导致骨的有活力成分(骨细胞、骨髓造血细胞和脂肪细胞)死亡的病理过程(图 4-1-1)。

（二）解剖

股骨头位于骨盆下方，是支撑身体上半部分的两根骨头，是人体最大的长管状骨，上端朝向内上方，其末端膨大成球形，称股骨头，与髋臼构成髋关节。

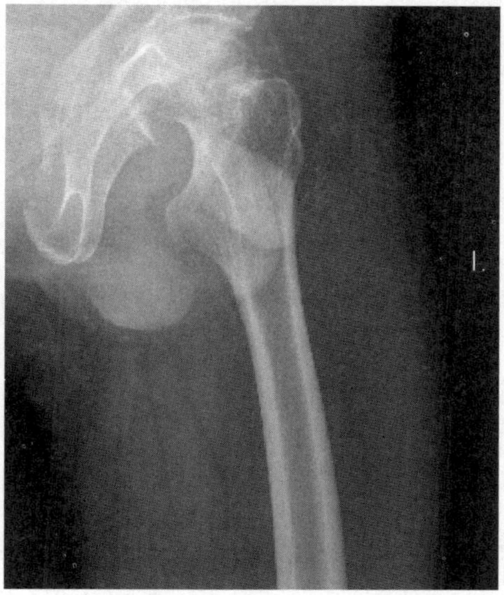

图 4-1-1　股骨头坏死

(图片来源于北京积水潭医院贵州医院)

（三）病理生理

股骨头坏死是股骨头血液供应中断或受损，引起骨细胞及骨髓成分死亡及随后的修复，继而导致股骨头结构改变、股骨头塌陷、关节功能障碍的疾病。由于创伤、应用激素、过度饮酒、血液系统疾病等各种原因导致股骨头局部滋养血管损伤，进而使骨质缺血、变性、坏死、骨小梁断裂及股骨头塌陷，引起髋关节功能障碍。

（四）影像学检查

1. X 线检查　正位及蛙式侧位片是诊断股骨头坏死的常规手段。

2. CT　CT 可发现早期细微骨质改变，确定是否存在股骨头塌陷，显示病变延伸范围。

3. MRI　MRI 是一种有效的非创伤性的早期诊断方法。

（五）分类

1. Ⅰ期(软骨下溶解期)　股骨头外形完整，关节间隙正常，股骨头负重区关节软骨下骨质中可见 1～2 cm 宽的弧形透明带，构成“新月征”，此为坏死松质骨塌陷并与关节软骨分离的表现。

2. Ⅱ期(股骨头修复期)　股骨头外形完整，关节间隙正常，股骨头负重区的关节软骨下骨质密度增高，周围可见点状及斑片状密度减低区及囊性改变，病变周围可见一密度增高的硬化带包绕。

3. Ⅲ期(股骨头塌陷期)　股骨头负重区的软骨下骨呈不同程度的扁平和塌陷，股骨头失去了圆而光滑的外形，软骨下骨的密度增高。关节间隙仍保持正常。Shenton线基本保持连续。

4. Ⅳ期(股骨头脱位期) 股骨头负重区严重塌陷，股骨头变扁平，股骨头内上方一般无塌陷，外上方形成一较高的残存突起。Shenton线不连续，关节间隙可变窄，髋臼外上缘常有骨赘形成。

(六)临床表现

早期表现不明显，可有髋部隐痛、胀痛，关节活动正常或轻度受限；随着跛行程度加深及疼痛加重，内收挛缩，外展及内旋活动受限。晚期疼痛加重，活动严重受限，发生股骨头塌陷，进一步磨损关节。

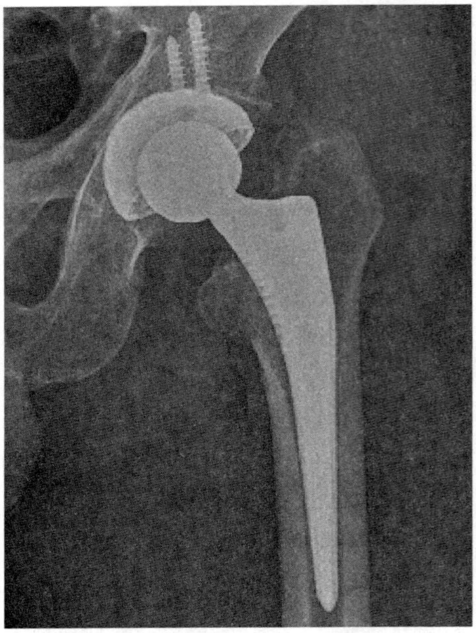

图 4-1-2 人工髋关节置换术

(图片来源于北京积水潭医院贵州医院)

二、治疗

(一)非手术治疗

非手术治疗适用于青少年患者，因其有较好的潜在的自身修复能力，随着生长发育，股骨头可得到改建；对于病变较小的成年患者、老年人、一般情况差及预后不良者，也可以采用非手术治疗。

(二)手术治疗

股骨头坏死早期可行髓芯减压术、钽棒植入术，晚期发生严重退行性改变，骨质严重破坏时以人工髋关节置换术为主(图4-1-2)。

三、病情观察要点

观察患者的髋关节活动度，了解是否存在活动受限或僵硬的情况，注意患者是否有髋部疼痛、股骨头区域疼痛、活动受限等症状，了解疼痛的性质、强度、持续时间等信息，有助于综合评估疾病的进展和影响。询问患者的既往史，包括有无骨折、酗酒、使用激素类药物等危险因素。术后观察患肢肢端血液循环、感觉、运动情况，观察双下肢是否等长，观察手术部位是否肿胀、术后疼痛情况、伤口愈合情况及康复训练效果。

四、护理

(一)护理要点

1. 术前护理 停止服用激素类药物，戒烟戒酒，卧床休息，患肢避免负重。遵医嘱使用非甾体抗炎药对症治疗，观察用药效果及不良反应。鼓励患者多饮水，进清淡、高钙、富含维生素的食物。

2. 术后护理 监测患者生命体征，保持患肢于外展中立位，必要时穿防旋鞋，坐位时屈髋不超过90°；观察伤口渗血、渗液情况，保持引流管引流通畅，观察引流液颜色、性质和量。多模式镇痛，冰敷，静脉和口服用药联合使用等，提高痛阈，降低敏感度。遵医嘱按疗程使用抗凝药，观察有无出血倾向，积极治疗其他原发病。肥胖者应合理减重，以减轻关节负荷。

(二)并发症护理

1. 预防假体脱位 术后患肢应保持外展中立位，双腿间夹软枕，防止患肢内收、内旋，防止过度屈髋；定时抬臀，加强宣教，防止术后髋关节脱位的发生，注意倾听患者主诉，观察患侧髋关节处有无畸形及功能障碍；一旦发生关节脱位，及时通知医生进行处理。

2. 预防下肢深静脉血栓形成 观察患肢肿胀程度，与健侧对比，并做好记录；指导患者早期进行踝泵运动及股四头肌收缩运动;使用抗血栓弹力袜和(或)间歇充气加压装置(IPC),促进静脉回流;遵医嘱应用抗凝药,如低分子肝素等,用药期间注意观察有无出血倾向。

3. 预防感染 注意观察伤口敷料有无渗血,伤口有无红、肿、渗血、渗液、异常分泌物;保持伤口引流通畅;执行各项护理操作时注意严格无菌;遵医嘱合理使用抗生素,并定时监测血常规。定时予翻身叩背,鼓励咳嗽、咳痰,必要时行雾化吸入,以防肺部并发症的发生;保持导尿管通畅,观察尿液性质,指导患者多饮水,防止发生泌尿系统感染。

4. 预防压力性损伤 术后应加强营养,保持床单的干燥、清洁。避免产生摩擦,减少对组织的压力,仰卧位时患者足尖朝上,足下垫海绵垫以防止足跟部压力性损伤的形成,协助患者翻身,定时做抬臀运动,减少背部及骨突处压力性损伤的形成。

五、功能锻炼

(1)术后麻醉作用消失后,即开始行踝泵运动及股四头肌等长收缩运动。每个动作保持 5～15 s,放松 5～15 s,然后重复。

(2)术后第 1 天,逐渐开始进行髋关节活动度锻炼,包括膝关节的屈伸运动及髋关节外展肌群运动,注意屈曲角度不宜过大,以免引起髋部疼痛,或活动过度致假体脱出。

(3)术后第 2～5 天,可协助患者坐起,患者由仰卧到坐位时易产生屈曲、内收、内旋的联合运动,造成脱位,应注意屈髋小于 90°,方法是患者双手支撑床面,屈曲健肢,患肢保持伸直位,移动躯体至健侧床沿,由医生或护士托住患肢,随着患肢移动而转动,使患肢保持外展中立位至完成坐起动作。

(4)术后 3～7 天可下地站立,逐渐增加行走锻炼,行走时应扶双拐不负重。为保障患者安全,应首先检查患者拐杖,调整拐杖高度,并教会患者正确使用拐杖。患者进行行走锻炼时,护士应注意纠正患者摇摆、跛行等步态。下地行走时注意保持两腿分开、与肩同宽,转弯时髋关节随身体一起转动,避免髋关节突然旋转引起脱位。

六、健康宣教

(1)遵医嘱按疗程使用抗凝药,观察有无出血倾向。避免使用激素类药物,积极治疗其他原发病。肥胖者应合理减重,以减轻关节负荷。

(2)忌饮酒、咖啡、浓茶等刺激性饮品,多饮水,合理膳食,加强营养,补充钙质,以提高机体抵抗力,促进伤口愈合。

(3)根据患者身高调试好拐杖高度,拄拐 4～6 周后可改用手杖辅助行走,亦可使用助行器辅助进行行走锻炼。活动时注意保护患者以免跌倒。

(4)指导患者不坐矮板凳、低沙发,避免患肢处于不良姿势状态,如内收、内旋、双腿交叉、跷二郎腿、过度弯腰、双腿下蹲等。

(5)生活中穿衣、穿鞋、拾物等可借助长柄轴或长柄夹,避免过度屈髋。

(6)定期复查,如出现体温异常、伤口渗液、肢体剧烈疼痛等,应及时就诊。

七、病例分析

患者,女性,45 岁,体重正常,无明显遗传疾病史,有长期酗酒史,长期使用激素类药物。患者自诉右髋部疼痛,逐渐加重,影响行走和日常活动。X 线检查、磁共振成像(MRI)发现右侧股骨头出现坏死迹象,可能伴随骨头形态改变。经过详细检查和影像学评估,确诊为右侧股骨头坏死。请提出观察重点及护理要点。

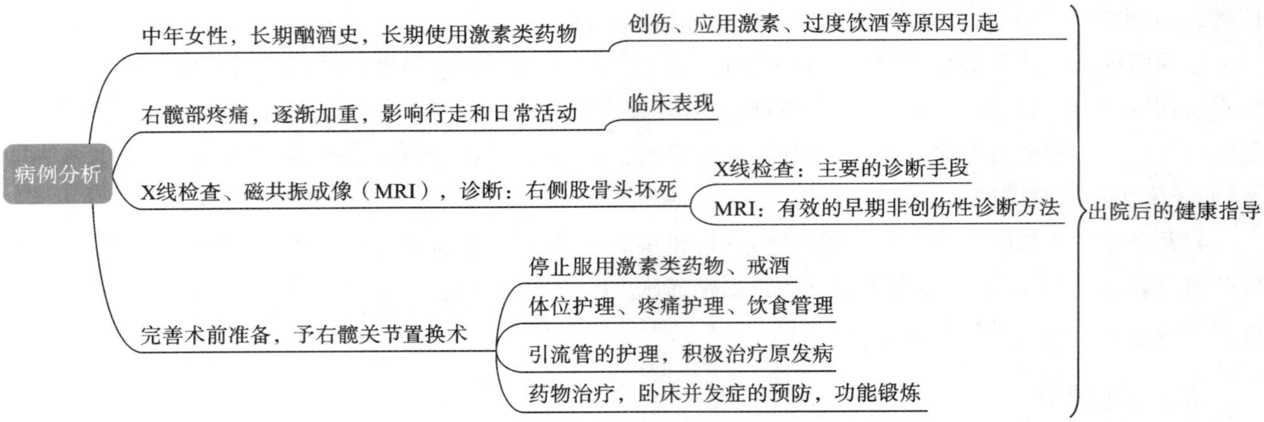
病例分析
中年女性，长期酗酒史，长期使用激素类药物
创伤、应用激素、过度饮酒等原因引起
右髋部疼痛，逐渐加重，影响行走和日常活动
临床表现
X线检查、磁共振成像（MRI），诊断：右侧股骨头坏死
X线检查：主要的诊断手段
MRI：有效的早期非创伤性诊断方法
完善术前准备，予右髋关节置换术
停止服用激素类药物、戒酒
体位护理、疼痛护理、饮食管理
引流管的护理，积极治疗原发病
药物治疗，卧床并发症的预防，功能锻炼
出院后的健康指导

学习体会：

带教老师评语：

第二节　膝骨关节炎

一、概述

（一）概念

骨关节炎（osteoarthritis，OA）是一种以关节软骨的变性、破坏及骨质增生为特征的常见慢性关节病，常受累的关节有膝、髋、手指、腰椎和颈椎等关节，病情发展至晚期多有不同程度的畸形。膝骨关节炎（knee osteoarthritis，KOA）指的是由多种原因引起的膝关节软骨纤维化、皲裂、溃疡导致的以膝关节疼痛为主要症状的退行性疾病（图 4-2-1）。

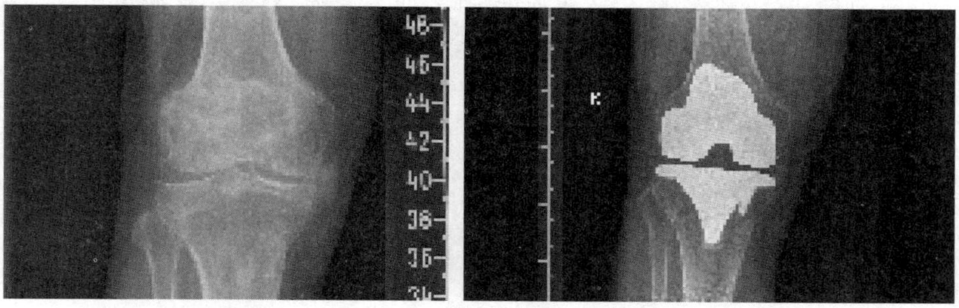

图 4-2-1　膝骨关节炎

（图片来源于北京积水潭医院贵州医院）

（二）解剖

膝关节是人体最大、最强壮的关节，它由股骨下端（大腿骨）、胫骨上端（胫骨）和髌骨（膝盖骨）组成。这三块骨接触面覆盖着光滑的关节软骨，当屈伸膝关节时，关节软骨起保护和缓冲作用。两块楔形半月板的软骨充当股骨和胫骨之间的"减震器"，它们坚韧而有弹性，起缓冲和稳定膝关节的作用。膝关节周围有一层滑膜，分泌润滑软骨并减小摩擦的液体。

（三）病理生理

膝骨关节炎的病理过程，涉及关节软骨的逐渐磨损和关节结构的变化，初始阶段可能涉及软骨表面的小损伤，导致炎症反应和软骨细胞的代谢紊乱。随着时间推移，软骨的损耗逐渐加剧，最终导致关节骨头之间的摩擦增加，引起更多的炎症和关节液的产生，形成关节积液。关节周围的韧带和滑膜也可能受到影响，导致关节稳定性减弱。骨质增生和骨赘形成是膝骨关节炎晚期的特征，可导致关节畸形。整个过程可能伴随疼痛、肿胀和功能障碍，影响患者的生活质量。

（四）影像学检查

1. X 线检查　X 线检查是膝骨关节炎最具有诊断价值的辅助检查。对于早期的膝骨关节炎，其 X 线表现不明显，可行 MRI 检查。

2. MRI　MRI 能更为清晰地显示关节软骨的早期变性、磨损，也能更好地显示软骨下骨的改变。

（五）分类

1. 原发性骨关节炎　此为一种缓慢、渐进的病理过程，发病原因迄今尚未完全明了。一般认为是多种致病因素，包括机械性和生物性因素的相互作用所致。高龄和超重是已明确的两个主要致病因素，其他医素包括软骨营养、代谢异常，长期应力不平衡，累积性微小创伤或关节负荷过重等。女性绝经后患病率明显增高，可能与关节软骨中雌激素受体的改变有关。

2. 继发性骨关节炎　此为在原发病基础上发生的继发改变，可发生于任何年龄。常见原因有先天性关节结构异常、先天性关节面不平整、损伤或机械性磨损、关节外畸形引起的关节受力不平衡、关节不稳、医源性因素。

（六）临床表现

1. 症状　疼痛是主要症状。初期可因受凉、劳累或轻微外伤而感到关节酸胀不适或钝痛，以后逐渐加重。活动多时疼痛加剧，休息后好转。晚期伴有明显滑膜炎症状，关节疼痛、肿胀、有积液和活动受限。

2. 体征

（1）晨僵：晨起时关节僵硬及有黏着感，活动后缓解。晨僵时间较短，一般数分钟至十几分钟，很少超过半小时。

（2）关节肿胀：早期为关节周围局限性肿胀，随病程进展，可有关节弥漫性肿胀、滑囊增厚或伴关节积液。部分膝关节因骨赘形成或关节积液，也可造成关节肿胀。

（3）骨擦音（感）：主要见于膝骨关节炎。由于软骨破坏，关节表面粗糙，关节活动时可出现骨擦音（感）。

(4)关节无力、活动障碍:关节疼痛、关节活动度下降、肌肉萎缩、软组织痉挛可引起关节无力,行走时打软腿或关节交锁,膝关节不能完全伸直或活动障碍。

二、治疗

(一)非手术治疗

原则是缓解疼痛,延缓病变发展,应尽量选择无创的治疗方法。

(二)手术治疗

中、晚期膝骨关节炎如出现持续性疼痛及明显的关节功能障碍,保守治疗无效时,应考虑手术治疗。

1. 关节镜手术 建议仅对早中期膝骨关节炎、关节腔内有游离体且有关节交锁症状患者进行关节镜下清理。

2. 关节周围截骨术 包括胫骨高位截骨术、股骨髁上截骨术、腓骨截骨术。

3. 人工膝关节置换术 主要适用于膝骨关节炎晚期,疼痛和功能障碍严重的老年患者。

三、病情观察要点

评估患者膝部皮肤情况,保持皮肤完整、清洁,避免抓挠。密切观察患者生命体征变化,观察伤口渗血、渗液及肢体肿胀、疼痛情况;密切观察患肢血液循环、皮肤温度、神经感觉、踝及足趾的活动情况,末梢循环的充盈度以及患肢足背动脉搏动情况,有引流管者保持引流通畅,记录引流液的量、颜色及性质,避免发生引流管阻塞。使用抗凝药者观察药物不良反应,预防下肢深静脉血栓形成。

四、护理

(一)护理要点

1. 术前护理 改善机体营养状况,给予高蛋白、高热量、富含维生素的食物。指导患者进行下肢功能锻炼,进行股四头肌等长收缩运动、踝泵运动、直腿抬高运动等,促进肿胀消退,防止关节粘连及肌肉萎缩。指导患者戒烟,练习深呼吸、咳嗽,以帮助肺泡扩张,促进气体交换,预防肺部并发症。训练床上排尿、排便,预防术后排便困难。

2. 术后护理 监测患者生命体征,遵医嘱予抗炎、补液等治疗,以防发生血容量不足和电解质紊乱。患肢用软枕抬高,保持膝关节伸直位,以利于血液回流,减轻肿胀。膝关节使用绷带固定,应注意松紧适宜,严密监测肢体温度、感觉、颜色、是否肿胀。术后 24 h 内膝部周围冰敷有助于减轻疼痛、肿胀及减少出血,定时更换冰袋以保证有效的冰敷。观察伤口渗血、渗液情况,保持引流管引流通畅,观察引流液颜色、性质和量。遵医嘱使用抗凝药,密切观察患肢肿胀程度、颜色及静脉回流情况,并与健侧对比,观察有无出血倾向,观察皮下瘀斑面积,预防和早期发现深静脉血栓形成或肺栓塞。根据疼痛的程度,遵医嘱调节镇痛药物剂量,使血药浓度维持在恒定的水平。避免剧烈活动,预防伤口感染、关节内积血、创伤性滑膜炎等并发症。

(二)并发症护理

1. 预防下肢深静脉血栓形成 观察患肢肿胀程度,与健侧对比,做好记录;指导患者早期进行踝泵运动及股四头肌等长收缩运动;使用抗血栓弹力袜和(或)间歇充气加压装置,促进静脉回流;遵医嘱应用抗凝药,如低分子肝素等,用药期间注意观察有无出血倾向。

2. 感染的预防 注意观察伤口敷料有无渗血,伤口有无红肿、渗血、渗液、异常分泌物;保持伤口引流通畅;执行各项护理操作时注意严格无菌;遵医嘱合理使用抗生素,遵医嘱定时监测血常规。定时予翻身叩背,鼓励咳嗽、咳痰,必要时行雾化吸入,以防肺部并发症的发生;保持导尿管通畅,观察尿液性质,指导患者多饮水,防止发生泌尿系统感染。

五、功能锻炼

(1)麻醉消退后马上开始功能锻炼,加速消肿,预防深静脉血栓形成。

①踝泵运动:患者用最大力量向上勾足和向下踩交替进行,每个动作保持 5～10 s,每天 500～1000 次。

②股四头肌等长收缩运动:将腿尽量伸直,大腿尽可能以最大力量绷紧肌肉,保持 5～10 s 再放松,每天 500～1000 次。

(2)术后 1～2 天,继续进行踝泵运动和股四头肌等长收缩运动。直腿抬高运动:仰卧在床上,膝关节伸直后将腿抬高,抬到足后跟离床面 20 cm 左右的高度,坚持 15 s,慢慢放下,注意整个过程膝关节不可以弯曲,每天 3 次,每次 10 个。伸膝运动:踝关节下垫枕头,膝关节后方空出,放松,用力向床面靠近,如果伸直困难,可以在膝关节上方压 2～3 kg 的重物。

(3)术后 2～5 天,指导患者做膝关节活动度锻炼。

①床上屈伸腿法:患者仰卧于床上,足跟尽量向近心端滑动,屈膝至最大限度,保持 5～15 s,之后足跟反方向朝远心端滑动,伸膝至最大程度,保持 5～15 s,如此重复练习。

②大腿直立小腿重力下垂法:在患者能顺利完成直腿抬高运动后,可指导患者抬腿,双手抱住大腿,小腿靠重力作用自然下垂,适应后可将小腿尽量贴向大腿。与床上屈伸腿法相比,本法可进一步增加屈膝角度。

③坐位训练法:可扶患者坐起,协助患者将双腿移至床旁,小腿下垂,膝关节自然弯曲,靠重力作用练习膝关节屈曲度。

④伸膝训练法:相对于屈膝训练,伸膝训练常被患者忽视,而伸膝训练对于纠正患者步态及恢复膝关节稳定性有着重要意义。患者可在小腿或足踝部垫软枕抬高患肢,尽量伸膝下压,如果患者伸膝训练效果不理想,也可借助沙袋下压膝关节进行强化训练。

(4)术后 3～7 天,患者可下地站立,逐渐增加行走锻炼强度。为保障患者安全,初期可辅助应用拐杖、助行器具。患者做行走锻炼时,护士应注意纠正患者摇摆、跛行等步态。

(5)出院后,功能锻炼的目的是增加患肢的膝关节活动度和增强其负重能力。应进一步加强下肢平衡功能及肢体感觉、肌力的训练,改善患者的日常生活自理能力。加强对患肢的负重训练,使患肢负重能力逐渐增强,直到可以完全负重。

六、健康宣教

(1)伤口每 2～3 天换药 1 次,14 天拆线,皮内缝合者无须拆线。

(2)康复训练要循序渐进,不可操之过急;患肢应逐渐恢复体育运动,可根据自身情况进行游泳等运动,避免跑步、爬山等体育运动。

(3)进富含钙及维生素 D 的食物,适当进行户外活动,适当晒太阳。

(4)注意防寒保暖,避免负重及剧烈运动等可能加剧软骨磨损的生活方式。

(5)定期复查,根据个体情况进行功能锻炼。

七、病例分析

患者,女性,65 岁,退休教师。近几个月来右膝疼痛和肿胀,尤其在行走或上下楼梯时加重。患者没有明显的外伤史,有关节炎家族史。查体:右膝关节明显肿胀,活动范围受限。X 线和 MRI 检查显示右膝关节间隙狭窄,软骨退化,关节囊增厚,提示为膝骨关节炎。血液检查显示 C 反应蛋白升高,提示炎症活动性增加。请提出观察重点及护理要点。

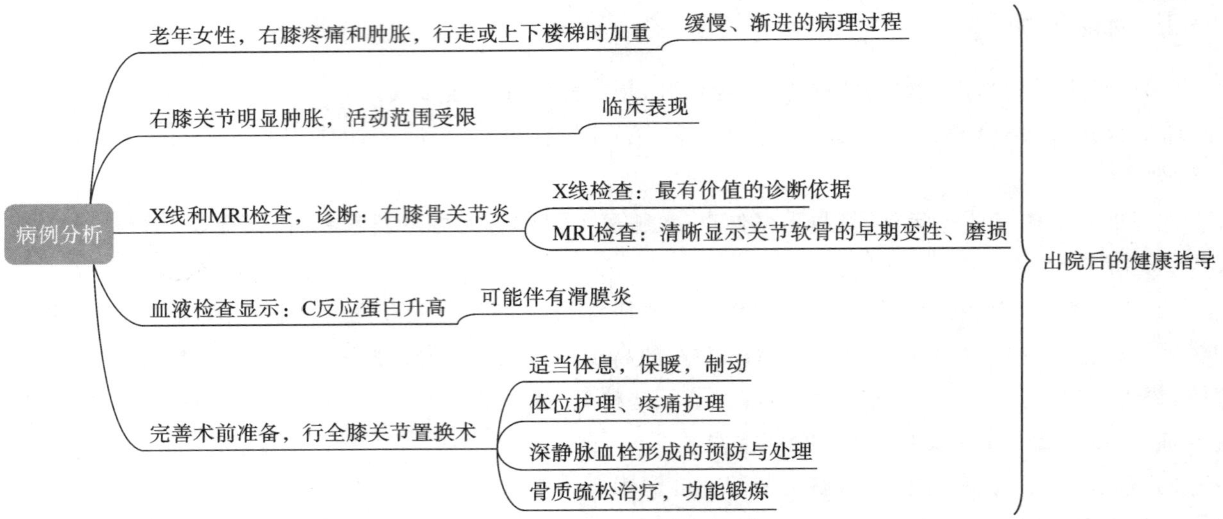
病例分析
老年女性，右膝疼痛和肿胀，行走或上下楼梯时加重
缓慢、渐进的病理过程
右膝关节明显肿胀，活动范围受限
临床表现
X线和MRI检查，诊断：右膝骨关节炎
X线检查：最有价值的诊断依据
MRI检查：清晰显示关节软骨的早期变性、磨损
血液检查显示：C反应蛋白升高
可能伴有滑膜炎
完善术前准备，行全膝关节置换术
适当休息，保暖，制动
体位护理、疼痛护理
深静脉血栓形成的预防与处理
骨质疏松治疗，功能锻炼
出院后的健康指导

学习体会：

带教老师评语：

第三节　先天性髋臼发育不良(需行髋关节置换术)

一、概述

(一)概念

先天性髋臼发育不良(congenital acetabular dysplasia)是指髋臼的形态或发育存在问题，可能导致髋关节不稳，增加髋关节发生退行性变的风险(图 4-3-1)。早期无症状，患者到青年或成年后出现髋关节疼痛。

(二)解剖

髋臼由髂骨、坐骨和耻骨组成。髋臼位于髋骨外侧面中央，呈半球形深凹，直径为 30～50 mm，表面覆

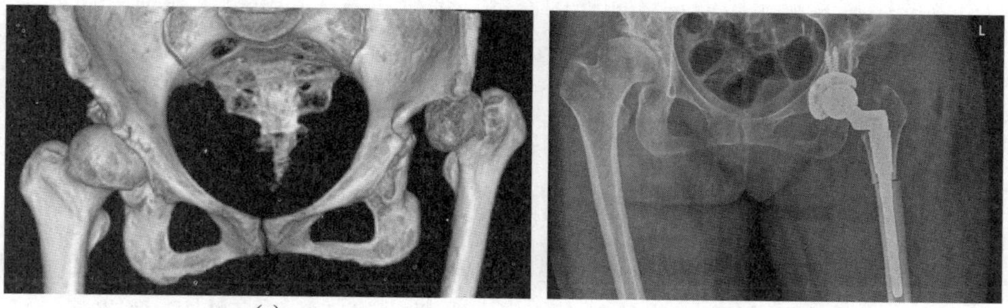

图 4-3-1 先天性髋臼发育不良

（图片来源于北京积水潭医院贵州医院）

盖厚约 2 mm 的透明关节软骨，呈半月形分布。髋臼中央是髋臼窝，无软骨覆盖，可以随关节内压力的增减挤出或者吸入关节液，以维持关节内压力的平衡。髋臼边缘的环形关节盂唇可以加深、加宽髋臼，使髋臼容纳股骨头的大部分并处于稳定的位置，增加了髋关节的稳定性。髋臼与股骨头构成髋关节。

（三）病理生理

先天性髋臼发育不良是一种影响髋关节正常形成的先天性疾病，导致髋关节不稳及形态异常。主要涉及髋臼发育不全、股骨头脱位等，进而影响髋关节的功能。患者髋臼可能较浅、较小，过度倾斜或形态不规则，使股骨头难以充分覆盖髋臼，容易引发髋臼撞击综合征（即股骨头与髋臼相互碰撞），导致髋关节的稳定性减弱，增加了髋关节脱位的风险。关节软骨和周围结构可能承受额外的压力，导致软骨损伤和退化。若髋臼过深或过覆盖，股骨颈应力可能增加，从而增加了股骨颈骨折的发生风险。还可能导致关节囊承受额外的压力，引发炎症反应，影响周围肌肉的力量平衡，导致肌紧张，进一步影响髋关节的稳定性。

（四）影像学检查

1. X 线检查 包括骨盆前后位片（骨盆平片）、髂骨斜位片和闭孔斜位片，有助于判断骨盆环的完整性。

2. CT 能够在三维空间内详细观察髋臼和股骨头在冠状面、矢状面和横断面的变化。利用 CT 测量股骨颈前倾角，可以得到既简便又准确的结果。三维 CT 可以清晰地显示出髋臼和股骨头以及周围组织的各种病理改变。作为术前评估和术后评价方法，三维 CT 能进行手术模拟，为制订个性化治疗方案提供帮助。

3. MRI 具有较高的组织分辨率，能够清晰地显示出关节复杂的三维结构及组织层次。磁共振血管造影可多角度观察血管，为疾病的诊断和治疗提供帮助。

（五）分型

1. Crowe 分型

Ⅰ型：股骨头移位程度小于股骨头高度的 50%，或小于骨盆高度的 10%。

Ⅱ型：股骨头移位程度达股骨头高度的 50%～<75%，或骨盆高度的 10%～<15%。

Ⅲ型：股骨头移位程度达股骨头高度的 75%～100%，或骨盆高度的 15%～20%。

Ⅳ型：股骨头移位程度超过股骨头高度的 100%，或骨盆高度的 20%。

2. Hartofilakidis 分型

Ⅰ型：髋臼发育不良，股骨头在髋臼中。

Ⅱ型：低位脱位，股骨头位于假臼中，假臼与真臼相连或重叠。

Ⅲ型：高位脱位，股骨头位于假臼中，假臼与真臼不相连。

（六）临床表现

早期患者在出现髋关节疼痛前，常会有一定时间的髋关节疲劳感，长距离行走后疲劳感明显加重，休息后消失。中晚期患者的疼痛常见于腹股沟区和臀区深部。部分患者主诉患侧大腿前方痛或膝关节疼痛。

二、治疗

先天性髋臼发育不良者需行髋关节置换术(图 4-3-1(b))。

三、病情观察要点

观察患者髋关节区域的疼痛情况,以及疼痛是否影响正常活动。了解患者髋关节的活动范围和功能,包括活动的受限程度。对患者进行髋关节的X线检查,以评估髋臼的发育情况、关节间隙的狭窄程度以及是否有骨质增生等。观察关节是否出现炎症,了解病情的严重程度。了解患者的日常生活质量(包括行走、坐立等方面)受影响的程度。

四、护理

(一)护理要点

1. 术前护理 评估患者的身体状况,了解患者术前的体格检查(查体)、影像学检查和实验室检查结果,以准确了解患者的髋关节状况。向患者及其家属提供手术的详细信息,注意做好术前麻醉准备和给予患者心理支持。

2. 术后护理 严密监测患者的生命体征,确保生命体征平稳;采用药物管理或其他合适的方法控制疼痛。术后患者取仰卧位,患侧下肢用软垫抬高,保持外展中立位,防止患侧下肢内收内旋。翻身时以保持躯干、下肢的轴线翻转为原则,避免假体脱位。观察伤口有无渗血、渗液,局部有无肿胀,患肢血液循环、感觉、活动有无异常。摄入高蛋白、高热量、富含维生素饮食,增强机体抵抗力,促进伤口愈合。密切观察伤口引流情况,并记录引流液的颜色、性质和量,妥善固定引流管,防止其扭曲、受压,经常向下挤压引流管,确保引流通畅,术后每天引流量小于 50 mL 时,可拔管。通过物理治疗,促进患者早期活动和康复。定期进行康复评估,确保患者逐渐恢复正常功能。

(二)并发症护理

1. 预防假体脱位 应做好"三防三位","三防"即防患肢内收、防患肢内旋、防过度屈髋;"三位"即重视搬运体位、翻身体位、排便体位。医护人员还应详细向患者讲解术后预防假体脱位的重要性和方法,反复向患者强调禁忌做以下动作:交叉双腿(跷二郎腿)、在床上屈膝而坐、坐低沙发或矮椅、坐低矮的坐便器、坐位时身体前倾、弯腰拾物、站立时脚尖向内等。

2. 下肢深静脉血栓形成的预防

(1)基础预防措施:保证足够液体入量,低脂饮食,戒烟戒酒,早期功能锻炼。

(2)机械预防措施:遵医嘱应用抗血栓压力带(弹力袜)和(或)间歇充气加压装置。

(3)药物预防措施:皮下注射低分子肝素等。用药期间注意加强巡视,观察穿刺点、鼻腔、牙龈、皮肤等有无出血,患肢有无肿胀,皮肤颜色有无改变,皮肤温度是否升高,如有异常及时通知医生处理。

3. 感染的预防 主要包括伤口及关节腔内感染、泌尿系统感染、肺部感染等。

应注意观察伤口有无红肿、渗血、渗液、异常分泌物;执行各项护理操作时注意严格无菌;遵医嘱使用抗生素;遵医嘱定时监测血常规。伤口感染多发生在术后 3～5 天,患者主诉伤口疼痛加重或减轻后又加重,伴体温升高、脉搏加快、白细胞增多,或局部红肿、压痛、有波动感等。定时为患者翻身叩背,鼓励患者咳嗽、咳痰,必要时行雾化吸入,以防肺部并发症的发生;保持导尿管通畅,观察尿液性质,指导患者多饮水,预防泌尿系统感染。

五、功能锻炼

1. 手术当天 待患者生命体征平稳、下肢麻醉作用消退后,指导患者进行踝泵运动及股四头肌收缩运动。

2. 术后第 1 天 继续采用前 1 天的主动锻炼方法，并逐渐进行髋关节活动度锻炼，包括膝关节的屈伸运动及髋关节外展肌群运动，注意屈曲角度不宜过大，以免引起髋部疼痛，或活动过度致假体脱出。

3. 术后第 2～3 天 可协助患者坐起，患者由仰卧位到坐位时易产生屈曲、内收、内旋的联合运动，造成脱位，应注意屈髋小于 90°，方法是患者双手支撑床面，屈曲健肢，患肢保持伸直位，移动躯体至健侧床沿，由医生或护士托住患肢，随着患肢移动而转动，使患肢保持外展中立位至完成坐起动作。

4. 术后第 3～7 天 患者取仰卧位，做直腿抬高运动、髋关节屈曲训练。动作应缓慢轻柔，避免内收、内旋致关节脱位，并逐渐过渡到离床运动。

5. 下床方法 协助患者移动到健侧床旁，健肢先离开床并使足着地，患肢始终保持外展，协助扶起患者上身使患肢离床着地，患者再扶双拐站起，未感觉头晕，方可使用助行器练习行走。如上下楼梯，上楼时先上健肢，后上患肢。下楼时先下患肢，健肢随后，以减轻患髋负重及减小患髋屈曲度。

六、健康宣教

(1)伤口每 2～3 天换药 1 次，术后 14～21 天拆线，皮内缝合者无须拆线。

(2)指导患者使用正确姿势进行运动，避免不良姿势，不坐低沙发和矮椅，不交叉双腿、不弯腰拾物、不做盘腿动作，排便时使用坐便器。

(3)术后患者应遵医嘱坚持抗凝治疗，预防性使用口服抗凝药，如利伐沙班，其可用至术后第 35 天。如有不明原因的患肢疼痛、肿胀，应及时就医。

(4)1 个月内扶助行器行走，注意预防跌倒。康复训练要循序渐进，不可操之过急。

(5)关节置换 3 个月后，患肢可逐渐恢复体育运动。患者可根据自身情况选择游泳、散步等运动方式，避免跑步、爬山等剧烈体育运动。

(6)如有感冒、拔牙及行内镜检查等，患者需服用抗生素进行治疗。

七、病例分析

患者，女性，45 岁。主诉：右侧髋关节疼痛和活动受限，持续数年，症状逐渐加重。病史：患者在年幼时便出现右侧髋关节不适，但一直未接受治疗。近几年来，右侧髋关节疼痛明显，影响了日常生活活动。临床检查：右侧髋关节活动显著受限，疼痛明显，X 线片显示右侧髋臼先天性发育不良，合并明显的髋关节病变。拟行右侧髋关节置换术以改善症状和提高生活质量，请提出观察重点及护理要点。

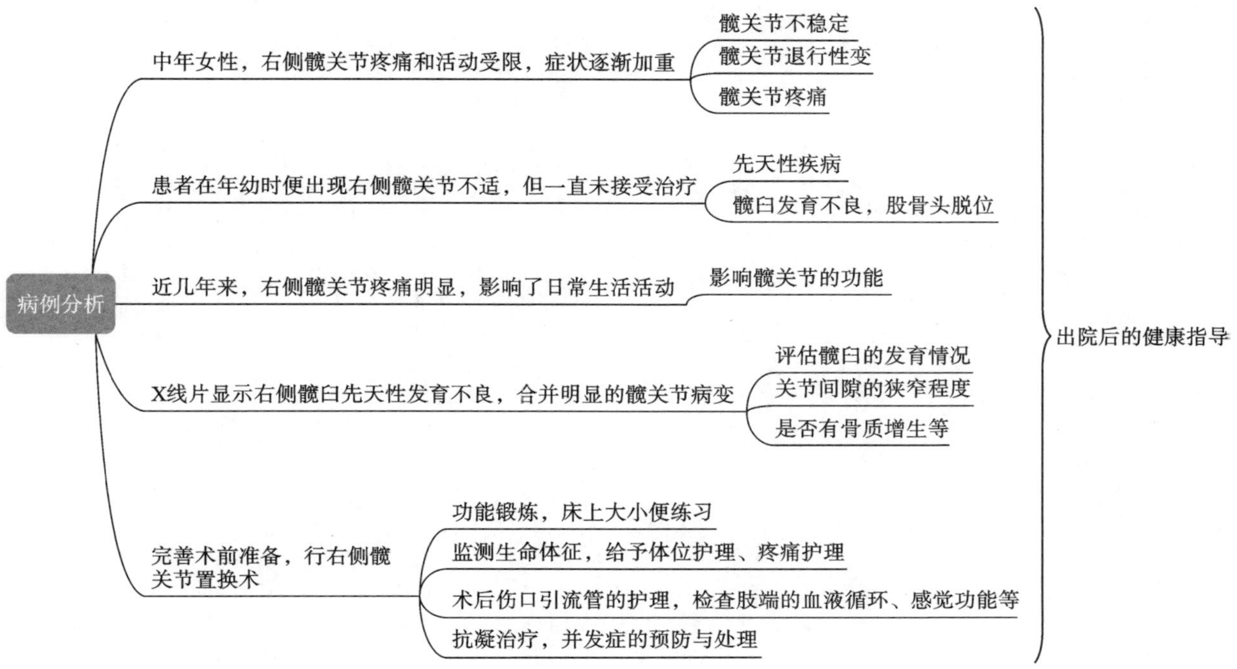

学习体会：
带教老师评语：

第五章　运动医学科

第一节　肱骨外上髁炎

一、概述

（一）概念

肱骨外上髁炎又称网球肘（tennis elbow），是因外伤、慢性劳损导致前臂部分肌肉与肱骨外上髁连接处发生无菌性炎症的疾病，其实质是肌腱组织的退行性变（图 5-1-1）。

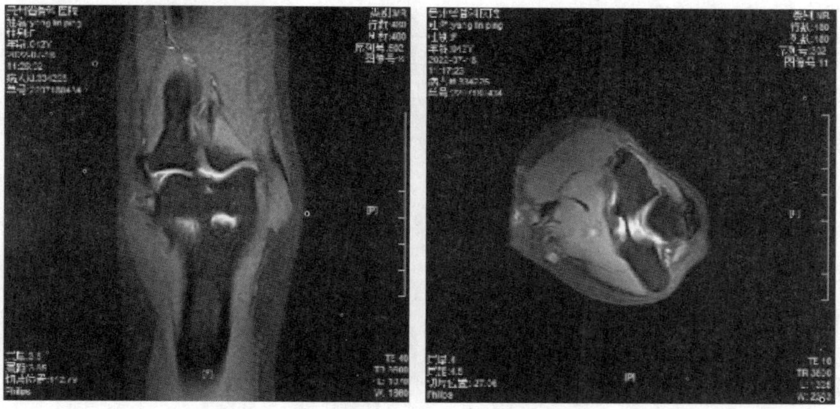

图 5-1-1　肱骨外上髁炎

（图片来源于北京积水潭医院贵州医院）

（二）解剖

肱骨外上髁是肱骨下端外侧的膨大隆起部，屈肘成直角时，可见肱骨外上髁明显突出于肘外侧面上。肱骨外上髁为前臂伸肌的总起点，由上外（桡侧）至后内（尺侧）排列的前臂肌如下：桡侧腕长伸肌、桡侧腕短伸肌、指伸肌、小指伸肌、尺侧腕伸肌，还有肘肌和旋后肌起始部分。肱骨外上髁后上方续连外侧肌间隔的凹沟，沟前方为肱桡肌和肱肌；沟后方为肱三头肌内侧头。自肱骨外上髁延至前臂的隆起为桡侧腕长伸肌、桡侧腕短伸肌。当腕做背伸并向桡侧偏斜动作时可见到上述各肌明显收缩。

（三）病理生理

肱骨外上髁炎多由前臂伸肌起点特别是桡侧腕短伸肌的反复微小损伤、撕裂所致。网球、羽毛球运动员，家庭主妇、砖瓦工、木工等长期反复用力做肘部活动者，易发生肱骨外上髁炎。频繁重复的屈伸动作可造成前臂伸肌起点的积累性损伤；缺血性坏死、桡神经分支或前臂外侧皮神经分支的神经炎、肱桡关节滑膜炎、环状韧带受刺激等均可引起肱骨外上髁炎。肱骨外上髁炎疼痛是由前臂伸肌重复用力引起慢性撕拉伤造成的,患者会在用力抓握或提举物体时感到患部疼痛。肱骨外上髁炎是过劳综合征的典型例子。

(四)影像学检查

1. X线检查 通常肱骨外上髁炎在X线片上无异常,X线检查主要用于肱骨外上髁炎与剥脱性骨软骨炎、肘关节炎、肘部骨折等的鉴别诊断。

2. MRI 可显示出前臂伸肌止点处肌腱及周围软组织的水肿、肌腱变性、部分断裂,甚至全层撕裂等,对肱骨外上髁炎的诊断有一定意义。

(五)分类

肱骨外上髁炎按照病理发展变化,分为3期。

Ⅰ期:病理表现为急性、可恢复的炎症反应,无血管纤维增生。

Ⅱ期:出现血管纤维增生,病理改变不可逆,可有愈合反应出现。

Ⅲ期:有广泛血管纤维增生,可伴有完全或部分肌腱断裂。

(六)临床表现

患者表现为肘关节外侧局部疼痛,疼痛可呈放射性;肘关节伸直时,被动屈腕或抗阻力背伸腕关节可加剧疼痛。疼痛持续数周、数月或更长时间。

二、治疗

(一)非手术治疗

1. 非甾体抗炎药 常用药物有塞来昔布、依托考昔等。

2. 制动 可缓解急性疼痛。保持一般强度的运动,以维持肌力,但不能过量,具体应遵医嘱。

3. 局部封闭治疗 在局部疼痛处使用氢化可的松、利多卡因等药物进行鞘内注射。每周1次,一般需重复2～4次。

4. 康复治疗 包括高压电刺激、姿势训练、冰敷等。

(二)手术治疗

当非手术治疗无效时,可选用病变切除术。

三、病情观察要点

观察患者在日常活动和运动中是否有肘部疼痛,以及疼痛的强度和持续时间。注意患者是否有肘部运动受限,尤其是做屈伸和旋转动作时。观察肘部是否出现肿胀和红肿,这可能是炎症反应的迹象。了解疼痛是否影响患者的日常活动,如握物、抬重物或进行特定运动时疼痛是否加剧。观察症状的持续时间,是否出现慢性症状或症状逐渐加重。了解是否有特定的活动或运动导致疼痛加剧,如打网球等。了解患者是否有过度使用手肘的习惯或此前有损伤经历。如果患者已经接受治疗,观察治疗对症状的影响,包括疼痛是否减轻和功能是否得到改善。

四、护理

(一)护理要点

1. 术前护理 进行全面的评估,确保手术是合适的选择,了解患者的整体健康状况。根据医生的建议,停用或调整可能影响手术的药物,如抗凝药。给予患者术前指导,包括术前康复锻炼、术后康复期望和可能发生的并发症。为患者提供心理支持,帮助患者准备手术,并消除患者可能存在的疑虑。

2. 术后护理 术后,患者需要足够的休息时间来促进愈合。康复计划应该包括渐进性恢复性运动。遵医嘱使用镇痛药和抗炎药,以减轻疼痛和炎症。使用冰袋或其他冷敷物品减轻术区的肿胀和疼痛。保持术区干燥和清洁，按照医生的建议进行伤口护理。按医生或物理治疗师的建议进行康复训练，以帮助术区恢复功能。避免在康复期间对术区施加过多压力或过度使用术区，以防止病情复发或延缓康复进程。定期追踪康复进程，向医生报告患者出现的任何新的症状或问题。严格遵循医生的复查计划，以确保康复进程受到监督和调整。

（二）并发症护理

1. 关节僵硬(最常见) 指导患者早期、规律、循序渐进地进行功能锻炼。术后功能锻炼能有效预防肘关节僵硬的发生。

2. 臂丛神经损伤 术后注意观察患肢的运动及感觉情况，肘、腕、指关节是否存在活动障碍，检查患肢前臂及手是否有感觉麻木或感觉消失。

3. 前臂伸肌总腱下滑囊炎 密切观察肘关节是否出现局部剧烈疼痛，有无严重的红肿。

五、功能锻炼

（一）被动功能锻炼

由患者家属或医护人员分别握住患者的手术肢体的肘关节、腕关节，屈曲肘关节，角度为60°左右；内旋肘关节，角度为45°左右；外旋肘关节，角度约为30°，每次屈曲或内旋、外旋各6 s，重复30次，每次间隔3～4 min。术后10～15天，将弹力带缠绕在患者脚下与手掌之间，将肘关节放置在大腿上，屈曲肘关节，角度为30°，训练时间为15天。

（二）主动功能锻炼

(1)指导患者进行前臂旋前肌群的等长收缩运动，在无痛范围内进行，重复10次为1组，每天2组。

(2)前臂主动牵伸训练：患者面对墙壁站立，双脚与肩同宽，脚尖与墙壁距离20～25 cm；上肢伸直，手指触及墙壁，指尖交替向上移动，带动前臂逐渐缓慢向上滑动，肩关节随着手指向上移动，到最高点后维持3～5 s，再缓慢下移，尽量保持匀速，注意对肩膀的控制，重复10组，每天2次，持续2周。

(3)利用哑铃进行前臂弯举与上举训练、抗阻伸腕训练、抗阻屈腕训练、抗阻桡偏及抗阻尺偏训练、抗阻旋前及旋后训练，根据训练进度加减哑铃重量，训练时指导患者配合呼吸。利用伸腕装置屈曲手腕，做离心运动，根据康复情况逐步增加自主肩部外旋及内旋、肩胛侧举、手臂上举及肩胛后缩等运动。

六、健康宣教

(1)患者肘部应充分休息，避免过多或过度使用，减少引起疼痛的活动。

(2)患者可通过运动和物理治疗(如按摩)帮助加强肌肉力量，提高关节灵活性，减轻疼痛。

(3)患者可使用特定的护具(如护肘)，以减轻肘部负担。

(4)通过特定的锻炼来加强手臂和手部的肌肉力量，以减轻肘部的负担。

(5)如果肱骨外上髁炎是由特定运动或活动引起的，改善技术和动作可能有助于减轻负担。

(6)注意手肘部保暖，避免过度劳累，加强肌肉锻炼，以预防复发。

七、病例分析

患者，男性，40岁，是一名网球爱好者，最近开始感到右侧手肘疼痛。患者主要是在打网球时出现疼痛，而在日常生活中疼痛程度较轻。患者自述疼痛为钝痛，位于肱骨外上髁附近。疼痛逐渐加重，并且在每次网球活动后更为显著。完善术前准备及检查，拟行手术治疗，患者否认有过度使用手肘的习惯或此前有手肘损伤。请提出观察重点及护理要点。

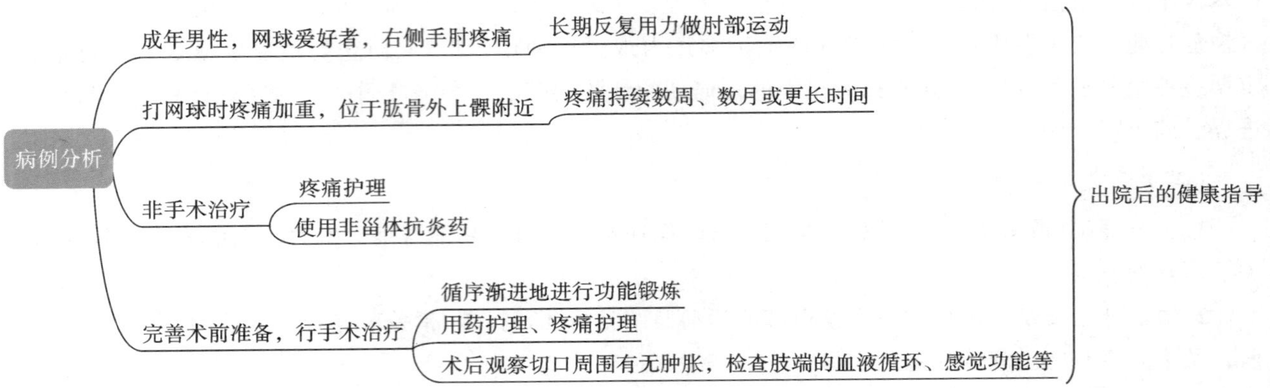
病例分析
成年男性，网球爱好者，右侧手肘疼痛
长期反复用力做肘部运动
打网球时疼痛加重，位于肱骨外上髁附近
疼痛持续数周、数月或更长时间
非手术治疗
疼痛护理
使用非甾体抗炎药
完善术前准备，行手术治疗
循序渐进地进行功能锻炼
用药护理、疼痛护理
术后观察切口周围有无肿胀，检查肢端的血液循环、感觉功能等
出院后的健康指导

学习体会：

带教老师评语：

第二节 肩袖损伤

一、概述

（一）概念

肩袖损伤(rotator cuff injury)，系在旋转肩袖(由冈上肌、冈下肌、小圆肌和肩胛下肌的肌腱构成，包括肩关节囊)、外伤或退行性变基础上肌腱发生水肿和炎性改变、断裂导致的肩关节疼痛、无力及活动受限(图 5-2-1)。

（二）解剖

肩袖又称旋转袖，是覆盖于肩关节前、上、后方的肩胛下肌、冈上肌、冈下肌、小圆肌等肌腱组织的总称。这些肌腱的运动可引起肩关节旋内、旋外和上举活动，更重要的是，这些肌腱将肱骨头稳定于肩胛盂上，对维持肩关节的稳定和肩关节活动起着极其重要的作用。肩部创伤常导致肩袖的撕裂，老年人肩袖可因退行性变而发生撕裂，熟悉肩袖的形态结构特点，是肩袖损伤诊断与治疗的基础。

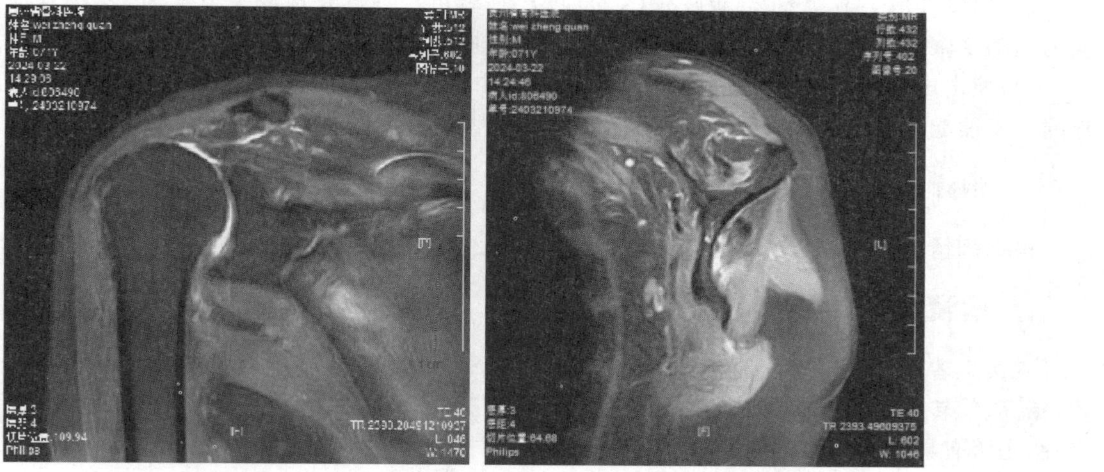

图 5-2-1 肩袖损伤

（图片来源于北京积水潭医院贵州医院）

（三）病理生理

肩袖损伤常由创伤、过度使用或老化而引起。初期损伤可能导致炎症反应。随着受损肌腱的修复，纤维组织逐渐形成，肌腱结构逐渐改变。如果肩袖损伤未得到适当的治疗或肩部继续承受压力，肩袖损伤可能进展为慢性病变。长期的炎症和慢性病变可能导致肌腱退行性变，这使得肌腱更容易受伤，且难以恢复其正常结构和功能。肩袖肌腱是连接肱骨和肩胛骨的关键结构，起协调肩关节运动的作用，特别是在举手和旋转肩膀的过程中。受损后肌腱炎症、部分撕裂或完全撕裂会导致局部疼痛、肩关节稳定性下降，以及可能的运动受限。

（四）影像学检查

1. X 线检查 对肩峰形态及肩关节骨性结构的改变的判断有帮助。部分肩袖损伤患者肩峰前外侧缘及大结节处有明显骨质增生。

2. MRI 可帮助确定肌腱损伤的部位和严重程度，尤其是磁共振血管造影（MRA），可以清晰地显示肩袖的部分撕裂，具有较高的诊断价值。

（五）分类

1. 挫伤 肩袖受到挤压、撞击、牵拉而造成肌腱水肿、充血，甚至是纤维变性，这种损伤是可修复的；同时其相邻肩峰下滑囊可伴有相应的损伤性炎症反应，滑囊内可有渗出性改变。

2. 肩袖的部分撕裂 肩袖肌腱的部分纤维断裂，这种断裂可以发生在肌腱的滑囊面、关节面或肌腱内，发生率按冈上肌、肩胛下肌、冈下肌及小圆肌的顺序依次递减。一般认为 3 周以内的撕裂为急性撕裂，3 周以上的为慢性撕裂。肩袖撕裂程度根据撕裂口的大小分为四型：①小型：撕裂口长度＜3 cm。②中型：撕裂口长度 3～5 cm。③大型：撕裂口长度＜5 cm，有 1 个肌腱断裂。④过大型：撕裂口长度＞5 cm，有 2 个肌腱断裂。

3. 肩袖的完全撕裂 肩袖肌腱连续性完全中断，分为全层撕裂（贯穿肌腱全层）或巨大撕裂（撕裂宽度＞5 cm）。可能累及单条或多条肌腱，导致生物力学异常和肩关节失稳。

（六）临床表现

1. 症状 肩关节疼痛、压痛、功能障碍。

2. 体征

（1）肩关节节奏：当肩关节做各种运动时会出现开裂音，这就是所谓的肩关节节奏。

（2）肌肉萎缩：撕裂较大或病程较长（3 个月以上）者，肩部肌肉会出现不同程度的萎缩，以冈上肌、冈下肌及三角肌的萎缩较为常见。

(3)继发性肩关节挛缩：病程较长(3个月以上)者可出现继发性肩关节挛缩，表现为肩关节向各个方向的运动受限(上举及外展运动尤为明显)，这与肩袖损伤造成的肩关节疼痛和功能障碍有关。

(4)撞击试验阳性：检查者在向下按压肩峰的同时，使患者的上臂被动上举，如患者感觉到肩峰下间隙疼痛而不能配合上臂上举则为撞击试验阳性。

二、治疗

根据病情的轻重，可选用固定、封闭、物理治疗、关节镜下肩袖修补术等方法进行治疗。

三、病情观察要点

观察患者疼痛的程度及位置，患肢肢端感觉、活动、血液循环情况，观察肩部是否肿胀；肩关节的活动度，抬高、旋转是否受限制，检查患者肩部的力量；肩部周围的肌肉是否出现明显的萎缩，关注肩关节的稳定性，是否有异常的松动感或不稳定的迹象。

四、护理

(一)护理要点

(1)给予镇痛、消肿等药物治疗，以及局部痛点封闭、物理治疗。

(2)患肩保持外展、前屈、外旋位，以外展架固定3～4周，加强肩关节的功能锻炼。

(3)术前加强肱二头肌功能锻炼，早期练习握拳、伸指，进行被动活动(如肩部向外旋转和被动牵拉运动等)，并进行腕关节、肘关节的各种活动。根据患者个体情况，为患者选择合适的支具，术前试戴肩部支具，使患者掌握佩戴方法。

(4)术后严密观察病情变化，注意观察患肩肿胀、末梢血液循环及感觉、运动情况等，警惕血管、神经损伤的可能。术后6 h内在患者肩关节周围冰敷，有助于减少出血，减轻疼痛及肿胀。保持肩关节轻度外展，无肩袖修补者用腕颈带悬吊，为避免颈部皮肤因长期受压而出现红肿、损伤，可在患者颈部垫纱布或小毛巾，肘与胸之间放置一软枕；有肩袖修补者给予肩关节外展支架，将肩关节固定于外展60°位。

(二)并发症护理

1. 出血护理 术后密切观察出血征象、生命体征变化、伤口敷料是否有渗出，发现异常时及时通知医生，必要时遵医嘱给予输液输血，防止发生失血性休克。

2. 伤口感染护理 密切观察体温变化、实验室检查指标的改变，局部皮肤有无红、肿、热、痛，伤口疼痛情况等，保持伤口敷料的干燥、清洁、无污染，如有渗出及时更换。

3. 关节僵硬 术后将患者安置于功能位，麻醉作用消退后嘱患者主动握拳和屈肘，早期被动活动患者肩关节，中后期嘱患者循序渐进地主动活动肩关节。

五、功能锻炼

(一)术后0～6周

此阶段以最大限度保护肩关节为前提，锻炼目的在于保护肩袖吻合部位，减轻肿胀和疼痛，逐步提升肩关节活动度。

1. 主动活动 术后1天指导患者主动活动肘、腕关节，做掌屈背伸(12～36次/组，2～3组/天)、左右摆掌(12～36次/组，2～3组/天)、肘部屈伸(12～36次/组，3～5组/天)动作。

2. 被动运动 先让患肢适应10 min左右，在安全、无痛的条件下，由护理人员辅助患者进行肩部向外旋转和被动牵拉运动。操作时保持动作轻柔且速度平缓，肩部运动角度从前屈140°至体侧外旋40°，同时被动内旋、外旋、外展肩关节，2～3次/天，20～30分/次。运动后可辅以冰敷，时间15～20 min。

(二)术后7～8周

此阶段应改善肩关节活动度、增强早期肌力和进行功能锻炼，目的在于恢复肩关节全范围活动度。具体锻炼内容如下。

(1)在患者无痛感和有肩关节外展包保护的前提下，实施肩关节被动训练(肩部后展、外旋等)和非抗阻主动运动(桌面滑动、爬墙运动等)。

(2)护理人员用肢体或道具辅助患者进行肩部全方位活动，使肩关节活动度由前屈 140°逐渐过渡至 160°，再由 40°反向旋转至 60°，外展则由 60°逐渐向外扩张至 90°，2～3 次/天，15 分/次。

(3)指导患者进行肩部肌肉的等长收缩运动，5～10 次/天。训练期间护理人员需及时指出并纠正患者锻炼姿势的不标准之处，同时训练强度严格遵循循序渐进、由轻至重的原则。

(三)术后 13～16 周

此阶段为后期肌力强化期，目的在于完全恢复患者肩关节活动度。此阶段以抗阻及强化康复训练为主，侧重点在于强化三角肌力量，恢复肩关节主动活动度以及肩袖肌肌张力。具体锻炼内容如下。

(1)借助门、桌子等进行肩关节囊牵拉，10～20 个/次，3 次/天。

(2)使用弹力带或哑铃等器械进行肩关节外展、上举训练，10～15 次/组，2～4 组/天。

(3)指导患者进行肩胛骨压紧、拉伸、回收以及耸肩等活动，15～20 次/组，3～5 组/天。

六、健康宣教

(1)肩部支具一般情况下佩戴 6～8 周，24 h 佩戴，撤支具时间及肢体负重时间于复查时由医生决定。

(2)术后 2 周门诊复查，此后每次复查时间由医生决定。

(3)遵医嘱伤口每 2～3 天换药 1 次，术后 14 天拆线，活动时要有吊带或肩关节外展固定架的保护。

(4)要坚持康复锻炼，锻炼中出现肿胀、疼痛及任何不适要及时就医。

七、病例分析

患者，男性，56 岁，以“摔伤致右肩关节疼痛、无力，伴活动受限 12 天”为主诉入院。12 天前患者行走时不慎摔倒致右肩着地，出现右肩关节疼痛、抬举无力伴活动受限，伤后自行使用云南白药气雾剂，并制动休息，疼痛症状稍缓解，但夜间疼痛仍明显，右肩关节活动受限未见改善，就诊于医院。门诊予以 X 线检查及 MRI 等检查，右肩 X 线片未见右肩部骨折征象；右肩 MRI 示右侧冈上肌腱损伤。拟“右肩袖损伤”收住院。查体：右上肢悬吊，右上肢肌肉无明显萎缩，右肩关节无明显肿胀，肱骨大结节处有压痛，撞击试验阳性，肢体远端感觉、血液循环、皮肤温度未见明显异常。请提出观察重点及护理要点。

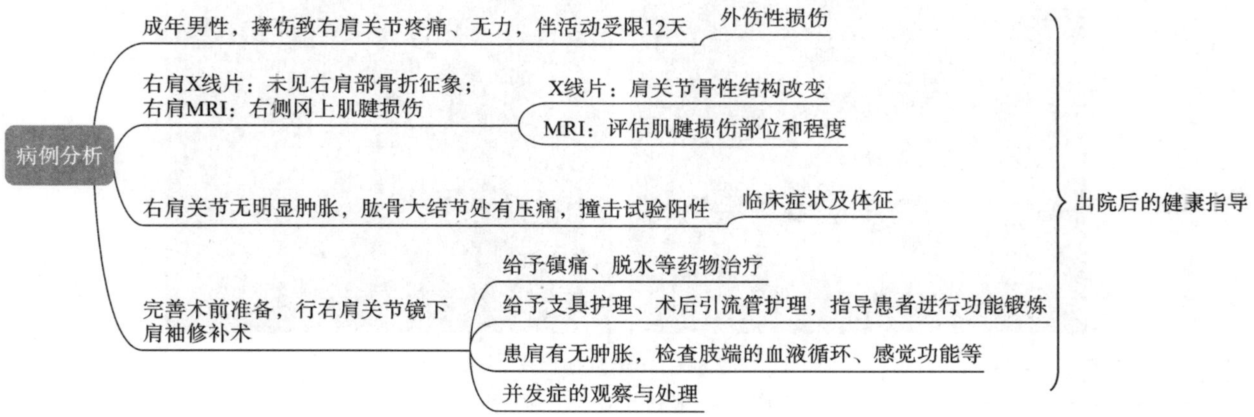
病例分析
成年男性，摔伤致右肩关节疼痛、无力，伴活动受限12天
外伤性损伤
右肩X线片：未见右肩部骨折征象；
右肩MRI：右侧冈上肌腱损伤
X线片：肩关节骨性结构改变
MRI：评估肌腱损伤部位和程度
右肩关节无明显肿胀，肱骨大结节处有压痛，撞击试验阳性
临床症状及体征
完善术前准备，行右肩关节镜下肩袖修补术
给予镇痛、脱水等药物治疗
给予支具护理、术后引流管护理，指导患者进行功能锻炼
患肩有无肿胀，检查肢端的血液循环、感觉功能等
并发症的观察与处理
出院后的健康指导

学习体会：

续表

带教老师评语：

第三节　半月板损伤

一、概述

(一)概念

半月板损伤(injury of meniscus)是指在不同诱因下膝关节半月板完整性和连续性遭到破坏，是膝部常见的损伤之一(图 5-3-1)。

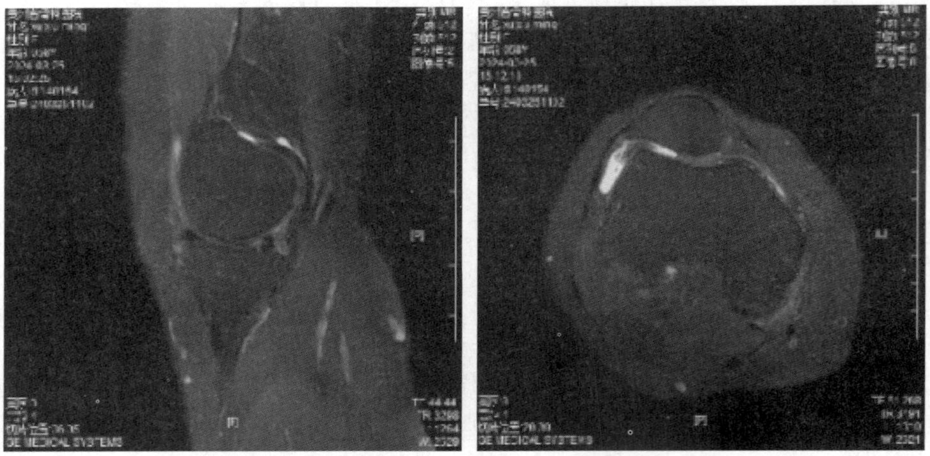

图 5-3-1　半月板损伤

(图片来源于北京积水潭医院贵州医院)

(二)解剖

膝关节作为人体最大的关节，有着非常重要的生物学意义，半月板又起着不可代替的作用。半月板是位于膝关节内的半月形软骨结构，主要包括两个部分：内侧半月板和外侧半月板。内侧半月板位于膝关节的内侧，呈 C 形，与内侧副韧带相连。内侧半月板与关节囊牢固连接，因此较外侧半月板不容易发生移位。

外侧半月板位于膝关节的外侧，呈类椭圆形，与外侧副韧带相连，但连接较宽松，这使其相对于内侧半月板更容易发生移位。半月板主要由纤维软骨组织构成，具有一定的弹性，能够承受压力和吸收冲击力。半月板的外缘部分有较好的血液供应，有助于这一区域组织的修复。半月板在膝关节中起减轻冲击、分散重量负荷、增加关节润滑和增强关节稳定性的重要作用，有助于保护关节软骨，是关节运动顺畅进行的关键因素。半月板的形状使半月板能更好地适应膝关节的解剖结构，从而在运动中提供必要的支撑。由于其特殊的位置和功能，半月板容易受到外伤或慢性损伤的影响，进而影响其正常功能。

（三）病理生理

半月板损伤会导致膝关节应力面积缩小、软骨面磨损、膝关节不稳等不良后果，半月板损伤可引起炎症反应，包括局部组织的红、肿、热、痛，触发修复过程，机体会尝试通过形成纤维软骨来修复半月板。关节液产生增加，可维持关节润滑和减轻摩擦。半月板损伤可能导致膝关节的稳定性受损，增加关节内其他结构的受损风险。若未得到适当治疗，半月板损伤可能导致膝关节炎或膝关节功能障碍。

（四）影像学检查

1. X 线检查 可以了解骨骼的形态，判断是否存在骨折等情况。对于半月板损伤患者，通过 X 线检查，检查者可以发现半月板的不同程度的撕裂。

2. CT 可以了解骨骼的形态，判断是否存在骨折等情况。利用 CT 检查，检查者可以发现患者半月板有不同程度的撕裂。

3. MRI 可以帮助检查者了解半月板的具体情况，如是否存在撕裂、损伤等，以及半月板撕裂的程度。

（五）分类

通常情况下半月板损伤分为 0～Ⅳ级 5 个等级。

1. 0 级 为正常半月板。

2. Ⅰ级 多为半月板退行性变导致。MRI 表现为半月板内椭圆形或者球形的小病灶高信号影，该高信号影多不与半月板关节面相接触。

3. Ⅱ级 MRI 多显示半月板内线形的高信号影，病变范围可达关节囊缘，但未侵及关节面缘。

4. Ⅲ级 MRI 显示半月板呈大面积的弥漫性高信号影，低信号的关节面变得模糊不清甚至消失。纤维软骨断裂是该类型损伤的病理表现。

5. Ⅳ级 MRI 显示半月板的大部分甚至全部结构消失，被大面积高信号影覆盖，患者多伴有严重的增生性骨关节病和关节软骨破坏缺损。

（六）临床表现

膝关节疼痛、肿胀、屈曲受限是半月板损伤的早期症状。膝关节弹响、交锁，股四头肌萎缩、膝关节不稳等是半月板损伤的后期症状。

二、治疗

（一）非手术治疗

急性期可以进行冰敷，暂停活动，休息，以减少出血、减轻疼痛、缓解症状，缩短急性反应期。

（二）手术治疗

手术治疗方式包括关节镜下半月板缝合修复手术或切除手术。

三、病情观察要点

严密观察患肢的肿胀程度、皮肤色泽；患肢膝下垫软枕使其抬高，使半月板处于松弛状态，减轻术后胫股关节对残留半月板的压迫；严密观察局部包扎的伤口渗血、渗液及肢体肿胀、疼痛情况；有引流管者保持引流通畅，记录引流液的量、颜色及性质。

四、护理

(一)护理要点

(1)术前指导患者做下肢功能锻炼,如股四头肌收缩练习、直腿抬高运动、踝泵运动,以促进血液循环,预防肌肉萎缩,增强术后下肢肌力,维持膝关节的稳定性。术前指导患者做床上大小便训练,以利于预防术后排便困难。做好皮肤的护理,告知患者避免抓伤或碰伤患肢皮肤。如关节积液过多,则协助医生在无菌操作下抽出,用弹力绷带加压包扎膝关节,并严密观察疼痛是否加剧或是否出现麻木,及时处理。

(2)术后患肢膝下垫软枕,抬高约 20 cm,使膝关节保持伸直位。术后膝部冰敷 24~72 h,以减少渗出,减轻肿胀和疼痛。观察伤口渗血、渗液情况,保持引流管引流通畅,观察并记录引流液的颜色、量及性质。密切观察患肢血液循环,皮肤温度、感觉,踝、足趾活动情况,末梢血管的充盈度,以及患肢足背动脉搏动情况。术后 8~24 h,若患者有轻度疼痛,则根据疼痛部位、程度、持续时间记录疼痛评分,遵医嘱给予镇痛治疗,并观察用药后效果及不良反应。避免剧烈活动,预防伤口感染、关节内积血、创伤性滑膜炎等并发症。

(二)并发症护理

1. 肌肉萎缩、关节僵硬

(1)指导患者加强功能锻炼,术后当天可进行踝泵运动(麻醉作用消退后立即开始),以促进患肢血液循环。术后第 1 天行股四头肌收缩练习、直腿抬高运动、伸膝练习,在疼痛可忍受的条件下,拄双拐下地行走、坐立,完成力所能及的事情。

(2)术后第 2 天可指导患者行屈膝训练、双脚对抗性训练、下蹲训练等,每天 3 次,每次 20 min,锻炼完毕后可采用冰敷缓解肿胀。

(3)给予心理辅导,并告知患者功能锻炼对康复的重要性。定时巡视病房,了解患者需要,及时解决问题。

(4)多与管床医生沟通,及时了解患者功能锻炼情况。

2. 下肢深静脉血栓形成

(1)抬高患肢 30°,改善下肢静脉回流。遵医嘱应用那屈肝素钙抗凝。指导患者多饮水,以利于稀释血液,降低血液黏稠度。

(2)指导患者加强功能锻炼,如踝泵运动、等长收缩运动、直腿抬高运动等,遵医嘱予以间歇性气压治疗,增加静脉回流,减少血液淤滞。

(3)观察患肢有无疼痛、肿胀,皮肤温度变化,患肢周径及皮肤颜色变化。

(4)保护下肢静脉,避免下肢静脉穿刺和输液操作。

3. 感染

(1)密切观察患肢情况,如敷料出现污染、渗血、渗液等,应及时通知医生做换药处理。

(2)观察患肢伤口有无红、肿、热、痛,做好评估并及时告知医生,协助医生进行相应的处理。

(3)一旦感染,后果严重,其原因可能为操作不当或体内有感染灶。处理的方法是在早期全身性应用抗生素的同时,穿刺排脓,用抗生素溶液冲洗。晚期患者需切开排脓,冲洗干净后用抗生素溶液冲洗,停止关节活动,待感染消退后再开始活动。

五、功能锻炼

(1)术后第 1 天开始进行踝泵运动,患者取仰卧位,膝关节伸直,踝关节全力背伸并坚持片刻,然后踝关节全力跖屈并坚持片刻,一组 20 次。进行股四头肌收缩练习时,尽力背伸踝关节,尽量伸膝,使髌骨向近端牵拉。坚持 15~20 s 再放松。

(2)术后第 5 天开始进行直腿抬高运动:协助患者取仰卧位,绷直双侧膝关节,脚背保持背伸状,交替抬高,使足跟与病床表面间的距离保持在 15~20 cm,至双下肢无力后停止,15~30 次/组,3~4 组/天。膝关节紧绷训练:指导患者保持膝关节伸直状态,根据其耐受程度紧绷股四头肌,维持 5~10 s 再放松,间隔 30 s 进行重复操作，20～30 次/组，3～4 组/天。等张练习：协助患者取仰卧位，双膝保持自然并拢状，屈膝 90°，患肢与健肢保持平行状态，将膝关节迅速伸直，维持 10 s 后缓慢恢复屈膝状，间隔 10 s 重复操作，25～30 次/组，3～4 组/天。

（3）术后 12 天开始进行静蹲锻炼，协助患者站立于病床前，双脚打开，保持与肩同宽，双足足尖朝前，双腿缓慢往下蹲，维持 3～5 min 再缓慢恢复站立体位，间隔 20 s 再重复操作，8～10 次/组，3～4 组/天。

六、健康宣教

（1）术后 2 周复查，伤口处拆线。

（2）继续进行患肢功能锻炼，以增加肌力，逐渐恢复患肢的功能：半月板缝合修复术后 6 周，膝关节屈伸角度基本接近正常，术后 3 个月可恢复基本日常生活，术后 6 个月逐渐开始体育运动；半月板切除术后 3 周屈伸角度可达 120°，同时增加负重重量，术后 4 周屈伸角度基本接近正常，逐渐恢复基本日常生活。

（3）出院后定期复查，若出现明显关节肿胀、体温升高，随时到医院就诊。

七、病例分析

患者，男性，35 岁。主诉：右膝关节疼痛和肿胀。患者曾从事长时间站立工作，最近几周增加了跑步锻炼。患者右膝关节活动度受限，疼痛明显，压痛点位于关节间隙。MRI 显示右膝内侧半月板撕裂。请提出观察重点及护理要点。

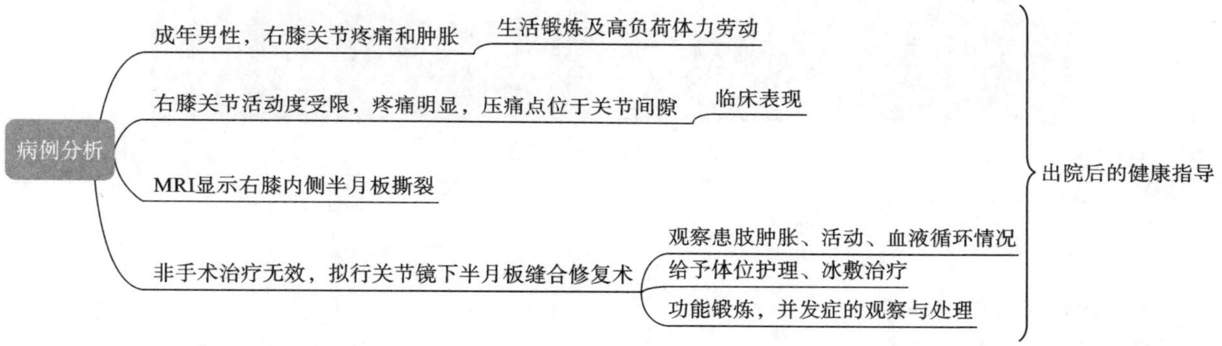

学习体会：
带教老师评语：

第四节 膝关节韧带损伤

一、概述

（一）概念

膝关节韧带的功能为维持关节稳定，并限制其超越生理范围活动。非生理性暴力活动时，若牵拉韧带超过其耐受范围，即发生韧带损伤（图 5-4-1）。

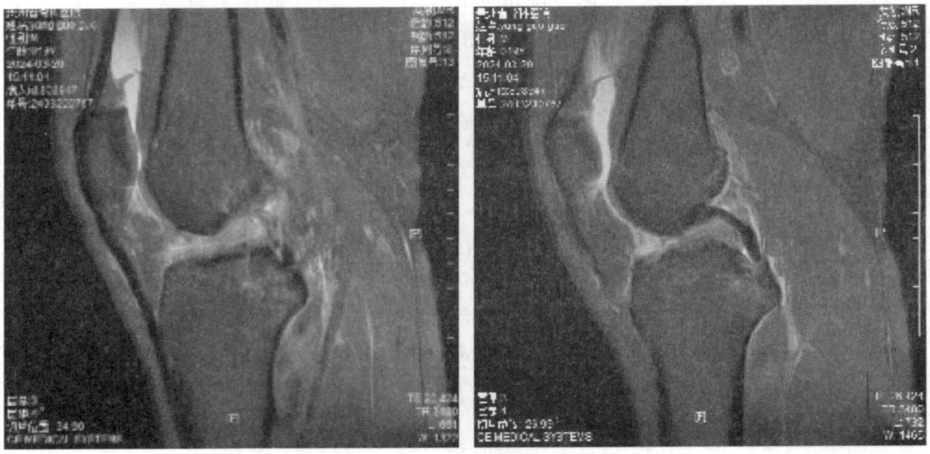

图 5-4-1 膝关节韧带损伤

（图片来源于北京积水潭医院贵州医院）

（二）解剖

膝关节韧带包括以下结构。

1. 前交叉韧带 位于膝关节的前部，起自股骨外侧髁，向内下方斜行，止于胫骨内侧髁，主要限制膝关节的过度前移和内外翻。

2. 后交叉韧带 位于膝关节的后部，起自股骨内侧髁，向外上方斜行，止于胫骨外侧髁，主要限制膝关节的过度后移和内外翻。

3. 内侧副韧带 位于膝关节的内侧，起自股骨内侧髁，向内下方斜行，止于胫骨内侧髁，主要限制膝关节的过度外翻。

4. 外侧副韧带 位于膝关节的外侧，起自股骨外侧髁，向外下方斜行，止于胫骨外侧髁，主要限制膝关节的过度内翻。

（三）病理生理

膝关节韧带损伤是膝关节内各个韧带受到外力冲击，导致膝关节稳定性下降的一种损伤。当膝关节受到强烈的外力冲击（如运动中的扭伤或碰撞）时，前交叉韧带可能发生断裂或松弛。后交叉韧带损伤较为少见，通常发生在膝关节受到强烈的外力冲击（如车祸或运动中扭伤）时。内侧副韧带损伤常见于膝关节受到外翻应力（如运动中的扭伤或碰撞）时。外侧副韧带损伤较为少见，通常发生在膝关节受到强烈的外力冲击（如车祸或运动中扭伤）时。

（四）影像学检查

1. X 线检查 显示胫骨向前或向后移位，或见胫骨棘撕脱后的骨片。

2. MRI 可清晰显示前后交叉韧带的损伤情况，还可发现其他韧带损伤与隐藏的骨折线。

(五)分类

1. 内、外侧副韧带损伤

(1)内侧副韧带损伤:为膝外翻暴力所致,即膝伸直时,膝或腿部外侧受强大暴力打击或重压,使膝过度外展,内侧副韧带可发生部分或完全断裂。

(2)外侧副韧带损伤:主要为膝内翻暴力所致,即膝或腿部内侧受暴力打击或重压,使膝过度内收,外侧副韧带可发生部分或完全断裂。在遭受严重创伤时,侧副韧带、交叉韧带和半月板可同时受损。

2. 前、后交叉韧带损伤

(1)前交叉韧带损伤:膝关节伸直位下内翻损伤和膝关节屈曲位下外翻损伤都可以使前交叉韧带断裂。

(2)后交叉韧带损伤:无论膝关节处于屈曲位或伸直位,来自前方的使胫骨上端后移的暴力都可以使后交叉韧带断裂。

(六)临床表现

1. 疼痛 损伤部位疼痛,早期较为明显,随时间推移,疼痛可能减轻。

2. 肿胀 损伤后可伴有小血管破裂出血,导致局部肿胀、血肿形成。

3. 压痛 受伤部位有明显压痛点。

4. 皮下淤血、瘀斑 损伤处可能出现皮下淤血、瘀斑。

5. 活动受限 关节活动度受限,活动时疼痛加重。严重损伤时关节稳定性下降,可能出现异常活动。

6. 关节不稳 关节稳定性降低,部分患者感觉关节松动或不稳定。

二、治疗

(一)非手术治疗

非手术治疗包括冷疗、超声波治疗、磁疗、高压氧治疗、微电流治疗、射频治疗等。

(二)手术治疗

手术治疗方式包括交叉韧带、侧副韧带重建术和修复术。

三、病情观察要点

观察患者在不同活动状态下的疼痛程度和位置,以及疼痛是否持续存在;患者膝关节周围肿胀情况,包括肿胀的程度有无进行性加深和肿胀的范围有无进行性扩大;检查膝关节的稳定性,包括是否有关节松弛感或过度活动的迹象;观察患者膝关节活动度是否受限,以及活动时是否有异常;观察患者膝关节的生理学特征,如皮肤温度和颜色,以排除感染等并发症的可能;关注患者是否出现走路困难、无法承受体重或影响日常活动的情况。

四、护理

(一)护理要点

(1)非手术治疗:抬高患肢,48 h 内可给予冰敷,48 h 后适当热敷,行踝泵运动,促进消肿;急性期或功能锻炼期可口服消炎镇痛药;前交叉韧带损伤患者患膝伸直位制动,后交叉韧带损伤患者患膝屈曲 20°～30°制动,固定 4～6 周;6 周内行股四头肌肌力练习,6 周后逐渐调整支具角度,每天增加 10°～15°,增加膝关节活动度,待膝关节屈曲 90°后,可根据患者耐受程度行负重练习。

(2)术前指导患者行下肢功能锻炼,以促进血液循环,预防肌肉萎缩,改善因韧带损伤带来的功能障碍;指导患者行床上大小便训练;评估患者皮肤情况,保护好皮肤。

(3)前交叉韧带重建术后患者患膝伸直位制动,后交叉韧带重建术后患者患膝屈曲 20°～30°制动;保持引流管无菌和通畅,观察引流液的量、颜色、性质;观察患肢肿胀程度、末梢血液循环、疼痛性质。

（二）并发症护理

1. 关节僵硬的护理

(1)防止软组织粘连。在关节、骨骼或软组织遭受损伤时，以及术后的制动期，应及早对未受累的部位进行活动度训练和功能训练，在可能的情况下进行日常活动，防止受伤部位的软组织在愈合过程中发生不合理的粘连。术后当天做踝泵运动(麻醉作用消退后立即开始)，以促进患肢血液循环。术后第 1 天做股四头肌收缩练习、直腿抬高运动、伸膝练习。术后第 4 天，在疼痛可忍受的条件下，屈曲练习至 60°，每天 1 次，每天增加 5°～10°。观察患肢肿胀情况，抬高患肢，予以冰敷，每隔 2～3 h 1 次，每次 15～20 min，每天 3～5 次，以减少肿胀和疼痛。

(2)伤口疼痛及长时间制动可导致大腿肌肉一直处于紧张状态，进而影响关节灵活度。患者应遵医嘱使用非甾体抗炎药(如艾瑞昔布片、布洛芬等)来减轻疼痛和缓解肿胀。

(3)给予患者心理辅导并告知功能锻炼对康复的重要性。定时巡视病房，了解患者需要，及时解决问题。

(4)多与管床医生沟通，及时了解患者功能锻炼情况。

2. 下肢深静脉血栓形成的护理

(1)抬高患肢 30°，改善下肢静脉回流。遵医嘱应用低分子肝素钙或那屈肝素钙抗凝，指导患者多饮水，以利于稀释血液，降低血液黏稠度。

(2)指导患者加强功能锻炼，如踝泵运动，遵医嘱予以气压治疗。

(3)观察患肢有无疼痛、肿胀，皮肤温度变化，患肢周径及皮肤颜色变化情况。

(4)保护下肢静脉，避免在下肢静脉进行穿刺和输液操作。

3. 关节积液、血肿的护理

(1)关节积液：因操作粗暴、止血不彻底或术后下地负重活动太早引起。一般在加强股四头肌抗阻力等张收缩练习、避免伸屈膝活动、延迟负重时间后，关节积液即可消退。如积液较多，可在无菌操作下抽出液体后用弹力绷带加压包扎。

(2)关节血肿：因膝部包扎过紧、静脉回流受阻引起。未凝固的血可抽出，凝固的血块要切开清除，并对损伤的血管结扎止血。注意观察切口敷料包扎松紧度，有无渗血、渗液，患肢血液循环、皮肤温度、感觉、肿胀情况。若患者膝关节张力大，肿胀明显，疼痛剧烈，患肢拒绝活动，应及时通知医生，必要时进行关节抽液。

五、功能锻炼

(1)术后 1 天至术后 2 周，指导患者开展阶段性功能锻炼，以达到收缩肌肉、促进下肢血液循环、减轻肢体肿胀的目的。指导患者进行推髌骨，股四头肌、腘绳肌等长收缩运动，直腿抬高运动，主动屈膝训练。在上述训练基础上，还需每天开展 2 次持续性的被动活动，起始的被动屈伸活动度为 30°，每天增加 5°～10°，被动活动的时间维持在每次 30 min 及以上。

(2)术后 2～4 周继续强化第一阶段的肌力训练，并逐渐增加负重行走训练。术后满 3 周，可指导患者拄拐，使用全脚掌贴地行走方式。

(3)术后 4～6 周继续强化以上锻炼，能有效改善膝关节运动的效果，确保患者膝关节的被动屈伸活动度达 140°，主动屈伸活动度达 120°，并展开行走步态练习。

(4)术后 6～7 周鼓励患者脱拐正常行走，并练习弓步转移动作、足尖抬起靠墙站立动作、靠墙下蹲动作及上下楼梯等，用于增强患者的耐受度。这些训练需持续开展，以确保患者能够正常工作和生活。

(5)术后 8～12 周可练习快走，还可借助功率自行车进行练习。

(6)术后 12 周之后可开始练习慢跑或者跳绳等，但需要避免剧烈活动或者突然停止动作。

六、健康宣教

(1)向患者讲解医生与康复治疗师制订的康复计划，嘱患者根据康复计划进行锻炼。

(2)患者出院后每天应进行下肢肌力练习直至恢复正常行走。除此之外,术后 2～4 周,主动屈膝角度可增至 90°～120°。术后 4～12 周,膝关节主动及被动屈曲度应逐渐增加至正常范围。可在支具保护下拄拐下地,患肢从部分负重开始,依自身感觉逐渐增加负重重量,直至完全负重时行走无痛,方可脱拐。休息时伸膝状态下可去除支具,活动时佩戴支具保护膝关节。术后 3～6 个月开始静蹲练习,活动时继续佩戴支具。术后 6 个月,去除支具,开始进行低强度的体育运动,如慢跑、游泳等。术后 1 年,可逐渐进行剧烈的体育运动。

(3)定期门诊随访,术后 6 个月内每 2 个月复查 1 次。半年后每 3 个月复查 1 次,若出现患肢疼痛、肿胀,皮温高,应及时就诊。

七、病例分析

患者,男性,30 岁,参加足球比赛突然转向时感到膝关节剧痛,膝关节肿胀明显。影像学检查:MRI 示前交叉韧带损伤,诊断为前交叉韧带损伤。请提出观察重点及护理要点。

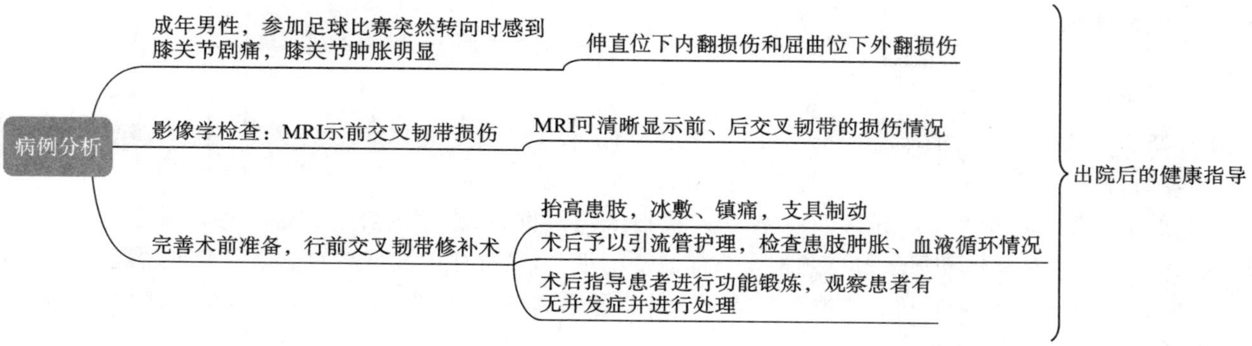
病例分析
成年男性，参加足球比赛突然转向时感到膝关节剧痛，膝关节肿胀明显
伸直位下内翻损伤和屈曲位下外翻损伤
影像学检查：MRI示前交叉韧带损伤
MRI可清晰显示前、后交叉韧带的损伤情况
完善术前准备，行前交叉韧带修补术
抬高患肢，冰敷、镇痛，支具制动
术后予以引流管护理，检查患肢肿胀、血液循环情况
术后指导患者进行功能锻炼，观察患者有无并发症并进行处理
出院后的健康指导

学习体会：

带教老师评语：

第六章　脊柱外科

第一节　颈椎退行性疾病

一、颈椎病

（一）概述

1. 概念　颈椎病(cervical spondylosis)是因颈椎间盘退行性变及其继发性改变，刺激或压迫相邻脊髓、神经根、血管和食管等组织，并引起相应症状和体征的疾病。

2. 解剖　颈椎的椎孔呈三角形，7个椎孔连接构成颈段椎管，椎管内容纳颈髓。相邻椎骨的上、下切迹组成椎间孔，内有脊神经根通过。颈椎是头部活动的平台，是脊柱中最灵活的部分。颈椎的运动包括前屈、后伸、左右侧屈和左右旋转。一般正常成年人颈椎的最大活动度：前屈或后伸70°，左右侧屈各50°，左右旋转各90°。

3. 病理生理　颈椎病是一种常见的退变性疾病，颈椎活动度大，随年龄增长，椎间盘逐渐发生退变，使椎间隙狭窄，关节囊、韧带松弛，脊柱活动时稳定性下降，进一步引起椎体、椎间关节及其周围韧带发生变性、增生、钙化，最后导致相邻脊髓、神经、血管受到刺激或压迫；急性损伤使已发生退变的颈椎间盘损害加重而诱发颈椎病，慢性损伤可加速其退变的发展过程，严重地影响了患者的身体健康和生活质量；多见于男性，好发于第4～5颈椎(C4～C5)和第5～6颈椎(C5～C6)。

4. 影像学检查

(1)X线检查：可显示颈椎曲度改变、椎节不稳定及骨赘形成等。

(2)CT：对本病的诊断有一定帮助，但常规CT往往不能确诊。

(3)MRI：可清晰地显示局部的病理解剖状态，包括髓核的突出与脱出，脊神经根受累的部位与程度等。

5. 分类　颈椎病可分为4型。有的患者以其中一种类型为主，同时伴有其他类型的表现，称为复合型颈椎病。

(1)神经根型颈椎病：其发病率占颈椎病的50%～60%，系椎间盘向后外侧突出致钩椎关节或椎间关节增生、肥大，进而刺激或压迫神经根所致。

(2)脊髓型颈椎病：其发病率占颈椎病的10%～15%，由后突的髓核、椎体后缘的骨赘、增生肥厚的黄韧带及钙化的后纵韧带压迫或刺激脊髓所致。

(3)椎动脉型颈椎病：由颈椎横突孔增生狭窄、颈椎稳定性下降、椎间关节活动移位等直接压迫或刺激椎动脉，椎动脉狭窄或痉挛，造成椎-基底动脉供血不全所致。

(4)交感神经型颈椎病：由颈椎各种结构病变刺激或压迫颈椎旁的交感神经节后纤维所致。

6. 临床表现

(1)神经根型颈椎病：颈部疼痛及僵硬，短期内加重并向肩部及上肢放射。用力咳嗽、打喷嚏及颈部活动时疼痛加重。皮肤可有麻木、过敏等感觉改变。上肢肌力减退、肌肉萎缩，手指动作不灵活。

(2)脊髓型颈椎病：四肢麻木、乏力，走路或者持物不稳，胸部和腰部有紧束感，好像缠着布条带一样。随着病情的加重，可能发生自上而下的肢体瘫痪、大小便失禁。

(3)椎动脉型颈椎病：如果患者原有动脉硬化，颈部病变压迫椎基底动脉，则容易发生椎动脉型颈椎病。①眩晕：最常见，多伴有复视、耳鸣、耳聋、恶心、呕吐等症状，头颈部活动和姿势改变可诱发或加重眩晕。②猝倒：本型特有的症状，表现为四肢麻木、软弱无力而跌倒，多在头部突然活动或姿势改变时发生，倒地后再站起来可继续正常活动。③头痛：表现为发作性胀痛，以枕部、顶部为主，发作时可有恶心、呕吐、出汗、流涎、心慌、憋气以及血压改变等自主神经功能紊乱症状。

(4)交感神经型颈椎病：主要表现为头枕部疼痛、眼窝胀痛、睑裂大小不等、耳鸣、耳聋、一侧面部无汗或多汗、心慌及胃肠胀气等。

(二)治疗

神经根型、椎动脉型和交感神经型颈椎病以非手术治疗为主；脊髓型颈椎病随着病程的进展，其症状会逐渐加重，故确诊后应及时行手术治疗。

1. 非手术治疗 如枕颌带牵引、佩戴颈托、推拿按摩、药物治疗等。

2. 手术治疗 如椎间盘摘除、椎间植骨融合术，以及前路侧方减压术、颈椎半椎板切除减压术或全椎板切除术、椎管成形术。

二、颈椎间盘突出症

(一)概述

1. 概念 颈椎间盘突出症(cervical disc herniation)指由于退行性变、颈部创伤等因素，纤维环破裂，髓核从破裂处脱出，刺激或压迫颈神经根或脊髓等组织而引起相应的症状和体征(图 6-1-1)。

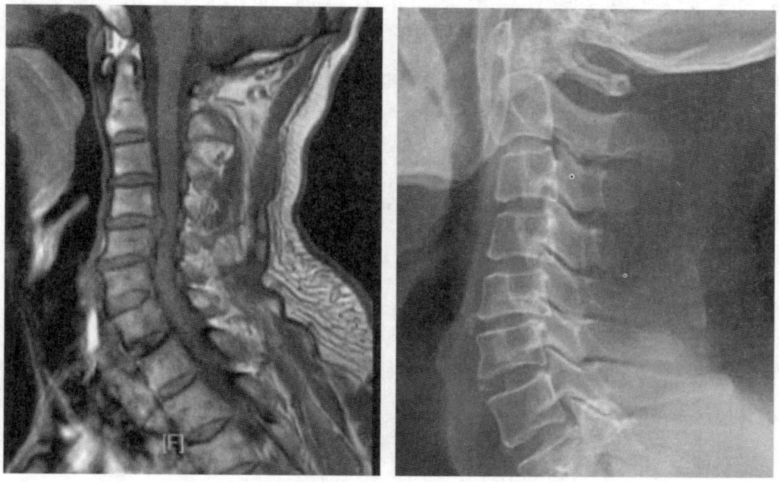

图 6-1-1 颈椎间盘突出症

(图片来源于北京积水潭医院贵州医院)

2. 解剖 髓核、纤维环和椎体上、下软骨板共同构成颈椎间盘，使上、下两节椎体紧密联结，保证颈椎发挥正常的生理功能。

3. 病理生理 颈椎间盘一旦发生变性，其功能会出现异常，最终会使颈椎的骨性结构遭到破坏，并直接影响颈椎的力学平衡。因此，颈椎间盘的退行性变常被视为促使颈椎间盘突出发生与发展的主要因素。超过正常生理活动范围或局部所能耐受值的各种超限活动、各种全身性外伤，对颈椎局部均有影响，但与颈椎间盘突出的发生与发展直接相关的是头颈部外伤。

4. 影像学检查

(1)X 线检查：常规拍摄颈椎正位、侧位及动力位 X 线片，可发现颈椎的生理性前凸减小或消失；受累椎间隙变窄及骨赘增生等。

(2)CT:对本病的诊断有一定帮助,可见突出的椎间盘压迫脊髓、增生的骨赘突入椎管内,但常规 CT 检查往往不能确诊。

(3)MRI:对颈椎间盘突出的诊断具有重要价值,可清楚显示颈椎间盘突出和脊髓受压的程度。

5. 分类 根据突出的椎间盘在椎管内的位置不同,颈椎间盘突出症可分为以下 3 种类型。

(1)中央突出型:突出的椎间盘位于椎管中央,因此可压迫脊髓腹面而产生双侧脊髓受压的症状。

(2)侧方突出型:突出的椎间盘位于后纵韧带的外侧、钩椎关节的内侧。该处是脊神经根经过的地方,因此突出的椎间盘可压迫脊神经根而产生症状。

(3)旁中央突出型:突出的椎间盘偏向一侧而位于脊髓与脊神经根之间,可同时压迫两者而产生单侧脊髓受压及神经根症状。

6. 临床表现 由于突出的椎间盘在椎管内的位置不同,不同类型的颈椎间盘突出症的临床表现有所差异。

(1)中央突出型。

症状:患者有不同程度的四肢无力,下肢重于上肢,表现为步态不稳,严重时可出现四肢不完全性或完全性瘫痪、大小便功能障碍(表现为尿潴留和排便困难)等脊髓受压表现,也可能伴有双侧上肢或下肢的疼痛、麻木等神经根症状。

体征:患者有不同程度的肢体肌力下降;深、浅感觉异常,感觉异常平面可因椎间盘突出节段的不同而异;肢体肌张力增高,腱反射亢进,并出现病理现象。

(2)侧方突出型。

症状:患者后颈部疼痛、僵硬、活动受限;颈部后伸时疼痛加剧,并向肩臂部放射;一侧上肢有放射性疼痛或麻木。

体征:患者颈部活动受限;病变节段相应椎旁肌肉有压痛、叩击痛;臂丛牵拉试验阳性;受累的脊神经支配区域有感觉异常、肌力减退、肌肉萎缩等表现。

(3)旁中央突出型:此型患者除有侧方突出型颈椎间盘突出症的症状、体征外,还可有不同程度的单侧脊髓受压症状,表现为患侧下肢无力、活动不便、踩棉花感等。

(二)治疗

1. 非手术治疗 为本病的基本治疗方法。主要适用于颈椎间盘突出症早期患者;颈椎间盘突出症仅表现为神经根症状者;颈椎间盘突出症表现为脊髓压迫症状,但患者无法耐受手术治疗者。治疗方法同颈椎病。

2. 手术治疗 主要适用于神经根症状反复发作,经非手术治疗无效者;上肢症状重于颈部症状,且经至少 6 周的非手术治疗无效者;出现明显脊髓压迫症状且呈进行性加重者;影像学表现有明确的椎间盘突出,与临床表现相一致者。

3. 手术入路选择 手术入路由患者的临床表现、影像学表现以及医生的经验综合决定,包括前路、后路和前后路联合入路,常用的术式有以下两种。

(1)颈椎前路手术:适用于有 1～2 个椎间盘病变的患者。以颈前路减压、突出椎间盘摘除及椎间植骨融合术为主。近年来,在颈前路摘除突出椎间盘后,用内固定器械行椎间植骨融合术已成为当前治疗颈椎间盘突出症的新方法。

(2)颈椎后路手术:适用于侧方突出型颈椎间盘突出症或多节段椎间盘突出者,以及合并椎管狭窄者,术式包括颈后路椎板切除术、椎管成形术以及植骨融合术等。近年来,随着内镜技术的不断发展,后路经皮内镜下颈椎间盘摘除术的应用也在逐渐增加。

三、颈椎后纵韧带骨化症

(一)概述

1. 概念 颈椎后纵韧带骨化症(ossification of cervical posterior longitudinal ligament,OPLL)又称颈

椎后纵韧带钙化症,是因颈椎的后纵韧带发生骨化(或钙化),压迫脊髓和神经根,产生手足及躯干的感觉异常、运动麻痹、膀胱直肠功能障碍等的疾病(图 6-1-2)。

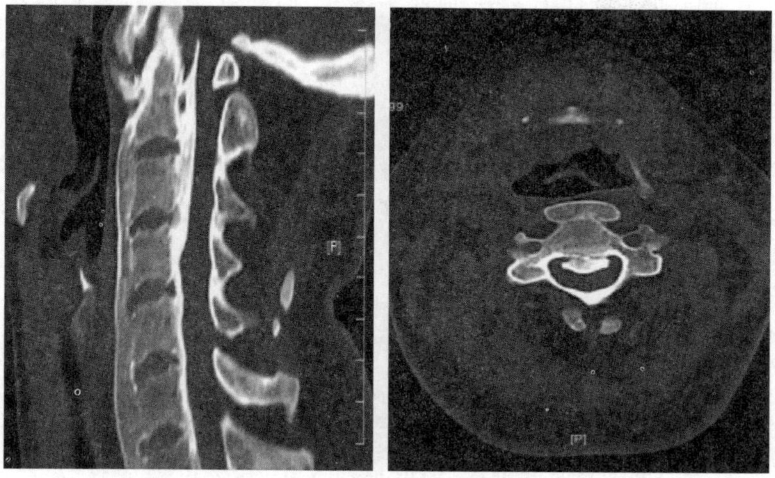

图 6-1-2 颈椎后纵韧带骨化症

(图片来源于北京积水潭医院贵州医院)

2. 解剖 颈椎后纵韧带是连接颈椎的重要结构,位于椎骨的背侧。它由纤维组织构成,主要起稳定椎骨的作用。在解剖上,颈椎后纵韧带贯穿颈椎的后方,连接相邻的椎骨,形成一个强有力的支撑结构。

3. 病理生理 颈椎后纵韧带可能受到不同病变的影响,如退行性变、炎症或损伤都可能导致该韧带的结构和功能发生改变。颈椎后纵韧带骨化症患者较普通人群有更高的发生甲亢、糖尿病、肢端肥大症、佝偻病等的风险,可能引发颈椎不稳定,甚至影响神经结构,导致疼痛、麻木或其他症状,骨化韧带凸向椎管,可引起脊髓损害症状,与脊髓型颈椎病难以区别。

4. 影像学检查

(1)X 线检查:主要表现为椎体后缘异常的高密度条状阴影。为准确判断狭窄程度,可采用普通 X 线检查和断层 X 线检查来判断椎管的狭窄率。

(2)脊髓造影术:可观察到后纵韧带骨化灶对硬膜囊的压迫情况。影像上常表现为与骨化水平相一致的不完全性或完全性梗阻。若要确定受压梗阻范围,须做上行性和下行性两次造影。

(3)CT:诊断颈椎后纵韧带骨化症的重要方法,可以在横断面上观察和测量骨化物的形态分布及其与脊髓的关系。

(4)MRI:可根据脊柱韧带的形态和信号变化判断韧带的病变情况。

5. 分类 从大体形态上,颈椎后纵韧带骨化症可分为 4 型:节段型、连续型、混合型、其他型。其他型指椎间隙骨化并向椎体后方扩张。

6. 临床表现 颈椎后纵韧带骨化症的发生与发展一般较缓慢。患者多在中年以后发病,早期可不出现任何临床症状,但当颈椎后纵韧带骨化到一定程度引起颈椎椎管狭窄或病变进展较快及受到外伤时,则可造成对脊髓、神经或脊髓血管的压迫,患者逐渐出现症状。颈椎后纵韧带骨化症的起始症状视病变的不同而有差异,上肢感觉迟钝、疼痛及颈部疼痛多见。

(1)局部表现:早期颈部可无不适,随着颈椎后纵韧带骨化的进展,患者可出现轻度酸痛及不适,颈椎活动大多正常或轻度受限。由于后纵韧带张力降低,患者头颈后伸受限较多见。检查时,被动活动颈椎可引起颈痛或酸胀感。

(2)脊髓压迫症状:程度轻重不同,可有间歇期,呈慢性进行性痉挛性四肢瘫。由于病变多呈慢性、由前向后逐渐发展,故而瘫痪一般先从下肢开始出现,渐而出现上肢症状;少数病程发展较快者,或以血管性改变为主的患者亦可先出现上肢症状或四肢同时发病。

①上肢功能障碍:主要是双侧或一侧手部或臂部肌力减弱,并出现麻木、无力及手部灵活性减退等症

状；严重者不能持笔、持筷或扣纽扣等；握力大多减退，肌肉呈中度或轻度萎缩，尤以大、小鱼际肌明显；检查时可发现患者上肢有痛觉障碍，腱反射亢进，霍夫曼征多为阳性。

②下肢功能障碍：主要是双下肢行走无力，肌张力增高，抬举困难，行走时呈拖步步态或步态不稳，有踩棉花感，下肢可因痉挛而疼痛。内收肌痉挛明显者，行走时呈剪刀步态。同时可有双下肢麻木、无力及痉挛，严重者不能自行坐起及翻身，可有深感觉及浅感觉减退。下肢腱反射亢进或活跃，髌阵挛、踝阵挛阳性，病理反射多为阳性。

③其他：主要是括约肌功能障碍，表现为排尿困难、无力或小便失禁；排便功能亦多低下，常有便秘、腹胀或大便习惯改变（多为次数减少）。直肠指诊可发现肛门括约肌松弛。胸腹部可有束带感。腹壁反射及提睾反射减弱或消失。

（二）治疗

1. 非手术治疗　对于症状轻微或症状明显，经休息能得到缓解者，以及年龄较大、有器质性疾病者均可采用非手术治疗。常用的有卧床休息、持续头颅牵引、颈托固定、药物治疗等。药物治疗除注射消炎镇痛、神经营养药物之外，近年来临床上有运用神经生长因子进行治疗的报道，并取得了一定的疗效。

2. 手术治疗　对于颈椎后纵韧带骨化症患者，应首先采取非手术治疗，若经过一段时间的非手术治疗后仍无效时可考虑手术治疗。手术治疗方式分为颈前路手术、颈后路手术以及前后路联合入路手术。对于孤立性颈椎后纵韧带骨化症患者，可选择颈前路减压手术；对于有 3 个以上节段的连续性或者混合性后纵韧带骨化症患者，行颈后路单开门或者双开门椎管成形术和全椎板切除术；必要时选择前后路联合入路手术。

四、病情观察要点

观察和评估颈部疼痛的程度、发作频率和持续时间，以及疼痛是否放射到肩部或手臂；颈椎活动范围是否受限，如旋转头部或倾斜颈部时是否感到不适；注意是否有手部麻木、刺痛或无力等表现；是否伴有头晕或眩晕，脊髓型颈椎病患者忌推拿按摩，按摩可能会导致脊髓受压严重而使患者出现大小便失禁、瘫痪甚至死亡。观察伤口渗出及引流液的颜色、量及性质；观察并记录患者神志、面色、生命体征及四肢感觉、运动、大小便情况；保持呼吸道通畅；监测呼吸频率、深度和血氧饱和度；及时清除呼吸道分泌物，进行雾化吸入 2～3 次/天，保持室内空气湿润、清新；严密观察患者呼吸情况，有无声音嘶哑、饮水呛咳和颈部肿胀等。

五、护理要点

（一）非手术治疗的护理/术前护理

为患者提供心理支持；嘱患者摄入高蛋白、低脂肪、高热量、富含维生素和果胶成分、易消化的食物；戒烟、戒酒。颈托制动，必要时给予药物镇痛。行颈前路手术前指导患者做气管、食管推移训练及呼吸功能训练；备皮范围：上至鼻尖，下至双侧乳头连线，两侧至腋中线。对于需要植骨者，备皮时注意供骨部位的皮肤准备，男性患者应剃胡须。行颈后路手术的患者做俯卧位训练，剃头，备皮范围：上至双侧耳廓顶点连线，下至双侧肩胛下缘，两侧至腋中线。

（二）术后护理

（1）术后 2 h 内患者应去枕仰卧，颈部用沙袋制动，搬动和翻身时勿使颈部扭曲旋转，保持头、颈和躯干在同一平面上。颈椎内固定术后患者若无异常，术后第 2 天在颈托固定下可采取半坐卧位，并逐渐下床活动。

（2）术后 24～48 h 指导患者进温凉食物，以减轻咽喉部的充血水肿；饮食应以流质饮食—半流质饮食—软食—普食为序。

（3）做好病情观察，床旁常规备气管切开包及吸痰用物。

（4）脊髓神经功能观察：动态评估患者感觉平面及肌力并与术前比较。

（5）观察颈部切口周围有无肿胀，敷料有无渗血，及时更换敷料。

（6）由于术中行气管插管及其对咽、喉、气管、食管产生牵拉刺激，颈椎手术后患者常有喉头水肿、吞咽困难，应注意饮食护理，饮食温度不宜过高，吞咽速度不宜过快，勿使患者出现呛咳，若患者出现呼吸极度困难、口唇发绀及鼻翼扇动，则立即配合医生在床旁剪开缝线，清除积血。

（三）术后并发症的护理

1. 呼吸困难 颈前路手术最危急的并发症，多发生于术后 1～3 天。

2. 喉上、喉返神经损伤 主要发生在颈前路手术后。

(1)喉返神经损伤：单侧损伤者可有声音嘶哑，发音费力；双侧损伤可导致失音，严重时引起窒息。

(2)喉上神经损伤：喉上神经外支(运动支)损伤者表现为声带松弛、音调降低；喉上神经内支(感觉支)损伤者表现为饮水呛咳。

3. 轴性疼痛 术后长期伴有颈肩部疼痛、酸胀、沉重感和肌肉痉挛，发生率高，应给予多模式镇痛及局部封闭等。

4. 第 5 颈神经根麻痹 术后即刻出现，多与直接的神经损伤有关；神经牵拉、局部缺血或再损伤可导致肩部感觉障碍、抬肩(三角肌)屈肘(肱二头肌)功能障碍；应耐心倾听患者主诉，早期给予镇痛、消肿、营养神经治疗。

5. 伤口血肿 术后如有引流量过多或过少合并突然的感觉、运动障碍，应立即报告医生处理。

6. 脑脊液漏 发生率约为 4.9%。术后观察切口引流液的颜色、量，若引流液量大，呈淡血性，及时报告医生；患者主诉有低颅压症状时，遵医嘱给予去枕仰卧位或抬高床头 20～30 cm，以使患者呈头高足低位，并给予引流管常压引流、静脉补液、切口加压包扎等治疗，必要时行腰大池引流。

7. 切口感染 术后患者出现体温升高，白细胞、C 反应蛋白增高及血沉增快，提示切口感染；应严格无菌操作，保持切口敷料干燥，有渗液及时更换；保持切口引流通畅，遵医嘱应用抗生素，定时监测体温及局部疼痛性质，有跳痛者报告医生。

8. 植骨块脱落、移位 多发生于术后 5～7 天。术后患者避免受凉感冒，并防止颈椎过度屈伸，禁止旋转；卧床期间，搬动或翻身时保持头颈和躯干呈一条直线；术后初期下床活动严格佩戴颈托。

六、功能锻炼

(1)术后 1 天开始进行各肢体的主动、被动功能锻炼，上肢做握拳、屈伸肘关节、抬臂耸肩练习；下肢做屈髋屈膝练习、踝泵运动，以及直腿抬高运动等。

(2)术后遵医嘱正确佩戴合适颈托下床活动，先坐后站，逐渐下床，下地活动时注意避免摔倒。

(3)颈椎操：可以加强颈部肌肉，增强其运动功能，使颈椎保持较好的稳定性。颈椎操种类较多，有 McKenzie 颈椎操、Pilates 颈椎操等。注意颈部运动的量和强度，每次 30～40 min，以舒适为宜。

(4)颈肩部肌肉锻炼：常用方法如下。

①头颈部缓慢进行前屈后伸、左右侧弯、内外旋转、放松锻炼，并做双肩、肋骨并拢等锻炼。

②患者取坐位，双手交叉紧握并置于枕后，使头向后仰，胸部前挺，以扩大椎间隙。

③患者取仰卧位，颈项枕于枕头上，使头后仰，然后左右转动头部，可使颈部肌肉松弛。每天数次。

七、健康宣教

1. 自我监测 若患者出现颈部压痛，活动受限，肢体麻木、无力，感觉异常，大小便功能障碍等，应及时就诊。

2. 活动与休息 出院后 3 个月内起床活动时需佩戴颈托，避免颈部过度前屈、左右旋转。仰卧睡眠时头颈两侧仍需用 2 kg 重的沙袋或米袋制动，以防内固定松动，侧卧时枕头高度以头颈部压下一拳头高度为宜。

3. 定期复查 术后 1 个月、3 个月、6 个月复查，不适随诊。

八、病例分析

患者，男性，45 岁，长期从事办公室工作。主诉：颈部疼痛，手指麻木，肩膀僵硬。病史：患者自 10 年前开始感到颈部不适，近期症状加重，出现颈部疼痛、手指麻木和肩膀僵硬。疼痛经常影响他的日常生活和工作。检查结果：颈椎 X 线片显示 C5～C6 椎间盘突出，压迫神经根。请提出观察重点及护理要点。

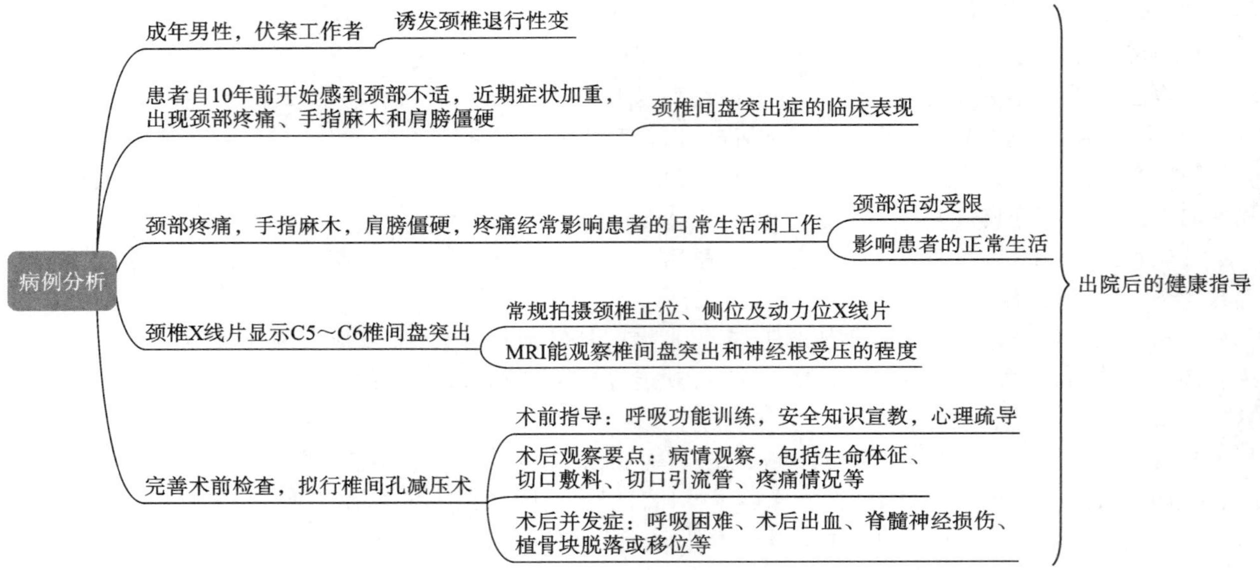
病例分析
成年男性，伏案工作者
诱发颈椎退行性变
患者自10年前开始感到颈部不适，近期症状加重，出现颈部疼痛、手指麻木和肩膀僵硬
颈椎间盘突出症的临床表现
颈部疼痛，手指麻木，肩膀僵硬，疼痛经常影响患者的日常生活和工作
颈部活动受限
影响患者的正常生活
颈椎X线片显示C5～C6椎间盘突出
常规拍摄颈椎正位、侧位及动力位X线片
MRI能观察椎间盘突出和神经根受压的程度
完善术前检查，拟行椎间孔减压术
术前指导：呼吸功能训练，安全知识宣教，心理疏导
术后观察要点：病情观察，包括生命体征、切口敷料、切口引流管、疼痛情况等
术后并发症：呼吸困难、术后出血、脊髓神经损伤、植骨块脱落或移位等
出院后的健康指导

学习体会：

带教老师评语：

第二节 腰椎退行性疾病

一、腰椎间盘突出症

（一）概述

1. 概念 腰椎间盘突出症（lumbar disc herniation）是指由于椎间盘变性，纤维环部分或全部破裂，突

出的髓核组织刺激或压迫马尾神经或神经根而引起相应症状的一组综合征(图 6-2-1),是导致腰腿痛常见的原因之一,也是临床上常见的脊柱退行性疾病。

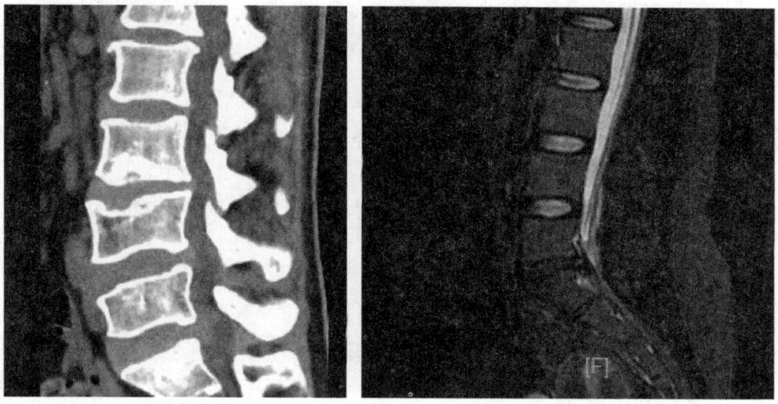

(a) (b)

图 6-2-1 腰椎间盘突出症

(图片来源于北京积水潭医院贵州医院)

2. 解剖 腰椎椎骨体积最大,从第 1 腰椎至第 5 腰椎逐渐增大,腰椎上关节突和横突常作为椎弓根螺钉内固定术的定位标志,椎间孔镜手术则是经椎间孔进行操作。椎间盘主要由软骨终板、髓核及纤维环构成,椎间盘的软骨终板、髓核和纤维环共同构成了对抗张力和重力的闭合缓冲系统,在各种不同姿势下人体椎间盘所受的压力会产生较大变化。正常情况下前纵韧带的限制和棘突相互抵触致脊柱后伸范围较前屈范围小。后纵韧带位于椎体后部,起自枢椎,较前纵韧带薄弱,且宽窄不齐。腰椎椎体间和骨突间连结包括黄韧带(起稳定脊柱和保护脊髓的作用)、棘上韧带(限制脊柱过度前屈)、棘间韧带(限制腰部前屈或后伸时椎骨的前移或后移)。

3. 病理生理 腰椎间盘退行性变是腰椎间盘突出症的基本病因。随着年龄增长,纤维环和髓核水分减少,弹性降低,椎间盘变薄,易于脱出。汽车和拖拉机驾驶员在驾驶过程中,长期处于坐位及颠簸状态,腰椎间盘承受的压力过大,可导致腰椎间盘突出,当腰部负荷过重时,髓核向后移动,引起后方纤维环破裂。长期从事重体力劳动者,如煤矿工人或建筑工人,因腰部负荷过重,易发生纤维环破裂。外伤也是引起腰椎间盘突出症的重要因素。妊娠期间孕妇体重突然增加,腹内压增高,而韧带相对松弛,易使腰椎间盘膨出。

4. 影像学检查

(1)X 线检查:为常规检查,能直接反映腰部有无侧弯、椎间隙有无狭窄等。

(2)CT:能更好地显示脊柱骨性结构的细节,也可显示黄韧带是否增厚及椎间盘突出的大小、方向等。CT 及三维重建可提高本病的检出率。

(3)MRI:为首选影像学检查手段。可以全面地观察突出的髓核硬膜囊及神经根之间的关系,还能显示椎间盘退行性变的程度(图 6-2-1(b))。

5. 分类 根据突出程度和影像学特征,结合治疗方法,腰椎间盘突出症可分为以下类型。

(1)膨隆型:纤维环部分破裂,而表层尚完整,此时髓核因压力的作用而向椎管内局限性隆起,但表面光滑。这一类型经保守治疗大多可缓解或治愈。

(2)突出型:纤维环完全破裂,髓核突向椎管,仅有后纵韧带或一层纤维膜覆盖,表面高低不平或呈菜花状,常需手术治疗。

(3)脱垂游离型:破裂突出的椎间盘组织或碎块脱入椎管内或完全游离。此型不仅可引起神经根症状,还容易引起马尾神经症状,非手术治疗往往无效。

(4)Schmorl 结节型:髓核经上、下终板软骨的裂隙进入椎体松质骨内,患者一般仅有腰痛,无神经根症状,多不需要手术治疗。

6. 临床表现

(1)症状:大部分患者有腰痛,腰痛多在腿痛之前出现,亦可在腿痛之后或同时出现;95%左右的腰椎间盘突出发生在第4～5腰椎及第5腰椎至第1骶椎间隙,患者多有坐骨神经痛;若突出的腰椎间盘压迫马尾神经,患者可出现大小便功能障碍、鞍区感觉异常。

(2)体征:①腰椎侧凸:一种为减轻疼痛的姿势性代偿畸形。若突出的髓核在神经根的肩部,上半身向健侧弯曲,腰椎凸向患侧,可使受压的神经根松弛;当突出的髓核在神经根腋部时,上半身向患侧弯曲。②腰部活动受限。③压痛及骶棘肌痉挛。④直腿抬高试验及加强试验阳性。⑤神经系统表现:感觉异常(多数患者有感觉异常)、肌力下降(若神经受压严重或时间较长,患者可有肌力下降)、反射异常(根据受累神经不同,患者常出现相应的反射异常)。

(二)治疗

1. 非手术治疗 主要包括绝对卧床休息3周,药物治疗、物理治疗、硬膜外或神经根封闭治疗、髓核化学溶解法等。

2. 手术治疗 手术方式有全椎板切除髓核摘除术、半椎板切除髓核摘除术以及椎板开窗髓核摘除术等。

二、腰椎管狭窄症

(一)概述

1. 概念 腰椎管狭窄症(lumbar spinal stenosis)是指腰椎管由各种原因引起的骨质异常增生或纤维结构异常,导致不同范围管腔内径狭窄,压迫马尾神经或神经根而引起相应临床症状的疾病(图6-2-2)。

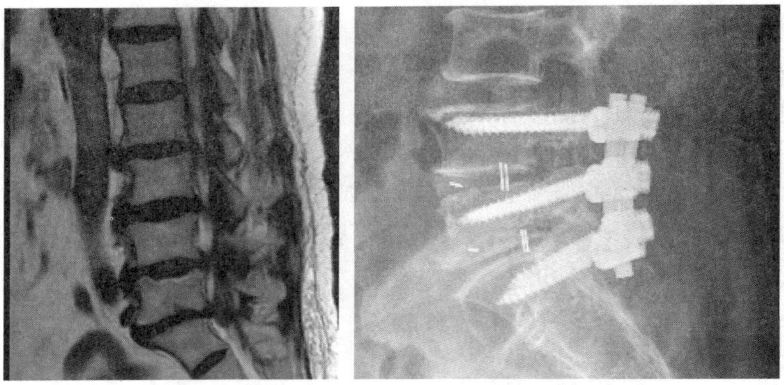

(a) (b)

图 6-2-2 腰椎管狭窄症

(图片来源于北京积水潭医院贵州医院)

2. 解剖 腰椎管是由椎体、椎弓和椎间盘组成的腰椎骨形成的管状结构,位于脊柱的下半部分,它包围脊髓,主要起支持和保护脊髓的作用,允许神经根从脊髓中延伸出来。椎间盘位于相邻的椎体之间,起缓冲和吸收冲击的作用。

3. 病理生理 先天性发育因素所致的椎管狭小为原发性椎管狭窄,如先天性椎弓根短粗、椎板增厚、隐性脊柱裂均可引起椎管狭小;后天多种因素所致的椎管狭小为继发性椎管狭窄。继发性椎管狭窄的病例本身就有发育性狭窄。随着年龄的增长,椎管的骨性结构增生、纤维组织增厚,造成椎管的骨纤维性管腔进一步狭窄,患者出现临床症状、体征。脊柱外科手术导致的椎管狭小称为医源性椎管狭窄。

4. 影像学检查

(1)X线检查:正位片可见椎弓根粗大,椎弓根间距小,椎间关节大且向中线偏移,下关节突间距小,椎板间隙狭窄。侧位片表现为椎体后缘有骨棘突出。

(2)CT:可显示骨性结构的形态,也可显示椎间盘、黄韧带、神经根的轮廓及它们之间的相互关系。

(3)MRI：可提供椎管的矢状面、冠状面及轴位横断面的影像，清晰地显示硬膜囊的受压情况。

5. 分类 分为先天性腰椎管狭窄症和继发性腰椎管狭窄症。

6. 临床表现

(1)腰腿痛、神经源性间歇性跛行。

(2)神经支配区域的感觉异常、肌力减退、反射下降。

(3)马尾神经受压：鞍区感觉异常，大小便功能障碍。

(二)治疗

1. 非手术治疗 患者可卧床休息，行骨盆牵引、腰背肌锻炼、物理治疗，应用适当的非甾体抗炎药等。

2. 手术治疗 适用于症状严重、非手术治疗半年以上无效者；有严重的神经功能障碍者；症状反复发作，进行性加重，可经手术解除压迫马尾神经和神经根的狭窄因素以及维持脊柱的稳定性者(图 6-2-2(b))。

三、腰椎滑脱症

(一)概述

1. 概念 腰椎滑脱症(lumbar spondylolisthesis)是指腰椎椎体间因各种因素造成骨性连接异常而发生的上位椎体相对于下位椎体向前或向后、部分或完全移位，从而引起一系列的临床表现，以第 4、5 腰椎滑脱多见(图 6-2-3)。

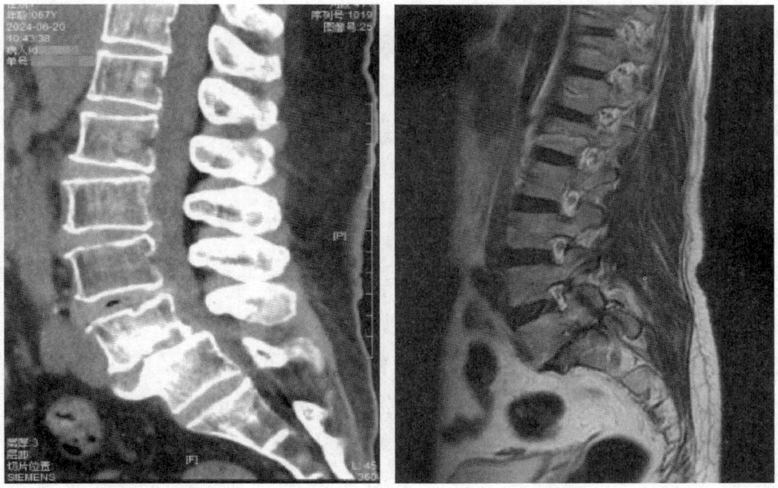

(a) (b)

图 6-2-3 腰椎滑脱症

(图片来源于北京积水潭医院贵州医院)

2. 解剖 腰椎由椎体、椎弓、椎间盘和关节组成，腰椎的椎弓上有横突和棘突，与肌肉和韧带相互作用，维持脊椎的稳定。

3. 病理生理 腰椎滑脱主要由各种过度的机械应力引起，诱因包括搬运重物、举重、踢足球、外伤等。长期承受压力可能导致椎间盘的变形和退化，减弱其吸收冲击的能力。腰椎各种结构可因老化而发生结构异常，导致退行性腰椎滑脱，通常发生于 50 岁以后，患者通常伴有腰椎管狭窄，多需要手术治疗。腰椎周围的韧带失去紧张度，可能导致椎间关节的过度活动。椎间关节的不正常摩擦和运动可能引起炎症和疼痛。滑脱的椎骨可能压迫周围的神经根，导致放射性疼痛、麻木或无力感。

4. 影像学检查

(1)X 线检查：利用腰椎正侧位片、斜位片、过伸过屈位片，检查者可以了解椎体间滑移的程度，椎弓峡部有无崩裂以及目前椎体间活动的情况。

(2)CT：对腰椎峡部病变的诊断率较高，三维 CT 或矢状面多幅重建可以明确椎间孔变化及滑脱程度。

(3)MRI：可显示腰椎神经根受压情况及各椎间盘退行性变的程度。

5. 分类

(1)腰椎滑脱症根据程度可分为轻度、中度和重度。轻度滑脱可能只涉及椎间盘的轻微移位,中度则涉及更显著的移位,而重度可能伴随明显的椎体滑移。

(2)根据滑脱的方向,腰椎滑脱症还可以分为前移型、后移型。

6. 临床表现

(1)下腰痛:特点是腰痛与姿势、活动有关。

(2)神经源性间歇性跛行:腰椎滑脱症患者常伴有椎管狭窄,从而出现腰椎管狭窄症的相应表现。

(3)单纯的下肢放射痛、麻木。

(4)合并严重椎管狭窄的患者,也可出现马尾神经损伤症状,主要表现为鞍区麻木、大小便功能障碍。

(二)治疗

1. 非手术治疗 制动、休息、物理治疗,应用非甾体抗炎药,进行腰背肌锻炼等,必要时进入疼痛治疗中心接受专科治疗。

2. 手术治疗 如腰椎双侧峡部融合术、椎板切除减压术、脊柱融合术、复位内固定术,以及上述手术方法的联合使用。

四、病情观察要点

(1)监测生命体征及尿量。

(2)评估双下肢感觉、肌力及反射情况,并与术前对比。

(3)如出现疼痛加剧、皮肤感觉减退、活动障碍,不排除血肿形成的可能。

(4)观察切口渗血、渗液情况,保持切口敷料清洁、干燥,有引流管者,观察并记录引流管是否通畅,引流液的颜色、性质、量。

五、护理要点

1. 非手术治疗的护理/术前护理 卧床休息可减轻负重和体重对椎间盘的压力,缓解疼痛。卧床时将床头抬高 20°,侧卧时屈髋屈膝,双腿分开,两腿间垫枕,避免脊柱弯曲的“蜷缩”姿势,放松背部肌肉,以降低椎间盘压力,减小椎间盘后突倾向,减轻疼痛,增加舒适度;仰卧时可在膝、腿下垫枕,避免头前倾、胸部凹陷等不良姿势;俯卧时可在腹部及踝部垫枕,以放松脊柱肌肉。因疼痛影响睡眠时,遵医嘱给予镇痛药等药物,以缓解疼痛。完善术前准备。患者应常规戒烟、进行床上排便训练。向患者解释手术方式及术后可能出现的问题,如疼痛、麻木等;告知患者医护人员将采取的措施,增加患者对手术及术后护理的认知。加强对患者的心理护理。

2. 术后护理 仰卧 2 h 后患者可通过轴线翻身侧卧。做好病情观察及神经功能观察,包括监测生命体征,检查髂腰肌、股四头肌、胫前肌、拇背伸肌等肌力;检查双下肢感觉、肌力及反射情况,将下肢肌力恢复的情况与术前进行对比;检查手术切口敷料有无渗液及渗出液的颜色、性质、量等;观察并记录引流液颜色、性质、量,有无脑脊液漏,是否有活动性出血,是否有硬膜外血肿的发生,有异常则及时报告医生;观察患者有无疼痛,疼痛严重者予以镇痛药或镇痛泵镇痛。术后饮食由流质饮食过渡到普食,在保证高热量、高蛋白、富含维生素的饮食基础上,多进食蔬菜,并保证足够的水分摄入,给予腹部按摩,促进肠蠕动,预防便秘。

六、功能锻炼

1. 肌力训练 当神经根刺激症状消除后,应开始进行腰背肌和腹肌的肌力训练。常用的方法有 McKenzie 式背伸肌训练和 Williams 式前屈肌训练等,适合在疾病的亚急性期和慢性期应用。具体训练方法包括腰椎屈曲训练、左右侧弯训练及左右旋转训练。节奏应平稳、缓慢,幅度尽量大,以不引起明显疼痛为度。

2. 康复训练 早期主要是腰背肌训练,具体如下。

(1)五点支撑法:患者仰卧,头、双肘及双足跟着床,臀部离床,腹部前凸,坚持片刻后放下,重复进行。

(2)三点支撑法:患者仰卧,双手抱头,用头和双足跟支撑身体,抬起臀部。

(3)飞燕式：患者俯卧，双手后伸至臀部，以腹部为支撑点，胸部和双下肢同时抬离床面。

3. 恢复期

(1)体前屈练习：身体开立，两足间距与肩等宽。以髋关节为轴心，身体上部尽量前倾，双手扶于腰的两侧或自然下垂，使手逐渐接近地面。维持 1～2 min 再还原，重复 3～5 次。

(2)体后伸练习：身体开立，两足间距与肩等宽。双手托扶于臀部或腰间，身体上部尽量伸展后倾。维持 1～2 min 再还原，重复 3～5 次。

(3)体侧弯练习：身体开立，两足间距与肩等宽，两手叉腰。身体上部以腰为轴心，向左侧或右侧弯曲，重复 6～8 次。

(4)弓步行走：右足向前迈一大步，膝关节弯曲，角度大于 90°，左腿在后绷直，然后迈左腿成左弓箭步，双腿交替向前行走，挺胸抬头，上体直立，自然摆臂。每次 5～10 min，每天 2 次。

(5)后伸腿练习：双手扶住桌边或者床头，挺胸抬头，双腿伸直交替进行后伸摆动，每次 3～5 min，每天 1～2 次。

(6)蹬足练习：取仰卧位，右髋及右膝关节屈曲，足背勾紧，足跟向斜上方用力蹬出，维持大约 5 s。双腿交替进行，每侧下肢做 20～30 次。

(7)伸腰练习：身体开立，两足间距与肩等宽，双手上举或扶腰，同时后伸身体，主要活动腰部，重复 8～10 次。

七、健康宣教

(1)术后 1～3 个月下地活动需佩戴腰围或支架。

(2)避免弯腰及抬重物，减少腰部负重，根据患者的恢复情况行腰背肌功能锻炼。

(3)预防复发：注意保暖，防止劳累及受凉等；指导患者正确咳嗽，避免剧烈咳嗽和用力排便所致的腹内压增高；指导患者日常生活和工作活动的正确姿势；避免突然负重；指导患者建立良好的生活习惯，勿剧烈运动。

(4)定期复查：术后 1 个月、3 个月、6 个月复查，如有不适随时就诊。

八、病例分析

患者，男性，45 岁，诉腰痛、麻木和腿部放射性疼痛。症状于数月前开始出现，逐渐加重。患者描述在弯腰或站立较长时间后症状加剧，下肢感觉异常，尤其是右腿。疼痛常在夜间加重，影响其睡眠。查体：患者腰部活动受限，腿部肌肉无力，腿部某些部位存在感觉减退。MRI 检查结果显示腰椎间盘(第 4～5 腰椎椎间盘)突出。患者经非手术治疗效果不佳，拟行椎间融合、椎弓根螺钉内固定术，请提出观察重点及护理要点。

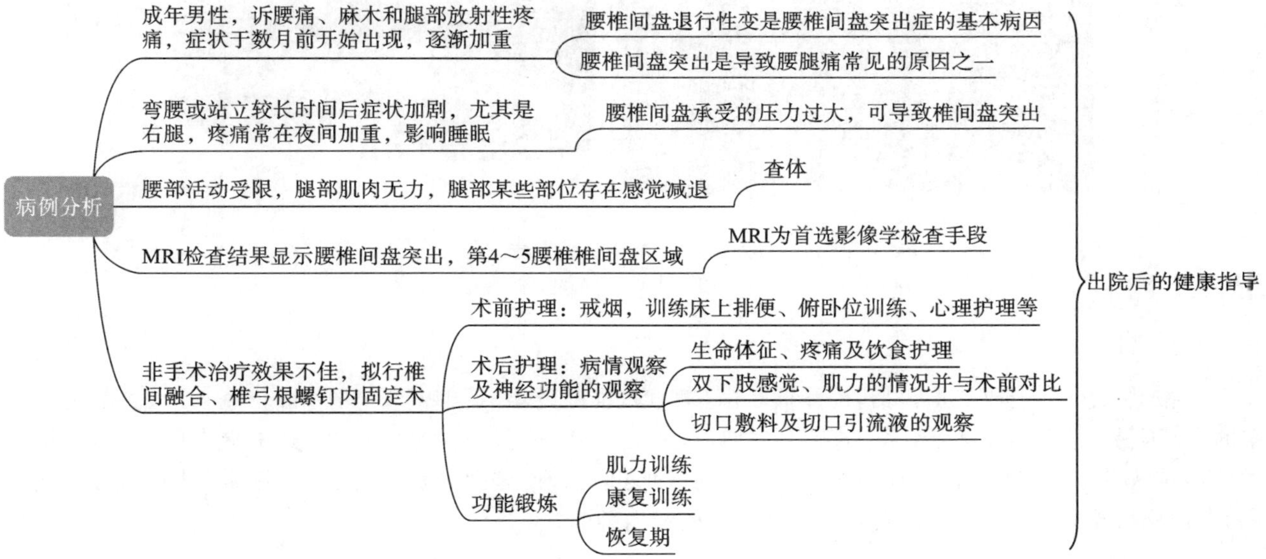

学习体会：

带教老师评语：

第三节　胸椎退行性疾病——胸椎管狭窄症

一、概述

(一)概念

胸椎管狭窄症是指由胸椎管内韧带肥厚与骨化、椎间盘硬性突出、椎体后缘骨赘、椎管发育性狭窄等病理改变中的一种或多种因素作用(图 6-3-1)，导致胸椎管容积减小、胸脊髓和(或)神经根受到压迫而产生相应症状的一组临床症候群。

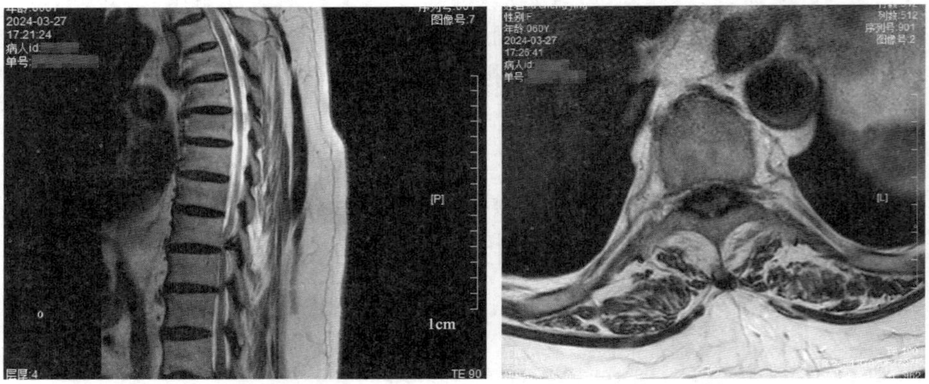

(a)　　(b)

图 6-3-1　胸椎管狭窄症

(图片来源于北京积水潭医院贵州医院)

(二)解剖

胸椎共 12 个，主要特点包括：椎体横断面呈心形，椎孔较小，近似圆形；椎弓根较短且细，关节突接近额状位，不易发生脱位；棘突细长，向后下方伸出，呈叠瓦状排列；横突呈圆柱状，其末端有肋凹，与肋结节关节面构成关节；胸椎间盘较薄，椎体前、后有前、后纵韧带，椎体间有黄韧带、棘上韧带、棘间韧带和横突间韧带；胸段椎管较小，且较其他节段更易发生椎管内肿瘤。

(三)病理生理

1. 退行性胸椎管狭窄 构成胸椎管后壁及侧后壁(关节突)的骨及纤维组织均有不同程度增厚,一致向椎管内占位而使椎管狭窄,压迫脊髓及其血管等。在多节段胸椎管狭窄症病例中,每一椎节的狭窄程度并不一致,以上关节突上部最为严重,在下关节突部位内聚及向椎管内占位者较少,脊髓压迫较轻。胸椎后纵韧带骨化,增厚并骨化的后纵韧带厚度可达数毫米,突向椎管并压迫脊髓。骨化节段可以是单节段,也可以是双节段。

2. 先天性胸椎管狭窄 椎弓根短而粗,椎管矢状径狭小,但在青少年期脊髓在椎管中尚能适应,并不出现脊髓受压。随着年龄的增长,胸椎发生退行性变,使椎管变得更加狭窄,逐渐形成对硬膜囊甚至脊髓的压迫。有时轻微的胸背部损伤就可诱发脊髓压迫症状。椎间盘随着年龄的增长会退化,失去弹性和水分,椎间盘高度减小,增加了神经结构受压的风险。椎间盘退化和骨赘形成导致胸椎管内空间狭小,限制了脊髓和神经根的正常活动。椎间盘退化或炎症可能导致周围软组织增生和肥厚,进一步减小胸椎管的容积。脊髓和神经根受压可能导致神经传导障碍,引起疼痛、感觉异常和肌无力。

(四)影像学检查

1. X 线检查 由于胸椎结构复杂,仅能发现不到 50%的胸椎黄韧带骨化或后纵韧带骨化病变。

2. CT 可以清晰地显示骨性椎管及骨化韧带的结构。

3. MRI 可清楚地显示整个胸椎的病变部位、压迫程度、脊髓损害情况,是确诊胸椎管狭窄症最为有效的辅助检查方法。

(五)分类

(1)胸椎管狭窄症可分为发育性、继发性和混合性三类。其中以混合性胸椎管狭窄症最常见。继发性胸椎管狭窄症是由椎体骨质增生、骨赘形成、后纵韧带骨化、关节突肥大和黄韧带肥厚骨化,占据了胸椎管腔而引起的。

(2)根据胸髓受压的方向,胸椎管狭窄症又可分为前方受压、后方受压和前后方同时受压三类。

(3)根据受压的范围,胸椎管狭窄症又可分为单节段和多节段两类。单节段胸椎管狭窄症常因退行性变引起;多节段胸椎管狭窄症多为发育性椎管狭窄和氟骨症所致。多节段胸椎管狭窄症又分为连续型狭窄和间断型狭窄。

(六)临床表现

1. 症状 单一肢体或双下肢麻木无力、发凉,行走缓慢,僵硬不灵活,足底有踩棉花感,休息后症状减轻、劳累后症状加重;胸腹部有束紧感或束带感;胸闷、腹胀,病变平面高且严重者可伴有呼吸困难;半数患者有腰背痛,1/4 的患者伴腿痛;括约肌功能障碍出现较晚;一旦发病,病情多呈进行性加重。

2. 体征 可有躯干、下肢感觉障碍,下肢肌力减弱,肌张力升高,膝、跟腱反射亢进,病理征阳性等。

二、治疗

(一)非手术治疗

对临床中发现的无脊髓损害的胸椎管狭窄症患者应密切观察,同时避免搬运重物等可引起胸椎外伤的活动。

(二)手术治疗

对病情进行性加重、脊髓受压明显者应积极行椎板切除减压术。

三、病情观察要点

观察下肢的感觉、肌力,以及大小便等可反映脊髓神经功能情况的指标,预防跌倒、烫伤;评估术中出入量,密切观察生命体征,尤其是血压、呼吸的变化,准确记录尿量;观察引流液的量及颜色,引流液量过多或过少时应查明原因并通知医生;评估疼痛的部位及性质。

四、护理要点

(一)非手术治疗的护理/术前护理

卧床休息可减轻负重和体重对椎间盘的压力,缓解疼痛。卧床时将床头抬高 20°,侧卧时屈髋屈膝,双腿分开,两腿间垫枕,避免脊柱弯曲的"蜷缩"姿势,放松背部肌肉,以降低椎间盘压力,减小椎间盘后突倾向,减轻疼痛,增加舒适度;仰卧时可在膝、腿下垫枕,避免头前倾、胸部凹陷等不良姿势;俯卧时可在腹部及踝部垫枕,以放松脊柱肌肉。胸部佩戴支具制动,加强胸椎的稳定性,保护胸椎。卧床 3 周后,佩戴支具下床活动。因疼痛影响睡眠时,遵医嘱给予镇痛药等药物,以缓解疼痛。完善术前准备。患者应常规戒烟、进行床上排便训练。向患者解释手术方式及术后可能出现的问题,如疼痛、麻木等;告知患者医护人员将采取的措施,增加患者对手术及术后护理的认知。加强对患者的心理护理。

(二)术后护理

仰卧 2 h 后患者可通过轴线翻身侧卧。做好病情观察,包括监测生命体征;观察手术切口敷料有无渗液,以及渗出液的颜色、性质、量等并记录;观察有无脑脊液漏,是否有活动性出血,有异常则及时报告医生;观察有无疼痛,疼痛严重者予以镇痛药或镇痛泵镇痛。若术中患者胸膜破裂,常需放置胸腔闭式引流管,置管期间应严密观察引流液的量和性质。若 24 h 内引流量少于 30 mL,经胸部 X 线检查证实无胸腔积液或积气可考虑拔管。

五、功能锻炼

1. 术后早期 术后 24～48 h 患者即可进行简单的功能锻炼,如踝泵运动、股四头肌等长收缩运动及直腿抬高运动。早期的腰背肌锻炼可避免患者卧床导致的脊柱活动受限和腰背肌萎缩。

2. 术后 4～6 周 此期患者主要通过功能锻炼增强腰背肌力,提高脊柱的稳定性,改善腰背肌功能。同时指导患者进行适宜的腰部屈曲锻炼,以避免术后出现腰部僵硬进而影响弯腰。

3. 术后 12 个月 患者基本恢复正常活动。

六、健康宣教

(1)根据病情及手术方式指导患者下地活动的时间,下地活动时需佩戴支具。日常生活中尽量减少负重,坐位时尽量选择有靠背垫的椅子,搬运重物时采用正确姿势。

(2)卧床期间坚持进行床上功能锻炼,如关节主动运动、上肢力量训练、股四头肌等长收缩运动、直腿抬高运动等。注意饮食营养搭配,保持大便通畅。

(3)术后第 1、3、6 个月于门诊复查,根据复查结果决定是否继续佩戴支具,若患者出现神经症状加重,应及时就诊。

七、病例分析

患者,男性,60 岁,近期感到胸部不适,出现下肢麻木和无力感,步态异常,胸椎 MRI 显示第 4～8 胸椎椎间孔狭窄,椎管内存在椎间盘突出和韧带增生,导致脊髓和神经根受压。诊断为胸椎管狭窄症,医生建议手术治疗以缓解压力,请提出观察重点及护理要点。

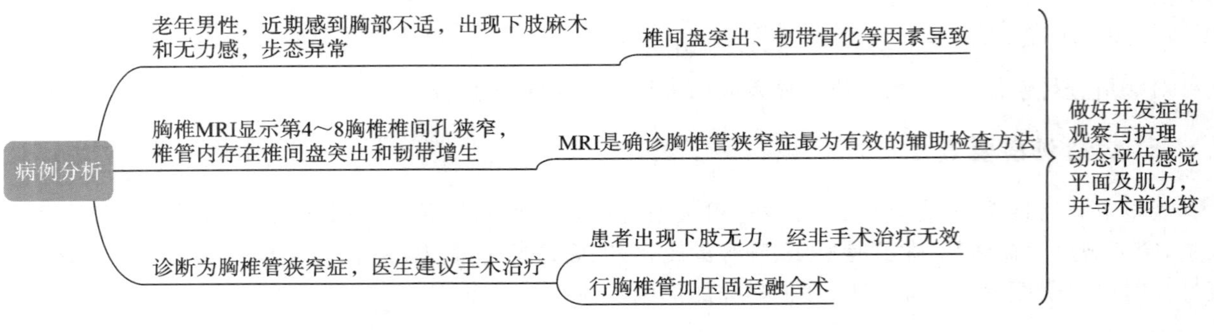
病例分析
老年男性，近期感到胸部不适，出现下肢麻木和无力感，步态异常
椎间盘突出、韧带骨化等因素导致
胸椎MRI显示第4～8胸椎椎间孔狭窄，椎管内存在椎间盘突出和韧带增生
MRI是确诊胸椎管狭窄症最为有效的辅助检查方法
诊断为胸椎管狭窄症，医生建议手术治疗
患者出现下肢无力，经非手术治疗无效
行胸椎管加压固定融合术
做好并发症的观察与护理
动态评估感觉平面及肌力，并与术前比较

学习体会：

带教老师评语：

第四节 脊柱侧凸

一、概述

（一）概念

脊柱侧凸（scoliosis）又称脊柱侧弯，是指脊柱的一个或数个节段在冠状面上偏离身体中线向侧方弯曲而形成的带有弧度的脊柱畸形（图 6-4-1(a)），患者通常伴有椎体的旋转，矢状面上生理性前凸和后凸的减少或增加，肋骨高低不平，骨盆旋转倾斜畸形，椎旁韧带、肌肉异常（图 6-4-1(b)）。

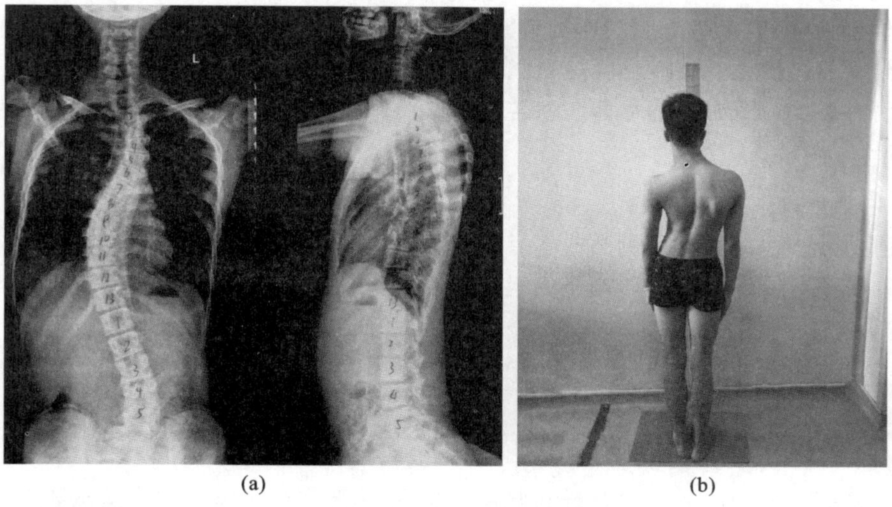

(a) (b)

图 6-4-1 脊柱侧凸

（图片来源于北京积水潭医院贵州医院）

（二）解剖

脊柱含26块骨，其中颈椎7块（C1～C7），胸椎12块（T1～T12），腰椎5块（L1～L5），骶骨和尾骨则分别由5块骶椎和3～4块尾椎融合而成。脊椎的一般骨性结构包括椎体、椎弓（椎弓根和椎板）、各种骨性突起（横突、棘突、关节突）以及脊椎孔（椎孔、椎间孔、横突孔）。脊柱侧面观呈“S”形，其中颈、腰段为前凸，胸、骶尾段为后凸。正常人脊柱的正后面观呈一条直线，若非直线，则可能存在脊柱侧凸。脊柱侧凸是一种冠状面、矢状面和横断面上序列异常的三维畸形。脊柱存在10°以上的侧方弯曲即可诊断为脊柱侧凸。脊柱的椎管由椎体和椎弓间的椎孔串联构成，内纳脊髓。

（三）病理生理

脊柱侧凸时，胸腔、腹腔和盆腔的容积减小，还会使身高降低；胚胎发育早期椎体的发育障碍可导致脊柱侧凸；神经系统异常也可能与脊柱侧凸有关，具体机制可能因人而异，遗传因素可能在脊柱侧凸的发生中发挥作用；错误的坐姿、站姿或睡姿可能对脊柱产生负面影响。脊柱侧凸还可能继发胸廓畸形而影响呼吸及心脏功能，甚至引起脊髓受压而导致截瘫。

（四）影像学检查

1. X线检查 包括直立位全脊柱正侧位片、脊柱侧屈位片、悬吊牵引位片。

2. CT 可显示骨骼畸形，脊柱三维重建CT能清晰显示先天性椎体畸形。脊髓造影后CT检查能清晰显示脊柱与神经的关系、有无脊髓畸形，可用于指导手术治疗。

3. MRI 对软组织的分辨率高，能清晰显示脊髓病变。

（五）分类

根据发病原因不同，脊柱侧凸可分为非结构性脊柱侧凸和结构性脊柱侧凸。

1. 非结构性脊柱侧凸 可由下列因素引起：姿势不正确、癔症、髓核突出或肿瘤刺激神经根、下肢不等长、髋关节挛缩以及某些炎症。非结构性侧凸的脊柱及其支持组织无内在的固有结构改变。病因去除后，脊柱侧凸即能消除。

2. 结构性脊柱侧凸 患者不能通过仰卧或侧方弯曲自行矫正的侧凸，或虽有矫正但无法维持。根据病因不同，结构性脊柱侧凸可分为以下几类。

（1）先天性脊柱侧凸：由椎体及邻近支持组织先天性异常（如先天性半椎体、脊髓纵裂、腰椎骶化、骶椎腰化等）引起。

（2）骨源性脊柱侧凸：由胸廓疾病或手术（如脓胸、胸廓成形术后）、放疗后遗症、其他骨病（如脊柱结核、脊柱肿瘤）等引起。

（3）神经源性脊柱侧凸：见于脊髓灰质炎后遗症、神经纤维瘤、脊髓空洞症等患者。

（4）肌肉神经性脊柱侧凸：见于肌营养不良、其他组织疾病等患者。

（5）特发性脊柱侧凸：原因不明，可能与遗传因素有关。在脊柱侧凸畸形病例中，特发性脊柱侧凸所占比例最高，为75%～80%。

（六）临床表现

脊柱侧凸的临床表现如下：脊柱侧凸或者后凸；双肩不等高；胸廓畸形；剃刀背；心肺功能受限；骨盆倾斜；长期姿势不对称，双下肢不等长，凹侧肌肉组织紧张，凸侧组织薄弱、被牵拉；严重者脊髓受压并因此而出现神经功能障碍。

二、治疗

（一）非手术治疗

非手术治疗包括物理治疗、表面电刺激和佩戴支具，最主要和最可靠的方法是佩戴支具。

（二）手术治疗

手术治疗方式包括前路、后路或前后路联合矫形内固定植骨融合术。

三、病情观察要点

密切监测患者生命体征及血氧饱和度，鼓励患者深呼吸和咳嗽、咳痰，预防肺不张和坠积性肺炎；术后 24 h 内每小时观察、记录双下肢感觉、肌力、反射情况，观察切口引流液的颜色、性质和量；观察患者有无恶心、呕吐、腹胀等不适。

四、护理要点

（一）术前护理

帮助患者克服自卑、恐惧心理，正确认识疾病特点及手术治疗的必要性，提高患者依从性。指导患者进行呼吸功能训练（包括腹式呼吸、吹气球和咳嗽训练）、悬吊牵引训练。

（二）术后护理

（1）全麻手术后患者仰卧 2 h 后取半卧位，床头抬高 30°，以利于置管患者胸腔引流液的流出；搬运患者时，应始终保持脊柱处于水平位，严禁扭转、弯曲。

（2）每 2 h 轴线翻身 1 次，预防压力性损伤的发生。术后护理人员要密切观察患者双下肢感觉、肌力及反射情况，重点观察足趾和踝关节的伸屈活动情况。

（3）术中长时间进行单肺通气，可导致肺泡表面损伤，呼吸道渗出物增多，易造成肺部感染、肺水肿及肺不张；术后应密切监测患者的呼吸状况，观察其有无胸闷、烦躁、气急等不适，避免低氧血症的发生。

（4）加强呼吸道管理，指导患者做有效咳嗽，辅以超声雾化吸入，必要时轻拍背部，自下而上、由外向内，每 4～6 h 1 次；咳嗽时双手按住胸部切口，以免切口裂开，也可减轻切口疼痛程度，防止肺部感染及肺水肿；采用吹气球及使用呼吸训练器的方法促进肺扩张，使胸腔残余气体尽快排出。

（5）妥善固定引流管，保持敷料清洁，定时挤压，防止引流管受压、扭曲、滑脱及阻塞，观察并准确记录引流液的颜色、性质、量；术后第 3 天拔除胸腔引流管后继续观察患者有无胸内出血、胸闷、憋气等不适。

（6）术后即指导患者在床上做适当的四肢活动和深呼吸运动；活动范围及强度应循序渐进，早期禁忌脊柱弯曲、扭转及提重物等活动。

五、功能锻炼

功能锻炼包括肌肉力量训练和活动训练。

1. 肌肉力量训练 通过加强肌肉力量训练，患者可恢复脊柱平衡。可采取引体向上、高位下拉、五点支撑等方法增强背部肌肉力量，每天均需坚持锻炼，锻炼后要对肌肉进行拉伸，以避免肌肉痉挛紧张而影响次日训练。

2. 活动训练 脊柱活动断裂患者可以保持站立、坐位或者卧位，由脊柱侧弯凹侧向脊柱侧弯凸侧做旋转训练，从 100 次/天开始训练，训练次数逐渐增加，1 个月为 1 个疗程。

六、健康宣教

（1）饮食指导：鼓励患者多饮水，多摄入高热量、高蛋白、富含维生素及膳食纤维的饮食。

（2）休息活动：早期以卧床休息为主，适当起床活动，严禁做弯腰负重运动。

（3）术后 1 个月、3 个月、6 个月、12 个月进行复查。术后 3 个月复查时确认骨愈合及脊柱稳定后，遵医嘱开始进行脊柱活动度练习。

（4）佩戴支具：根据患者病情而定，一般佩戴半年。注意自我保护，术后 6 个月内尽量避免对抗性体育运动，如各种球类活动；避免选择一些不合适的工作，如长途驾驶、搬运等。

（5）自我形象重塑：指导患者站立时挺胸抬头，坐位时上身直立，背部平靠椅背，臀部尽量坐满整个椅面，不要坐低矮的沙发，卧位时睡硬板床；禁忌穿高跟鞋；可在卫生间放一面大镜子，让患者面对镜子，纠正由长期畸形而导致的不正确姿态。

(6)需要二次手术矫正的患者，每 3 个月拍片复查。

七、病例分析

患者，女性，12 岁，因“发现脊柱侧凸畸形 3 年余，双下肢无力、感觉障碍 1 个月”入院。患者 3 年前检查发现脊柱侧凸，自觉无特殊不适，四肢活动、肌力正常，保守观察。1 个月前无明显诱因出现下肢无力、步态不稳。2 周前上述症状加重，出现行走困难，并出现双下肢感觉障碍。自诉大小便正常，无鞍区麻木等情况出现。既往体健。查体：坐轮椅入病房，站立困难。脊柱侧后凸畸形明显，全身未见异常色素沉着、毛发等。右肩高于左肩，右侧肩胛骨隆起，弯腰时可见“剃刀背”。胸腰段脊柱向后方异常隆起，腰部脊柱区域凹陷。双下肢感觉障碍，右下肢外侧及足背无感觉，右股部内侧感觉减退，右足底感觉麻木。左侧粗触觉存在，较正常减弱。右侧股四头肌、胫前肌肌力 0 级，足趾屈肌肌力 3 级。左侧股四头肌肌力 3 级，胫前肌肌力 1 级，足趾屈肌肌力 3 级。双下肢直腿抬高试验阴性。Cobb 角 47.9°，后凸角 81.2°，拟行半椎体切除椎管减压＋脊柱侧后凸畸形截骨矫形术。请提出观察重点及护理要点。

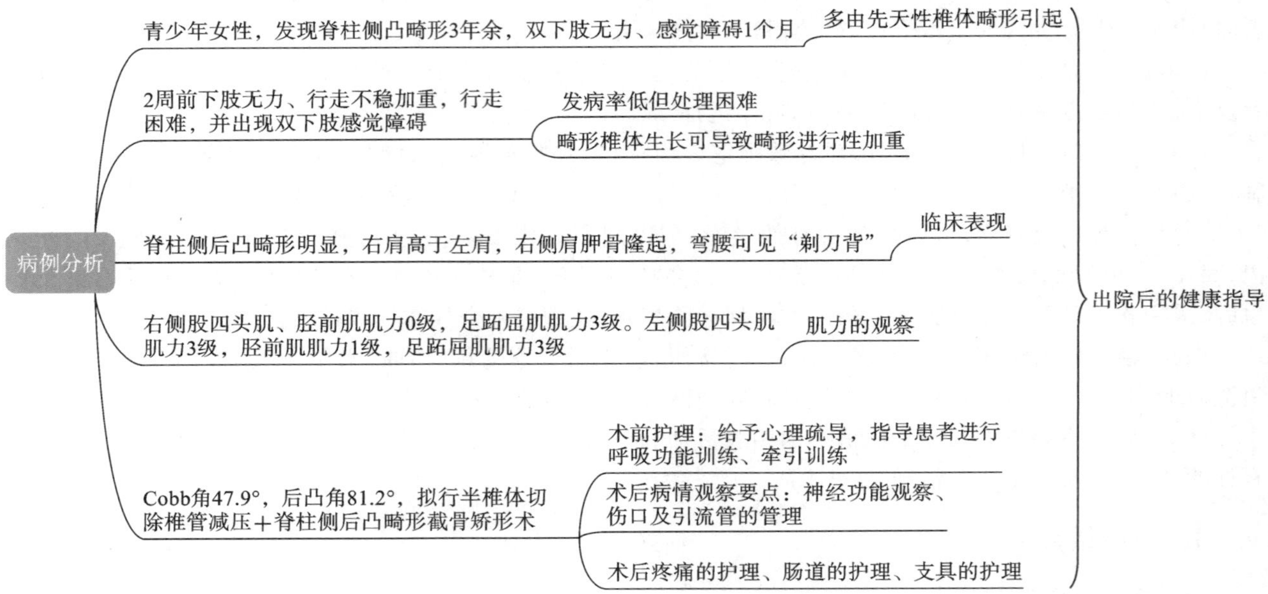
病例分析
青少年女性，发现脊柱侧凸畸形3年余，双下肢无力、感觉障碍1个月
多由先天性椎体畸形引起
2周前下肢无力、行走不稳加重，行走困难，并出现双下肢感觉障碍
发病率低但处理困难
畸形椎体生长可导致畸形进行性加重
脊柱侧后凸畸形明显，右肩高于左肩，右侧肩胛骨隆起，弯腰可见“剃刀背”
临床表现
右侧股四头肌、胫前肌肌力0级，足趾屈肌肌力3级。左侧股四头肌肌力3级，胫前肌肌力1级，足趾屈肌肌力3级
肌力的观察
Cobb角47.9°，后凸角81.2°，拟行半椎体切除椎管减压＋脊柱侧后凸畸形截骨矫形术
术前护理：给予心理疏导，指导患者进行呼吸功能训练、牵引训练
术后病情观察要点：神经功能观察、伤口及引流管的管理
术后疼痛的护理、肠道的护理、支具的护理
出院后的健康指导

学习体会：

带教老师评语：

第五节 脊柱结核

一、概述

(一)概念

脊柱结核 (spinal tuberculosis)是指结核分枝杆菌侵入脊柱骨性结构引起的感染性疾病。椎体因微循环障碍及结核分枝杆菌感染,出现脓肿形成、骨质破坏、坏死及干酪样改变,病变进一步发展可造成椎体塌陷,形成局部后凸畸形,甚至因椎体塌陷或死骨、肉芽组织、脓肿侵入椎管,压迫脊髓、神经而造成患者瘫痪(图 6-5-1)。

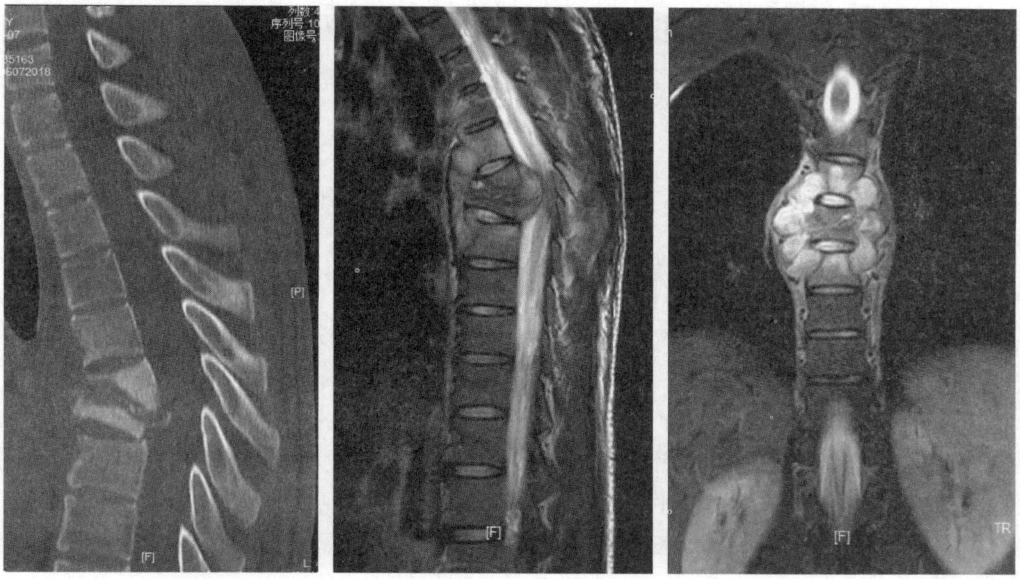

图 6-5-1 脊柱结核

(图片来源于北京积水潭医院贵州医院)

(二)解剖

脊柱由椎体、椎弓和椎间盘组成,是人体支撑和保护脊髓的重要结构。脊柱结核通常侵犯椎体,导致椎体骨组织的感染和破坏。

(三)病理生理

脊柱结核主要由结核分枝杆菌引起,是一种继发性结核病,病原菌主要是牛型分枝杆菌,多经血液途径传播,原发病灶绝大多数为肺结核,少数为消化道结核。病变可导致椎体骨组织破坏、椎间盘受累和椎旁软组织炎症。这可能导致脊柱不稳定和脊髓受压,进而引起神经症状。

(四)影像学检查

1. X 线检查 主要表现为骨质破坏和椎间隙狭窄。中心型脊柱结核的骨质破坏集中在椎体中央,侧位片显示得比较清楚。可见椎体压缩成楔形,前窄后宽。边缘型脊柱结核的骨质破坏集中在椎体的上缘或下缘,表现为进行性椎间隙狭窄,椎旁软组织阴影增宽。

2. CT 可清晰显示病灶部位、骨质破坏程度、有无空洞和死骨形成。对腰大肌脓肿有独特的诊断价值。

3. MRI 对软组织分辨率高,能显示骨和软组织病变,可用于观察脊髓有无受压或变性,有早期诊断价值。

（五）分类

脊柱结核根据病灶在椎体中的不同部位及病灶与邻近组织的关系分为边缘型（也称骨骺型）、前侧型（骨膜下型）、中心型，也可根据病变部位分为颈椎结核、胸椎结核和腰椎结核。

（六）临床表现

1. 症状

（1）全身：可有午后低热、食欲缺乏、消瘦、盗汗、疲乏、贫血等症状。多起病急骤，有高热及毒血症症状，多见于儿童。患者还可有背部疼痛、进行性脊柱弯曲等症状。

（2）局部：最早出现腰背部钝痛，休息时减轻，劳累、咳嗽、打喷嚏或持物时加重，患者夜间多能较好地入睡。后凸畸形严重者，可因下腰劳损而产生疼痛。病变压迫脊髓或神经根者，疼痛可能相当剧烈，并沿神经根放射。

2. 体征　脊柱畸形（后凸或侧凸畸形）、脊柱活动受限、压痛和叩击痛、寒性脓肿，部分患者出现截瘫等。

二、治疗

（一）非手术治疗

非手术治疗主要包括抗结核药物治疗、佩戴支具、牵引治疗等。

（二）手术治疗

手术治疗方式包括脓肿切开引流、病灶清除术、植骨融合术、矫形手术、内固定术等。

三、病情观察要点

注意观察患者的神经功能变化，监测下肢感觉、运动功能，及时发现神经损伤。观察患者的疼痛程度和部位，注意有无进行性加重的趋势。评估患者营养状况及休息情况。观察患者用药的效果及不良反应，监测体温变化，固定好各种引流管。严密观察患者面色，有无血容量不足的征象。定期进行影像学检查，评估病变的进展和治疗效果。

四、护理要点

1. 非手术治疗的护理/术前护理　严格卧床休息，局部制动，予以轴线翻身。加强营养，鼓励患者摄入高热量、高蛋白、富含维生素、易消化食物。遵医嘱早期、足量、联合、规律、全程使用抗结核药物，并注意观察药物不良反应。评估患者双下肢的感觉和活动情况，如有截瘫，则按截瘫护理。

2. 术后护理

（1）监测患者生命体征，密切观察双下肢活动、感觉情况。

（2）仰卧 6 h 以减轻伤口张力，压迫止血，减轻疼痛，之后每 2 h 翻身 1 次，进行轴线翻身，勿使腰部扭曲，防止脊柱二次损伤及内固定松动。患者术后仍需绝对卧床 3 周以上，3 周后可在硬质腰围保护下下床活动。妥善固定引流管，并保持引流通畅，翻身时注意勿使引流管受压、扭曲、脱出，防止引流不畅或硬膜外血肿形成而压迫脊髓。观察引流液的性质、颜色、量，如术后 24 h 内引流液呈淡红色，引流量大，引流速度快，应考虑脑脊液漏。一般术后 48～72 h 引流液明显减少，如 24 h 引流量＜50 mL，可拔除引流管。

（3）饮食指导：肠蠕动恢复后，饮食按流质饮食—半流质饮食—软食的顺序逐渐过渡。选择高热量、富含维生素、易消化的食物，忌食产气食物。多食新鲜蔬菜、水果，保持大便通畅。

五、功能锻炼

1. 术后 1～4 天　行肌肉等长收缩运动。

(1)术后第1天做双下肢直腿抬高运动，抬腿幅度由离开床面开始，逐步增加，持续3～5 min再放下，双腿交替进行1次为1组训练，每天早、中、晚共进行3次训练，每次10 min。

(2)术后第2天指导患者做双下肢对抗性直腿抬高运动，运动时在腿部施加阻力，双腿交替进行1次为1组训练，每天早、中、晚共进行3次训练，每次10 min。

2. 术后10天至3个月 行"五点支撑法"训练(取仰卧位，以双足跟、双肘、头部作为支点，将臀部抬高)，运动时由家属协助患者完成，并给予患者臀部辅助支撑，每天早、中、晚共进行3次训练，每次3～4个动作。

3. 术后3～6个月 行腹肌、髂腰肌、臀大肌、臀小肌、腘绳肌、股四头肌完全屈伸训练和腹斜肌抗阻力训练。

4. 呼吸功能训练 包括胸式呼吸、腹式呼吸及体位排痰训练等。定时翻身，鼓励患者深吸气和咳嗽，以预防肺炎和肺不张。

5. 坐立训练 术后3～7天可先采取30°斜卧位，逐渐增加坐立角度，注意胸腰部不能过度前倾、后伸及旋转。要根据术后患者的康复情况和耐受能力动态地制订训练方案，循序渐进、持之以恒。

六、健康宣教

(1)轴线翻身时保持脊柱平直，勿扭曲；术后早期可进行双下肢功能锻炼，踝关节屈、背伸锻炼，膝关节屈膝训练，目的是预防双下肢深静脉血栓形成。

(2)佩戴胸腰椎支具的目的是限制腰椎的活动，减少腰部肌肉的劳损、缓解局部疼痛。佩戴时间一般为术后6～12个月，患者来院复查行X线检查后经医生同意方可取下。脊柱结核手术后患者继续卧床直至骨组织愈合为止，一般在术后3～4个月复查，在医生检查后确定下床时间，卧床期间应继续预防并发症。

(3)遵医嘱继续用药1～2年，并定期到医院检查，有不良反应及时通知医生，以便采取相应措施或调整药物。

(4)1年内避免负重，不提重物。腰椎手术后避免弯腰，拾物时应先下蹲再将物品拾起，避免弯腰拾物。

七、病例分析

患者，男性，35岁，近几个月内逐渐出现背部疼痛难以忍受，并伴有僵硬感。患者无明显的外伤史，但体重在短时间内减轻了5 kg，感乏力和食欲不振。查体：患者腰椎区域有明显的触痛，活动受限。X线片显示腰椎椎间隙变窄，椎体边缘模糊。进一步的CT检查显示椎体内有骨质破坏，形成空洞状病变。予抗结核药物治疗后行病灶清除，椎体间植骨融合、钉棒内固定术。请提出观察重点及护理要点。

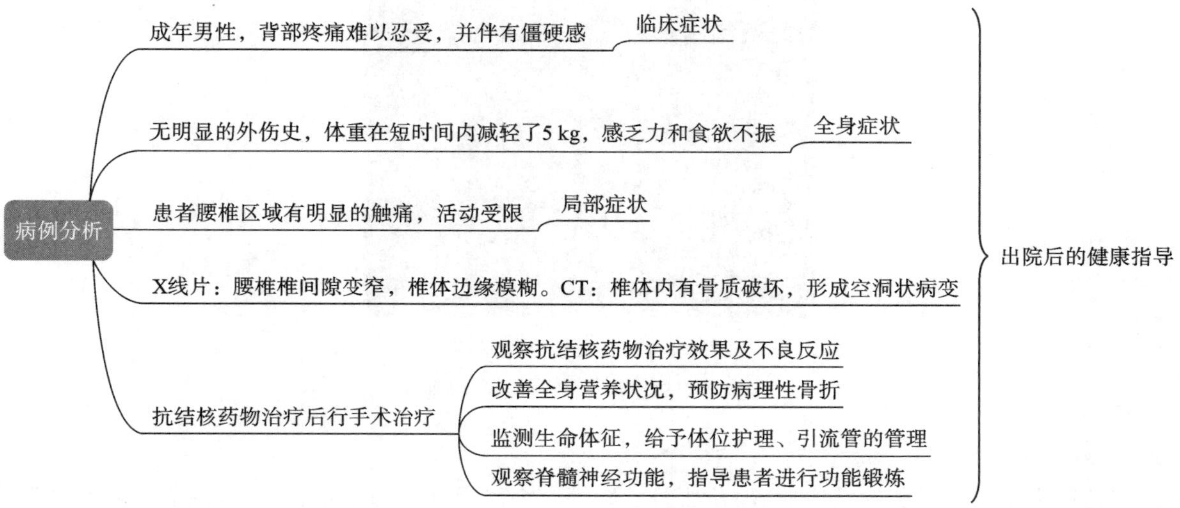

学习体会：

带教老师评语：

第六节 先天性肌性斜颈

一、概述

（一）概念

先天性肌性斜颈（congenital myogenic torticollis，CMT）俗称“歪脖”，是指各种原因引起的一侧胸锁乳突肌纤维性挛缩，导致颈部和头面部向患侧歪斜畸形（图 6-6-1）。

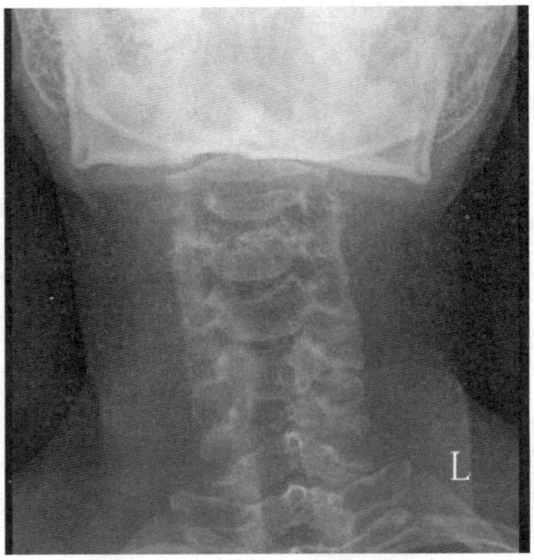

图 6-6-1 先天性肌性斜颈

（图片来源于北京积水潭医院贵州医院）

（二）解剖

颈部的肌肉主要包括胸锁乳突肌、斜角肌等。胸锁乳突肌是颈部的重要标志，是颈前三角和颈后三角的分界。两侧同时收缩可使颈部后伸即仰头；一侧收缩则屈头至同侧，面部转向对侧。若一侧胸锁乳突肌出现挛缩，则可引起斜颈。斜角肌位于胸锁乳突肌深层，包括前、中、后三部分，其中以前斜角肌最重要。

（三）病理生理

先天性肌性斜颈患儿多在出生后1～2周被发现颈部一侧胸锁乳突肌部位有肿块，肿块于出生后2～6个月逐渐消失。随着年龄增长，部分患儿胸锁乳突肌发生纤维变性和挛缩，若不及时治疗，患儿逐渐出现头颈歪斜及面部不对称等畸形。肌肉纤维的异常生长或神经传导通路异常，可导致颈部肌肉的不协调运动。

（四）影像学检查

1. X线检查 颈椎正侧位片示颈椎骨质无异常，可排除颈椎先天性畸形、颈椎结核、颈部急性淋巴结炎引起的斜颈。

2. B超 双侧胸锁乳突肌B超检查示受累侧胸锁乳突肌较对侧明显肿胀，部分呈假瘤样，肌纤维回声紊乱。晚期局部肌组织纤维化，肿胀可不明显。

（五）分类

根据肌肉及纤维组织所占比例，先天性肌性斜颈可分为3种类型。

1. 肌肉型 以肌肉组织为主，仅含少量纤维变性的肌肉组织或纤维组织。

2. 混合型 含肌肉组织和纤维组织。

3. 纤维型 以纤维组织为主，含少量的肌肉或变性的肌肉组织。

（六）临床表现

先天性肌性斜颈的主要临床表现如下：患者头倾向一侧，下颌朝向对侧肩膀；颈部有硬块；双侧面部大小不对称，严重者可出现五官（如眼、耳等）不对称；颈部固定，活动受限。

二、治疗

（一）非手术治疗

对于1岁以内患儿，可给予热敷、局部按摩、手法牵拉、外固定矫形，需缓慢进行，避免加重损伤。经非手术治疗（保守治疗）无效时，及时进行手术治疗。

（二）手术治疗

半周岁以上非手术治疗无效、12岁以下斜颈明显、12岁以上面部畸形不严重者，可考虑手术治疗。常见手术方式包括胸锁乳突肌切断术、胸锁乳突肌部分切除或全切术、胸锁乳突肌延长术，以及胸锁乳突肌上、下端联合松解加成形术。

三、病情观察要点

注意观察患者颈部是否呈现异常弯曲或倾斜，是否存在任何异常姿势；观察患者颈部的主动和被动运动范围，注意是否有运动受限或异常；注意观察患者有无颈部疼痛、僵硬或不适的表现；检查患者颈部及上肢的感觉和运动功能，注意是否存在神经损伤迹象；注意观察患者有无呼吸或吞咽困难症状，特别是在颈部弯曲可能影响到气管或食管的情况下；对于儿童患者，观察颈部异常是否影响到正常的生长发育。

四、护理要点

（一）非手术治疗的护理/术前护理

（1）病情观察：观察患者头颈部活动是否受限，颜面部有无不对称。患儿卧床时，应将健侧靠近墙壁，同时可在患侧上方悬吊彩球，以吸引患儿将颈部转向患侧。喂养时调整体位，鼓励患儿转头以拉伸患侧。

（2）颈部按摩和热敷：按摩3～4次/天，20分/次，按摩时使用润滑剂，手法应轻柔缓慢，按摩后用热毛巾热敷患侧颈部。

(3)手法牵拉:固定患者双肩,双手将患者头偏向健侧,直到耳廓触及健侧肩部。

(4)物理治疗:配合应用磁疗等物理治疗,2次/天,20分/次。

(5)仰卧位:睡眠时可用米袋保持患儿头部处于矫正位,诱导患儿将头转向较少活动的一侧。立位抱姿:家长抱患儿时,尽量使用有助于伸展颈部紧张肌肉的姿势,鼓励患儿主动把头部转向较少活动的一侧,如为左侧斜颈,则在立位抱起时,将患儿的头部转向患侧,另一侧靠在家长的肩膀上。侧卧抱姿:患儿背靠向家长,患侧向下,如为左侧斜颈,则患儿左耳靠向家长的左前臂,家长右手放在患儿两腿之间,抱起患儿。家长轻柔地用左前臂将患儿的头部向上抬。

(二)术后护理

(1)观察患者呼吸及进食情况,防止伤口血肿压迫气管而引起窒息或压迫食管而引起进食困难。观察伤口渗血情况,保持伤口敷料清洁、干燥。

(2)患者去枕仰卧,头偏向健侧,下颌转向患侧,保持头部过度矫正位,密切观察体温变化及呼吸频率。鼓励患者多做深呼吸及咳嗽训练。对于较大儿童,术后需将其头部置于过度矫正位,头颈胸固定4~6周。

(3)选择合适大小的颈部围领,围领上缘接触下颌,下缘接触胸骨,保持围领清洁、干燥和固定有效,观察边缘有无压迫症状,防止皮肤损伤。

(4)疼痛:观察疼痛的性质和程度,必要时遵医嘱给予镇痛药。

(5)观察伤口敷料有无渗血、渗液,颈部有无瘀斑、肿胀,局部有无红、肿、热、痛,警惕颈部伤口血肿压迫气管。避免进坚硬食物,以免患儿用力咀嚼而导致伤口出血,鼓励并协助患儿少量多餐,以防患儿由于体位的变化而发生进食困难,进食后恶心、呕吐及误吸等。

(6)指导患者进食时勿污染敷料,不慎污染时及时更换。

(7)逐步进行功能锻炼,并给予局部物理治疗、热敷,以促进瘢痕组织尽快软化吸收,增强功能恢复效果。

五、功能锻炼

1.抬头练习 让患儿练习抬头,促进颈部血液循环,以利于病情恢复。

2.靠墙站立 让患儿的头部靠在墙上,双手扶着患儿头部,使头部向前倾;再用手扶着患儿头部,让头部向后倾;随后用手扶着患儿头部,缓慢让患儿头部恢复正常。

3.俯卧位训练 让患儿俯卧床上,家长用手轻轻按摩患儿的胸部及颈部,然后让患儿保持俯卧位,再让患儿恢复到正常体位,训练颈部肌肉。

4.游泳 游泳是一种全身性运动,可以锻炼患儿的四肢协调能力,还可以使患儿颈部的肌肉得到锻炼,有利于病情恢复。

5.按摩 家长给患儿按摩,以促进局部血液循环,但需在医生的指导下进行。

六、健康宣教

(1)坚持功能锻炼半年,避免颈部肌肉再度粘连挛缩。

(2)正确佩戴支具,一般佩戴6周,不可随意拆卸。活动时需家属在旁陪护,防止跌倒等意外发生。

(3)鼓励患者克服自卑心理。

(4)必要时进行斜视矫正等。

(5)术后3个月、6个月到医院复查,以后每年复查1次,如出现局部肿胀、疼痛加剧等不适随诊。

七、病例分析

患者,女性,17岁,因“发现颈部偏斜6年”入院。6年前患者无明显诱因出现颈部向左侧偏斜,左侧肌肉痉挛,伴颈部疼痛不适,可忍受,四肢感觉及活动正常。查体:颈椎稍向左侧偏斜,头稍偏向左侧,左侧胸锁乳突肌痉挛明显,颈部活动稍受限,四肢无明显放射痛及感觉减退,四肢肌力约5级。颈椎X线片提示颈椎生理曲度稍向右侧偏，颈椎轻度退行性变。颈椎 CT 提示颈椎生理曲度稍反弓、向右侧偏。患者斜颈明显，要求手术矫正畸形。完善术前准备，拟行左侧胸锁乳突肌切断、斜颈矫形术。请提出观察重点及护理要点。

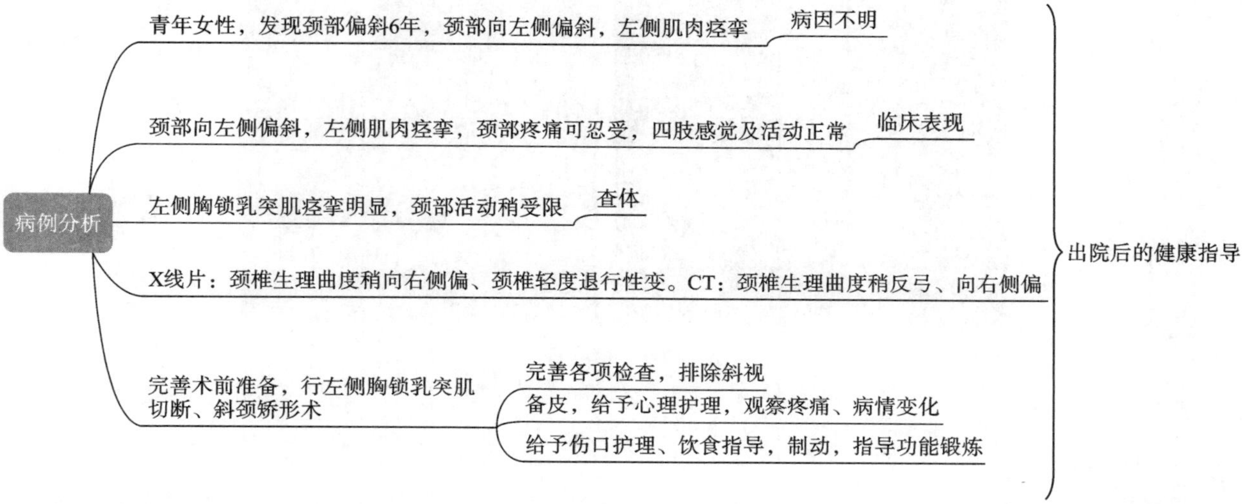
病例分析
青年女性，发现颈部偏斜6年，颈部向左侧偏斜，左侧肌肉痉挛
病因不明
颈部向左侧偏斜，左侧肌肉痉挛，颈部疼痛可忍受，四肢感觉及活动正常
临床表现
左侧胸锁乳突肌痉挛明显，颈部活动稍受限
查体
X线片：颈椎生理曲度稍向右侧偏、颈椎轻度退行性变。CT：颈椎生理曲度稍反弓、向右侧偏
完善术前准备，行左侧胸锁乳突肌切断、斜颈矫形术
完善各项检查，排除斜视
备皮，给予心理护理，观察疼痛、病情变化
给予伤口护理、饮食指导，制动，指导功能锻炼
出院后的健康指导

学习体会：

带教老师评语：

第七节 颈椎骨折

一、概述

（一）概念

颈椎骨折(cervical fracture)是指由于外力造成颈椎骨质连续性和(或)完整性中断(图 6-7-1)。

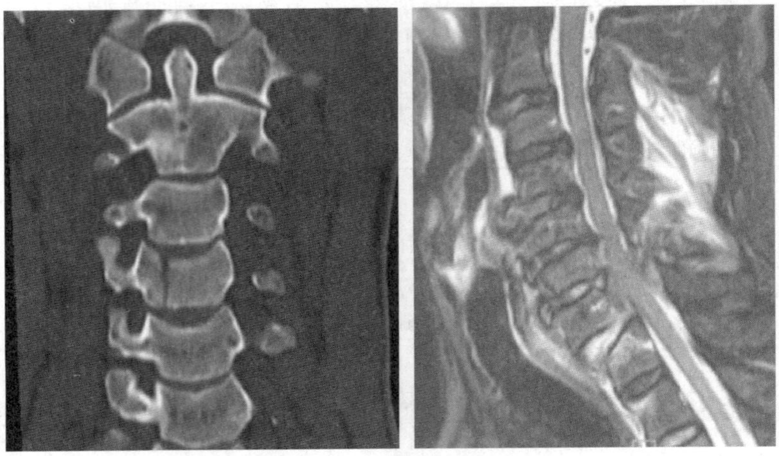

图 6-7-1 颈椎骨折

（图片来源于北京积水潭医院贵州医院）

（二）解剖

颈椎椎骨在整个脊柱中数量最少，共 7 块，包括寰椎、枢椎、第 3～7 颈椎，第 2 颈椎及以上的颈椎部分属上颈椎，第 3～7 颈椎为下颈椎。颈椎是头部活动的平台，是脊柱中最灵活的部分，起支持并保护脊髓的作用，同时允许头部运动，颈椎周围有重要的神经和血管结构。

（三）病理生理

颈椎骨折可能涉及椎体、横突等结构。骨折的类型和位置可能影响脊髓或神经根的功能，导致疼痛、运动障碍或神经功能障碍。颈椎突出于躯干之上，容易遭受外力打击而受损，且颈椎损伤常伴神经损伤。上颈椎损伤后患者死亡率高。下颈椎发生骨折脱位较上颈椎多见。

（四）影像学检查

1. X 线检查 首选的检查方法，可显示骨折线方向，通常要拍摄脊柱正侧位片，必要时加拍斜位片，若怀疑齿状突骨折，则加拍张口位片。

2. CT 可显示椎体的骨折情况，还可显示有无碎骨片突出于椎管内。

3. MRI 可显示损伤期的水肿、出血情况，并可显示脊髓损伤的各种病理变化，如脊髓压迫、脊髓横断、脊髓不完全性损伤、脊髓萎缩或囊性变等。

（五）分类

1. 根据损伤病程分类

（1）慢性颈椎损伤：病程在 3 周以上，软组织已初步愈合。

（2）急性颈椎损伤：病程在 3 周内。

2. 根据损伤部位分类

（1）上颈椎骨折：包括枕颈关节损伤、寰枢关节脱位、寰枢椎骨折、齿状突骨折等。

（2）下颈椎骨折：包括多种损伤，如椎体楔形压缩性骨折、爆裂性骨折、单侧或双侧小关节脱位、前方脱位等。

（六）临床表现

颈椎骨折的主要临床表现如下：枕颈部疼痛、压痛和僵硬，颈部活动受限。损伤相应脊髓平面以下感觉、运动、反射、括约肌功能减退。按部位分为以下类型。

1. 中央脊髓综合征 四肢肌肉瘫痪，上肢重于下肢。

2. 脊髓半切综合征 损伤侧运动障碍，对侧痛温觉障碍。

3. 前脊髓综合征 损伤平面以下运动功能和痛温觉消失，深触觉、本体感觉存在。

4. 后脊髓综合征 损伤平面以下深感觉障碍，而运动功能和其他感觉存在。损伤位置在第 4 颈髓节段以上者常合并呼吸功能障碍，呼吸表浅、缓慢或丧失正常节律。

二、治疗

（一）非手术治疗

颈椎骨折脱位或移位较轻、无神经压迫的稳定型颈椎损伤患者，可采用颅骨牵引或枕颌带牵引复位，牵引 3 周后戴头颈胸支具固定。

（二）手术治疗

不稳定、有神经压迫症状的颈椎骨折患者均需手术治疗。常见的手术方式有颈椎前路椎间盘切除减压融合术（ACDF）、颈椎前路椎体次全切除减压融合术（ACCF）、颈椎后路椎板减压椎弓根钉棒内固定术（图 6-7-2）。

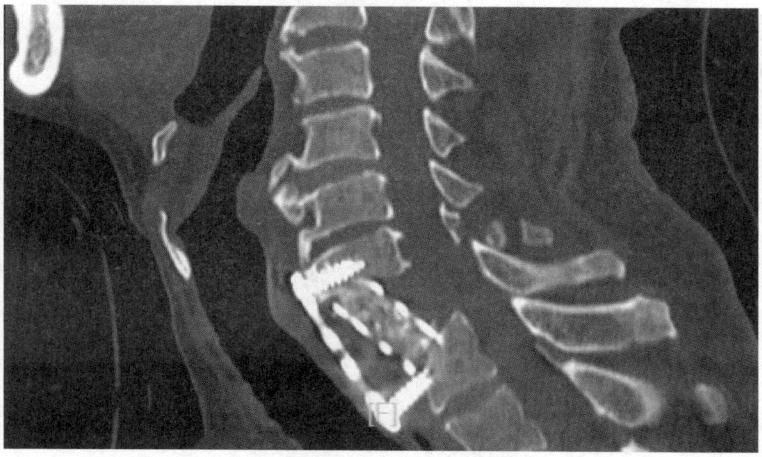

图 6-7-2 椎弓根钉棒内固定术

（图片来源于北京积水潭医院贵州医院）

三、病情观察要点

监测生命体征，检查患者呼吸道是否通畅，观察躯体感觉、四肢运动及肌力变化，大小便状况等。观察颈椎区域有无肿胀、压痛，及时发现并处理合并症。观察引流管是否通畅，引流液的颜色、性质、量，警惕脑脊液漏。

四、护理要点

（一）术前护理

1. 病情观察 监测生命体征，观察呼吸节律、深浅度，检测血氧饱和度等；评估患者的全身状况及神经功能。

2. 体位护理 患者仰卧，避免颈椎过伸、过屈，保持颈部处于中立位；使用枕颌带牵引、颅骨牵引及颈围固定，以维持颈部制动；搬运时至少有 3 人，由 1 人负责搬运患者头部，其他人员将患者身体水平抬起，同时齐力移至病床，患者戴颈围，以保证头颈部处于中立位；翻身时，患者头、颈、肩应在同一轴线上，避免扭曲，以防引起继发性损伤或加重损伤。

3. 枕颌带牵引护理 选择宽窄适宜的枕颌带，保持有效牵引，在着力点（如下颌、耳廓）处垫软垫，以预防压力性损伤；保持枕颌带干燥、清洁。密切观察患者生命体征，尤其是睡眠时应注意观察呼吸情况，避免枕颌带牵引松脱致骨折块移位、压迫气道致呼吸道阻塞而引起呼吸、心搏停止。

4. 骨牵引护理 每天用2%络合碘消毒牵引针孔周围2次，保持针孔处清洁，做好针道护理；观察颅钉是否固定稳妥、有无松动，保持有效牵引，牵引期间注意观察患者生命体征及倾听患者主诉，并及时处理。

5. 并发症的预防 及时协助患者进行轴线翻身，教会并协助患者进行功能锻炼、有效咳嗽等，以积极预防卧床相关并发症，如静脉血栓栓塞、压力性损伤、坠积性肺炎等。

6. 心理护理 术前对患者进行积极有效的心理护理，帮助患者建立乐观向上的心态。

7. 安全护理 对于神经功能障碍患者，应做好防护，防坠床、跌倒、烫伤。

（二）术后护理

1. 物品准备 常规床旁备心电监护仪、氧气、吸痰器、气管切开包。

2. 体位与活动 术后2 h内患者去枕仰卧，颈部用沙袋制动。2 h后取侧卧位，定时轴线翻身，保持头、颈、胸在同一轴线上。术后第1天，床头抬高30°。待引流管拔除后可根据病情及脊椎稳定性遵医嘱活动，以颈围固定，活动强度应循序渐进。行颈椎后路寰枢融合术的上颈椎骨折患者，术后应戴头颈胸支具。

3. 病情观察 观察患者呼吸频率、节律、深浅度有无异常，有无憋气、呼吸困难、血氧饱和度下降等；动态观察四肢感觉、肌力及反射情况，并与术前对比。

4. 伤口护理 观察颈部切口周围有无肿胀，保持切口敷料干燥、引流通畅，注意观察引流液的颜色、性质和量等并进行记录，警惕脑脊液漏。

5. 评估吞咽功能 若患者有咽部不适、声音嘶哑、饮水呛咳，则及时通知医生处理，遵医嘱予以雾化吸入。

6. 饮食护理 对于术后吞咽功能正常的患者，给予清淡、易消化的软食，并逐渐过渡到普食；对于进食少的患者，给予静脉营养支持。鼓励患者多饮水，多吃蔬菜等富含纤维素的食物，保证营养摄入，保持大便通畅。

五、功能锻炼

(1)颈椎骨折手术后早期、积极的康复训练可避免长时间的颈部制动所导致的颈部僵硬及疼痛，以提高疗效。

(2)患者全麻作用消退后即开始进行双上肢的主、被动握拳、伸掌训练，双下肢的屈髋、屈膝、踝关节功能训练。

(3)如患者肌力允许，术后第1天即可下床活动。先练习站立，然后在护理人员陪同下扶助行器行走。若患者因并发症或下肢力量差而不能下床活动，则在床上进行四肢的主、被动活动及双下肢直腿抬高运动，以增强髂腰肌、股四头肌肌力。

六、健康宣教

1. 自我监测 若患者出现感觉异常平面上升，四肢疼痛、麻木加重，肌力下降，大小便异常等，应及时就诊。

2. 活动与休息 患者出院后3个月内起床活动时需佩戴颈托或穿戴支具，避免颈部前屈、左右旋转。仰卧睡眠时头颈两侧仍需用2 kg重的沙袋或米袋制动，以防内固定松动。

3. 定期复诊 术后1个月、3个月、6个月、12个月复查，以了解内固定效果和植骨融合程度。

七、病例分析

患者，男性，43岁。3天前患者不慎于2 m高处跌倒，当时即感头痛、颈部疼痛。专科查体：颈椎无畸形，颈项部皮肤无破损，上颈椎有压痛，颈部活动受限，四肢肌肉无萎缩，四肢肌力4级，肌张力正常。CT示第1颈椎椎体骨折，寰枢椎关节改变。完善检查后诊断为“寰椎椎体骨折并寰枢椎关节脱位”，予以“颅骨牵引”治疗后行颈椎后路寰椎骨折切开复位、钉棒内固定术。请提出观察重点及护理要点。

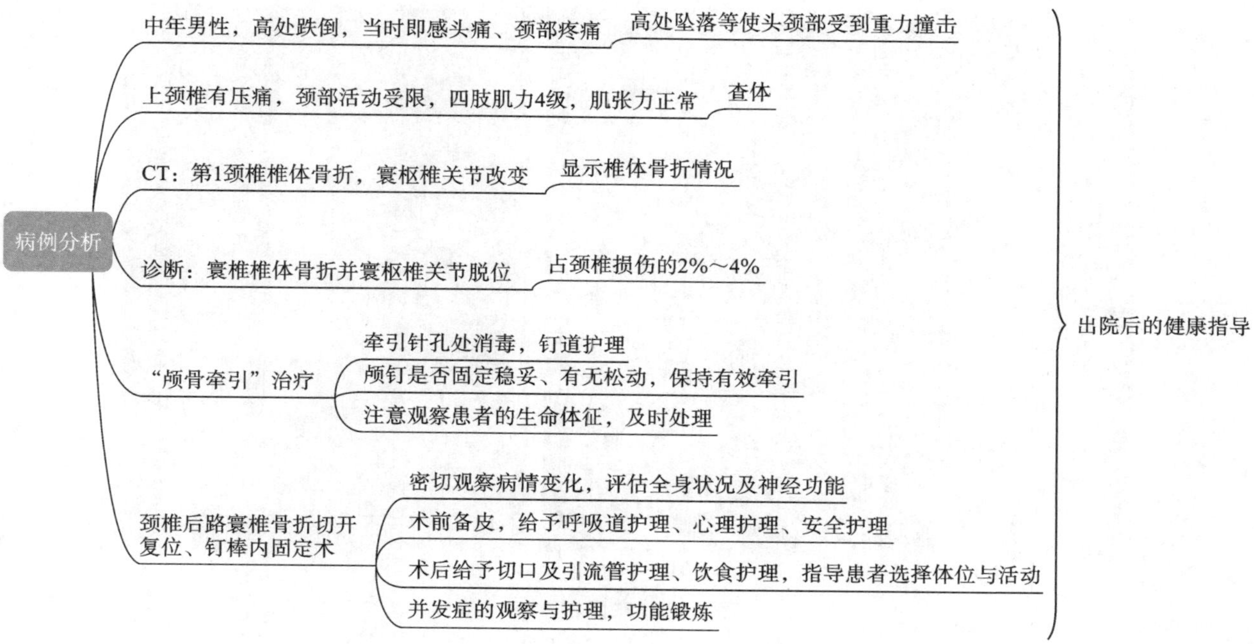
病例分析
中年男性，高处跌倒，当时即感头痛、颈部疼痛
高处坠落等使头颈部受到重力撞击
上颈椎有压痛，颈部活动受限，四肢肌力4级，肌张力正常
查体
CT：第1颈椎椎体骨折，寰枢椎关节改变
显示椎体骨折情况
诊断：寰椎椎体骨折并寰枢椎关节脱位
占颈椎损伤的2%～4%
“颅骨牵引”治疗
牵引针孔处消毒，钉道护理
颅钉是否固定稳妥、有无松动，保持有效牵引
注意观察患者的生命体征，及时处理
颈椎后路寰椎骨折切开复位、钉棒内固定术
密切观察病情变化，评估全身状况及神经功能
术前备皮，给予呼吸道护理、心理护理、安全护理
术后给予切口及引流管护理、饮食护理，指导患者选择体位与活动
并发症的观察与护理，功能锻炼
出院后的健康指导

学习体会：

带教老师评语：

第八节 胸腰椎骨折

一、概述

(一)概念

胸腰椎骨折(thoracic and lumbar spine fracture)是指外力导致胸腰椎椎管的连续性中断(图 6-8-1)。

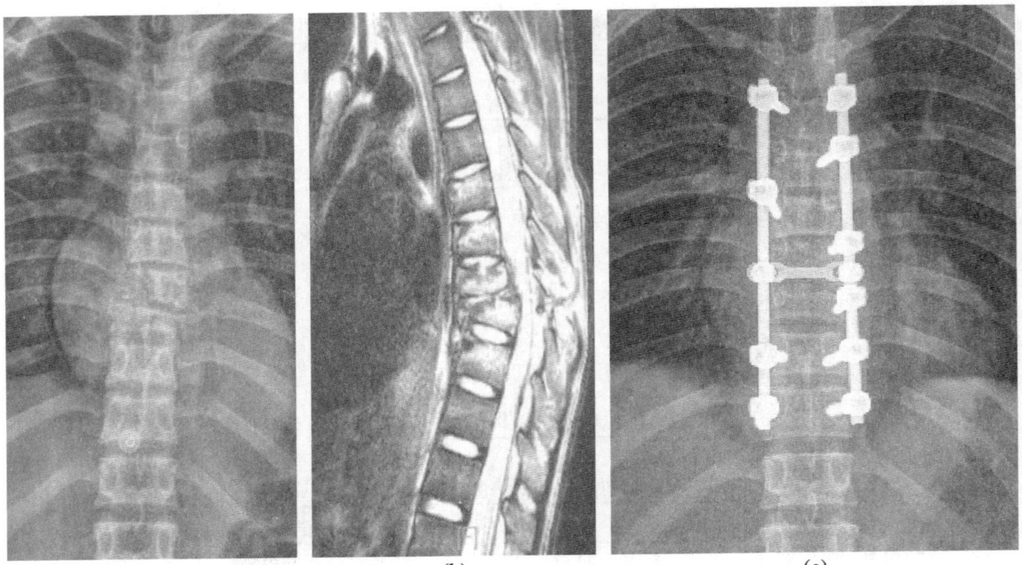

(a) (b) (c)

图 6-8-1　胸腰椎骨折

（图片来源于北京积水潭医院贵州医院）

（二）解剖

胸腰椎构成人体脊柱的中下段。脊柱胸腰段（第 11 胸椎至第 2 腰椎节段），活动范围大，载荷集中，是最容易受伤的部位。胸椎椎骨共 12 块，椎体横断面呈心形；椎孔较小，近似圆形；椎弓根较短，且关节突接近额状位，不易发生脱位；棘突细长，向后下方伸出，呈叠瓦状排列；横突呈圆柱状，其末端有肋凹，与肋结节的关节面构成关节。腰椎椎骨体积较大，从第 1 腰椎至第 5 腰椎逐渐增大。

（三）病理生理

脊柱的三柱理论学说认为，前柱为前纵韧带、椎体和椎间盘的前 2/3；中柱为椎体和椎间盘的后 1/3、后纵韧带，是维持脊柱稳定的关键；后柱为椎弓根、椎板、小关节以及后方韧带复合体。胸腰椎骨折通常由外力引起，可能涉及一个或多个椎体。骨折可能伴随神经损伤，导致感觉和运动障碍。由于胸椎椎管管径小，一旦发生骨折，患者脊髓受损率达 50%以上，尤以椎体爆裂性骨折为甚。胸腰段骨折较为多见。脊柱胸腰段因位于相对固定的胸椎与活动度更大的腰椎之间，从功能上作为运动应力支点，更容易受损。脊柱骨折患者除了有骨结构损伤外，还常伴有脊髓、马尾神经损伤，可出现截瘫，严重时会影响内脏的解剖结构和生理功能。

（四）影像学检查

1. X 线检查　有助于明确诊断，可摄正侧位片，必要时摄斜位片。

2. CT　用于判定椎管与骨折的关系。

3. MRI　用于判定脊髓损伤情况。

（五）分类

1. 楔形压缩性骨折　由向前的屈曲力引起，造成单纯前柱破坏。除非有多个相邻节段椎体受损，此型损伤一般很少引起神经损伤。

2. 稳定爆裂性骨折　由压缩性负荷引起，造成前柱和中柱破坏，后柱的完整性不被破坏。

3. 不稳定爆裂性骨折　压缩性负荷造成前柱和中柱破坏，伴有后柱断裂。后柱可因压缩、侧方屈曲或旋转力量而被破坏。因为骨折不稳定，所以患者有创伤后脊柱后凸和发生进行性神经损伤的倾向。

4. Chance 骨折　由围绕前纵韧带前方的一个轴的屈曲力所造成的椎体水平撕脱骨折，整个椎体被强大的张力拉裂开。

5. 屈曲牵拉性损伤 屈曲轴位于前纵韧带后方，前柱被压缩性负荷破坏，中柱和后柱则被牵张力破坏。因为黄韧带、棘间韧带和棘上韧带通常是断裂的，所以该型损伤不稳定。

6. 平移性损伤 整个椎管断裂，表现为椎管排列紊乱。通常是剪切力造成三柱均被破坏。在受累节段，椎管的一部分发生横向移位。

（六）临床表现

1. 症状

（1）疼痛：患者有明显的外伤史，受伤时感觉胸椎或腰椎部剧痛，不能起立或翻身。

（2）神经损伤表现：伤后躯干及双下肢感觉麻木、无力，或者有刀割样疼痛，大小便功能障碍，严重者双下肢感觉、运动功能完全消失。

2. 体征

（1）压痛与叩击痛：如为横突骨折，伤部多肿胀，有压痛和叩击痛。椎体骨折合并棘突骨折或棘间韧带损伤时，局部肿胀，有明显压痛，棘突间隙变宽。

（2）畸形：疼痛部位多有畸形，多为脊柱后凸。重者可以直接观察到向后侧凸起的棘突，轻者触摸时才可发现伤部棘突向后凸起。

二、治疗

1. 单纯压缩性骨折

（1）椎体压缩不到 1/3 者或年老体弱不能耐受手术复位及固定者，可仰卧于硬板床上，骨折部位垫厚枕使脊柱过伸，3 天后开始进行腰背肌锻炼。

（2）椎体压缩超过 1/3 的青少年和中年伤者，可采用双踝悬吊法复位，复位后应用石膏背心固定 3 个月。

2. 爆裂性骨折、Chance 骨折等不稳定骨折 均需手术去除突入椎管的骨折碎片及椎间盘组织，进行植骨和内固定（图 6-8-1(c)）。

三、病情观察要点

监测患者生命体征，严密观察双下肢疼痛、感觉、活动情况，密切观察伤口敷料的渗血情况，妥善固定引流管并观察引流液的颜色、性质、量，观察患者有无并发症并进行处理。

四、护理要点

（一）非手术治疗

1. 体位护理

（1）胸腰椎单纯压缩性骨折患者，应卧床休息，防止进一步损伤。

（2）对于胸腰椎骨折患者，在受伤椎体下垫以适当高度的软垫，以维持脊柱正常生理曲度。较合适的垫枕高度为 10～15 cm，始终保持骨折椎体局部呈过伸位，以整复和矫正椎体压缩性骨折畸形。改变体位时使用轴线翻身法，防止脊柱扭曲。

（3）对于胸椎骨折合并肋骨骨折、血气胸患者，注意观察患者呼吸频率、节律、深浅度，左、右胸廓是否对称等，指导患者进行深呼吸、吹气球或吹水泡训练，反复训练，以改善患者的呼吸功能。

2. 饮食护理 患者应少量多餐，多食清淡、富含营养、易消化、富含膳食纤维的食物，多饮水，忌食辛辣、油腻及易产气的食物。

3. 腹胀护理 胸腰椎骨折患者易发生顽固性腹胀，给予热敷（温度<50 ℃，以防烫伤），顺时针按摩腹部，以促进肠蠕动。必要时根据腹胀部位，留置胃管进行胃肠减压和肛管排气。

4. 便秘护理 观察患者排便情况。若正常饮食患者 3 天未排便，则遵医嘱使用缓泻剂，必要时进行灌肠。

（二）手术治疗

1. 术前护理

(1)饮食指导：患者应多食肉、蛋、奶等富含蛋白质的食物，适当增加营养。

(2)呼吸功能锻炼：指导患者进行有效咳嗽及深呼吸训练，以增加肺活量，促进痰液排出。

(3)床上肢体功能锻炼：指导患者进行上下肢伸屈、持重上举、手足趾活动及下肢的直腿抬高运动，每天 3 组，每次 10～30 min，至患者有疲劳感时停止。

(4)评估患者下肢神经功能、膀胱括约肌情况。

(5)特殊观察：了解患者的睡眠情况，有无打鼾、呼吸睡眠暂停综合征及呼吸道疾病，评估呼吸道状况及肺功能，做好疼痛护理。

2. 术后护理

(1)呼吸道护理：若病情允许，则将床头抬高 15°～30°，保持呼吸道通畅，鼓励患者咳嗽、咳痰，用力呼吸，可嘱其吹气球增加肺活量，翻身时用手叩拍患者背部。常规雾化吸入，以稀释痰液，促进痰液排出。

(2)保持引流通畅，避免牵拉、扭曲、弯折引流管；观察患者伤口敷料处有无渗血、渗液，应准确记录引流液的量、颜色、性质。

(3)观察患者有无活动性出血及脑脊液漏，做好泌尿系统护理。

(4)脊髓神经功能观察：术后重点观察患者双下肢感觉、运动及肌力情况，并与术前比较。如发现患者麻木加重、活动障碍等，应及时通知医生。

(5)饮食护理及便秘护理：术后患者应多食清淡、富含营养、易消化、富含膳食纤维的食物，多饮水。观察患者排便情况，3 天未排便时可遵医嘱应用缓泻剂。

(6)皮肤护理：必要时卧气垫床。保持床单清洁、干燥，每 2 h 翻身 1 次(采用轴线翻身法)，使用翻身单时避免拖拉患者而损伤皮肤，保持皮肤清洁，对干燥皮肤适当涂擦润肤剂，以减少摩擦。

五、功能锻炼

(1)术后第 2 天，指导患者做股四头肌等长收缩运动及下肢各关节的伸屈训练，防止肌肉萎缩和关节僵直。

(2)术后 2 周，根据患者恢复情况指导其进行腰背肌训练，以提高腰背肌肌力，增加脊柱的稳定性。腰背肌训练方法如下。①五点支撑法：患者仰卧，头、双肘及双足跟着床，臀部离床，腹部前凸，坚持片刻后放下，重复进行。②三点支撑法：患者仰卧，双手抱头，用头和双足跟支撑身体，抬起臀部。③飞燕式：患者俯卧，双手后伸至臀部，以腹部为支撑点，胸部和双下肢同时抬离床面。

(3)术后 4～6 周在腰围保护下下床活动。

(4)术后 6 个月内避免腰部负重和过度弯腰，以免再次损伤。

六、健康宣教

(1)饮食指导：嘱患者多饮水，多吃水果、蔬菜等富含膳食纤维的食物，少量多餐，保证营养摄入，保持大便通畅。

(2)运动指导：根据医嘱进行功能锻炼，应循序渐进，有计划地进行练习，以减少神经损伤，便于恢复。若患者有腰背肌痉挛性疼痛、双下肢麻痛感，应立即停止锻炼，并寻找原因，调整运动方式。

(3)出院后根据医嘱卧床休息，3 个月内不负重，不弯腰，同时正确使用腰围或胸腰支具。

(4)定期复查：术后 1 个月、3 个月、6 个月复查，不适随诊。

七、病例分析

患者，男性，49 岁，因“高坠伤致腰背部疼痛伴右下肢无力 1 天”入院。1 天前患者不慎从 4 m 高处坠落，当即感腰背部疼痛、活动受限，并感右臀部麻木，右足无力，行腰椎 CT、MRI，提示第 12 胸椎骨折，第 3

腰椎骨折。查体：脊柱生理曲度正常，第 3～5 腰椎水平压痛明显，腰椎活动受限。右臀部皮肤感觉减退，肛门括约肌稍松弛，左下肢皮肤感觉正常，右下肢肌力 3 级，左下肢肌力 5 级。诊断：第 3 腰椎骨折并神经根损伤，第 12 胸椎骨折。拟行后路第 3 腰椎骨折复位、椎板切开减压、钉棒系统内固定术，请提出观察重点及护理要点。

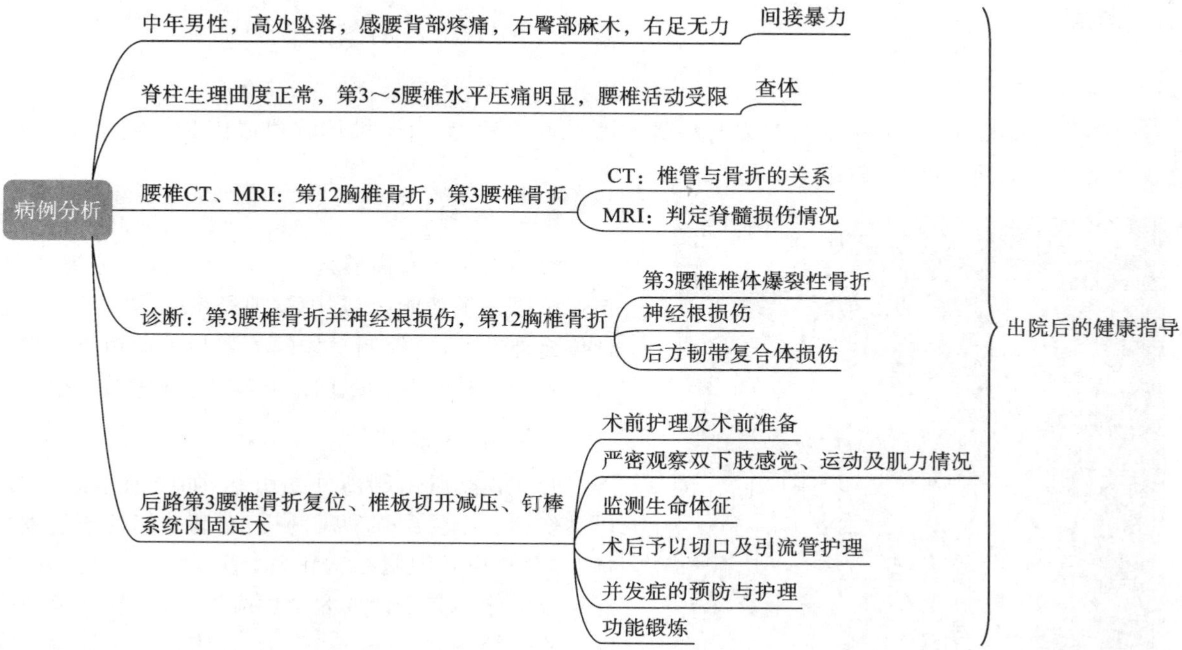
病例分析
中年男性，高处坠落，感腰背部疼痛，右臀部麻木，右足无力
间接暴力
脊柱生理曲度正常，第3～5腰椎水平压痛明显，腰椎活动受限
查体
腰椎CT、MRI：第12胸椎骨折，第3腰椎骨折
CT：椎管与骨折的关系
MRI：判定脊髓损伤情况
诊断：第3腰椎骨折并神经根损伤，第12胸椎骨折
第3腰椎椎体爆裂性骨折
神经根损伤
后方韧带复合体损伤
后路第3腰椎骨折复位、椎板切开减压、钉棒系统内固定术
术前护理及术前准备
严密观察双下肢感觉、运动及肌力情况
监测生命体征
术后予以切口及引流管护理
并发症的预防与护理
功能锻炼
出院后的健康指导

学习体会：

带教老师评语：

第九节 脊髓损伤

一、概述

(一)概念

脊髓损伤(spinal cord injury,SCI)是脊柱骨折的严重并发症,由于椎体移位或碎骨片突出于椎管内,脊髓或马尾神经不同程度受损(图 6-9-1)。

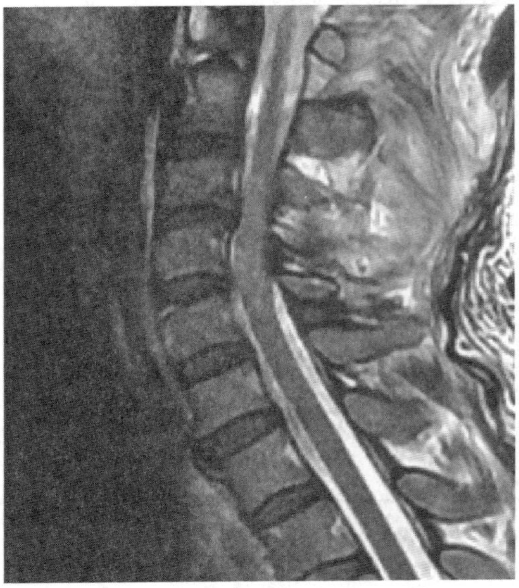

图 6-9-1 脊髓损伤

(图片来源于北京积水潭医院贵州医院)

(二)解剖

脊髓由灰质和白质构成,位于椎管内,分为颈、胸和腰骶尾段三个功能区,是中枢神经系统的一部分。它负责传递神经冲动,控制身体的感觉和运动功能。脊髓上有一系列的神经节,通过脊神经与全身各部分相连。

(三)病理生理

脊髓损伤常由剧烈外伤引起,如交通事故、跌落或运动伤害。在受到强烈震荡后,脊髓功能处于生理停滞状态,脊髓神经细胞结构正常,形态学无改变。损伤可能导致机体不完全性或完全性瘫痪,影响损伤节段平面以下的神经功能,如感觉、运动、自主神经功能等。脊髓损伤根据损伤的严重程度可分为完全性和不完全性脊髓损伤。

(四)影像学检查

1. X 线检查 明确可疑部位有无骨折,协助确定损伤类型。

2. CT 显示骨性结构损伤情况,显示骨块和异物对椎管的侵占。

3. MRI 能更准确显示软组织损伤,显示硬膜外间隙,以便观察血肿、骨块、椎间盘组织及骨赘,直接显示脊髓损伤的部位、程度,对脊髓损伤预后的判断具有一定的参考价值。

(五)分类

脊髓损伤可根据受损的部位和程度进行分类,常使用美国脊髓损伤协会(ASIA)标准,分为 A～E 级。

1. A 级 完全性脊髓损伤,骶段(第 4～5 骶髓节段(S4～S5))没有任何的感觉和运动功能。

2. B 级 不完全性脊髓损伤,损伤节段平面以下(包括骶段)有感觉但没有运动功能。

3. C 级 不完全性脊髓损伤,损伤节段平面以下存在运动功能,大部分关键肌肌力在 3 级以下。

4. D 级 不完全性脊髓损伤,损伤节段平面以下存在运动功能,大部分关键肌肌力在 3 级以上。

5. E 级 无功能障碍,感觉和运动功能均正常。

(六)临床表现

脊髓损伤的临床表现可因损伤部位和程度不同而异。

1. 上颈段(C1～C4)脊髓损伤 上颈段脊髓损伤者四肢呈痉挛性瘫痪,损伤节段平面以下感觉、运动功能消失。因 C2～C4 节段内有膈神经中枢,此段受累时可引起膈肌麻痹,患者出现呼吸困难、咳嗽无力、发音低沉甚至窒息死亡。

2. 下颈段(C5～C8)脊髓损伤 患者可出现四肢瘫,双上肢表现为下运动神经元性瘫痪,肢体远端麻木无力,肌肉萎缩,腱反射减弱或消失;双下肢则表现为上运动神经元性瘫痪,肌张力增高,膝、腱反射亢进，病理反射阳性。损伤节段平面以下感觉消失，并伴有括约肌功能障碍。

3. 胸段(T1～T12)脊髓损伤 由于胸椎管狭窄，脊髓损伤多为完全性，损伤节段平面以下感觉消失，下肢痉挛性瘫痪，肌张力增高，同时部分肋间肌瘫痪而出现呼吸困难。T6节段以上损伤可导致脊髓休克，患者伴有交感神经麻痹，血管张力丧失、血压下降、体温随环境温度变动等。脊髓休克期过后患者出现总体反射、反射性膀胱、射精反射和阴茎勃起等。

4. 腰膨大(L1～S2)损伤 胸腰段脊柱骨折较常见，损伤后膝反射、踝反射和提睾反射均消失，腹壁反射则不受累；因脊髓中枢失去对膀胱括约肌、肛门括约肌的控制，患者出现明显的排便、排尿功能障碍。

5. 脊髓圆锥(S3～S5)损伤 第1腰椎骨折可造成脊髓圆锥损伤。患者表现为会阴部皮肤鞍状感觉缺失，括约肌功能丧失，大小便不能控制，性功能障碍。双下肢感觉和运动功能仍正常。

6. 马尾神经损伤 第2腰椎以下骨折脱位可引起马尾神经损伤，患者表现为损伤节段平面以下的弛缓性瘫痪，感觉和运动障碍，括约肌功能丧失，腱反射消失。

二、治疗

(一)非手术治疗

1. 急救

(1)保持气道通畅和有效通气：必要时行气管插管、气管切开或机械辅助通气。

(2)输液或输血：建立静脉通道，输液或输血，保持有效循环血量。

(3)留置导尿管：防止膀胱过度膨胀或破裂。

(4)胃肠减压：有麻痹性肠梗阻的患者，可留置胃管并行负压吸引。

2. 搬运

(1)搬运不当会加重脊柱骨折畸形和脊髓损伤的程度，搬运时注意担架的材质及患者的体位，担架应选用特制硬质材料制成。若无条件可选用门板、木板搬运，搬运前先将患者的双上肢贴于躯干两侧，双下肢并拢伸直，由2～3人平托搬至担架或木板上；或使患者躯干和肢体成一整体滚动至担架或木板上。

(2)切忌脊柱发生屈曲、扭转等，禁用搂抱或一人抬头、一人抬脚的方法。

3. 固定和局部制动 患者保持中立位或仰伸位，可用米袋或沙袋固定患者颈部，防止颈部侧旋。对于颈椎骨折和脱位较轻者，可采用枕颌带牵引复位；对于椎体明显压缩移位者，采用颅骨牵引复位，牵引重量为3～5 kg，复位后用头颈胸石膏固定3个月。胸腰椎复位后用石膏背心、腰围或支具固定。

4. 减轻脊髓水肿和继发性损伤

(1)激素治疗：地塞米松10～20 mg静脉注射，连续应用5～7天。

(2)脱水：20%甘露醇125 mL静脉滴注，2～3次/天，连续应用5～7天。

(3)甲泼尼龙冲击法：只适用于受伤8 h以内者，首次以30 mg/kg给药，15 min静脉注射完毕，休息45 min，在此后23 h内以5.4 mg/(kg·h)的剂量持续静脉注射。

(4)高压氧治疗：一般在伤后4～6 h应用。

(二)手术治疗

手术治疗的目的在于尽早解除脊柱骨折时移位的椎体或碎骨片等对脊髓的压迫，恢复脊柱稳定性。手术方式和手术途径需视骨折的类型和受压部位而定。手术指征如下。

(1)脊柱骨折、脱位有关节交锁者。

(2)脊柱骨折复位后不满意或仍有不稳定因素存在者。

(3)影像学检查显示有碎骨片突出于椎管内并压迫脊髓者。

(4)截瘫平面不断上升，提示椎管内有活动性出血者。

三、病情观察要点

监测患者生命体征，严密观察患者呼吸情况，监测体温变化，观察膀胱有无胀满，防止尿液逆流或膀胱破裂。观察患者有无腹胀、肠鸣音降低或消失等麻痹性肠梗阻的表现。评估患者感觉平面及瘫痪肢体肌力、肌张力、运动反射、痛温觉、触觉等，并做好详细记录，密切监测生化指标，及时发现低钠血症、低蛋白血症。观察伤口敷料的渗血情况，妥善固定引流管并观察引流液的颜色、性质及量。对于颈段脊髓损伤患者，观察其四肢肌力、感觉，严密观察呼吸变化；对于胸段脊髓损伤患者，观察其下肢肌力、感觉及呼吸变化；对于腰段脊髓损伤患者，观察其双下肢肌力、感觉和会阴部感觉有无异常。

四、护理要点

（一）保持有效的气体交换

1. 加强观察和保持气道通畅　脊髓损伤后 48 h 内，脊髓水肿可造成患者呼吸抑制。需密切观察患者呼吸情况，做好抢救准备。无自主呼吸或呼吸微弱的患者，应立即行气管插管或气管切开，用呼吸机维持呼吸。

2. 吸氧　给予氧气吸入，根据血气分析结果调整吸氧浓度、吸氧量和吸氧时间，改善机体的缺氧状态。

3. 减轻脊髓水肿　根据医嘱应用地塞米松等激素治疗。

4. 加强呼吸道管理　预防因气道内分泌物阻塞而发生窒息、坠积性肺炎及肺不张。

(1)翻身叩背：每 2 h 帮助患者翻身、叩背 1 次。

(2)辅助咳嗽排痰：指导患者深呼吸、用力咳嗽，促进肺膨胀和排痰。患者咳嗽排痰困难时应辅助其咳嗽排痰：护理人员将两手置于患者腹部两侧肋缘下，嘱患者深吸气，在其呼气时向上推，以加强膈肌向上反弹的力量，促使其咳嗽及排痰。

(3)吸痰：患者不能自行咳嗽、排痰或有肺不张时，用导管插入气管吸出分泌物，必要时协助医生使用纤维支气管镜吸痰。

(4)雾化吸入。

5. 深呼吸训练　指导患者做深呼吸训练，防止呼吸活动受限而引起肺部并发症。每 2～4 h 用呼吸训练器进行 1 次深呼吸训练。

6. 气管插管或切开护理

(1)保持气道通畅：及时吸出气道内的分泌物，定期消毒、更换内套管和检查气囊。

(2)妥善固定气管导管或套管：经常检查气管导管或套管有无滑出。

(3)避免气道干燥，予以持续气道湿化。

（二）维持正常体温

颈髓损伤者对环境温度的变化丧失调节和适应能力，常出现高热或低体温，体温可达 40 ℃以上或 35 ℃以下。

1. 降温　对于高热患者，使用物理方法降温，如用酒精或温水擦浴、冰水灌肠等，同时调节室温，勿使室温过高。

2. 保暖　低体温及采用物理升温措施的患者，应注意保暖并避免烫伤。

（三）尿潴留护理

1. 留置导尿管或间歇导尿　观察膀胱有无胀满，防止尿液逆流或膀胱破裂。对于截瘫早期患者，可留置导尿管，持续引流尿液并记录尿量，以预防泌尿系统感染和膀胱萎缩。也可以间歇导尿：白天每 4 h 导尿 1 次，晚间每 6 h 导尿 1 次。

2. 人工排尿　3 周后拔除导尿管，进行人工排尿。方法：当膀胱胀满时，操作者用右手由外向内按摩患者的下腹部，待膀胱缩成球状后，紧按膀胱底向前下方挤压，在膀胱排尿后操作者用其左手按在右手背上加压，待尿液不再流出时，可松手再加压 1 次，使患者排尽尿液。同时训练膀胱的反射排尿动作或自律性收缩功能。

3. 预防泌尿系统感染　鼓励患者多饮水(2000～4000 mL/d)，以稀释尿液，预防泌尿系统感染和结石。定时进行尿培养(每周 1 次)。一旦发生感染，遵医嘱使用中药或抗生素。

4. 预防腹胀和便秘 脊髓损伤后 72 h 内患者易发生麻痹性肠梗阻或腹胀。观察患者有无腹胀、肠鸣音降低或消失等麻痹性肠梗阻的表现。由于胃肠动力降低，患者可出现便秘、粪便嵌塞及大便失禁，故应每天观察患者大便的性状、量、颜色和排便时间。

5. 心理护理 患者常出现紧张、焦虑、恐惧、多疑、担忧和绝望等心理改变，缺乏自信心。护理人员应帮助患者掌握正确的应对方法，提高患者的自我保护能力，使其发挥最大的潜能。可让患者及其家属参与护理计划的制订，重要的是家庭成员和医护人员要认真倾听患者的心声。帮助患者建立有效的支持系统，包括家庭成员、朋友、医护人员和同事等。

五、功能锻炼

（一）训练计划

1. 急性稳定期(伤后 4～12 周)

(1)四肢瘫患者：①站立训练：患者可通过电动起立床等辅助器具或在治疗师的帮助下进行站立训练。②体位变换与移动训练。③日常生活活动能力训练，包括洗漱、进食等训练。活动时可考虑使用颈围，避免颈部活动。

(2)截瘫患者：患者可进行辅助站立、残存肌力训练及日常生活活动能力训练。脊柱稳定性良好者可在治疗师指导下借助重心移动式步行矫形器、膝-踝-足矫形器或踝-足矫形器等进行步行训练。

2. 恢复期(伤后 12 周以后)

(1)加强步行、轮椅和日常生活活动能力训练。

(2)强化康复：适当增加康复训练时间。患者除在物理治疗(PT)、作业治疗(OT)训练室内进行定时训练(每天 2～3 h)外，还必须在病室内进行附加训练，且应由护理人员实施，以指导和保障康复训练的正确实施，防止意外损伤或并发症的发生。

（二）关节活动度(ROM)的训练

(1)急性期关节活动度的训练：以维持伤前正常的关节活动度为目标，此时瘫痪为弛缓性，应缓慢活动关节。

(2)离床期关节活动度的训练：离床期为经内固定及治疗，脊柱骨折部位已经稳定，允许患者坐起的时期。离床期关节活动度训练需遵循“被动→主动”的渐进原则，结合损伤平面和功能需求制订方案。①被动关节活动训练：缓慢地活动患者的四肢关节，如肩、肘、腕、髋、膝、踝等，使关节做屈伸、旋转等动作。②主动关节活动训练：患者自主进行肢体的关节活动，如抬手、踢腿等。

(3)回归社会准备期关节活动度的训练：患者即将出院，出院后的健康管理由患者自己完成，指导患者进行关节活动度的训练。

（三）翻身、支撑、起坐、移动动作训练等

1. 翻身动作训练 掌握不抓物品的翻身方法，即交叉双下肢→肘伸展，双上肢朝与翻身相反的方向水平旋转→肘伸展，双下肢努力朝翻身方向摆动，旋转→继上肢而旋转骨盆，完成翻身。

2. 支撑动作训练 进行支撑动作训练时，患者上肢肌肉要有充分的肌力，尤其是肩胛带周围肌群。支撑动作是预防压力性损伤和患者自己变换姿势和位置的基本动作。

3. 起坐动作训练

(1)截瘫患者起坐动作的训练。

①患者取仰卧位，将头抬起。

②在头颈部屈曲的同时肩部伸展与内收，使肘部呈支撑位。

③用单侧肘移动身体并伸展对侧肘。

④手撑在后方承重。

⑤单侧肘亦伸展，用两手支撑。

(2)截瘫患者起坐动作的训练。

①利用反作用进行动作准备，朝与翻身相反的方向摆动上肢。

②上肢用大力气向翻身侧摆动并翻身。

③用翻身侧的肘支撑身体，然后在躯体转动时以对侧的手支撑坐起。

(3)四肢瘫患者的坐位训练：从将头抬起30°开始训练，如有不适则立即回到仰卧位。进行轮椅坐位训练时为保持稳定，避免体位性低血压，多使用高靠背轮椅。

(4)四肢瘫患者的起坐训练：采用抓住几根绳的起坐方法和抓住床栏的起坐方法进行训练。

4.移动与转移动作训练 包括坐位移动训练，轮椅与床间的转移训练，轮椅与垫子及地面间的转移训练。

5.坐位平衡训练 此训练的目的是使截瘫患者在无靠背的情况下能保持轮椅的坐位平衡；四肢瘫患者要调整轮椅坐垫及靠背的角度与高度，以得到姿势稳定的坐位。

6.步行训练 步行训练、站立训练对于患者的心理、生理等均有益。

(四)辅助器具康复训练

1.颈髓损伤 根据患者功能情况选配高靠背轮椅或普通轮椅，上颈髓损伤患者可选配电动轮椅。多数患者需要辅助器具协助其进食、穿衣、打电话、书写等，坐便器、洗澡椅可根据情况选用。

2.T1～T4脊髓损伤 常规配置普通轮椅、坐便器、洗澡椅、拾物器。多数患者夜间需要用踝-足矫形器(AFO)维持足部于功能位。

3.T5～S2脊髓损伤 大部分患者可通过截瘫行走矫形器(RGO)或膝-踝-足矫形器(KAFO)配合助行器、腰围等进行功能性步行，夜间使用踝-足矫形器维持足部于功能位。常规配置普通轮椅，坐便器、洗澡椅可根据情况选用。

4.S3及以下节段脊髓损伤 多数患者使用踝-足矫形器、四脚拐或手杖等可独立步行，但部分患者仍需要轮椅、坐便器、洗澡椅。

(五)常见并发症的预防与处理

1.呼吸系统 颈椎损伤患者可出现呼吸肌瘫痪，咳嗽、咳痰无力，肺部感染、肺不张。对于插管患者，根据痰液的性质选择湿化方式，充分吸痰。对于非插管患者，应指导其有效咳嗽、排痰，保持呼吸道通畅。为患者施行胸部物理治疗。待病情稳定后，抬高床头，由半卧位训练逐渐过渡到床上坐位训练。呼吸训练先从缓慢、放松的腹式呼吸开始，用手法将一定阻力施于患者膈肌之上，或在患者上腹部放置沙袋等，锻炼呼吸肌的负荷能力。

2.神经源性膀胱 急性期大部分患者出现膀胱排空障碍，表现为尿潴留。急性期患者生命体征不平稳，需大量输液治疗，应常规留置导尿管，引流膀胱中的尿液。一旦病情平稳、输液量减少，可采取间歇导尿，配合个性化饮水计划进行排尿训练。应对患者及其家属进行相关的教育与培训。

3.神经源性肠道 脊髓损伤后神经源性肠道分为上运动神经源性肠道和下运动神经源性肠道。评估患者病史，腹部检查、肛门直肠检查等辅助检查结果，以及患者认知功能、下肢内收肌痉挛状况。建议每天膳食纤维摄入量从15 g开始，逐渐增加。观察大便性状，增加液体的摄入量。每天需要保证合适的运动量。在进餐后30 min排便，并且要结合患者以前的排便习惯，尽量保证在每天同一时间完成。尽量选择坐位，无法坐着的患者取左侧卧位。排便的辅助措施：①腹部按摩，每天10～15 min，促进肠道蠕动；②直肠刺激(指导患者戴上手套涂上润滑油后，将食指插入肛门，沿着肠壁缓慢地旋转手指)，刺激1 min，休息2 min，再刺激1 min，依此类推，直到肠道完全排空；③肛门牵张(肛门紧张无法自主松弛的患者，指导患者将戴手套的手指润滑后插入肛门，围绕肛门缓慢地旋转并牵张，按6点、9点、12点、3点方向牵张)，持续15～20 s，重复刺激约2 min；④盆底肌训练(适用于骶部感觉与运动功能保留的患者)，通过此训练来提高盆底肌肉的协调能力；必要时手工排便和使用药物如缓泻剂、大便软化剂等。

4.关节挛缩的预防与处理 对瘫痪肢体的关节进行被动活动，每个关节活动3～5次，每天1～2次。保持肢体处于功能位，使用各种支具将患者关节置于适当位置，使挛缩保持在最低限度。利用手术或矫形器使脊柱保持稳定。对肌张力较高的肌肉进行反复多次的牵伸，以减少关节挛缩的发生。

5. 异位骨化的预防与处理 早期进行关节被动活动时要注意动作轻柔，不可采用暴力，以免损伤肌肉或关节。异位骨化的患者，不但不能进行被动活动，而且关节主动活动也只能限制在无痛的范围内，同时配合物理治疗与药物，以阻止或延缓异位骨化的发展。对需要进行异位骨化切除术的患者，在术前进行心理护理，同时预防感染，术后进行生命体征监测、伤口引流观察及伤口护理，并指导患者进行系统性康复训练。给患者翻身等时应注意观察关节周围有无红、肿、痛等表现。

6. 压力性损伤的预防与处理 每 2 h 为患者翻身 1 次，翻身时防止剪切力造成的皮肤损害，避免直接拖拉患者，及时处理受压部位的发红、肿胀、起疱，使用软枕、海绵垫将身体容易受压的部位托起。注意保持床面平整、干燥，保护骨突部位，在受压部位加适当的软垫。使用气垫床。坐位时间不超过 60 min，每 15～30 min 要有 15 s 进行重量转移，不能独立完成重量转移的患者，需他人协助进行。指导患者进行膀胱、肠道训练以减少尿失禁、大便失禁对皮肤的损害。保持皮肤清洁卫生、干燥，常洗澡，勤换内衣、床单，服装宜宽松肥大，避免过紧，注意保暖。肥胖者要减重，增加活动量。假肢、支具、鞋、拐杖、轮椅等使用不当会造成压力性损伤的发生，使用时应注意观察，以确保安全使用。使用假肢、轮椅期间进行减压，以缓解对皮肤的压力。外用敷料可以保护伤口免受污染、吸收渗出液、填充坏死腔、减轻水肿，并且可为伤口愈合提供适宜环境。湿干敷料，每 6～8 h 更换 1 次；湿半干敷料，每 2～4 h 更换 1 次，对组织的损伤小；伤口使用过氧化氢溶液和生理盐水冲洗，不要用棉球擦洗，以免损伤新生皮肤和肉芽组织。渗出液较多的伤口应加强换药。分泌物较少时每天更换敷料 1 次，一旦肉芽组织长出，换药间隔时间可逐渐延长，由每天 1 次延长到每 3 天 1 次或每周 1 次。感染处理：个别患者发生严重感染，有全身症状，应做伤口细菌培养和药物敏感试验，选用合适的抗生素控制感染。应保证足够的营养摄入。Ⅲ、Ⅳ度压力性损伤，面积较大、难以保守治疗者，宜手术治疗。

7. 疼痛的预防与处理 注意休息、避免不正确的姿势。热疗、按摩可缓解肌肉痉挛性疼痛。根据疼痛程度遵医嘱给药，观察用药效果。脊髓损伤后疼痛患者先应用非阿片类药物，无效时再考虑应用阿片类药物，宜联合用药，从单种药和小剂量开始。给予患者物理治疗及行为心理治疗。

8. 自主神经反射障碍的预防与处理 常见于损伤节段为第 6 胸髓节段(T6)及以上的脊髓损伤患者。嘱患者迅速坐起，松解一切可能引起卡压的衣物或仪器设备，每 2～3 min 检测血压、脉搏 1 次。从泌尿系统开始，检查一切可能引起自主神经过反射的原因；无导尿管者应迅速为其插入并留置导尿管，有导尿管者，应检查导尿管是否通畅。若血压仍高，应考虑直肠问题，必要时应用甘油灌肠剂灌肠排便；给患者口服起效迅速且作用时间短的降压药，常用硝苯地平 10 mg 口服，不推荐舌下含服。如果患者症状经上述治疗后仍无明显缓解，应送入监护室应用药物控制血压，并继续查找可能的导致血压升高的其他原因。

9. 泌尿系统感染的预防与处理 保持一定的膀胱容量，并适当排空。保持或改善膀胱功能，控制或消除泌尿系统感染。留置导尿管：急救阶段及脊髓休克早期，若患者出现尿潴留，则应留置导尿管持续膀胱引流。待患者病情稳定停止输液后，即可开始间隙导尿、膀胱训练。若发生泌尿系统感染，应留置导尿管。定期更换导尿管和尿袋，保持尿道口清洁。嘱患者多饮水，保持排尿通畅，增加导尿次数；禁止饮用咖啡等刺激性强的饮料。若患者出现发热、寒战、恶心、头痛、痉挛加重、不正常的疼痛或烧灼感、自主神经过反射等，尿常规显示白细胞计数增高，提示泌尿系统感染，应根据药物敏感试验结果选用敏感抗生素并调整用量。

六、健康宣教

(1)出院后需继续进行康复锻炼、物理治疗，有助于刺激肌肉收缩和功能恢复，预防并发症的发生。

(2)指导患者进行床上坐起、上下床和行走训练，练习使用轮椅、助行器等。

(3)指导患者及其家属应用清洁导尿术进行间歇导尿，预防长期留置导尿管而引起的泌尿系统感染。

(4)定期复查。

七、病例分析

患者，男性，30 岁，在车祸中受伤，出现颈部以下瘫痪，伴有呼吸困难。查体：颈部疼痛明显，全身肌张力减弱，感觉缺失，四肢肌力 0 级，呼吸困难。影像学检查：第 5 颈椎(C5)椎体骨折，脊髓完全损伤，ASIA A 级。诊断：第 5 颈椎椎体骨折并脊髓损伤(ASIA A 级)，完善术前准备后，拟行全麻下颈椎前路椎体次全切除减压融合术。请提出观察重点及护理要点。

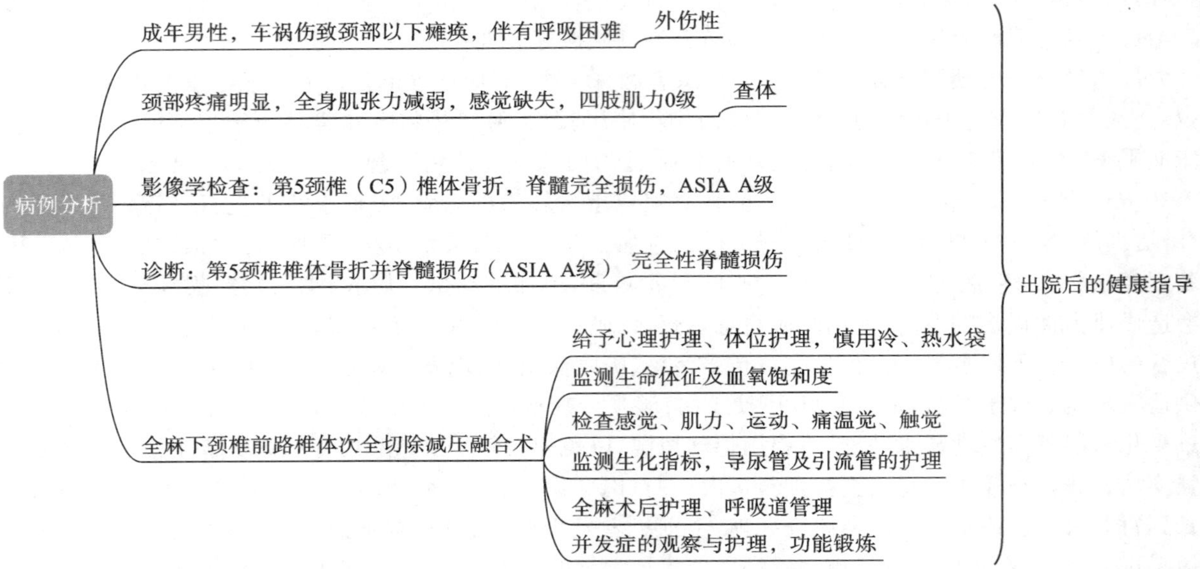
病例分析
成年男性，车祸伤致颈部以下瘫痪，伴有呼吸困难
外伤性
颈部疼痛明显，全身肌张力减弱，感觉缺失，四肢肌力0级
查体
影像学检查：第5颈椎（C5）椎体骨折，脊髓完全损伤，ASIA A级
诊断：第5颈椎椎体骨折并脊髓损伤（ASIA A级）
完全性脊髓损伤
全麻下颈椎前路椎体次全切除减压融合术
给予心理护理、体位护理，慎用冷、热水袋
监测生命体征及血氧饱和度
检查感觉、肌力、运动、痛温觉、触觉
监测生化指标，导尿管及引流管的护理
全麻术后护理、呼吸道管理
并发症的观察与护理，功能锻炼
出院后的健康指导

学习体会：

带教老师评语：

第七章　小儿骨科

第一节　胫腓骨骨折

一、概述

（一）概念

胫腓骨骨折（fracture of tibia and fibula）是指胫骨平台以下至踝以上部分发生的骨折（图 7-1-1）。

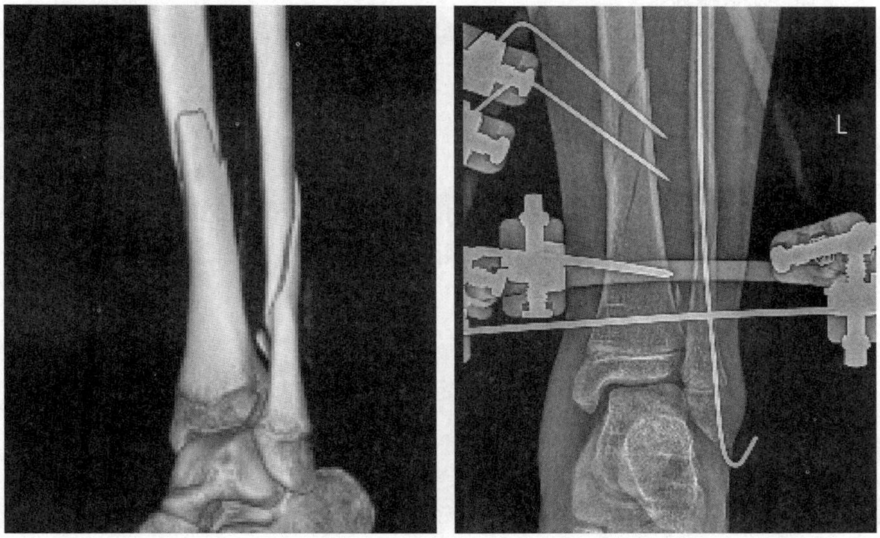

(a)　(b)

图 7-1-1　胫腓骨骨折

（图片来源于北京积水潭医院贵州医院）

（二）解剖

胫腓骨是人体下肢的两根长骨，位于小腿部。胫骨在内侧，是粗大的长骨，上端膨大，向两侧突出，形成内侧髁和外侧髁，上端前面的隆起称胫骨粗隆，下端稍膨大，其内下方有一突起称内踝；腓骨在外侧，细长，上端稍膨大，称腓骨头，下端膨大形成外踝。胫腓骨连接膝盖和踝关节，支撑身体重量并使人体在运动中保持稳定。

（三）病理生理

直接暴力致伤多为压砸、冲撞、打击致伤，为横行或粉碎性骨折。有时两小腿在同一平面折断，软组织损伤较严重，易造成开放性骨折。有时皮肤虽未破，但挫伤严重，血液循环不良而发生继发性坏死，致骨外露、感染而成骨髓炎。间接暴力致伤多为高处跌下致伤、跑跳时扭伤或滑倒致伤，常为斜行或螺旋形骨折，胫骨骨折与腓骨骨折多不在同一平面。间接或直接暴力均可造成两骨折断端重叠、成角或旋转畸形。直接暴力造成者多为胫腓骨干双骨折，间接暴力可造成单一胫骨或腓骨骨折。骨折后骨髓腔出血、肌肉损伤出血，或血管损伤出血，均可引起骨筋膜室综合征。儿童发生胫腓骨骨折时遭受的外力一般较小，加上儿童皮质骨韧性较大，多为青枝骨折。

（四）影像学检查

1. X线检查 需拍摄正侧位片以及近关节位片，判断是否存在压缩、短缩畸形，以及关节面的完整性。

2. CT 可用于确定骨折线的位置，皮质骨块的数量、位置以及关节粉碎程度。

（五）分类

胫腓骨骨折根据骨折部位、稳定程度、骨折线形状和移位情况等，可分为不同类型。

(1)根据骨折部位分为上段、中段、下段骨折。

(2)根据骨折稳定程度分为稳定、不稳定骨折。

(3)根据骨折移位情况分为移位型、无移位型骨折。

(4)根据骨折线形状分为横行、斜行、粉碎性骨折等。

(5)根据骨折是否与外界相通分为开放性、闭合性骨折。

（六）临床表现

1. 症状 局部疼痛，功能障碍。

2. 体征 肿胀、畸形、异常活动和骨擦音。

二、治疗

（一）非手术治疗

无移位的胫腓骨干骨折，可采用小夹板或石膏固定；有移位的横行或斜行骨折，采用手法复位，并用小夹板或石膏固定；不稳定的胫腓骨干双骨折，可采用跟骨牵引纠正短缩畸形后，手法复位，并用小夹板固定。

（二）手术治疗

手术治疗方式包括切开/闭合复位内固定、外固定架固定等(7-1-1(b))。

三、病情观察要点

为患者施行牵引、石膏固定时，观察患者是否有相关性皮肤损伤，患肢有无肿胀，末梢血液循环情况，伤口敷料有无渗血，有无骨筋膜室综合征、脂肪栓塞综合征及神经血管损伤的相应表现。如有外固定架，则观察其有无松动，穿刺针眼处是否清洁。

四、护理要点

(1)体位护理：抬高患肢，使其高于心脏水平，足尖朝上，严禁肢体外旋，避免腘窝部及腓骨小头处受压而致腓总神经受压。

(2)减轻肢体肿胀：冰敷，遵医嘱使用相应的药物以减轻肿胀。

(3)检查皮肤损伤情况：检查皮肤有无挫伤和(或)瘀斑、撕裂伤、刺伤或继发感染，以及提示复合型骨折的突起骨折片。

(4)神经、血管损伤的观察与护理：胫骨骨折可直接损伤神经、血管结构，筋膜室严重肿胀时也可使神经和血管受损，应仔细检查皮肤感觉、肌肉运动功能，以及远端脉搏和毛细血管再充盈情况，以确定下肢神经和动脉是否受损。

(5)使用外固定架固定者应保持皮肤清洁，穿刺针眼处用无菌敷料包扎，如有渗血，应及时更换，预防针道感染。

(6)观察患肢伤口敷料情况,如有渗血及时更换,以防感染,并观察患肢末梢血液循环、肿胀情况,预防并发症的发生。

五、功能锻炼

(1)术后当天开始足、踝、髋的主动运动训练,股四头肌、胫前肌、腓肠肌的等长收缩运动。膝关节保持中立位,防止旋转。

(2)术后 3～5 天,可佩戴外固定物做直腿抬高运动;开始下肢部分负重的站立和步行训练。

(3)术后 1 周,增加踝屈曲和内、外翻抗阻训练,并增大踝屈伸活动度,同时开始下肢部分负重的站立和步行训练。

六、并发症的预防与处理

1. 肺部感染 指导患者进行深呼吸、有效咳嗽、雾化吸入等,保持呼吸道通畅;在床上进行主动、被动运动训练,鼓励患者尽早下床活动。

2. 骨筋膜室综合征 密切观察患者病情,及时发现骨筋膜室综合征并行早期减压处理。

3. 肿胀和疼痛 抬高患肢,使用压力手套及压力袜,温水浸泡,中药浸泡,中药外敷,局部贴镇痛膏药,局部冰敷、按摩等方法可消除肿胀和疼痛。密切观察患肢血液循环,注意观察皮肤颜色、温度、感觉及治疗后是否得到改善。如患者行康复治疗返回病房后患肢持续肿胀、麻木、剧痛,皮肤颜色变暗,应及时报告医生进行处理。

七、健康宣教

(1)根据患者的病情进行饮食指导。

(2)遵医嘱换药拆线,必要时遵医嘱口服用药。

(3)术后门诊复查,如有不适随时就诊。

八、病例分析

患儿,男性,10 岁,交通事故导致其左侧下肢严重受伤,出现剧烈的疼痛和明显的畸形。X 线检查显示左侧胫腓骨闭合性骨折。诊断:左胫腓骨闭合性骨折。完善术前准备,拟行骨折切开复位内固定术。请提出观察重点及护理要点。

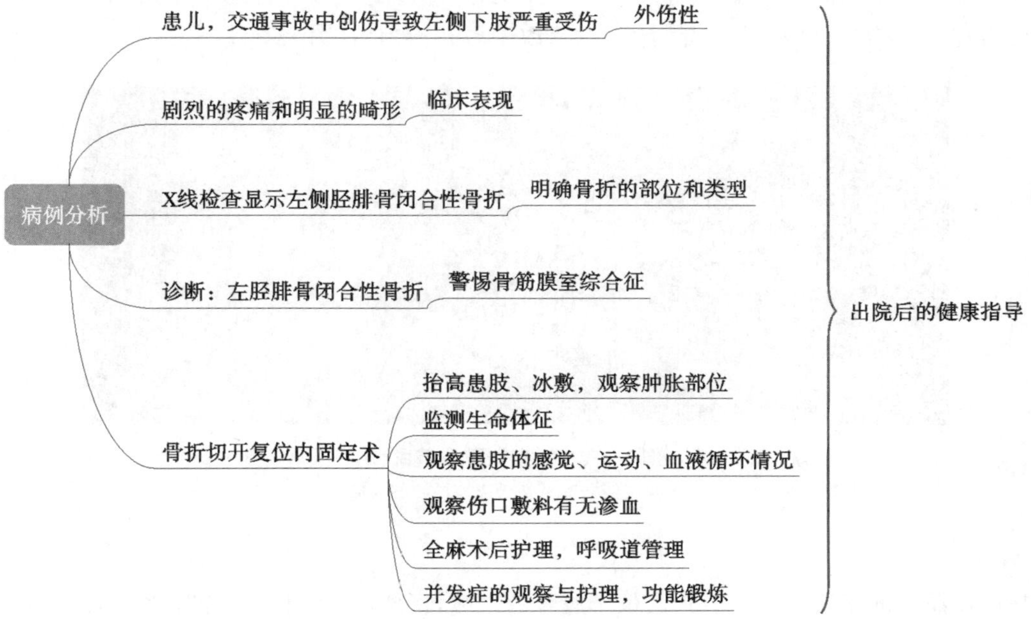

学习体会：
带教老师评语：

第二节　发育性髋关节脱位

一、概述

（一）概念

发育性髋关节脱位(developmental dislocation of hip joint)是指髋臼、股骨头、关节囊、韧带和附近肌肉先天性发育不良或异常，髋关节松弛，关节囊被软组织填塞，导致半脱位或脱位，是一种临床常见的小儿下肢先天性畸形。其病因尚不明确，女性发病率高于男性，左髋受累多于右髋，单侧受累多于双侧，双侧发病者以右侧为重。早筛查、早发现、早治疗，有助于改善患儿的预后(图 7-2-1)。

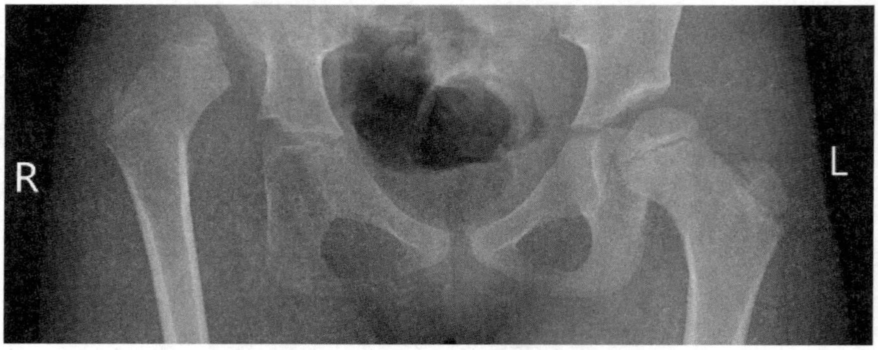

图 7-2-1　发育性髋关节脱位

(图片来源于北京积水潭医院贵州医院)

（二）解剖

髋臼是位于髋骨的凹形结构。股骨头位于股骨的上端，呈球形，股骨头与股骨之间的狭窄段称为股骨颈。股骨头通过股骨颈与股骨相连接。股骨颈连接股骨头和股骨干，是一个重要的生物力学结构。髋臼与股骨头构成髋关节。髋关节被覆盖和包裹在关节囊中。关节囊的内部有滑膜，分泌滑液，有助于减少髋关节运动时的摩擦。髋关节韧带是髋关节中最强大的韧带，连接髋骨和股骨。髋关节韧带在人体直立行走时有助于支持髋关节。周围的肌肉对于髋关节保持稳定和参与运动至关重要，如臀大肌、腿部收缩肌群、腿部外展肌群等。髋关节主要由髂动脉等供血，神经支配主要来自闭孔神经、股神经等，这些结构在髋关节区域形成复杂的神经血管网络。

（三）病理生理

发育性髋关节脱位通常与髋臼和股骨头未正常发育有关，包括髋臼过浅（髋臼未充分发育，致使其覆盖范围减小，使得股骨头无法充分嵌入）、髋臼覆盖范围不足（髋臼的覆盖面积不足，股骨头部分暴露在关节外，增加了关节不稳定性）或股骨头不稳定（股骨头在髋臼中的定位不稳定，无法牢固地嵌套在髋臼中，髋关节的正常运动受到限制）等，导致髋关节脱位的风险增加。

（四）影像学检查

1. X线检查　诊断髋关节脱位的基本方法。对于大部分的髋关节脱位，X线片能正确显示。

2. CT　对于大多数的髋关节脱位能做出正确的诊断，与X线检查相比，其优势在于能清楚地显示脱位的方向与程度，并能清晰准确地显示髋关节内是否有碎骨片。

（五）分类

根据脱位的程度和性质，髋关节脱位可分为完全性脱位和部分脱位，稳定性和不稳定性脱位，前脱位和后脱位，单纯性脱位和伴有其他骨折或结构异常的脱位。

（六）临床表现

有些婴儿轻微的发育不良可自行消失，但是其他未经治疗的髋部畸形会进行性加重，导致疼痛、活动受限、步态异常，并最终导致成年期的退行性关节炎。不同年龄患者的临床表现不同。

(1)双下肢不等长，双侧腹股沟区皮肤皱褶不对称，患侧皮纹加深、增多、上移。

(2)会阴部增宽，双侧脱位时更明显。

(3)关节屈曲外展受限，股动脉搏动减弱。

(4)学步期较长，且步态异常，单侧脱位时呈跛行；双侧脱位者站立时骨盆前倾、臀部明显突出，行走时呈鸭式步态。

二、治疗

（一）非手术治疗

婴幼儿时期应早期发现并给予治疗。

1. 带式治疗(Pavlik吊带)　适用于0～6个月患儿，这种带式治疗通过将患儿的大腿固定在一定位置来促使髋关节逐渐发育。这通常是治疗髋关节生理性发育不良的有效方法。

2. 手法复位　适用于6～18个月患儿，但此阶段患儿难以佩戴支具及吊带，手法复位失败率较高。可手法复位，然后以石膏固定，每3个月更换石膏1次。第1次以蛙式石膏固定，第2、3次以人字形石膏固定。复位后3天之内停止一切活动，以免引起复发。

（二）手术治疗

大部分患儿是在行走以后因步态不稳才被确诊，需采用手术治疗。非手术治疗失败者或18个月以上患儿宜采用手术治疗，常见的手术方式包括闭合复位、切开复位、内收肌松解切断、截骨矫形、石膏（支具）固定术等（图7-2-2）。

三、病情观察要点

观察患儿髋关节的外观，注意是否有明显的不对称、畸形或肿胀。观察患儿的步态，注意是否有异常

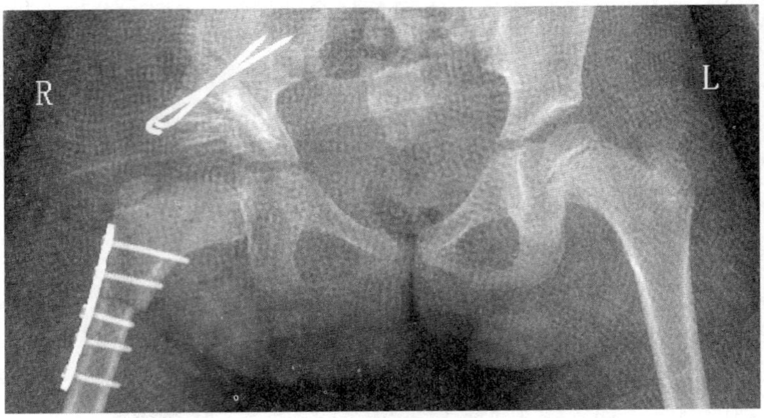

图 7-2-2 发育性髋关节脱位术后

(图片来源于北京积水潭医院贵州医院)

的步态表现,如摇晃、跛行或其他不正常的运动模式。询问患儿是否有髋部或大腿区域的疼痛感。了解疼痛的性质、发作频率和疼痛强度,评估患儿的日常生活活动(包括行走、坐立、上下楼梯等)能力。对于儿童和青少年,关注髋关节随年龄的增长而发生的变化。定期进行评估,确保及时发现并处理潜在的问题。对于接受治疗的患儿,评估治疗的效果,包括非手术治疗和手术治疗的效果,以及康复阶段的进展。

四、护理要点

(一)非手术治疗

1. 带式治疗(Pavlik 吊带) 佩戴吊带时维持髋关节屈曲 90°～100°,外展＜60°,借助下肢重量使股骨头滑入髋臼并维持复位,以达到治疗目的。屈曲、外展髋关节时,股骨头的轴线更加指向自身重力方向,使髋臼与股骨头贴合紧密,在两者相适应的相对活动中促进髋臼与股骨头的共同发育。保持支具松紧度适宜,衬垫合适,避免皮肤损伤。

2. 手法复位 人字形石膏:主要用于婴幼儿髋关节脱位行闭合或切开复位术后髋关节的固定,石膏为上至胸部、下至足趾、镂空会阴的管形石膏,石膏将双侧髋关节固定于髋关节屈曲 90°及以上,外展 45°～60°的治疗位。护理要点:石膏未干时,减少搬动,需要搬动时,应用手掌平托石膏,切忌用手指按压,以免造成石膏部分凹陷变形而压迫皮肤。指导患儿及其家属,排大小便时石膏边缘应加垫毛巾保护,防止浸湿和污染石膏。臀部涂爽身粉,定时按摩,预防压力性损伤和湿疹。石膏边缘皮肤极易因摩擦而发生破损、红肿或出现压迫性持续疼痛,应及时修整石膏边缘,未查明原因时不应盲目垫敷料,以免加重压迫,必要时将石膏边缘切开小口,以缓解局部压力,减轻压迫。观察患儿有无尿潴留或腹胀,及时分析原因并处理,避免发生石膏综合征。

(二)手术治疗

1. 术前护理 做好宣教和指导,注意患儿保暖,避免上呼吸道感染。完善术前检查。对于不合作患儿,可用 10%水合氯醛灌肠,并注意观察患儿意识及生命体征。髋部拍片时用铅板遮挡生殖器。术前一晚给予患儿清淡饮食,为患儿清洁皮肤。术前 4 h 禁食,术前 2 h 禁水。用物准备:备爽身粉、尿片、护理棉垫、尿壶、棉质毛巾等。

2. 术后护理 麻醉未清醒患儿,去枕仰卧,头偏向一侧,避免发生呕吐。烦躁期加强看护,谨防窒息、坠床、管道脱出。密切监测生命体征,遵医嘱给予低流量面罩吸氧。体温升高时,以物理降温为主,予以温水擦浴或使用冰袋冷敷;若体温＞38.5 ℃,可遵医嘱使用退热药物,并辅以物理降温。用软枕抬高下肢,以减轻肢体水肿。观察患肢末梢血液循环、活动情况及感觉功能。观察伤口处石膏有无渗血,给予标记和记录。如渗血范围持续扩大,需及时报告医生处理。如有引流管,需观察引流液的量、颜色、性质,合理固定引流管,防止患儿翻身、哭闹、玩耍时引流管脱出。鼓励患儿多饮水,并增加蔬菜、水果的摄入,保持大便通畅。

五、功能锻炼

(1)石膏固定期：术后 8 周内。在麻醉作用消退后，开始指导患儿行双足趾活动和踝关节的背伸、跖屈运动，以患儿能耐受又不加重切口疼痛为限，活动次数逐渐增加，以促进血液循环，利于消肿；术后 3 天，患儿体力渐恢复，指导患儿进行除石膏固定部位外的身体活动，如挺胸、抬臀等，逐渐增加活动量，以不引起疲劳为宜。

(2)石膏拆除期：术后 8～12 周。患儿拆除石膏后，经 X 线检查生长良好，开始锻炼患肢各关节，从踝关节的背伸、跖屈，到膝关节的屈伸，再到髋关节的屈伸、外展、内收，角度由小到大，从被动活动到主动活动，循序渐进，以不引起患儿疼痛为宜，切忌暴力。如可让患儿在床上坐起，做弯腰、屈髋活动，以锻炼臀部肌肉和髋关节活动度，防止臀部肌肉萎缩和髋关节粘连。

(3)患肢负重期：术后 3 个月，髋部 X 线检查显示股骨头包容性较好，截骨处已愈合，且股骨头无缺血坏死的迹象，则开始锻炼患肢负重，可先扶患儿在床上站起，借助家长的手臂力量，患肢由部分负重到完全负重，患儿逐渐独立行走，恢复正常活动。

六、并发症的观察及护理

1. 伤口感染、愈合不良 应定期观察伤口情况，术中放置引流管。预防性应用抗生素，术后根据伤口渗血、渗液情况换药。

2. 术后股骨头坏死 目前国内外先天性髋关节脱位手术治疗后发生股骨头坏死的情况较常见。有报道其发生率在 30%以上，甚至达到 50%左右，是目前难以解决的问题。

3. 复位后再脱位 即髋关节再脱位。无论采用何种治疗方法，患儿均有再脱位的风险，一旦发生再脱位，必须先分析原因，并将治疗方法进行升级，一旦出现再脱位，则需要再次行手术治疗，可能需要进行三联截骨手术以完全改变髋臼朝向。

4. 内固定松动或断裂 术后可能出现内固定松动，或由外伤等造成内固定断裂。一旦出现，则需要及时到医院就诊，必要时再次行手术治疗。

5. 皮肤压力性损伤 患儿经石膏固定治疗后，可能会出现皮肤压力性损伤，应采取有效措施(如减压、使用皮肤保护敷料等)预防压力性损伤的发生。一旦出现压力性损伤，应根据压力性损伤具体分期，采取相应的伤口换药方式。

七、健康宣教

(1)定期复查，术后石膏(支具)固定一般需要 6 周。若发现肢体末梢皮肤温度低、苍白、感觉麻木或活动障碍，应及时就诊。

(2)保持石膏清洁、干燥，如有变形或折断、松脱，应及时更换。

(3)加强皮肤及会阴部护理，预防压力性损伤及其他皮肤损伤。

(4)适时添加含钙量丰富的食物及口服钙剂，增强骨质。

(5)遵医嘱进行功能锻炼，避免过早负重引起股骨头上覆盖的髋骨未愈合而导致手术失败，或股骨头、髋臼未经充分塑造而造成髋关节不对称、疼痛。

八、病例分析

患儿，女性，11 岁，因“左髋部疼痛半年”入院。半年前患儿无明显诱因出现左髋部疼痛，行走时加重，渐跛行，患儿家属未重视。近半年来，患儿跛行逐渐加重，髋关节 MRI 提示左侧发育性髋关节脱位，股骨头骨骺少许骨髓水肿；左侧髋臼盂唇损伤，关节囊积液、滑膜增生。双下肢全长 X 线检查提示左侧发育性髋关节脱位；双下肢稍不等长，右髋 sharp 角增大，髋膝联合。CT 提示左侧发育性髋关节脱位，左侧股骨颈前倾角增大。诊断：发育性髋关节脱位(左)。完善术前准备，在全麻下行左侧发育性髋关节脱位切开复位、骨盆髋臼周围截骨(PAO)、石膏裤外固定术。请提出观察重点及护理要点。

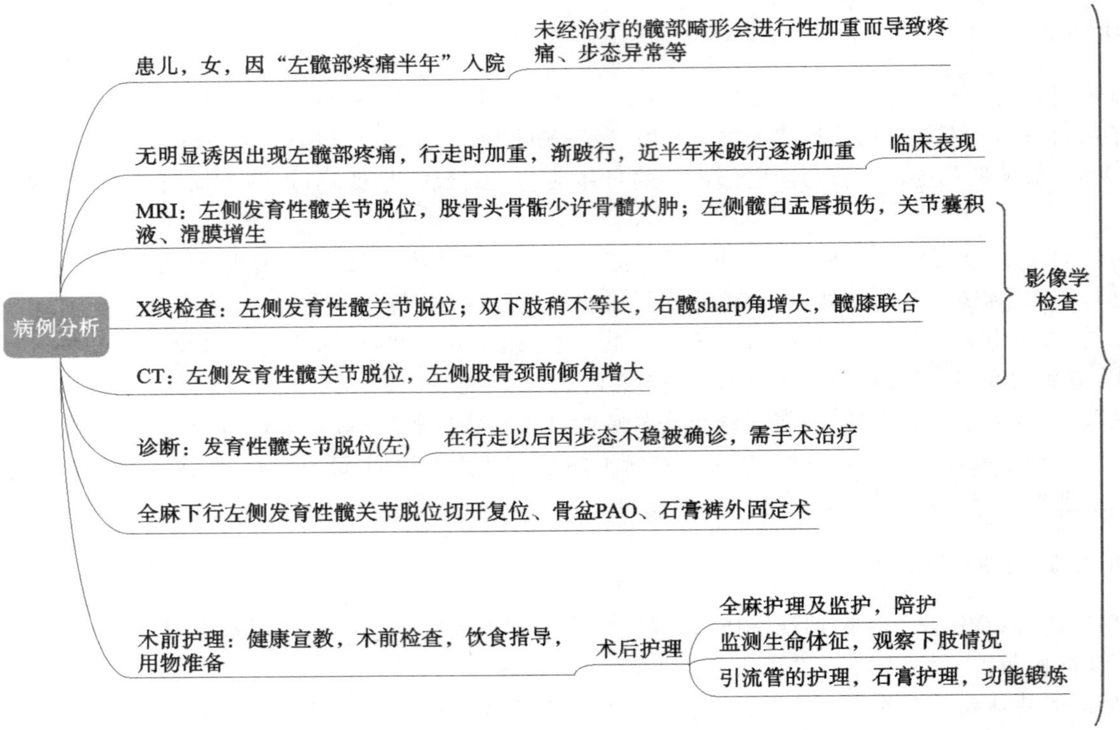
病例分析
患儿，女，因“左髋部疼痛半年”入院
未经治疗的髋部畸形会进行性加重而导致疼痛、步态异常等
无明显诱因出现左髋部疼痛，行走时加重，渐跛行，近半年来跛行逐渐加重
临床表现
MRI：左侧发育性髋关节脱位，股骨头骨骺少许骨髓水肿；左侧髋臼盂唇损伤，关节囊积液、滑膜增生
X线检查：左侧发育性髋关节脱位；双下肢稍不等长，右髋sharp角增大，髋膝联合
CT：左侧发育性髋关节脱位，左侧股骨颈前倾角增大
影像学检查
诊断：发育性髋关节脱位(左)
在行走以后因步态不稳被确诊，需手术治疗
全麻下行左侧发育性髋关节脱位切开复位、骨盆PAO、石膏裤外固定术
术前护理：健康宣教，术前检查，饮食指导，用物准备
术后护理
全麻护理及监护，陪护
监测生命体征，观察下肢情况
引流管的护理，石膏护理，功能锻炼
出院后的健康指导

学习体会：

带教老师评语：

第三节　肱骨髁上骨折

一、概述

(一)概念

肱骨髁上骨折(supracondylar fracture of humerus)是指肱骨干与肱骨髁交界处发生的骨折(图 7-3-1)。

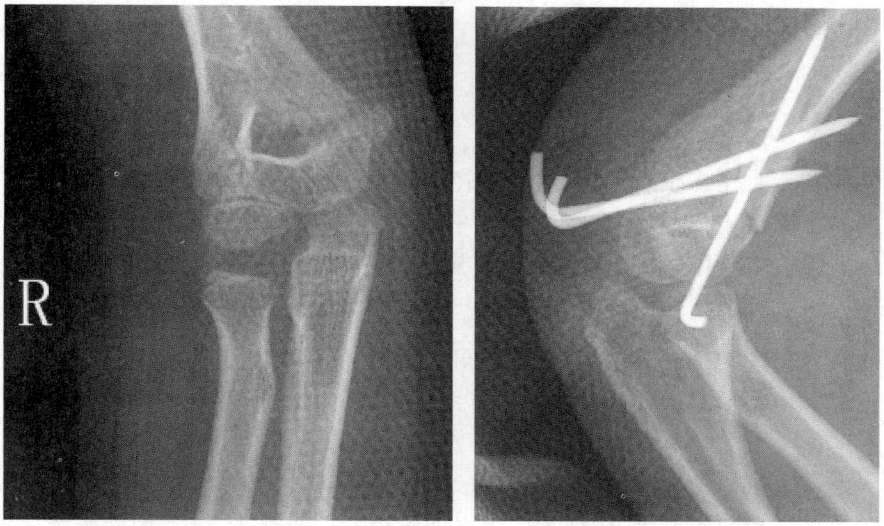

(a) (b)

图 7-3-1 肱骨髁上骨折

（图片来源于北京积水潭医院贵州医院）

（二）解剖

肱骨干轴线与肱骨髁轴线之间有 30°～50°的前倾角，这是容易发生肱骨髁上骨折的解剖因素。在肱骨髁内、前方有肱动脉、正中神经通过。在神经血管束的浅面有坚韧的肱二头肌腱膜，后方为肱骨，一旦发生肱骨髁上骨折，神经、血管容易受到损伤。在肱骨髁的内侧有尺神经，外侧有桡神经，均可因肱骨髁上骨折的侧方移位而受到损伤。肱骨髁上骨折多发生于 10 岁以下儿童。肱骨髁上骨折复位时，若桡侧或尺侧移位未得到纠正，或合并骨骺损伤，患者在骨折愈合后可出现肘内外翻畸形。

（三）病理生理

肱骨髁上骨折通常是由外力作用导致的，如跌倒时用手支撑地面或遭受直接撞击。骨折后，周围组织会发生炎症反应，包括红、肿、热、痛。受伤部位的血液供应可能会受到影响，但身体会尽力确保受伤部位获得足够的血流，以支持愈合。

（四）影像学检查

X 线检查：肘部正侧位检查能够确定骨折的存在并判断骨折移位情况。

（五）分类

根据暴力来源及方向，肱骨髁上骨折可分为伸直型、屈曲型和粉碎型三类。

1. 伸直型　占 90％以上。跌倒时肘关节半屈曲或伸直，手掌触地，暴力经前臂传达至肱骨下端，将肱骨髁推向后方，重力将肱骨干推向前方，造成肱骨髁上骨折。骨折线由前下斜向后上方。骨折近端常刺破肱前肌，损伤正中神经和肱动脉。

2. 屈曲型　占 2％～10％。跌倒时肘关节呈屈曲位，肘部着地，暴力由后下方向前上方撞击尺骨鹰嘴，发生肱骨髁上骨折后远端向前移位，骨折线常为后下斜向前上方，与伸直型相反。很少发生血管、神经损伤。

3. 粉碎型　少见于儿童，多见于成年人。该型骨折属肱骨髁间骨折，按骨折线形状可分 T 形和 Y 形骨折。

（六）临床表现

1. 症状　肘部疼痛，肘关节活动明显受限甚至不能活动。

2. 体征　有压痛和肿胀，有骨擦感及反常活动，肘部可扪及骨折断端，肘后三角关系正常。

二、治疗

(一)非手术治疗

肱骨髁上骨折一般采用手法整复或牵引治疗。

1.手法复位外固定 对受伤时间短、局部肿胀轻、无血液循环障碍者,可进行手法复位外固定,复位后用后侧石膏托在屈肘位固定4～5周。

2.牵引治疗 适用于骨折超过24 h,软组织严重肿胀,已有水疱形成,不能手法复位,或复位后骨折不稳者。

(二)手术治疗

当有血管、神经损伤,特别是血管损伤时,应考虑手术探查,手术探查的目的是修复血管或解除压迫。对有神经损伤者也应采用手术治疗,同时整复骨折(图7-3-1(b))。

三、病情观察要点

观察患者的疼痛程度和肿胀情况,疼痛程度可以通过患者的自述来评估,而肿胀情况可以通过观察局部肿胀的程度和范围来评估。检查患者的肘关节活动度。肱骨髁上骨折可能导致肘关节活动受限,所以需要观察患者是否能够弯曲和伸展肘部。检查患者的手指感觉和运动功能,以确保没有神经受损。肱骨髁上骨折可能对肌肉和神经造成压力,导致感觉或运动功能受损。检查肱骨髁上骨折部位的皮肤是否完好,避免感染和其他并发症的发生。骨折后,需要定期观察患者的病情,以确保骨折愈合正常,且未出现并发症。

四、护理要点

(1)观察末梢血液循环、运动、感觉情况,警惕患肢发生缺血坏死及神经损伤。

(2)体位护理:持续抬高患肢,使其高于心脏水平,以利于静脉血液回流,减轻患肢肿胀。

(3)石膏护理:注意石膏的松紧度是否适宜,观察和检查石膏边缘及患肢骨突部位有无红肿、摩擦伤等早期压力性损伤表现。

(4)疼痛的护理:护理患者时应动作轻柔、准确,避免给患者造成痛苦,必要时遵医嘱给予镇痛剂,使疼痛降到最低限度。

五、功能锻炼

(1)早期进行手指及腕关节的屈伸活动。

(2)1周后增加肩部主动训练及外展训练,并逐渐增大运动幅度,对腕、手部肌肉进行抗阻训练。

(3)伸直型肱骨髁上骨折患者可早期进行肱二头肌、旋前圆肌静力抗阻训练。

(4)骨折愈合后进行必要的关节活动度训练,做全面的肩和肘屈伸、前臂旋转训练。

(5)外固定去除后,开始恢复肘关节屈伸及前臂内、外旋活动度的主动训练。

六、并发症的预防与处理

(一)神经损伤

神经损伤发生率大约为7%,其中以桡神经损伤最常见。神经损伤的观察:麻醉作用消退后即可观察神经损伤情况,主要包括桡神经、尺神经和正中神经损伤。神经损伤常表现为相应支配区域感觉及活动的异常,如未及时发现和处理,可能造成功能障碍或丧失,因此需要依靠患者对手指感觉的描述和观察其手指相应的活动来判断。

(二)血管损伤

血管损伤是儿童伸直型肱骨髁上骨折最严重的并发症。轻症可致肌肉纤维化,严重时可发生坏疽而需截肢。血液循环的观察:轻按患肢手指指腹或指甲,放松后,手指由白色迅速恢复粉红色,时间少于2 s,

说明患肢血液循环良好。如发现手指末端发凉、麻木、苍白、发绀等，及时报告医生处理，防止发生肢体坏死或缺血性挛缩等。

（三）骨化性肌炎

骨化性肌炎在正规治疗后的发生率很低，但是临床上骨化性肌炎并不少见，绝大多数为粗暴手法揉捏所致，延期手术切开复位也是容易引起骨化性肌炎的一个重要原因。骨化性肌炎对患者肘部及上肢功能的影响是非常大的。

（四）肘内翻及肘外翻畸形

冠状面上的成角畸形因不能塑形而导致肘内翻或肘外翻畸形。其中以肘内翻最常见，可造成很难接受的外观畸形。因此，患者发生肱骨髁上骨折后，应根据骨折情况，尽早选择手术治疗，以有效预防肘内翻或肘外翻畸形的发生。

七、健康宣教

（1）加强营养，给予高蛋白、高热量、含钙丰富、易消化的饮食。

（2）逐步进行功能锻炼，拍片复查，根据骨折愈合情况决定负重锻炼时间。

（3）定期复查：术后 1 个月、3 个月、半年、1 年复查，如骨折处或肢体出现疼痛、麻木、畸形等异常，及时就诊。

八、病例分析

患儿，男性，10 岁，在滑板运动中摔倒，用右手撑地试图减轻摔倒时的冲击力。在摔倒后，他感到右上肢剧痛且无法弯曲或伸展肘部。患儿前臂肿胀，出现明显的肘部畸形。X 线片显示右肱骨髁上骨折。完善术前检查，拟行骨折复位内固定术。请提出观察重点及护理要点。

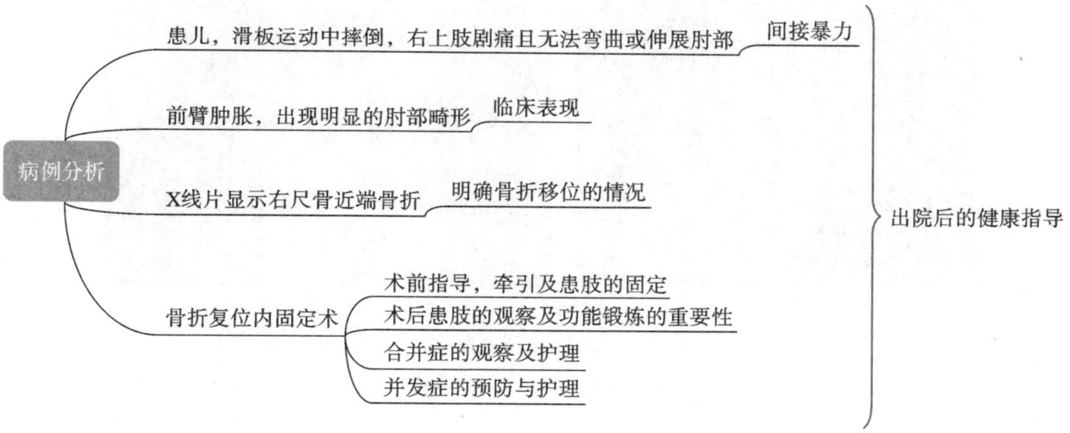

学习体会：

续表

带教老师评语：

第四节　尺桡骨骨折

一、概述

（一）概念

尺桡骨骨折(fracture of radius and ulna)是指尺骨干和桡骨干同时发生骨折(图 7-4-1)。

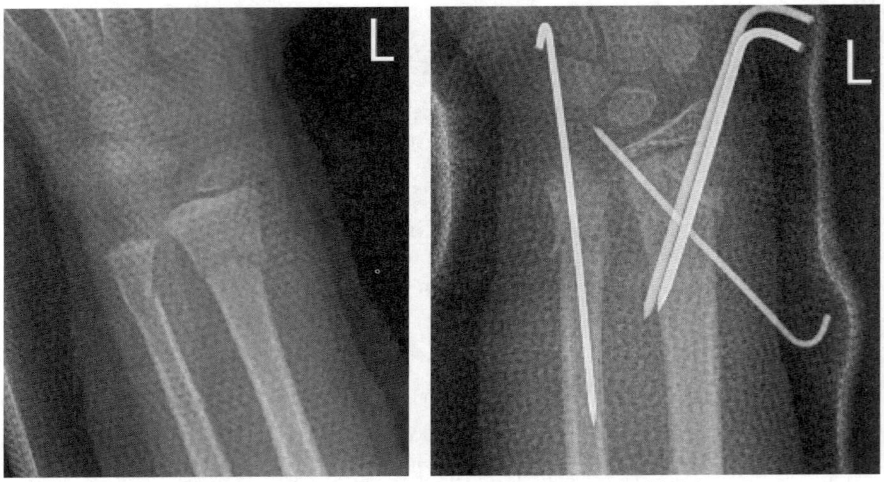

(a)　　(b)

图 7-4-1　尺桡骨骨折

（图片来源于北京积水潭医院贵州医院）

（二）解剖

尺骨和桡骨构成前臂的骨性结构，近端连接肱骨构成肘关节，远端连接腕骨构成腕关节。尺骨与桡骨通过近、远侧关节及骨间膜相连接，在旋前和旋后时两者可以看作一个关节，当尺骨和桡骨中一骨发生成角畸形或移位时，通常伴随着另一骨的骨折或脱位。尺骨和桡骨大体可看作相互平行、指向相反的两个圆锥体，尺骨相对较直，桡骨行程弯曲。

（三）病理生理

由于局部特殊的解剖结构，尺桡骨骨折后易出现骨折移位，且维持固定较为困难。尺桡骨骨折多见于青少年。直接、间接(传导或扭转)暴力均可造成尺桡骨干骨折，儿童骨骼中有大量软骨和生长板，骨折可能直接或间接涉及生长板。儿童骨折的愈合速度通常较快，因为儿童具有较高的骨再生能力。骨折愈合过程可能涉及软骨愈合和骨愈合。儿童骨骼尚未完全硬化，髓腔可能相对较大，若生长板受损，可能影响长骨的正常生长，导致骨折部位的不同方式愈合。

(四)影像学检查

1. X线检查 拍摄正位、侧位及斜位片,必须包括腕关节和肘关节,以明确骨折是否伴随尺桡关节脱位。

2. CT+三维重建 能立体体现骨折粉碎程度和上下尺、桡关节的脱位情况。

(五)分类

按照骨折类型可分为伸直型骨折(Colles 骨折)、屈曲型骨折(Smith 骨折)、桡骨远端关节面骨折伴腕关节脱位(Barton 骨折)。

(六)临床表现

尺桡骨骨折的主要临床表现包括局部肿胀、疼痛,肢体畸形,前臂旋转功能障碍,完全骨折者可闻及骨擦音。

二、治疗

(一)非手术治疗

(1)儿童青枝骨折多有成角畸形,可经过适当的麻醉处理后,采用轻柔手法牵引纠正,以石膏固定6~8周,亦可用石膏楔形切开法纠正成角畸形。

(2)对于有移位骨折患者,先进行纵向牵引纠正重叠和成角畸形,并持续牵引,使骨折端完全复位。复位后用长臂管形石膏固定8~12周,石膏成型后立即切开松解,固定期间要注意观察肢端血液循环状况,防止发生缺血性挛缩。肿胀消退后,及时调整外固定松紧度,注意观察和纠正骨折再移位。

(二)手术治疗

手法复位失败者或复位后固定困难者,上肢多处骨折、骨间膜破裂者,开放性骨折伤后时间不长、污染较轻者,骨不连或畸形愈合、功能受限者,均宜采取手术切开复位、内固定(图7-4-1(b))。

三、病情观察要点

观察患者前臂的疼痛程度、肿胀和淤血情况,疼痛程度可以通过患者的自述来评估,而肿胀情况可以通过观察局部肿胀的程度和范围来评估。注意检查石膏松紧度、术区的血供情况,观察有无肢体发绀、肿胀或温度异常。检查患者的肘关节活动度、感觉功能和肢端血液循环状况。

四、护理要点

(1)指导患者进行深呼吸、有效咳嗽。做好清洁准备,洗澡、理发等,对卧床患者给予床上擦浴,预防感冒。

(2)一般术前8 h禁食,4 h禁饮,以防止在麻醉手术过程中发生呕吐、误吸而引起吸入性肺炎、窒息等。

(3)消除患者紧张心理及顾虑,使之配合医护人员做好术前准备。为患者及其家属提供心理支持,帮助他们应对手术期间的压力。

(4)保持手术切口清洁和干燥,定期更换敷料,并定期检查切口是否有红肿、渗液或感染迹象。

(5)确保患者得到适当的疼痛管理,可通过药物、物理治疗或其他合适的方法减轻患者的疼痛。

(6)在床上固定患者的手臂并用软枕抬高,以减轻肿胀,促进血液循环,警惕出现骨筋膜室综合征。

(7)密切观察手术部位的血液循环,注意肢体是否有发绀、肿胀或温度异常。根据医生的建议,进行适当的康复锻炼,以促进手部功能恢复。

(8)提供患者所需的营养支持,有助于加速愈合过程。

五、功能锻炼

(1)复位固定后早期,进行肩部和手部活动训练。用力握拳,充分屈伸手指,减少前臂肌群的粘连.上臂和前臂肌肉做等长收缩运动;站立时前臂用三角巾悬吊于胸前,做肩部前、后、左、右摆动和水平方向的画圈运动。2 周后开始行肘关节屈伸运动训练，频率和范围逐渐增大，但禁忌做前臂旋转运动。

(2)骨折临床愈合后进行肩、肘、腕关节的屈伸训练，着重做前臂旋转的活动度和肌力练习，也可做用手推墙动作，对骨折断端产生纵向挤压的应力刺激，促进骨折愈合。

六、并发症预防与处理

1. 再骨折 常发生在尺桡骨骨折 6 个月内，再骨折后畸形多明显加重。所以取出内固定的时间不宜过早，取出内固定后 6 个月内应注意保护。

2. 肢体缺血 整复后石膏外固定压迫、创伤后肌间压力增加、骨折同时合并血管损伤，都可造成肢体缺血。整复后患肢剧痛、明显肿胀、颜色苍白或青紫、手指感觉丧失或活动能力丧失，都是肢体缺血的表现。此时须松解石膏，必要时做筋膜切开减压。

3. 神经损伤 尺桡骨骨折可同时合并正中神经、尺神经、骨间背侧神经损伤，多数为一过性神经损伤，以后多可恢复。如果为神经断裂或严重牵拉碾挫伤，因缺血造成的继发性神经损伤或医源性神经损伤往往为永久性损伤，应及时处理，否则难以恢复。麻醉作用消退后即可以进行神经损伤的观察，主要包括桡神经、尺神经和正中神经损伤。神经损伤常表现为相应支配区域感觉及活动的异常，如不及时发现和处理，可能造成功能障碍或功能丧失，因此需要依靠患者对手指感觉的描述和观察手指相应的活动来判断。

4. 活动受限 对于前臂的轻度旋转受限，特别是 30°以内的旋前受限，患者可以通过外展或内旋肩关节来代偿。旋后受限不能被肩关节活动代偿。

5. 尺桡骨融合 这是尺桡骨骨折严重的并发症之一，创伤本身及手术切开复位均可能导致尺桡骨交叉愈合。因此切开复位应选择两侧独立切口完成，术中注意不要让尺骨骨折、桡骨骨折各自的血肿融为一体。

6. 感染 切开复位过程中污染是造成感染最常见的原因，创伤也可以造成局部缺血，导致创伤性骨髓炎。严重的骨感染会造成大块骨吸收坏死，导致骨不连。应定期观察切口情况，预防性应用抗生素，术后根据切口情况换药。

七、健康宣教

(1)加强营养，给予高蛋白、高热量、含钙量丰富、易消化的饮食。

(2)要坚持进行功能锻炼，活动幅度和力度要循序渐进。

(3)肿胀消除后可行肩、肘屈伸活动，但 3 周内不宜做前臂旋转活动。

(4)定期复查，不适随诊。

八、病例分析

患儿，男性，7 岁，玩耍时摔倒，出现明显的左前臂疼痛和畸形，X 线检查示左尺桡骨骨折，予石膏固定后，完善术前准备，行骨折复位内固定术。请提出观察重点及护理要点。

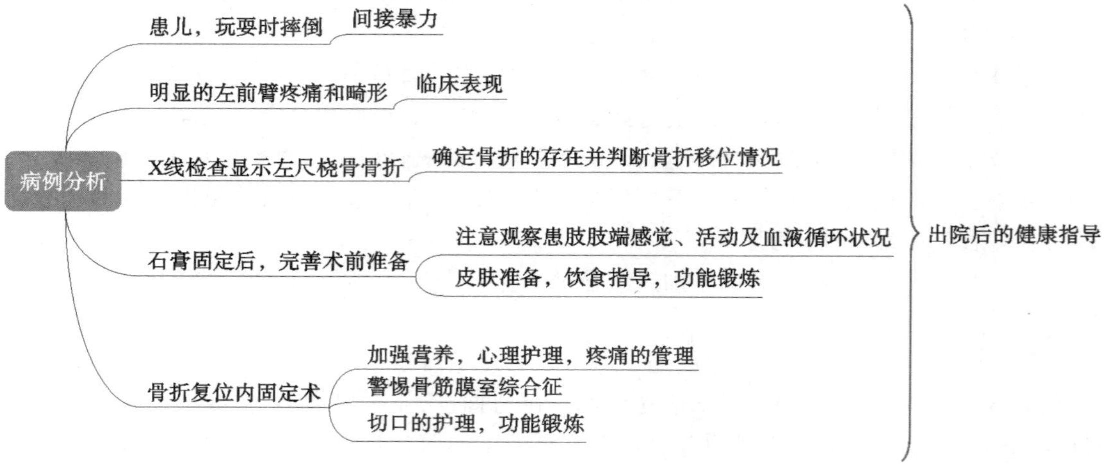

学习体会：
带教老师评语：

第五节　先天性马蹄内翻足

一、概述

（一）概念

先天性马蹄内翻足(congenital equinovarus)是儿童常见的足部畸形，由足下垂、内翻、内收三个主要畸形综合而成(图 7-5-1)。

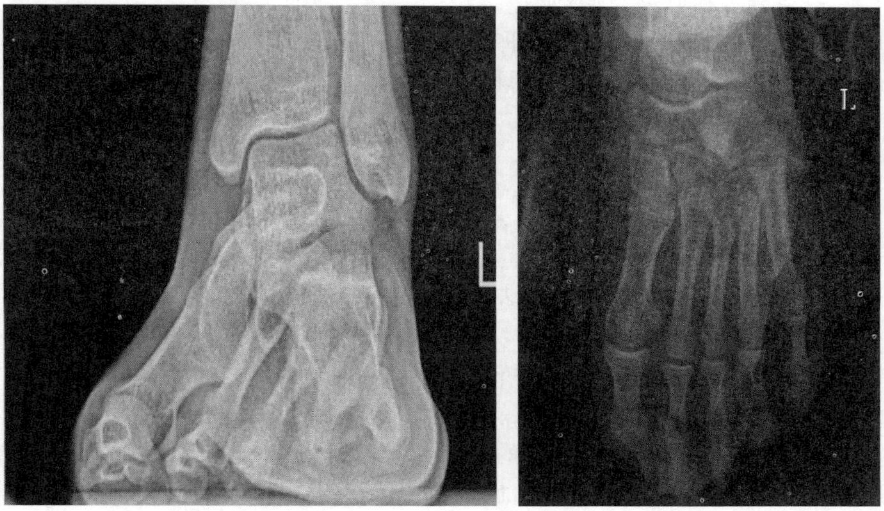

(a)　(b)

图 7-5-1　先天性马蹄内翻足

（图片来源于北京积水潭医院贵州医院）

（二）解剖

骨组织的改变包括距骨、舟骨、跟骨、骰骨、楔骨、跖骨及胫骨等的改变，其累及范围和病变程度可有较大差异。患儿距骨头、颈较正常人小，且向内侧和跖侧偏斜；舟骨偏向内侧并旋转，其舟骨长轴与距骨长轴几乎垂直；跟骨外形基本正常；骰骨、楔骨及跖骨基本正常；胫骨一般正常。软组织（肌肉）：胫后肌、胫前肌、小腿三头肌（跟腱）、踇长屈肌、趾长屈肌均有挛缩，甚至踇内收肌、踇短屈肌和趾短屈肌也有些挛缩；足内侧及后方的关节囊挛缩，尤其是踝关节的后关节囊和距舟关节囊更为明显。

（三）病理生理

先天性马蹄内翻足的主要畸形组成：前足内收、内翻，足跟内翻，踝关节与距下关节跖屈呈马蹄畸形，有高弓畸形或胫骨内旋。构成以上畸形者有原发性和继发性改变。参与这些畸形组成的组织有骨组织和软组织（韧带、关节囊、肌肉、肌腱等），病理改变的程度与患儿年龄、负重情况及个体差异有明显关系。早期病理改变轻，以软组织挛缩为主，足骨和踝关节的骨性改变不明显，因而早期处理较易矫正畸形且效果较好。马蹄畸形明显者，踝关节及距下关节后关节囊均挛缩；内收、内翻明显者，距下关节、距舟关节、舟楔关节甚至跗跖关节的内侧关节囊均挛缩；足内侧及跖侧的韧带如内侧韧带、跟舟韧带和后侧的跟腓韧带、距腓韧带均可挛缩而影响畸形矫正；足跖侧的跖筋膜产生挛缩，可使足弓加高和第一跖骨头下垂。

（四）影像学检查

1. X线检查 常规拍摄足正侧位片，必要时拍摄背伸和跖屈侧位片。正常人：距骨头与第一跖骨成直线，跟骨轴线与第4/5跖骨成直线；马蹄内翻足：距骨马蹄畸形、跟骨内旋、前足内收，导致距骨与跖骨成角。

2. CT 明确骨旋转的部位与方向以及骨畸形。

（五）分类

先天性马蹄内翻足初期有软组织异常，导致前足畸形。包括以下四个部分畸形。

（1）跗骨间关节内收。

（2）踝关节跖屈。

（3）前足内收、内翻。

（4）跟骨略内翻下垂。

（六）临床表现

出生后出现单足或双足马蹄内翻畸形（即尖足），足跟小、跟骨内旋、前足内收（即各足趾向内偏斜），此外胫骨可合并内旋。一般分为松软型与僵硬型两类。

1. 松软型 畸形较轻，容易用手法矫正，也称外因型，可能是宫内体位异常所致。

2. 僵硬型 畸形严重，足趾面可见一条深的横行皮肤皱褶，跟骨小，跟腱细而紧，呈现严重马蹄内翻、内收畸形，手法矫正困难，也称内因型。

二、治疗

（一）非手术治疗

1. 手法矫正 适用于1岁以内的婴儿。手法矫正后可用柔软的旧布自制绷带将足松松地包在已矫正的位置上。

2. 双侧夹板固定法 不能坚持长期手法矫正的患儿，可于出生后1个月采用轻便的双侧夹板固定矫形。

3. 手法矫正、石膏固定法 适用于1～3岁的患儿。手法矫正的本质是将畸形的组成部分，按一定的程序逐个予以矫治，直至弹性抗力完全消除。然后将手法矫正取得的成果用管形石膏固定起来，直至完全排除畸形复发。

（二）手术治疗

非手术治疗效果不满意或复发者，均可考虑手术治疗。

(1)一般在10岁以前行手术治疗，不宜行骨部手术，以免损伤骨骺。年龄小于10岁的患儿大多采用软组织手术。主要有跟腱延长术、足内侧挛缩组织松解术、跖筋膜切断术，必要时部分切开踝关节后方关节囊。术后用长腿管形石膏固定2～3个月。

(2)10岁左右仍有明显畸形者，可考虑做足三关节(即跟距关节、距舟关节和跟骰关节)融合术。术后用管形石膏固定，直至融合牢固。

三、病情观察要点

观察患儿的肢体长度及周径；观察患肢有无发绀、肿胀及皮肤发白、发凉等；观察生命体征、伤口渗血情况；评估患儿哭闹的原因及疼痛的程度；严密观察足趾的血液循环情况，趾端的色泽、温度、痛觉、肿胀、活动情况；检查石膏边缘的皮肤及石膏破损情况。

四、护理要点

1. 手法按摩 术前每天用拇指指腹于患足跟腱、跖筋膜内侧韧带处轻揉10 min，再做足底的外展、外翻、背伸活动，范围由小到大，以便于挛缩的软组织细胞生长，利于手术的进行及康复。

2. 石膏护理 术后采用红外线照射以加快石膏干固，搬运时嘱患儿家长用掌心托患儿石膏处肢体，注意保护，防止石膏断裂；抬高患肢，术后制动8 h，之后协助患儿翻身，24 h石膏完全干固后患儿方可自主运动。定期观察皮肤色泽、末端血液循环情况，评估石膏部位有无出血、水肿等，防止骨筋膜室综合征的发生。

3. 疼痛护理 患儿术后可出现不同程度的疼痛，护士及时评估患儿的疼痛级别、疼痛诱因，解除可能存在的疼痛刺激源，疼痛较重者应用少量镇痛药，观察用药后效果。

4. 康复护理 术后患儿清醒后即开展足趾被动运动，每天3次，每次10 min，并视患儿情况逐渐加大训练强度。石膏固定期间注意功能位摆放，抬高患肢，腘窝及小腿下1/3处均垫一软枕，保持膝关节及踝关节处于功能位。去除石膏固定后，嘱患儿家长加强患儿足趾及踝关节的屈伸运动，每天4次，每次30 min。

五、并发症的观察及护理

1. 压力性损伤形成 石膏和支具固定治疗过程中皮肤易受压迫而发生坏死。固定时在骨骼突出部位用脱脂棉垫好；石膏塑型时，忌用手指按压，遇患儿哭闹不止时，应考虑到受压迫的可能。

2. 骨筋膜室综合征 严重时可并发患足缺血性坏死。石膏固定时，必须显露出患儿的5个足趾，并严密观察足趾血液循环情况，若足趾苍白、肿胀或发绀，患儿哭闹不止，应立即采取措施，轻者局部开窗减压，严重者暂时取掉管形石膏。

3. 肢体缺血性坏死或肌挛缩 其初期的表现主要为患肢颜色苍白、温度降低、皮肤感觉迟钝、不能自己活动或者局部持续性疼痛。此时应立即通知医生查看，将石膏剖开，避免肢体缺血性坏死或肌挛缩发生。同时，护士要经常巡视病房，观察患儿肢端感觉、活动、血液循环情况。

4. 肌肉萎缩 长期石膏固定会导致肌肉萎缩。针对这种情况，指导患儿家长帮助患儿适当进行功能锻炼，这样可以避免局部肌肉萎缩。但患儿在运动时应动作轻柔，以免过度抻拉而影响矫正效果。

5. 石膏松脱 石膏固定患肢后，患儿必然会有不舒适感，因其语言表达能力尚未健全，常通过双腿蹦、踢等动作来表达不适。蹦、踢等动作带来的肢体活动的惯性和重力可导致石膏松脱。当患儿腿蹦、踢等时可以一手托住患儿双下肢，一手环抱患儿，或用手轻轻握住患肢踝部的石膏，以防止石膏松脱。

六、功能锻炼

1. 踝关节被动运动 患儿仰卧，患儿家长左手握住患儿足跟，右手将患儿前足部外翻，使患儿足部处于外展的位置，保持10 s后重复，每次20 min，每天训练3次。

2. 足部主动训练 用毛绒玩具或皮球吸引患儿让其做踢腿的动作，每次10～20下，每天2～3次。年龄较大的患儿可佩戴支具式的矫形鞋，练习站立和行走。

七、健康宣教

1. 术后康复指导 石膏固定后指导患儿做股四头肌收缩和舒张运动及各足趾的被动屈伸活动，每天4次，每次5～10 min，促进足部血液循环。

2. 拆除外固定后，强化弱势肌群 拆除石膏后每天局部按摩，指导患儿家长协助患儿做足背伸、外展、外翻活动。从小幅度开始，逐渐增加活动量。

3. 后期指导 坚持手法按摩放松肌肉，逐渐进行负重和步行训练，纠正不良姿势。

八、病例分析

患儿，女，10岁，双足内收、内翻畸形，呈马蹄状，且随年龄增长逐渐加重。现病史：双足明显内翻、内收畸形，跟腱及跖筋膜挛缩、紧张，双足距骨、骰骨均脱位，骰骨外突形成滑囊，双足跟内翻、尖小，双足背外侧着地负重，内踝深陷，背伸活动功能障碍，不能独立行走，双小腿肌肉萎缩，入院后积极完善术前准备拟行手术治疗。请提出观察重点及护理要点。

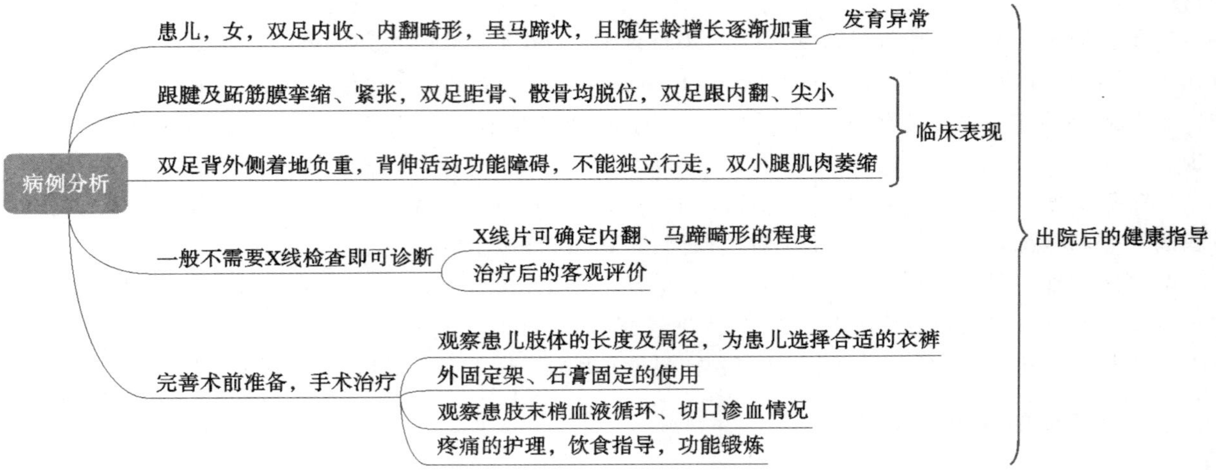

学习体会：

带教老师评语：

第六节 孟氏骨折

一、概述

（一）概念

孟氏骨折（Monteggia fracture）是指尺骨上 1/3 骨折合并桡骨小头脱位（图 7-6-1）。

（二）解剖

上尺桡关节由桡骨头环状关节面与尺骨桡切迹构成，前臂旋转时桡骨头在桡骨环状韧带中自转。脱位的桡骨头可引起桡神经损伤，表现为前臂伸肌的收缩障碍。

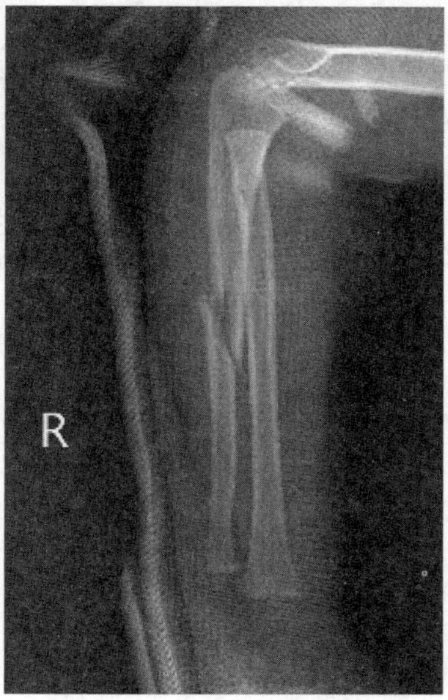

图 7-6-1 孟氏骨折

（图片来源于北京积水潭医院贵州医院）

（三）病理生理

尺骨近端骨折，多伴有桡骨颈的骨折；尺骨骨折时，桡骨可能在尺桡关节处发生脱位，导致关节稳定性的丧失；周围的软组织，包括关节囊、韧带和肌肉等，可能会遭受损伤，这些均增加了治疗的复杂性。孟氏骨折主要与手伸直并强迫旋前跌倒有关，由直接暴力引起，多为儿童肘伸直位受伤，断端向前（掌）、外（桡）方成角，桡骨头向前外脱位；肘内收位受伤，断端向外侧成角，桡骨头向外脱位。

（四）影像学检查

1. X 线检查 诊断孟氏骨折的基础手段，可以显示骨折的类型、移位程度和关节脱位的情况，包括拍摄肘关节正侧位片，必要时可加拍斜位片以排除交叉韧带损伤。

2. CT 可以更清晰地显示骨折的细节和移位程度，同时可以评估关节面受损的情况，对于制订手术方案具有重要指导意义。

3. MRI 对于合并韧带损伤的孟氏骨折，可辅助评估韧带损伤的部位和程度，为治疗方案的选择提供参考。

（五）分类

孟氏骨折主要分为 4 种类型，一般根据尺骨骨折的成角情况及桡骨头脱位的情况进行分类。

Ⅰ型骨折即伸直型，指尺骨干中或近 1/3 处发生骨折，同时向前侧成角，合并桡骨头前脱位的现象，是孟氏骨折中较为常见的一种类型。

Ⅱ型骨折即屈曲型，指尺骨干中或近 1/3 处发生骨折，同时向背侧成角，合并桡骨头后脱位的现象，多见于成年人，常由间接暴力所致。

Ⅲ型骨折即内收型，指尺骨近侧干骺端发生骨折，同时合并桡骨头向外侧或者前侧脱位的现象，主要发生在儿童时期，成年人并不会出现。

Ⅳ型骨折即特殊型，指桡骨头出现前脱位，同时可产生尺骨干中或近 1/3 处骨折，以及桡骨近 1/3 处骨折的现象，属于比较少见的一种类型，但儿童或成年人均可发生。

（六）临床表现

1. 症状 肘部及前臂肿胀、疼痛，有瘀痕，肘关节屈伸活动、前臂旋转功能受限。

2. 体征 前臂畸形、骨擦感、异常活动，桡骨头移位。

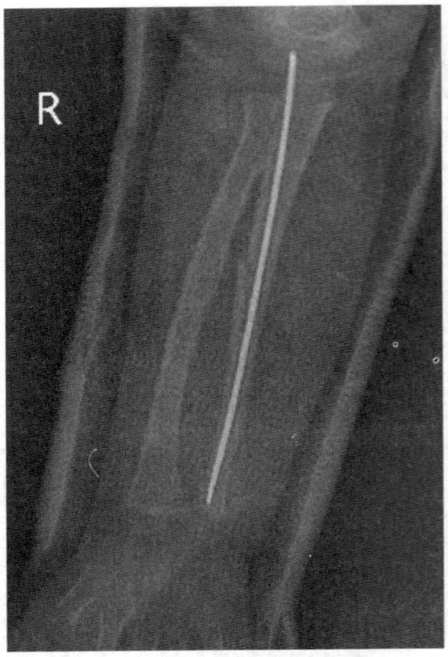

图 7-6-2 手术治疗

（图片来源于北京积水潭医院贵州医院）

二、治疗

（一）非手术治疗

1. 复位 先整复脱位，再整复骨折。对于伸直型，以伸直位牵引，屈肘位复位；对于屈曲型，以屈曲位牵引，伸肘位复位。

2. 固定 对于伸直型，以屈肘位固定；对于屈曲型，以伸肘位固定，放置压垫后用小夹板固定。

（二）手术治疗

非手术治疗效果不满意或复发者，均可考虑手术治疗（图 7-6-2）。

（1）如保守治疗不能达到预期效果则采取手术治疗。大多数情况下，固定尺骨后即可使桡骨头维持复位。固定尺骨的方法有克氏针固定、弹性髓内针固定、钢板固定。尺骨骨折固定后，行长臂石膏托外固定，前臂固定于桡骨头最稳定的位置。术后 3～7 天拍片复查，术后 3～4 周去除石膏托。

（2）对于漏诊的陈旧孟氏骨折采用切开复位内固定手术。内固定方法有克氏针固定、外固定架固定、钢板固定。如尺骨有成角畸形或尺骨短缩，还需行尺骨截骨术。术后石膏固定 3～4 周，进行功能活动训练，以前臂旋转功能训练为主。

三、病情观察要点

（1）血液循环的观察：轻按患肢手指指腹或指甲，放松后，手指由白迅速恢复粉红色，时间少于 2 s，说明患肢血液循环良好。如发现手指末端发凉、麻木、苍白、发绀等，及时报告医生处理，防止发生肢体坏死或缺血性挛缩等并发症。

（2）骨筋膜室综合征的观察：术后 24 h 直至术后第 4 天均为重点观察期。护理关键是及时发现前臂的缺血性改变，给予准确有效的减压处理。患儿手术结束返回病房后，将患肢抬高，高于心脏水平 15～20 cm。并遵医嘱使用消肿药，密切观察患肢肿胀程度，如患肢出现 5P 征（疼痛、无脉、苍白或发绀、感觉异常、麻痹）之一，以及典型被动牵拉痛，应立即通知医生，充分松解石膏，30 min 后观察松解效果，如指端皮肤恢复温暖、毛细血管反应恢复、疼痛缓解、麻痹感消失则表示松解有效。此外，告知家长监督患儿在石膏松解后不要随意活动患肢。

（3）神经损伤的观察：麻醉作用消退后即可以进行神经损伤的观察，主要包括桡神经、尺神经、正中神经损伤的观察。神经损伤常常表现为相应支配区域感觉及活动的异常，如不及时发现和处理，可能造成功能障碍或丧失，因此需要依靠患儿对手指感觉的自我描述和观察手指相应的活动来判断。桡神经损伤的表现为垂指、垂腕、垂拇。尺神经损伤的表现为环指、小指爪状畸形，各手指不能内收、外展，拇指和示指不能对掌。正中神经损伤的表现为拇指不能对掌，不能与手掌平面形成 90°角，不能用拇指指腹接触其他指尖，握拳时拇指和示指不能屈曲。

麻醉作用消退后即可开始评估患儿手指感觉及活动情况，之后每 2 h 观察一次，如发现石膏过紧或患儿主诉手指麻木或感觉异常，应给予重点关注，及时报告医生进行相应的处理。

四、护理要点

1. 饮食护理 患儿术后须平卧及禁饮食 6 h。在禁饮食期间如患儿嘴唇干燥，可以用勺子蘸少许温水轻轻为患儿湿润嘴唇。

2. 体位护理

（1）将患儿输液一侧肢体放在被子外以便观察，并固定稳妥，防止患儿躁动使针脱出。

(2)不要用衣服、被子等物品覆盖石膏,以免影响其速干定型及对肢体肿胀、缺血等情况的观察。

(3)可用气垫将患肢抬高,促进肢体末端血液回流。

(4)可以适当轻轻按摩、抚触外露患肢皮肤,减轻肿胀。

3. 石膏的护理

(1)保持石膏清洁、干燥,勿向石膏中塞异物。

(2)石膏未干时,将患肢放在气垫上,并减少搬动。需要搬动时,应用手掌平托石膏,切忌用手指按压,以免造成石膏部分凹陷压迫皮肤形成压力性损伤。

(3)石膏边缘如过于粗糙、摩擦皮肤,应及时修整。石膏如挤压皮肤或松动,应及时松解或重新打石膏。

(4)观察伤口处石膏有无渗血,给予标记和记录。如渗血扩大迅速,及时报告医生处理。

4. 疼痛护理 患儿术后可出现不同程度的疼痛,护士及时评估患儿的疼痛级别、疼痛诱因,解除可能存在的疼痛刺激源,疼痛较重者应用少量镇痛药,观察用药后效果。

五、并发症的观察及护理

1. 复发性桡骨头脱位 多见于闭合复位、石膏托固定治疗者,因不能维持尺骨骨折对位所致,约占孟氏骨折的 20%。一旦发现,及时重新复位,经皮髓内固定尺骨。

2. 尺骨畸形愈合 在各平面轻度成角,不产生明显症状。虽然向桡侧移位会减少骨间隙,使旋转活动受限,但患儿并不出现明显功能障碍。若向尺侧偏斜,家长和患儿往往会因前臂外观畸形而予以重视。

3. 关节僵硬 可能是单纯固定、关节囊骨化、骨化性肌炎及骨折近尺桡骨连接所致。

4. 神经损伤 约 20%的Ⅰ型及Ⅲ型孟氏骨折合并桡神经骨间背侧支损伤。一般伤后 2～3 个月恢复。若伤后 3 个月未恢复,则应行肌电图及神经传导速度测定。若仍无恢复表现,则考虑手术探查。

5. 骨筋膜室综合征 孟氏骨折同时伴有肘关节周围软组织严重损伤,且闭合复位治疗时常需屈曲肘关节 90°,增加了骨筋膜室综合征发生的可能性。严密观察手指血液循环情况,若手指苍白、肿胀或发绀,患儿哭闹不止,应立即采取措施,轻者局部开窗减压,严重者暂时取掉管形石膏。

六、功能锻炼

及时有效的功能锻炼可以预防并发症,促进功能恢复。

(1)锻炼前应向患儿家长说明功能锻炼的目的和方法,以取得家长的配合,患儿家长和护理人员一同监督患儿、鼓励患儿,以达到锻炼目的。

(2)术后第 2 天开始指导患儿行功能锻炼,主要是伸指、握拳活动,每天 3 组,每组 20 次。每次伸指握拳应尽量充分,并逐渐加大活动量,以不疲劳为宜。

(3)功能锻炼是一个长期的、枯燥的过程,患儿很容易产生厌烦情绪,可鼓励患儿用患肢玩自己喜欢的玩具、游戏机等。

(4)告知家长回家后协助患儿进行功能锻炼时应严格遵循由轻到重、由少到多、循序渐进的原则,避免运动量过大、过猛造成骨化性肌炎及其他不适。

七、健康宣教

1. 告知家长

(1)保持石膏清洁、干燥不变形。如石膏沾上污垢,可用少量清水擦拭,之后用干毛巾擦干。如沾水过多致石膏变形,及时带患儿到医院更换石膏。

(2)术后 4 周带患儿门诊拍片,如愈合良好,可拆除石膏。

(3)如发生无法处理的情况,可电话咨询责任护士或直接到医院门诊挂号就诊。

2. 指导家长

(1)清洁和保护石膏的方法,以防因处理不当而导致支具的变形或损坏。

(2)在患儿拆石膏后可增加肘关节的主动活动。进行被动活动时动作应轻柔,以不引起患儿剧烈疼痛为宜,禁止被动反复粗暴屈伸肘关节,以免引起再度损伤或发生骨化性肌炎。

八、病例分析

患儿,男,8岁,摔跤后出现右肘部疼痛,活动受限。查体:患儿右肘关节肿胀,局部压痛明显,活动受限;手指感觉、运动正常,未见神经、血管损伤;肩、腕、手指各关节活动自如,未见其他部位骨折。X线检查显示右尺骨近端骨折,骨折端向后成角合并桡骨头向后脱位。诊断:右侧孟氏骨折(Ⅱ型)。手法复位失败后予手术治疗。请提出观察重点及护理要点。

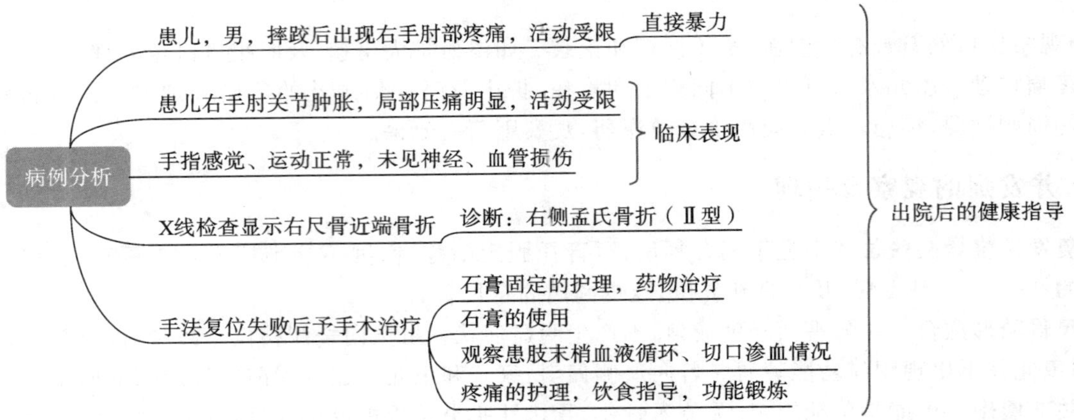

学习体会：

带教老师评语：

第八章 足踝外科

第一节 踝关节骨折

一、概述

（一）概念

踝关节骨折（fracture of ankle joint）是指构成踝关节的胫骨远端、腓骨远端和距骨发生骨折（图 8-1-1）。

（二）解剖

踝关节实为距小腿关节，由胫腓骨下端和距骨滑车构成，其关节囊两侧有韧带加强，但前后部薄弱。踝关节的前、内和外侧均有深筋膜加厚，可保护其下肌腱、血管和神经。跟腱是人体最长、最坚韧的肌腱，长约 15 cm，来源于比目鱼肌和腓肠肌内外侧头。

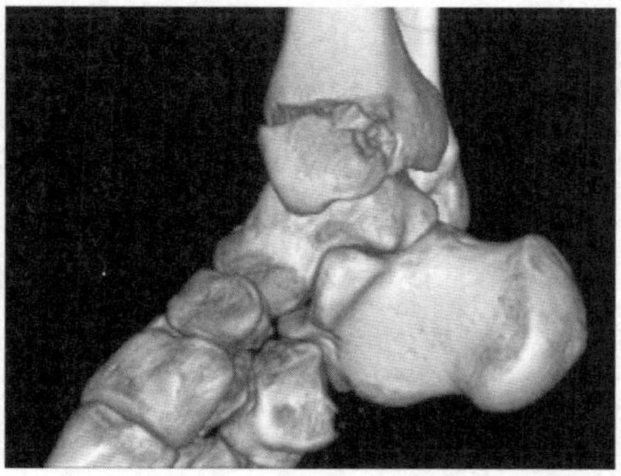

图 8-1-1　踝关节骨折

（图片来源于北京积水潭医院贵州医院）

（三）病理生理

踝关节骨折多为联合应力所致，踝关节周围主要有三组韧带维持踝关节稳定：内侧韧带又称三角韧带，是踝关节最坚韧的韧带，主要功能是防止踝关节外翻；外侧韧带是踝部最薄弱的韧带；下胫腓韧带又称胫腓横韧带，具有稳定踝关节的功能。足部跖屈时，距骨体较宽的前部滑出，较窄后部取代前部进入踝关节，致使踝关节稳定性大大下降，此机制为踝关节扭伤的重要原因。

（四）影像学检查

1. X 线检查　正位、侧位和斜位片即可以诊断、分型并判断损伤的病理类型。

2. CT　可进一步明确损伤程度和骨折的移位情况。

3. MRI　用于怀疑合并韧带损伤者。

（五）分类

(1)根据足受伤时的位置和暴力的方向，踝关节骨折分为旋后/内收型、旋后/外旋型、旋前/外展型和旋前/外旋型四类。

(2)根据外踝骨折的位置，踝关节骨折可分为 A、B、C 三型，该分类以下胫腓联合为界将踝关节骨折分为下胫腓联合水平以下的损伤(A 型)、经下胫腓联合水平的损伤(B 型)以及下胫腓联合水平以上的损伤(C 型)。

（六）临床表现

1. 症状　踝关节疼痛、活动障碍。

2. 体征　受伤踝部局部有瘀斑、肿胀，内翻或外翻畸形，骨折处有局部压痛。

二、治疗

(一)非手术治疗

无移位的和无下胫腓联合分离的单纯内踝或外踝骨折可行闭合复位石膏固定,在踝关节内翻(内踝骨折时)或外翻(外踝骨折时)位行石膏固定或牵引治疗。

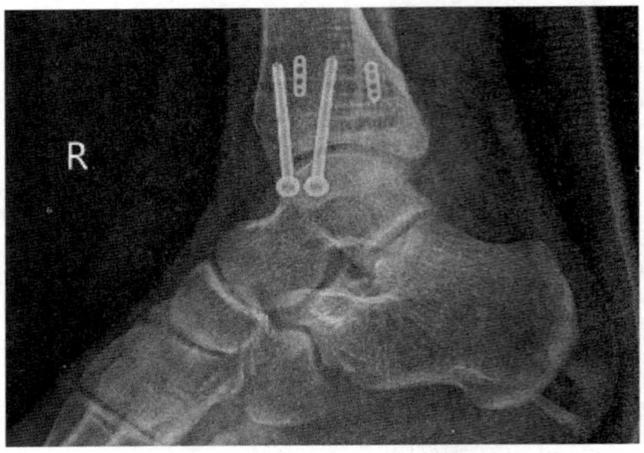

图 8-1-2 内固定

(图片来源于北京积水潭医院贵州医院)

(二)手术治疗

骨折有移位时主张切开复位内固定,为避免肿胀加重、皮肤出现水疱而延误手术时机以及术后发生感染,手术应尽可能在伤后 6～8 h 进行;如果皮肤情况不好,可以推迟 4～6 天进行手术。若闭合复位失败,为不稳定骨折(如旋前/外旋型骨折),胫骨远端关节面移位部分超过 1/3,骨折块或软组织嵌顿等,应手术治疗。以内固定(图 8-1-2)为主,包括应用钢板、螺钉、张力带、可吸收材料等,必要时应用下胫腓螺钉。术后根据内固定的坚固程度决定是否结合外固定。

三、病情观察要点

(1)观察石膏固定的骨突部皮肤,如内、外踝部是否受压。对于皮肤红肿,有水疱或破溃者,应及时调整衬垫,衬垫薄者应加厚,衬垫脱落者应重新垫好。有水疱者穿刺抽液,有破溃者及时换药,并保持清洁、干燥,避免感染。石膏过紧、松动或变形时,应报告医生及时更换。

(2)注意观察患肢有无剧痛、麻木、皮肤温度降低、苍白或发绀等,有无肢端甲床血液充盈时间延长、脉搏减弱或消失等动脉血供受阻征象。血液循环障碍与骨折合并动静脉损伤、包扎过紧、不正确使用止血带及局部肢体肿胀有关。

四、护理

(一)护理要点

1. 体位护理 患肢抬高 10～15 cm,用石膏托固定踝关节,使踝关节呈轻度跖屈位,以减小切口张力,足跟处悬空,避免负重,以利于骨折断端愈合。

2. 皮肤软组织护理 踝关节骨折多伴有皮肤软组织损伤,局部肿胀明显,因皮肤遭受快速牵拉甚至可出现隆起或张力性水疱,为保证手术部位皮肤的完好,减少术后皮肤感染,应积极对此进行处理。

(1)局部处理:患肢抬高,局部冰敷,肿胀部位外涂七叶皂苷凝胶,每天 3～5 次,如出现大的水疱,可用络合碘消毒后,在水疱最低处用一次性注射器针头进行抽吸;对于较小的水疱,可用带酒精的敷料敷在患部。同时辅以物理治疗,以帮助水疱吸收。

(2)全身治疗:使用甘露醇、七叶皂苷钠等脱水剂,指导患者行邻近关节及足趾的主动、被动活动,以帮助消肿,尽快行手术治疗。

(二)并发症护理

1. 神经、血管损伤的观察与处理 由于胫后动脉与胫神经伴行于紧贴内踝后外侧的部位,胫前动脉(在足部为足背动脉)与腓深神经伴行,从前侧靠近中线处越过踝关节,因此,应检查足背动脉、胫后动脉的搏动情况以及毛细血管末梢再充盈情况,评估感觉及运动功能,观察有无相应部位血管和神经的损伤。如出现神经损伤表现、疼痛严重或不断加重、新发麻木或麻木加重、远端皮肤变色等,应立即通知医生处理。

2. 术后切口并发症的护理 由于跟骨附近肌肉组织较少,血液循环不佳,术后极易出现皮肤坏死、急性骨筋膜室综合征、切口裂开、感染等并发症。术后应严密观察切口敷料渗出情况,观察患肢远端血液循环及感觉、运动情况，若发现敷料渗出较多，应及时报告医生。加强营养支持，促进骨折愈合及软组织修复。根据血常规、细菌培养结果选择合适抗生素。

五、功能锻炼

(1)固定第 2 周起可加大踝关节主动屈伸练习活动度，但禁止做旋转及内、外翻运动。

(2)3 周后开始扶双拐进行部分负重活动。

(3)4～5 周之后解除固定，逐渐增加负重，并做踝关节主动、被动活动练习及踝部肌力练习。骨折愈合后，可训练患者站在底面为圆形的平衡板上做平衡练习，积极恢复平衡反射，以预防踝关节反复扭伤。

六、健康宣教

(一)针对非手术治疗的患者

1. 患者骨折复位固定后 进行小腿肌肉收缩活动及足趾屈伸活动，未固定的部位应尽早进行下肢关节功能性练习，但应限制踝关节跖屈，以免影响骨折处稳定性。

2. 6～8 周去除外固定后 进行踝关节背伸、跖屈活动，扶双拐进行部分负重活动。

(二)针对手术治疗的患者

(1)感觉恢复后：主动活动足趾，进行踝关节背伸、膝关节屈伸和股四头肌等长收缩等练习。

(2)术后第 2 周：若患者为双踝骨折，只能进行被动背伸及跖屈活动，不能进行旋转及翻转活动，以避免骨折不愈合，可协助患者扶双拐下地轻负重步行。若患者为三踝骨折，可稍晚进行上述活动 1 周，以预防踝关节僵硬。

(3)定期复查，保护踝关节，避免再次受伤。

七、病例分析

患者，男，35 岁，在工地上从高处摔落，左踝受伤。当时他感到左踝剧烈疼痛，肿胀明显，不能负重行走。他立即被同事送往医院治疗。在医院接受了 X 线检查后，确诊为左侧踝关节骨折。医生为他进行了简单的包扎和镇痛处理，积极完善术前准备后进行了左侧踝关节开放性还原内固定手术。请提出观察重点及护理要点。

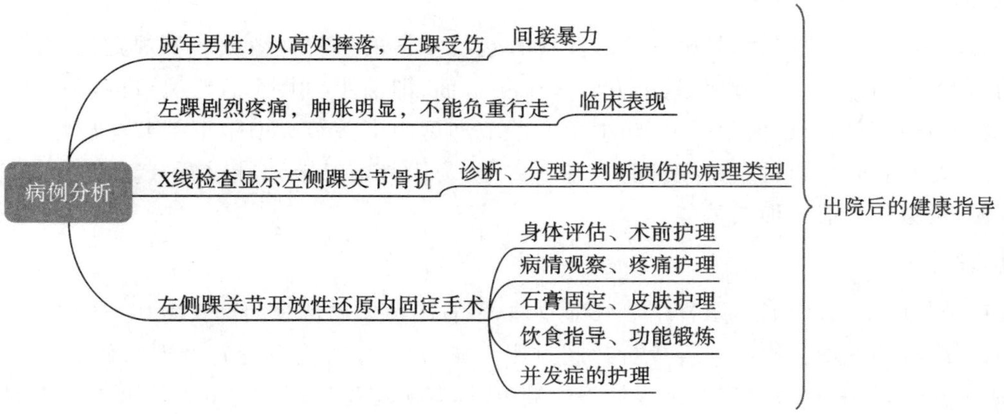

学习体会：

续表

带教老师评语：

第二节　跟骨骨折

一、概述

(一)概念

跟骨骨折(fracture of calcaneus)是由于外力创伤等因素导致足跟处骨骼受到破坏,使其完整性或连续性中断。

(二)解剖

跟骨是足部最大的一块跗骨,是由一薄层皮质骨包绕丰富的松质骨组成的不规则长方形结构。跟骨形态不规则,有 6 个面和 4 个关节面,其上方有 3 个关节面,即前距、中距、后距关节面。三者分别与距骨的前跟、中跟、后跟关节面形成前距下关节、中距下关节和后距下关节。中距下关节与后距下关节间有一向外侧开口(较宽)的沟,称跗骨窦。跟骨前方有一突起,为跟骨前结节,分歧韧带起于该结节,止于舟骨、跟骨前关节面,呈鞍状与骰骨形成关节。

(三)病理生理

跟骨骨折是足跟处于外翻位,跟骨结节底部着地,跟骨结节的内侧隆起部受剪切力的作用所致。若撕脱的骨片小,则跟腱功能不受影响。若骨折片超过跟骨结节的 1/3,且有旋转及严重倾斜,或向上牵拉严重,则可行手术复位,用螺丝钉固定。足跟处于内翻位时,载距突受到距骨内下方冲击也会引起跟骨骨折,损伤机制为前足强烈内收加上跖屈。从高处跌下时跟骨着地,或足跟受到从下面向上的反冲击力亦可引起跟骨骨折,骨折线由内后斜向前外,但不通过跟距关节面。跟骨为松质骨,跟骨骨折时,轴位观,可见跟骨体两侧增宽;侧位观,可见跟骨体后一半连同跟骨结节向后上移位,使跟骨腹部向足心突出呈摇椅状。

(四)影像学检查

1. X 线检查　拍摄踝关节正侧位和跟骨轴位片,可明确骨折的类型、移位程度。

2. CT　观察关节面情况。

（五）分类

跟骨骨折可按是否累及跟距关节分为不累及跟距关节的跟骨骨折和累及跟距关节的跟骨骨折两大类。

（六）临床表现

足跟部剧烈疼痛、肿胀、皮下瘀斑，外翻畸形、足底扁平，不能正常行走。

二、治疗

（一）非手术治疗

若外力对跟骨的创伤未影响到跟距关节，病情相对较轻，多采取保守治疗。

(1)无移位的跟骨骨折：包括骨折线通向跟骨关节者。用小腿石膏托制动4～6周，待临床愈合后即拆除石膏，用弹性绷带包扎。

(2)有移位的跟骨骨折：包括跟骨纵行裂开、跟骨结节撕脱骨折和跟骨载距突骨折等。可在麻醉下行手法复位，然后用小腿石膏托固定于功能位4～6周，后结节骨折者需固定于跖屈位。

(3)60岁以上老年人的严重压缩粉碎性骨折：采用功能疗法，即休息3～5天之后用弹性绷带包扎局部。

（二）手术治疗

若外力对跟骨的创伤已累及跟距关节，病情相对较重，一般采取手术治疗(图8-2-1)。

手术方式：

(1)骨圆针撬拨复位及固定。

(2)切开复位加压螺丝钉内固定。

(3)切开复位和骨移植术。

(4)关节融合术。

(5)跟骨截骨术。

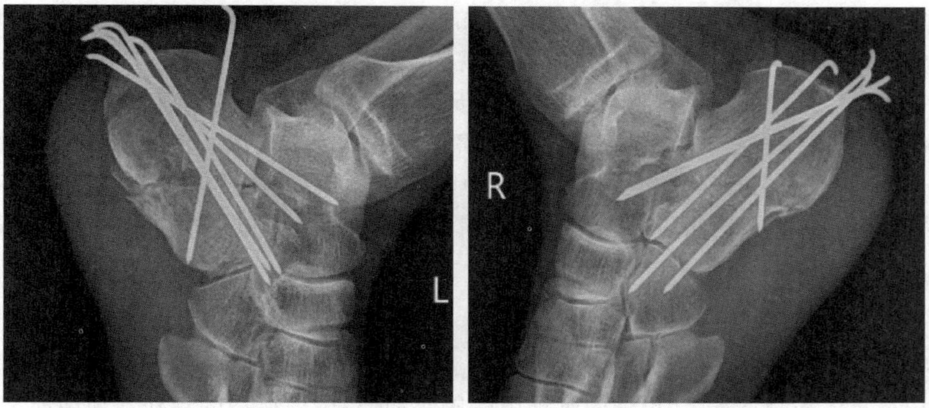

图8-2-1 跟骨骨折手术治疗

（图片来源于北京积水潭医院贵州医院）

三、病情观察要点

注意观察患者的疼痛程度，尤其要注意观察患者是否存在疼痛突然变化或加剧的情况；观察骨折部位是否有明显的肿胀和淤血；注意观察患处的活动度，检查是否存在异常的关节活动或骨骼移位；关注皮肤是否有发红、发热等表面症状；确保患者没有感觉异常或血液循环问题，如麻木、刺痛或肢体发紫；注意观察患者是否有其他不寻常的症状，如恶心、呕吐、头晕等。

四、护理

（一）护理要点

(1)对于整复和固定后的骨折患者，要特别注意观察石膏或夹板是否固定得太紧。如发现骨折部位的远端（脚趾）有血液循环障碍，即肿胀严重或皮肤发紫，应及时请医生处理。经常检查石膏或夹板边缘的皮肤有无受压情况，如有发红或破溃，则及时请医生处理。

(2)加强功能锻炼，在身体允许的情况下尽早下床活动，一般在伤后 12 周以后下地行走。不能下床时也要在床上做肢体的运动，以促进血流循环，以利于骨折的愈合和功能的恢复。

(3)骨折后应抬高患肢（用枕头垫起骨折的肢体）促进血液循环，以防止过度肿胀。

(4)注意加强营养，进高蛋白、富含维生素食物，多进高钙饮食，以补充钙质。

（二）并发症护理

1. 软组织肿胀 跟骨骨折后由于毛细血管通透性增加，渗出增加，局部软组织肿胀。软组织肿胀多发生在伤后 48 h 内，72 h 达到高峰。将患肢抬高 30°，高于心脏水平，进行肢体功能锻炼，以利于减轻肿胀，必要时遵医嘱给予消肿药，并注意对患者进行用药观察。

2. 骨折水疱 跟骨骨折患者常合并严重的软组织肿胀，甚至会出现张力性水疱（骨折水疱），水疱通常出现在骨折后 24～48 h，水疱有的由透明液体充填，有的为血性水疱。小水疱（直径小于 0.5 mm）可用弹力袜套包裹，防止破溃及促进液体吸收；较大水疱（直径大于 0.5 mm）则在局部消毒下用无菌注射器先将水疱内液体抽出，直至水疱消退。

3. 切口感染 原因可能为骨外侧软组织较薄，跟骨表面致密结缔组织和皮肤血液循环较差，术前软组织肿胀明显、抗感染能力差等。术后应观察患者生命体征和局部变化，如果患者体温持续过高，考虑切口感染的可能。应注意观察切口疼痛的性质是否改变，有无红肿、波动感等，要保持敷料清洁、干燥，有渗血时及时更换，一旦发生切口感染，配合医生切开引流，遵医嘱给患者应用抗生素，加强局部换药，延迟拆线，延迟负重，指导患者停止功能锻炼或减小功能锻炼的幅度、降低功能锻炼的强度。经短期换药患者无好转时，配合医生拔除内固定物，并加强对患者的基础护理，做好环境消毒以及饮食指导。

4. 骨筋膜室综合征 骨筋膜室为密闭的腔隙，足部挤压和术后加压包扎易导致微循环障碍，神经肌肉进行性缺血损伤。对足跟部严重肿胀患者进行严密观察，若患者出现较剧烈的疼痛，并进行性加重，经抬高患肢或应用镇痛药等处理后不能缓解，甚至涉及全足，应警惕骨筋膜室综合征的发生。护士要重视患者的主诉，密切观察患者疼痛程度和缓解情况，注意观察患者足趾等末端皮肤色泽、温度、感觉及活动情况，足背动脉搏动、敷料渗血等情况。若患者足部高度肿胀，出现剧烈疼痛、持续性跳痛和刺痛，主动活动障碍、足趾苍白并有麻木感，要及时报告医生，一旦确诊骨筋膜室综合征，应立即协助医生予切开减压。

五、功能锻炼

（一）跟骨骨折有外固定时

1. 踝泵运动 身体平躺下来，让患侧的脚趾用力屈曲和伸直，做抓挠的动作。屈曲时要坚持 3～5 s，再放松。

2. 直腿抬高运动 双腿伸直，脚掌与床面成 90°角，绷紧大腿肌肉，缓慢而匀速地抬起患腿，抬高约 30 cm，坚持 3 s，再慢慢放下。

3. 仰卧蹬腿训练 仰卧时，双手放在身体两边，抬起患腿并靠近身体，然后向外蹬，做屈髋屈膝蹬踏动作，此动作可反复练习 5～10 min。

（二）跟骨骨折拆除外固定后

1. 踝关节屈伸训练 仰卧时，足跟与床保持成 90°角，脚掌用力上钩，保持 3～5 s，再用力下踩，保持 3～5 s；辅助抬高患腿，患者绷紧大腿及小腿肌肉，保持膝关节伸直，缓慢抬高患腿约 30 cm，并在最高点保持 3 s，再慢慢放下。动作应轻柔，避免碰到骨折部位。

2. 行走训练 借助拐杖行走，但行走时避免患腿负重。

六、健康宣教

(1)防止外伤。应在身体素质许可下早下床晚负重，下床时使用拐杖，避免在凹凸不平或过滑的地面上行走。

(2)保持心情愉快，加强营养，嘱患者进高热量、富含维生素、高钙饮食，以利于骨折恢复和机体消耗的补充。

(3)功能锻炼。按照康复计划执行，要求循序渐进，劳逸结合。

(4)复查。一般要求术后 1 个月、3 个月、半年门诊复查，如有异常，及时就诊。

七、病例分析

患者，男，45 岁，高处坠落致左踝受伤，左足跟部肿胀、疼痛伴活动受限 2 h 入院。X 线检查显示左跟骨粉碎性骨折，跟距关节面塌陷明显。诊断为左侧踝关节骨折。医生为他进行了简单的包扎和镇痛处理，积极完善术前准备后进行左侧踝关节开放性还原内固定手术。请提出观察重点及护理要点。

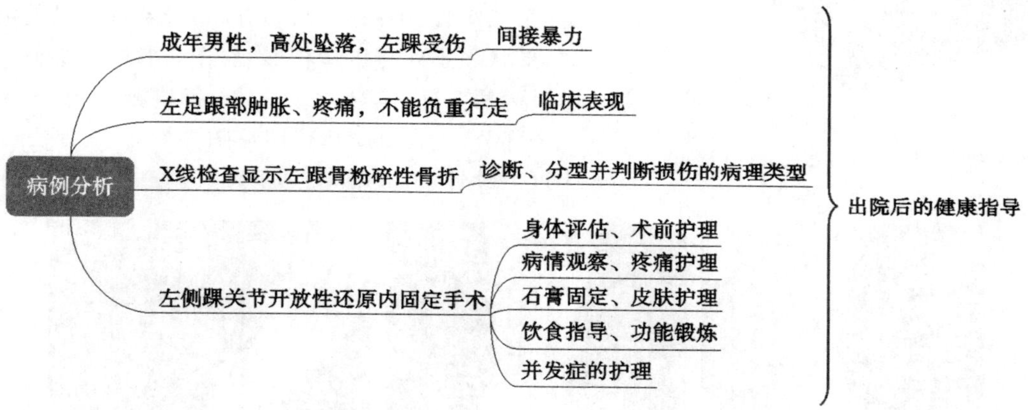

学习体会：

带教老师评语：

第三节　糖尿病足

一、概述

（一）概念

糖尿病足（diabetic foot）是指糖尿病患者因下肢远端神经异常和不同程度的血管病变导致的足部感染、溃疡和（或）深层组织破坏（图 8-3-1）。

（二）解剖

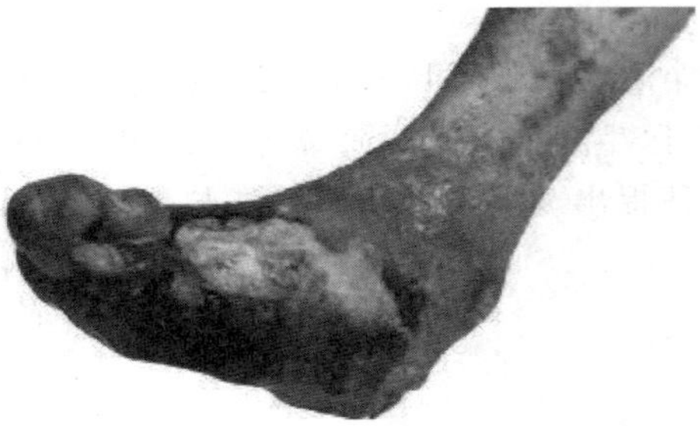

图 8-3-1　糖尿病足

（图片来源于北京积水潭医院贵州医院）

足由脚背、脚掌和 5 个脚趾组成，每只足上有 26 块骨，33 个关节，20 条大小不同的肌肉等，每只足的足骨可以分为跗骨、跖骨、趾骨三组。跗骨在足的后半部，有 7 块，即跟骨、距骨、舟骨、内侧楔骨、中间楔骨、外侧楔骨、骰骨；跖骨位于足的中部，有 5 块，从内向外依次为第一跖骨、第二跖骨、第三跖骨、第四跖骨、第五跖骨；趾骨在足的前部，共 14 块，形状和排列与指骨相似，属于长骨但比较短小，除第一趾骨为两节外，其余均为三节，每块趾骨也分为底、体、头三个部分，正常足踝体位照见图 8-3-2。趾骨按解剖位置分为近节趾骨、中节趾骨、远节趾骨。

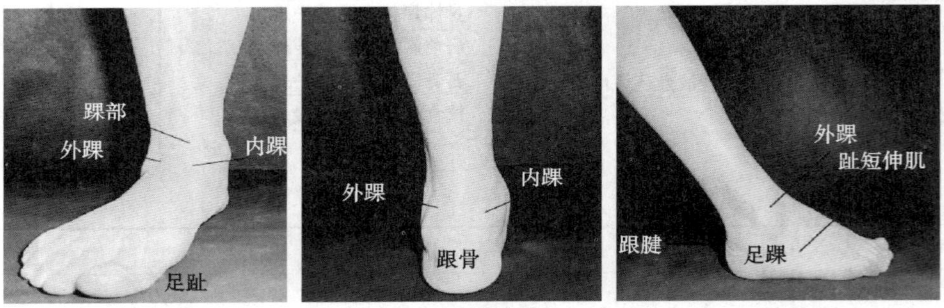

(a) 前面观　(b) 背面观　(c) 外侧观

图 8-3-2　正常足踝体位照

（图片来源于北京积水潭医院贵州医院）

（三）病理生理

糖尿病患者的足部并发症起自感觉性神经病变及轻度的自主与运动神经病变。其中感觉性神经病变合并过高的机械应力，是引起足部溃疡和感染的主要始动因素。炎症与组织损害是一定程度的反复应力作用于一个特定的失去感觉的区域的结果。运动神经病变在糖尿病足的发病中也起到了一定作用，足内在肌的挛缩造成典型的爪状趾畸形，跖趾关节的过伸也被证明能够直接增加跖骨头下压力。自主神经功能障碍导致皮肤软组织破坏，造成外源细菌侵入。高血糖、氧分压降低和营养不良等可共同引发组织水肿、酸积聚、高渗和低效无氧代谢，此类环境适合细菌生长，并阻碍了白细胞功能的发挥。血管疾病可造成抗生素运输受限，进一步造成细菌清除效率降低，导致局部软组织感染，甚至骨髓炎。

（四）影像学检查

1. X 线检查　可以检测是否存在足部骨骼破坏或骨质疏松等问题。

2. CT　能够提供更详细的图像信息，用于检测足部软组织和足骨的状态以及病变程度。

3. MRI 提供高分辨率的图像，对于检测足部神经和软组织病变具有较高的敏感度。

4. 超声检查 检测足部的动脉和静脉情况，包括是否存在动脉硬化等。

5. 血流动力学检查 评估足部的血液循环情况，确定是否存在缺血等问题。

（五）分类

按足部缺血严重程度，糖尿病足可分为缺血型、神经型和神经缺血型。

（六）临床表现

1. 缺血型 表现为下肢发凉、行走困难、间歇性跛行、静息痛等，后期可出现溃烂、干性坏疽等。

2. 神经型 主要表现为下肢感觉异常，可有麻木、疼痛，但足部皮肤温度正常或升高，出现溃疡并伴有感染，患足减负后溃疡易于愈合。

3. 神经缺血型 介于神经型与缺血型之间，也称混合型，兼有行走困难等下肢缺血症状和周围感觉异常等神经症状。

二、治疗

对糖尿病足患者的治疗主要包括控制血糖、药物对症治疗等。对于缺血严重、药物治疗效果不理想的患者，可采用手术方式重建血液循环；当感染扩散时，可采取截肢术，挽救患者生命。

三、病情观察要点

检查患者足部是否有溃疡、其他创面或皮肤损伤；注意足部是否出现肿胀、发红或变色，若有，表明可能出现感染；检查足底温度，异常的温度可能是血流不足的征兆；观察脚趾和趾甲是否有形状、颜色或厚度的变化；是否有感觉减退、刺痛或麻木；确保穿着合适的鞋，避免摩擦和压力，降低足部受损的风险；保持足部清洁、干燥，预防真菌感染和其他皮肤问题。

四、护理

（一）护理要点

(1)尽量避免长时间站立，抬高手术部位，有助于减轻肿胀和促进愈合。

(2)定期更换手术部位的敷料，以确保伤口清洁、干燥。

(3)保持手术部位干燥和清洁，避免沾染污物，有助于预防感染。

(4)遵医嘱服用抗炎及镇痛药，以控制疼痛和预防感染。

(5)定期观察手术部位，注意是否有红肿、渗液或异味等，及时报告医生。

(6)确保血糖水平保持在医生建议的范围内，有助于促进伤口愈合。

(7)避免在手术部位施加过多的压力，选择合适的鞋子和袜子，减少对足部的刺激。

(8)在康复医生的指导下进行康复锻炼，有助于恢复足部功能和降低术后并发症的发生风险。

(9)避免手术部位受冷，保持足部温暖，有助于促进血液循环和伤口愈合。

（二）并发症护理

1. 感染 糖尿病患者的免疫力下降，容易遭受感染。足部感染可能由皮肤破损、趾甲修剪不当、真菌感染等引起。感染后，可能导致皮肤红肿、疼痛，甚至化脓，出现以上情况应及时就医。根据溃疡的严重程度和细菌培养结果，选择合适的抗生素进行治疗。同时，应保持足部干燥，避免感染扩散。

2. 血管病变 长期的高血糖状态会损害血管，导致下肢动脉粥样硬化，供血不足，引发足部疼痛、皮肤温度下降、色泽改变等。控制血糖，可以降低血管病变的风险，并促进足部伤口的愈合。应定期进行足部按摩和运动来促进血液循环，避免赤脚行走，患者应遵循低脂、低糖、高纤维的饮食原则，多吃蔬菜、水果和全谷类食物，选择舒适、透气的鞋子，修剪趾甲时要小心，避免刺伤或割伤皮肤。对于严重的血管病变，可能需要进行手术治疗，如血管搭桥、截肢等。

3. 神经病变 糖尿病神经病变会影响下肢的感觉和运动功能，使患者无法感知足部的疼痛、温度变化等，增加受伤和发生溃疡的风险。患者应每天检查足部感觉，有无麻木、感觉异常等，定期记录血糖水平、足部状况等信息，以便及时发现病情变化。

4. 溃疡形成 由于血管病变和神经病变的影响，足部的皮肤容易受到损伤，形成溃疡，溃疡一旦形成，愈合困难，容易感染，可能导致更严重的后果。对于形成溃疡的创面，需要进行彻底的清创，去除坏死组织。使用适当的敷料进行包扎，以保护创面，促进愈合。

5. 截肢风险 当溃疡严重、感染无法控制时，可能需要进行截肢手术。定期检查截肢部位伤口，保持伤口清洁、干燥，定期更换敷料。注意伤口是否有出血、渗液、感染等迹象，一旦发现，及时通知医生。严格执行无菌操作，降低感染风险。做好心理支持与辅导，帮助患者建立积极的生活态度，增强康复信心。

五、功能锻炼

(1)踝部运动：进行适度的踝部背伸、跖屈运动和足趾的伸屈运动等，有助于增加关节的灵活性。

(2)踏步练习：在平坦的地面上进行小幅度的踏步，有助于提高足部的稳定性和平衡感。

(3)足弓练习：如踮脚尖或扩展脚掌，有助于增加足部肌肉力量。

(4)趾部抬升和弯曲：进行趾部抬升和弯曲练习，有助于增加足部的灵活性和力量。

(5)平衡训练：利用支撑物进行平衡训练，提高站立和行走时的稳定性。

(6)慢步行：逐渐增加步行的距离，但注意避免长时间站立或行走，以防止过度疲劳。

(7)康复体操：有针对性地加强下肢（包括足部）的肌肉肌力，推荐的运动有游泳、骑自行车、划船等。

(8)根据个体差异调整锻炼计划并确保适应自身的康复进程，禁忌长时间行走、跑步和爬楼梯。

六、并发症的预防及处理

(1)糖尿病合并白内障、青光眼者，行手术治疗。

(2)糖尿病肾病者，行透析治疗。

(3)有糖尿病视网膜病变，视力残疾者，采用超短波疗法、直流电离子导入疗法，使用助行器具，行家庭和环境适应性作业训练等。

七、健康宣教

(1)指导患者每天检查足部，关注任何溃疡、创面、变色或其他异常，若发现异常，及时就医。

(2)穿戴合适、柔软、不易产生摩擦的鞋子和袜子，避免赤脚行走，降低足部损伤的风险。

(3)保持稳定的血糖水平，通过药物、饮食和锻炼来控制血糖，有助于预防神经和血管损伤。

(4)指导患者保持足部清洁、干燥，使用保湿霜但避免涂抹在趾间，预防皮肤干裂和真菌感染。

(5)定期接受由医护人员进行的足部检查，以及时发现和处理任何问题。

(6)提供有关糖尿病患者饮食的建议，包括控制碳水化合物的摄入，增加蔬菜等高纤维食物的摄入。

(7)强调戒烟和限制酒精摄入的重要性，以降低血管损害的风险。

(8)提供适当的康复锻炼建议，包括踝部运动、平衡训练和轻度的有氧锻炼，以促进血液循环和增强足部功能。

(9)糖尿病足对患者的心理健康产生一定的影响，应提供心理支持，鼓励患者积极应对。告知患者定期复查，保护踝关节，避免再次受伤。

八、病例分析

患者，女，56 岁，因“右下肢广泛破溃、流液并肢体肿胀 1 个月”入院。1 个月前患者无明显诱因出现右前足破溃、流液伴恶臭。专科查体：右下肢肿胀，皮肤温度高，右小腿及右足敷料包扎在位，敷料浸湿，右小腿上段至右足背可见 40 cm×20 cm 大小皮肤缺损，伴皮下筋膜、肌肉大量坏死、流出脓性分泌液。右足第二趾、第五趾缺损，右足背见大小约 10 cm×12 cm 创面，右足背骨被覆盖，可见脓性分泌物，深及骨质，局部压痛。右踝关节活动受限，足背动脉未扪及，肢端血液循环差，感觉麻木。诊断：①右侧糖尿病足伴感染、坏死；②2 型糖尿病且存在多个并发症；③继发性糖尿病周围神经病变；④肾病Ⅰ期；⑤高血压。予以抗感染、降糖、降压治疗，予扩血管、利尿治疗以减轻心脏负荷，予输血以纠正贫血等，效果差，患者右下肢出现广泛破溃、流液伴肢体肿胀，完善术前准备后，在手术室复合麻醉下行右下肢清创、右膝关节离断术。请提出观察重点及护理要点。

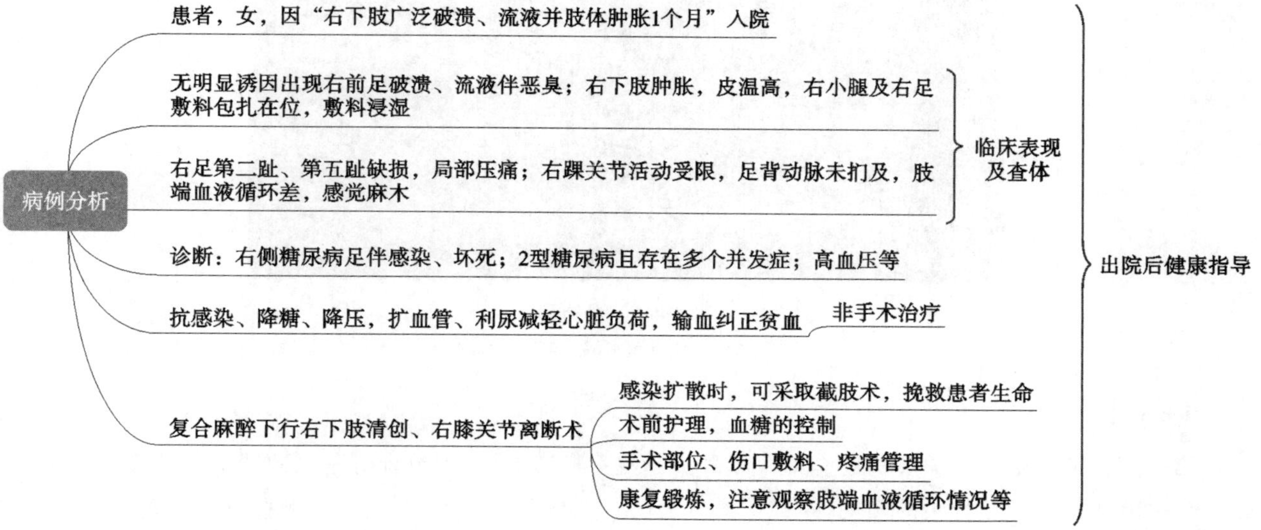
病例分析
患者，女，因"右下肢广泛破溃、流液并肢体肿胀1个月"入院
无明显诱因出现右前足破溃、流液伴恶臭；右下肢肿胀，皮温高，右小腿及右足敷料包扎在位，敷料浸湿
右足第二趾、第五趾缺损，局部压痛；右踝关节活动受限，足背动脉未扪及，肢端血液循环差，感觉麻木
临床表现及查体
诊断：右侧糖尿病足伴感染、坏死；2型糖尿病且存在多个并发症；高血压等
抗感染、降糖、降压，扩血管、利尿减轻心脏负荷，输血纠正贫血
非手术治疗
复合麻醉下行右下肢清创、右膝关节离断术
感染扩散时，可采取截肢术，挽救患者生命
术前护理，血糖的控制
手术部位、伤口敷料、疼痛管理
康复锻炼，注意观察肢端血液循环情况等
出院后健康指导

学习体会：

带教老师评语：

第四节 踇外翻

一、概述

（一）概念

踇外翻(hallux valgus)是指踇趾在第一跖趾关节处向外侧偏斜移位，超过正常生理角度的一种足部畸形（图 8-4-1）。

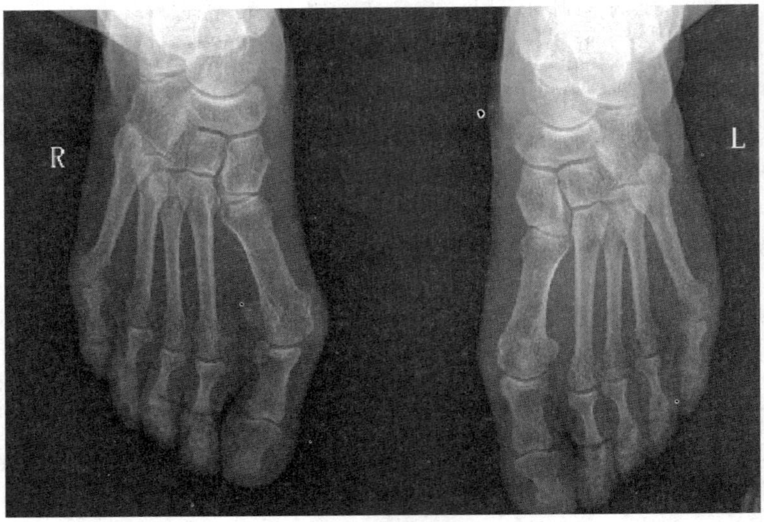

图 8-4-1 踇外翻

（图片来源于北京积水潭医院贵州医院）

（二）解剖

第一跖趾关节由两个关节构成。第一跖骨头远端呈椭圆形，与近节趾骨基底的凹形关节面形成关节。跖骨头关节面延伸于跖骨头的跖侧，并被一嵴分为两个斜行关节面分别与胫、腓侧籽骨形成关节。关节囊松弛，上薄下厚。关节两侧有扇形的侧副韧带，起于跖骨头两边的背侧结节，斜向前下止于近节趾骨的基底部。而悬韧带从跖骨头两边的背侧结节向跖侧止于两边的籽骨。跖骨跖侧、趾骨韧带分为两个部分，即内、外侧跖骨籽骨韧带和籽骨趾骨韧带，经过籽骨从跖骨头到近节趾骨基底。两块籽骨之间由籽骨间韧带连接。跖侧有较厚、韧的足底韧带（又称跖板），参与构成关节囊并起到屈肌腱的滑行面所起的作用。深部的跖横韧带连接着足底韧带及跖骨头相邻部分。

踇趾籽骨是组成第一跖趾关节的重要结构，其背面覆盖有关节软骨，滑动于跖骨头关节面上。起着保护踇长屈肌腱和跖骨头的作用，传递前足内侧的负荷，同时类似一个滑车增加了踇长、短屈肌腱的力量。一般腓侧籽骨大于胫侧籽骨。如果骨化中心没有融合，籽骨可形成二分籽骨或多分籽骨。胫侧籽骨的二分籽骨发生率为 7%～11%。

踇趾的跖趾关节周围有 6 条肌腱通过或附着。踇长伸肌腱通过关节背侧止于关节趾骨基底背侧。踇短伸肌腱止于近节趾骨基底背侧。踇展肌腱止于近节趾骨基底内侧。在关节囊跖侧，踇长屈肌腱通过胫、腓侧籽骨间沟，向远侧止于远节趾骨基底。踇短屈肌腱在跖趾关节跖侧分为内、外侧腱两部分，内侧腱与展肌相融合，外侧腱与收肌止点相融合，然后分别经籽骨止于近节趾骨基底内、外侧跖面。由此可见，这些肌腱均附着于近节趾骨基底，跖骨头却无肌腱附着，这种肌腱附着结构就像一个吊篮，控制着跖骨头。跖骨头易受外部应力的影响发生移位，尤其是鞋的挤压的影响。一旦跖骨头移位，肌腱之间的平衡就会被破坏，这些稳定第一跖趾关节的肌腱就会成为促使关节脱位的力量，使跖趾关节的畸形进一步加重。

（三）病理生理

由于踇长伸肌、踇长屈肌和踇收肌紧张牵拉，踇趾沿其长轴外旋外翻，并继续加重。内侧踇展肌和踇短屈肌内侧头及其内侧籽骨向外移位，失去外展作用，进而外侧的踇收肌与踇短屈肌外侧头挛缩，外侧关节囊挛缩并增厚，踇趾向外半脱位，外侧籽骨变大，移于第一、二跖骨头之间，踇趾外翻推动第一跖骨头内翻，使足横弓加宽，致跖骨头内侧被鞋帮挤压摩擦，发生踇囊炎，出现疼痛，进而第一跖骨头变大，形成向内侧突出的骨赘。由于踇收肌紧张、劳损，足横弓变平，第二、三跖骨头向跖侧端塌陷，负重、摩擦致该处皮肤增厚形成胼胝。踇趾向外翻、挤压第二趾，占据第二趾的位置，将第二趾抬起与踇趾重叠，使第二趾跖趾关节过伸，近端趾间关节屈曲，成为锤状趾，突出于踇趾与第三趾背侧，近端趾间关节背侧受鞋面摩擦、挤压，亦产生胼胝、疼痛。

（四）影像学检查

1. X线检查 踇外翻的首选检查。利用足部负重正侧位片，足部非负重正侧位片，可以对踇外翻进行术前角度测量和术后评价等。

2. CT、MRI 对踇外翻的诊断价值有限，可为踇外翻的并发症提供影像信息。

（五）分类

按照临床表现、X线片改变与治疗选择的不同，踇外翻可分为3期：早期（半脱位前期）、中期（半脱位期）、晚期（骨关节炎期）。

（六）临床表现

1. 早期（半脱位前期） 踇趾轻度外翻畸形，踇囊炎轻微，疼痛不重。

2. 中期（半脱位期） 踇趾明显外翻畸形，踇囊炎疼痛较重，因踇趾向外挤压第二趾，该趾可发生锤状趾畸形，以致跖骨头下陷，并发跖骨头部胼胝。

3. 晚期（骨关节炎期） 除踇囊炎疼痛外，还有跖趾关节肿胀、疼痛。

二、治疗

早期可手法矫正，行非手术治疗；中期行手法治疗虽可矫正，但不能巩固，对于30～50岁妇女，跖趾关节外翻角为15°～25°，跖骨间角＜12°，趾间关节角＜15°，跖趾关节无退行性变，非手术治疗无效者，宜行McBride术等软组织手术；晚期宜行骨与软组织联合手术。常用术式还有截骨矫形术、跖趾关节融合术等。

三、病情观察要点

观察手术部位有无红肿、渗液或感染迹象；注意观察疼痛的部位、性质及程度；伤口是否有出血、异味等；遵医嘱使用药物时，观察有无药物不良反应；评估康复锻炼的效果及矫正效果；观察有无并发症发生。

四、护理

（一）护理要点

1. 非手术治疗

(1)指导患者穿前部宽大且跟高不超过2.5 cm的鞋。

(2)锻炼足肌，在沙土上赤足行走。

(3)按摩、热敷、休息等可缓解疼痛。

(4)在两侧第一趾上套橡皮带做左右相反方向牵引动作，每天2次，每次5～10 min。

(5)应用踇外翻垫、夜用夹板及足趾间垫可暂时缓解疼痛，延缓畸形进展。

(6)疼痛局限于踇囊炎部位或趾关节者，可行局部封闭治疗。

2. 手术治疗

(1)术前护理：每日温水泡足2次，每次10～20 min，以达到清洁皮肤、软化角质层、预防术后感染的目的；修剪趾甲。

(2)术后护理：抬高患肢预防肿胀，避免过早负重；观察伤口渗血情况及末梢血液循环、感觉、活动及肿胀情况，避免敷料包扎过紧而影响血液循环；有克氏针固定者每日消毒2次，观察针眼周围皮肤有无渗血、渗液，保持干燥，避免感染；石膏、支具固定者按照石膏、支具护理常规进行护理；疼痛者按疼痛管理规定进行护理。

（二）并发症护理

1. 术后并发症的预防 因术后需要局部加压止血，可能使患肢血液循环较差，为此术后需要密切观察患肢的末梢血液循环情况，如出现发绀、皮肤温度下降、肿胀特别明显等症状，应考虑患肢末梢血液循环不佳，及时通知临床医生，做出相应的处置。

2. 预防手术创面感染 换药应严格实行无菌操作，注意观察患者的体温变化，必要时应用抗生素治疗。因下肢手术常导致深静脉血栓形成，所以护理人员应定期观察患者的术后状态，做到及早发现、及时治疗。

五、功能锻炼

踇外翻功能锻炼主要包括足部肌肉拉伸、足部肌肉锻炼和矫正器辅助锻炼等。

1. 足部肌肉拉伸 坐在地上，双腿伸直，用手或毛巾将足趾向身体方向拉伸，保持 10～15 s，每日拉伸 3～5 次。有助于缓解足部肌肉紧张，改善踇外翻。

2. 足部肌肉锻炼 坐在椅上，双足平放于地面，向内收缩踇趾，使其尽量靠近其他趾，每次重复 10～15 遍，每日进行 3～5 次。有助于增强足部肌肉力量，提高踇指的稳定性。

3. 矫正器辅助锻炼 购买专用的踇外翻矫正器，按照说明书正确佩戴和使用。矫正器可以在休息时佩戴，有助于改善踇外翻的足部形态。

4. 足底按摩 用一个小球或者瓶子在足底来回滚动，每日按摩 5～10 min，可缓解足底筋膜紧张，改善踇外翻症状。

六、健康宣教

(1)功能锻炼应循序渐进，避免过早下地负重行走。

(2)保持踇趾处于外展位：用纱布或者分趾器隔开踇趾，维持踇趾处于正确力线并预防趾间皮肤出汗、溃烂。

(3)养成良好的卫生习惯，保持足部清洁、干燥，应尽量选择前部较宽的鞋，避免对趾内侧造成摩擦和挤压，尤其是在运动或需长距离行走的时候。

(4)术后遵医嘱每 2～3 日换药一次，2～3 周切口拆线，严禁自行拆除石膏、支具。

(5)定期复查，出现切口处皮肤发红、感染、坏死，足趾疼痛异常，皮肤感觉麻木，踇外翻畸形复发，踇内翻等时，需随时就诊。

七、病例分析

患者，女，58 岁，右足第一跖趾关节脱位 10 年余。10 年前患者右足第一跖趾关节脱位，踇外翻畸形，呈进行性加重，并感前足疼痛，活动、长距离行走后症状加重，休息后可缓解。X 线检查示右足踇外翻，第五跖趾关节内翻。诊断：右足第一跖趾关节脱位。完善术前准备，在手术室复合麻醉下行右足跖趾关节清理、跖骨截骨矫形、植骨、肌腱松解术。请提出观察重点及护理要点。

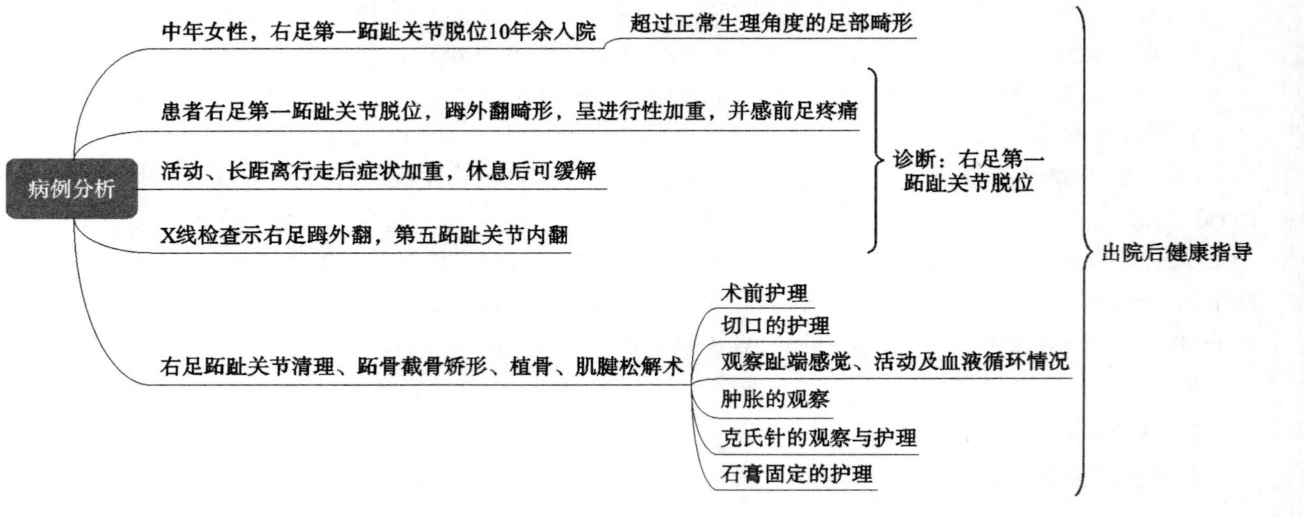

学习体会：

带教老师评语：

第五节　成人马蹄内翻足

一、概述

（一）概念

成人马蹄内翻足（adult talipes equinovarus）由先天性马蹄内翻足未能及时治疗或治疗失败以及创伤后遗症等原因造成（图 8-5-1）。

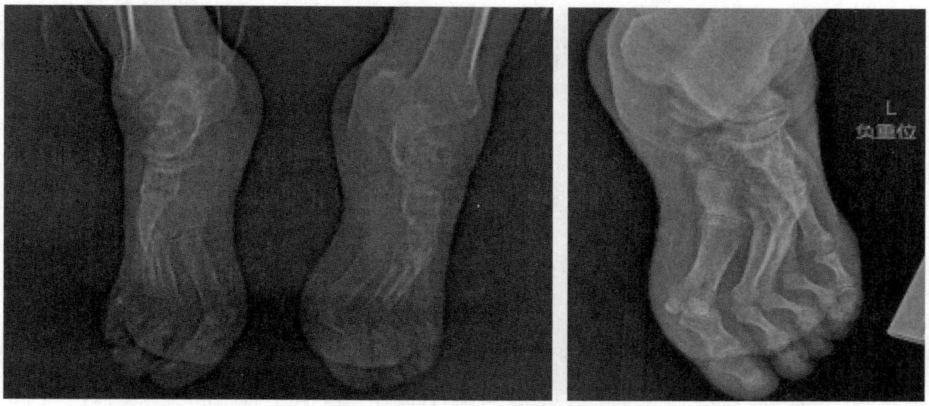

图 8-5-1　成人马蹄内翻足

（图片来源于北京积水潭医院贵州医院）

（二）解剖

本病可累及距骨、舟骨、跟骨、骰骨、楔骨、跖骨及胫骨等骨组织，但累及范围和病变程度可有较大差异。病变距骨头、颈较正常人小，且向内侧和跖侧偏斜；病变舟骨偏向内侧并旋转，其舟骨长轴与距骨长轴几乎垂直；病变跟骨外形基本正常；骰骨、楔骨、跖骨、胫骨较少被累及，一般正常。

本病患者胫后肌、胫前肌、小腿三头肌(跟腱)、踇长屈肌、趾长屈肌均有挛缩,甚至踇内收肌、踇短屈肌和趾短屈肌也有挛缩;足内侧及后方的关节囊有挛缩,尤其是踝关节的后关节囊和距舟关节囊更为明显。

(三)病理生理

腓肠肌和胫前肌等肌肉力量的不平衡可能导致足弓塌陷和内翻;跖骨间韧带的松弛可能是内翻足的一个促进因素,其可使足弓失去正常的支持;跖骨、腓骨和胫骨之间的异常关系可能导致足部结构的改变,进而引起内翻足;神经系统的问题有时也可能对足部的正常发育和控制产生影响,导致内翻足。

(四)影像学检查

1. X线检查 常规拍摄足正侧位片,必要时拍摄背伸和跖屈侧位片。正常时,距骨头与第一跖骨呈直线,跟骨轴线与第四或第五跖骨呈直线。马蹄内翻足时,距骨呈马蹄形、跟骨内旋、前足内收,导致距骨与跖骨成角。

2. CT 明确骨旋转的部位与方向以及骨质畸形情况。

(五)分类

成人马蹄内翻足可以分为结构性和功能性两种类型。

(六)临床表现

1. 站立时 足尖着地,足跟悬空,形如马蹄。

2. 走路时 走路时步态异常,可能出现畸形摇摆步态或剪刀步态等。由于足跟不能着地,患者行走时常常踢地而行,足尖先着地而后足跟着地。

3. 休息时 足的前部跖屈明显,常合并凹足,跟腱短缩,足完全不能背伸。

二、治疗

手术治疗方式主要包括骨性矫形术和微创牵引技术。本节主要介绍微创牵引技术,这是一种矫正方法,目的是实现对马蹄内翻足各个畸形持续、缓慢的矫正,且不影响足的发育,治疗期间可下地负重、走路及功能锻炼。

三、病情观察要点

观察患肢有无发绀、肿胀及皮肤发白、发凉等;观察患者的生命体征、伤口渗血情况;评估疼痛的程度;严密观察足趾的血液循环,趾端的色泽、温度、痛觉、肿胀、活动情况;注意患者的站立和行走姿势,确保足部没有异常的扭曲或疼痛;确保患者使用适当的鞋具,以支持术后康复;观察患者病情的变化,及时处理任何不适或并发症。

四、护理

(一)护理要点

1. 术前护理

1)备好尺寸合适的外固定器

(1)充分考虑术前、术后肢体的可能变化,若肢体肿胀明显,应查看并调整外固定器与肢体的距离,肿胀时该距离一般大于两横指;若肢体未肿胀,可适当减小该距离,但不应小于一横指。外固定器与大腿内侧的距离尽可能小,宜为 1 cm 左右,后侧尽可能大至 2 cm 左右,以免组织后坠时受压。外固定器与关节部位的距离尽可能大,以增加舒适度,避免影响关节运动。

(2)股骨远端髁间窝、胫骨平台、踝关节面,一般应距离 2 cm 以上;当需要更近距离时,固定时间不宜过长,以免影响关节活动或引发关节肿胀。

2)备好合适的用物 肢体损伤患者应事先准备至少两块棉罩,以包裹外固定器,棉罩大小以不小于手指或足趾为宜,或是指导患者制作衣袖或裤腿肥大的衣裤。如果是存在破皮损伤的患者,最好准备好尺寸合适的拐杖;为小腿佩戴外固定架的患者准备脚托。

3)患者教育　教育患者拐杖、助行器等康复辅助器具的使用方法,向患者讲解外固定器调整方法,以及对可能发生的并发症及其应对策略进行基本的指导和宣教。

2. 术后护理

(1)患肢抬高,注意观察肢体血液循环和肿胀情况,因体位或肢体肿胀造成外固定器部件压迫皮肤时应及时处理,螺丝松动时应及时拧紧。有外固定原则上不使用抗生素来预防针道感染,但对于开放性骨折、慢性骨髓炎等患者,仍需根据情况,遵医嘱实施适当的预防感染措施。术后第 3 天更换敷料一次,针道有渗出时需要每天更换敷料。检查针道处皮肤,若有张力,应及时通知医生,协助医生进行针道张力侧的切开减张。

(2)针道护理是外固定器固定的一项重要工作,也是预防针道感染的重要环节。术后 1 周内,针道周围皮肤即有纤维性包裹,在保持皮肤清洁、干燥的同时,要定期对针道进行护理。针道护理时,对于有感染和无感染针道应分别处理,以防止交叉感染,发生针道感染时应及时由专业人员进行治疗。同时,患肢应抬高制动,必要时使用药物控制感染。

(二)并发症护理

1. 感染　与针道护理不当有关。护理措施同上。

2. 下肢深静脉血栓形成　与术后疼痛、长时间卧床导致肢体活动度下降有关。应遵医嘱使用药物抗凝以及使用物理治疗预防血栓。每天评估术肢的肿胀程度、皮肤温度、血液循环情况,必要时监测腿围并做好记录。鼓励患者每天饮水约 2000 mL,避免血液黏稠度增高而诱发血栓。

3. 关节僵硬、肌肉萎缩　与术后外固定器固定,肌肉、关节活动受限有关。

五、功能锻炼

1. 局部按摩　患者仰卧,治疗师缓慢活动患者双下肢,搓揉下肢肌肉,重点按揉腓肠肌、捏拿跟腱,并逐渐增大力度,增大关节活动度。

2. 屈髋屈膝训练　患者仰卧,治疗师一手扶患者膝关节,另一手扶患者踝关节,并使患者踝关节呈足背伸姿势;然后向患者胸腹方向推压,完成被动屈髋屈膝,保持 1～2 min 之后充分伸展,重复 5～8 次,每天上午、下午各训练 15～20 min。

3. 被动足背伸训练　患者仰卧,治疗师坐在患者下肢侧面,一手扶患者小腿,另一手掌根推挤患者足底,并加压使足背伸,保持 1～2 min 之后放松,重复 5～8 次,每天上午、下午各训练 15～20 min。

4. 主动足背伸训练　准备楔形板或 18°斜板一块。有主动运动能力且能够配合的患者,指导其蹲立在斜板上,身体稍向前倾,使肩关节、膝关节、足尖呈一条直线,足跟、足底都要接触斜板。对于无法配合的患者,治疗师可在患者后方,双手扶患者腰部,使其蹲立在斜板上;治疗师可利用身体和双手的力量逐步下压对患者踝关节施加压力,使患者的足跟、足底都接触斜板。训练时间为每次 15～30 min,每天一次。

5. 站立、行走训练　站立时,治疗师双手扶患者膝关节,也可放置在患者髂腰或腋窝处,并向下用力,使患者足跟接触地面。行走时,治疗师可扶患者双手、髂腰或双肩,并向足跟方向施加压力,使其足跟接触地面,指导其向前行走或后退。

六、健康宣教

(1)佩戴外固定架时间因畸形程度不同而异,建议术后每 2～4 周门诊复查一次。佩戴期间注意足部卫生清洁和控制真菌感染。

(2)因足部位于肢体远端,回流受限或易于水肿,建议夜间休息时抬高患肢,以利于回流或减轻肿胀,肿胀明显者可适当减少或暂缓锻炼。仍无缓解者应及时就医。

七、病例分析

患者,女,29 岁,自诉出生时发现右足马蹄状内翻,逐渐加重,无疼痛,未行治疗;2 年前出现负重疼痛,未行诊治，现患者为求进一步诊治来门诊就诊，行相关检查后以“右马蹄内翻足”收治入院。查体：患者跛行，右马蹄内翻足畸形，右足外侧可见胼胝体，右足踝活动受限，右足踝部及小腿肌力减弱，足背动脉搏动良好，下肢远端血液循环、感觉良好。诊断：右马蹄内翻足。完善术前准备，在手术室复合麻醉下行右马蹄内翻足矫形术。请提出观察重点及护理要点。

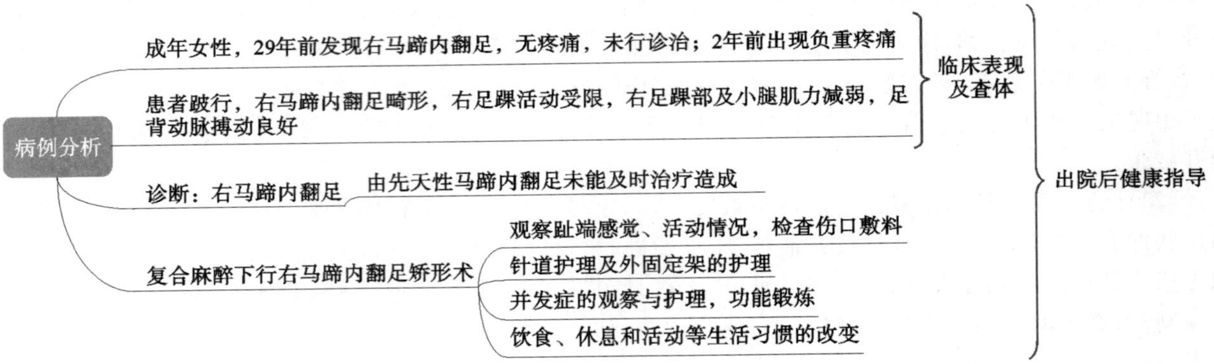
病例分析
成年女性，29年前发现右马蹄内翻足，无疼痛，未行诊治；2年前出现负重疼痛
患者跛行，右马蹄内翻足畸形，右足踝活动受限，右足踝部及小腿肌力减弱，足背动脉搏动良好
临床表现及查体
诊断：右马蹄内翻足
由先天性马蹄内翻足未能及时治疗造成
复合麻醉下行右马蹄内翻足矫形术
观察趾端感觉、活动情况，检查伤口敷料
针道护理及外固定架的护理
并发症的观察与护理，功能锻炼
饮食、休息和活动等生活习惯的改变
出院后健康指导

学习体会：

带教老师评语：

第九章　骨　肿　瘤

第一节　良性骨肿瘤

一、概述

（一）概念

良性骨肿瘤(benign bone tumor)易根治，预后良好，包括来源于骨基本组织的骨软骨瘤、骨样骨瘤、良性骨母细胞瘤、软骨瘤，以及来源于骨附属组织的血管瘤、神经鞘瘤、神经纤维瘤等，其中骨软骨瘤最多见，其次为软骨瘤、骨样骨瘤、血管瘤等。

骨软骨瘤(osteochondroma)即外生性骨疣，是骨发育异常所形成的软骨赘生物，来源于软骨化骨的骺板外周部分(图 9-1-1)。

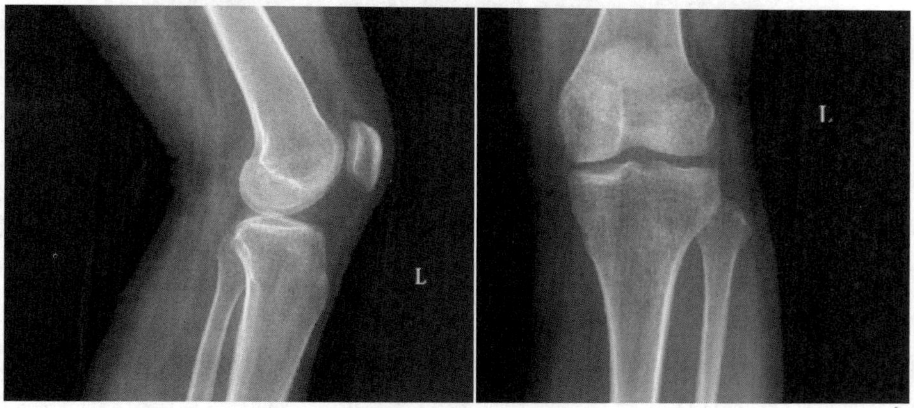

图 9-1-1　骨软骨瘤

（图片来源于北京积水潭医院贵州医院）

软骨瘤(chondroma)是比较常见的良性骨肿瘤，多由成熟的透明软骨构成，肿瘤内偶尔可见少量分化差的软骨(图 9-1-2)。

骨样骨瘤(osteoid osteoma)由异常骨样组织、成骨细胞组成，其外包绕着反应性骨质(图 9-1-3)。

（二）病理生理

良性骨肿瘤生长较缓慢，不具有侵犯周围组织或转移的倾向。骨软骨瘤包含骨组织和软骨组织，通常形成在长骨的生长区域，呈骨刺状或外突的形态。

软骨瘤可能与骨损伤、慢性感染、放射性刺激、遗传等因素有关，根据病灶的部位可分为内生软骨瘤和骨膜软骨瘤。内生软骨瘤位于骨髓腔，手和足的短管状骨是最常见的发病部位，骨膜软骨瘤位于骨膜下，很少见，常发生于肱骨近端的干骺端，多发性内生软骨瘤发病率很低，病变局限于一侧上下肢的称为奥利尔病(Ollier 病)，合并多发性血管瘤，同时有静脉扩张、静脉石形成的称为马富奇(Maffucci)综合征。

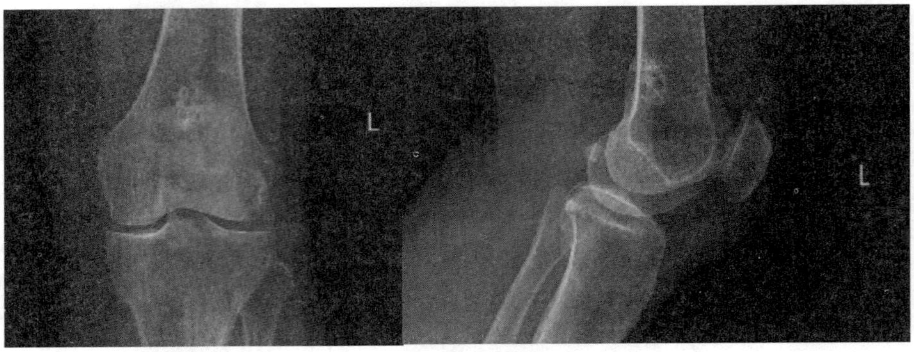

图 9-1-2 软骨瘤

（图片来源于北京积水潭医院贵州医院）

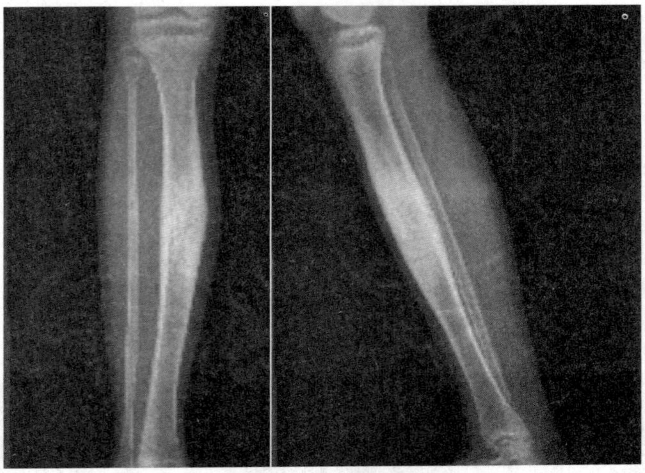

图 9-1-3 骨样骨瘤

（图片来源于北京积水潭医院贵州医院）

骨样骨瘤可发生于除胸骨外的任何骨，常发生于股骨、胫骨等长管状骨，特别是股骨近端。

（三）影像学检查

1. 骨软骨瘤

（1）X 线检查：典型的影像学表现是长管状骨表面骨性隆起，皮质与受累骨相连、髓腔相通。

（2）核素扫描：骨软骨瘤的骨性部分与软骨帽交界处核素浓集，摄取量与其相邻干骺端相近。

（3）CT：可以通过病灶与受累骨的关系、病灶基质、肿瘤的矿化程度和软骨帽的厚度来鉴别骨软骨瘤和周围型软骨肉瘤，骨窗可以清楚显示肿瘤内松质骨与干骺端的松质骨相连，以及肿瘤皮质与干骺端皮质的自然连续，周围无反应骨，也可以区分高密度阴影是钙化的软骨还是松质骨。

2. 软骨瘤

（1）X 线检查：单发性内生软骨瘤表现为圆形的透亮骨缺损区，边缘整齐，与周围骨有明显界限，瘤内散在沙砾样钙化斑点；多发性内生软骨瘤可引起骨骼畸形。X 线检查可清楚地显示病变、骨的界面、骨组织的改变及软组织肿块的侵袭部位。

（2）CT：显示髓腔内异常软组织影，其内可见环形、点状或不规则钙化影，皮质骨变薄，边缘光整、锐利，一般无中断端；增强 CT 可显示出轻度强化。

（3）MRI：能清晰地显示髓腔病变的范围，病变区为高信号，钙化灶为低信号。

3. 骨样骨瘤

（1）X 线检查：可见直径 1 cm 的圆形透明区，周围被一均匀的硬化带所包绕。病变可发生在骨干、髓腔或松质骨中，或发生在骨膜下。

(2)核素扫描：对病变部位检查敏感、可靠。核素扫描时，骨样骨瘤处出现双密度征，即瘤巢中心区摄取核素多，硬化皮质骨摄取核素少的现象。

(3)CT：能够确诊X线片上所不能诊断的可疑病例，尤其适用于关节囊内、脊柱等解剖结构复杂部位的良性骨肿瘤。

(4)MRI：对显示髓内或关节周围的病变有一定的价值。

(四)临床表现

(1)肿块多为外生性生长，速度较缓慢，界限清晰，表面一般无改变。疼痛较轻或无疼痛。

(2)一般无全身症状，无全身转移倾向，但有时会转变为恶性骨肿瘤。

(3)影像学表现：皮质膨胀变薄，形成膨胀性骨病损，通常无骨膜反应。

二、治疗

(1)骨软骨瘤一般无须治疗，但应密切观察随访；若肿瘤过大、生长较快、出现压迫症状而影响关节功能、位于中轴部位、有恶变倾向，则应手术切除，切除后做病理检查。

(2)软骨瘤的治疗原则为彻底刮除后植骨，对长管状骨的巨大内生软骨瘤，在病理检查证实有恶变时，可节段性切除和行大块植骨，或行假体置换术。

(3)骨样骨瘤：

①药物治疗：对症状较轻，尤其是那些手术较困难或术后会发生严重并发症的患者，可行保守治疗，常用水杨酸盐和非甾体抗炎药(NSAIDs)来治疗。

②手术治疗：完整切除瘤巢及周围反应性硬化骨，微创手术可以消除发生病理性骨折的风险。

③微波治疗：在CT引导下置入一根探针，用它产生的高频“微波”来消灭瘤巢。

三、病情观察要点

观察疼痛的部位、性质、程度；密切观察伤口渗血、渗液情况，保持伤口引流通畅，严密观察引流液的量和性质；监测体温变化，及时发现感染征象；谨防皮肤压力性损伤、深静脉血栓形成等并发症的发生；观察患肢的感觉、血液循环及运动情况。

四、护理要点

(一)非手术治疗护理

使用水杨酸盐和NSAIDs时要注意预防胃溃疡。

一次性水杨酸盐用量过大或长期应用水杨酸盐可导致水杨酸盐类药物中毒，患者多有恶心、呕吐、腹痛、头痛、头晕、嗜睡、深长呼吸、耳鸣、耳聋及视觉障碍，开始有面色潮红，以后可有皮肤苍白、口唇发绀、体温低等表现。要指导患者正确服药，告知出现不良反应时及时就医。

NSAIDs的主要不良反应是胃肠道反应，严重者可并发出血或穿孔等，应予以重视。

(二)手术治疗护理

1. 心理护理 主动与患者沟通，向其解释骨软骨瘤属良性骨肿瘤，无症状者无须治疗。有症状者，可行手术切除。除极少数多发性骨软骨瘤可能恶变外，绝大部分预后良好。

2. 体位护理 术后使用体位垫抬高患肢，以促进静脉回流，避免肿胀，预防神经压迫和肿块造成的压力性损伤。

3. 管道护理 伤口负压引流，保持引流通畅，引流管妥善固定，不扭曲，注意观察伤口引流液的颜色、性质，准确记录引流量。

4. 疼痛护理 正确评估，预防用药，定时给药，联合镇痛。

5. 病情观察 观察伤口敷料有无渗血，患肢末梢血液循环和感觉、运动有无异常。若发现异常，应立即配合医生处理并采取相应护理措施。

6. 并发症的预防与护理 ①感染：监测体温，观察伤口、患者生命体征情况等。②压力性损伤：保护颈部、臀部及骨突处等受压部位皮肤。③下肢深静脉血栓形成：加强肢体功能锻炼，穿抗血栓弹力袜，必要时遵医嘱使用抗凝药。

五、功能锻炼

(1)术后 3～5 天手术切口愈合良好，无明显红肿及渗液时即可开始利用 CPM 机来训练膝关节的屈曲；患者逐渐开始助力及主动练习；肌力训练逐渐从被动过渡到助力，再到主动地行伸膝(股四头肌收缩)和屈膝(腘绳肌收缩)练习。

(2)术后 4～6 周患者可以进行膝关节周围及其远端的肌力训练。等张收缩、助力运动、主动运动及抗阻运动均可以进行。在去除膝关节支具后，患者可以通过 CPM 或者主动运动来进行膝关节活动度的训练。还可进行患肢的部分负重行走或扶拐行走。

(3)术后 4～6 周即可开始患肢完全负重行走，如果合并腓总神经麻痹，可以使用踝-足矫形器。

六、健康宣教

1. 切口护理 切口出现红肿、渗液、剧烈疼痛等时及时就诊。

2. 定期复查 单发性骨软骨瘤术后患者每半年复查一次，直至术后 1 年。多发性骨软骨瘤患者手术难以做到全部切除，肩胛和骨盆周围的病灶有恶变的危险，需要长期随访。

七、病例分析

患者，女，50 岁，发现右膝部包块 1 周入院，1 周前患者无明显诱因出现右膝前方包块。X 线检查显示右股骨下段前缘骨软骨瘤改变。诊断：右股骨骨软骨瘤？完善术前准备，在手术室复合麻醉下行右股骨远端病灶刮除，病理检查证实为骨软骨瘤。请提出观察重点及护理要点。

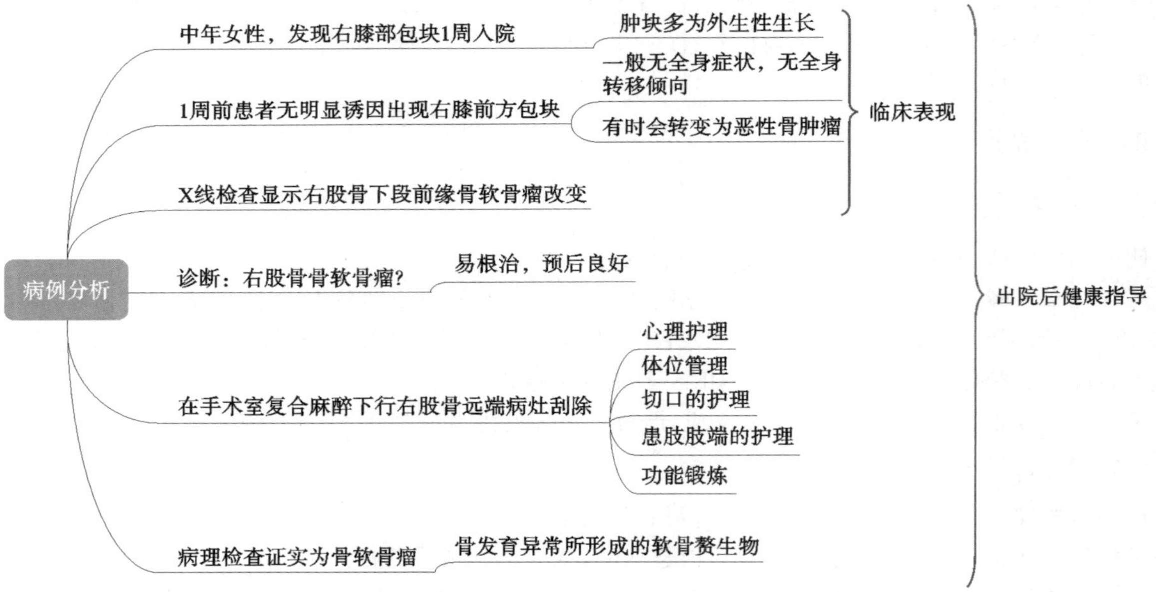

学习体会：

续表

带教老师评语：

第二节　骨巨细胞瘤

一、概述

（一）概念

骨巨细胞瘤（giant cell tumor of bone）是一种具有潜在恶性或生物学行为介于良性、恶性之间的溶骨性肿瘤（图 9-2-1）。

（二）病理生理

瘤组织源于骨髓结缔组织间充质细胞，以单核基质细胞及多核巨细胞为主。在肿瘤的发病机制方面，目前有两种主要的理论，即破骨细胞分子因子机制和组织缺氧-血管形成轴路机制。

（三）影像学检查

1. X 线检查　可见长骨骨骺处偏心性、溶骨性破坏，皮质骨膨胀变薄，边界较清晰，周围无骨膜反应。病变常累及邻近干骺端，有时甚至侵犯关节。溶骨性破坏可呈“肥皂泡”样改变。侵袭性强的肿瘤可穿破皮质骨导致病理性骨折。

2. CT　能更准确地评估皮质骨变薄或不完整情况。

3. MRI　在评估肿瘤骨内侵袭范围以及软组织和关节受累方面更具有优势。

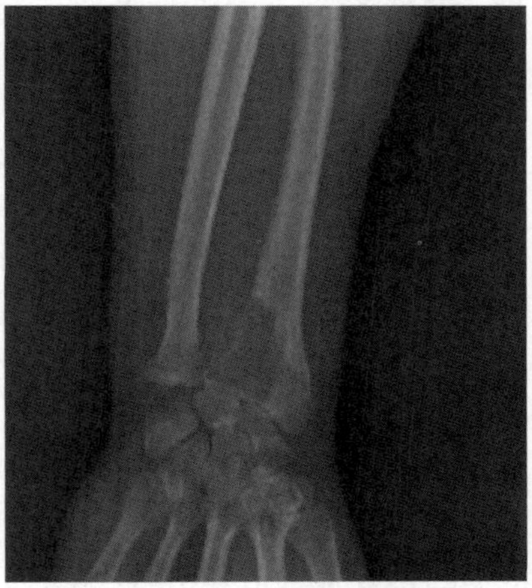

图 9-2-1　骨巨细胞瘤

（图片来源于北京积水潭医院贵州医院）

（四）分类

根据两种细胞的分化程度及数目，骨巨细胞瘤可分为三级：Ⅰ级偏良性，骨内病变，边界清晰，皮质骨完整，几乎无临床症状；Ⅱ级为侵袭性，骨内病变更广泛，皮质骨薄但未丧失连续性，症状明显；Ⅲ级为恶性，骨外病变，即突破皮质骨，延伸入软组织，常发生病理性骨折。

(五)临床表现

1. 症状 疼痛逐渐加重,呈持续性;肿胀出现于疼痛后;病理性骨折。

2. 体征 关节活动受限和功能障碍;有肿块,压之有乒乓球样感觉;皮肤温度增高,常伴压痛。

二、治疗

本病主要治疗方法是手术治疗,手术方式取决于肿瘤相对于周围组织结构的位置和肿瘤大小、范围,以及有无病理性骨折(图 9-2-2)。手术清除肿瘤困难者,可先行放疗。放疗也可作为术后辅助治疗,但照射后易发生肉瘤变,应慎重。本病对化疗不敏感。常用手术方式如下。

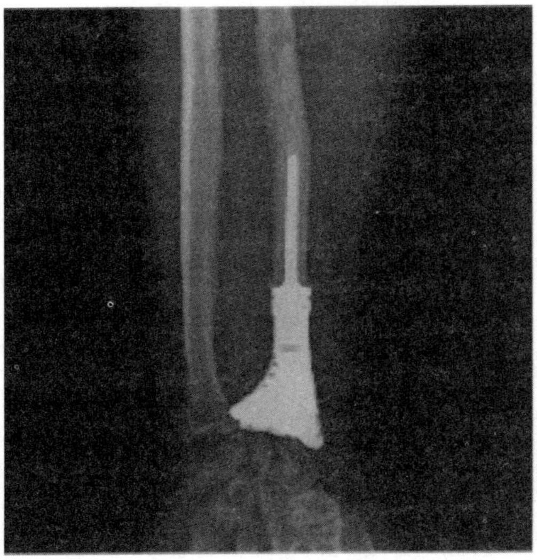

图 9-2-2 手术治疗

(图片来源于北京积水潭医院贵州医院)

1. 病灶刮除、瘤壁灭活和植骨、骨水泥填充术 肿瘤较小者,可采用病灶彻底刮除加灭活处理,再用松质骨和骨水泥填充,术后易复发。

2. 瘤段切除及功能重建术 常用的功能重建方法包括自体骨移植、异体半关节及全关节移植、人工半关节或全关节置换术、异体骨及人工关节复合移植等。

3. 截肢术 对于肿瘤巨大、周围软组织侵犯严重以及恶性肿瘤患者,可行截肢术。

三、病情观察要点

观察疼痛的部位、性质、程度;评估患者的营养状况;密切观察伤口渗血、渗液情况,保持伤口引流通畅,严密观察引流液的量和性质;监测体温变化;观察患肢的感觉、血液循环及运动情况;取髂骨植骨者注意保护取骨处,使用盐袋压迫止血,避免过早屈曲同侧肢体;积极预防并发症。

四、护理要点

(一)术前护理

1. 心理护理 骨巨细胞瘤有局部侵袭性,偶尔会发生远处转移,病灶刮除、瘤壁灭活和植骨、骨水泥填充术的局部复发率在 25%左右,患者会担心手术和预后。可根据患者的文化背景、心理特征和对疾病认知的不同,进行有针对性的心理护理。主动聆听患者的倾诉,鼓励患者宣泄不良情绪,营造和谐的住院环境,帮助患者适应住院生活,可采用个别指导和集体宣教的方式帮助患者缓解压力。对于截肢患者,更要多安慰、多鼓励,让家属多陪伴,让患者感受到家属和社会的支持和关爱,使其接受截肢现实,主动参与残肢护理并接受后续治疗。

2. 缓解疼痛 按三阶梯镇痛原则进行治疗,尽量减少护理操作中的疼痛,避免不必要的搬动。

3. 预防病理性骨折 对于骨质破坏严重者,应用小夹板或石膏托固定患肢;对股骨近端骨质破坏严重者,除固定外,还应同时牵引,以免关节畸形。卧床患者变动体位时,动作要轻。一旦发生骨折,按骨折护理常规进行护理。

(二)术后护理

1. 体位 根据手术性质、部位决定体位。抬高患肢,以促进静脉回流。髋、膝关节置换术后取髋、膝功能位;肩关节置换术后患肢用支具固定于肩外展 20°,肩关节旋转中立位。

2. 病情观察 观察伤口有无渗血、渗液、肿胀,远端感觉、运动、血液循环有无异常。

3. 引流管护理 妥善固定,负压引流,保持引流通畅;观察引流液的颜色、性质、量,若 1 h 内血性引流液超过 200 mL 或 24 h 引流液超过 500 mL,及时通知医生;按要求更换引流袋,严格无菌操作。

4. 病灶刮除、瘤壁灭活和植骨、骨水泥填充术后 遵医嘱正确使用抗免疫排斥药物，密切观察伤口情况和有无排斥反应的发生，如伤口渗液过多，肿胀明显，提示有免疫排斥反应和感染的可能，应报告医生对症处理。

五、功能锻炼

行病灶刮除、瘤壁灭活和植骨、骨水泥填充术者，术后早期可进行功能锻炼。麻醉清醒后即可做肌肉收缩活动及关节活动；植骨者，早期可进行肌肉收缩活动及非限制性关节活动，并视愈合情况循序渐进行关节功能锻炼。行下肢手术的患者可在术后 3 天拄双拐下地，如果缺损大，重建复杂，可酌情推迟下床时间。术后 1～2 个月使用双拐行走，然后可改用手杖辅助行走。

六、健康宣教

(1)视伤口情况，每 2～3 天换药一次，2～3 周拆线。
(2)逐步进行患肢功能锻炼，避免肢体过早负重，防止跌倒。
(3)按疗程服用抗凝药，注意有无咯血、痰中带血、便血等不良反应。
(4)定期复查并评估功能恢复情况，如出现不明原因的患肢疼痛、肿胀，及时就医，切忌盲目自行处理。
(5)加强营养，适度休息，保持心情舒畅。

七、病例分析

患者，男，55 岁，因左腕关节疼痛 5 个多月入院，5 个多月前患者劳动后感左腕关节疼痛，无外伤及活动受限，左腕关节未见明显肿胀，近 10 天感左腕关节疼痛加重，行左腕关节 X 线检查，结果示左桡骨远端病灶。后行病灶切开活检术，病理检查示左桡骨远端骨巨细胞瘤。诊断为左桡骨远端骨巨细胞瘤。完善术前准备，在手术室复合麻醉下行左桡骨远端瘤段切除术＋定制腕关节假体置换术＋骨骼肌软组织肿瘤切除术＋血管探查术＋小肌肉挛缩切断术＋腕关节韧带修补术＋瘢痕切除术＋肌腱粘连松解术。请提出观察重点及护理要点。

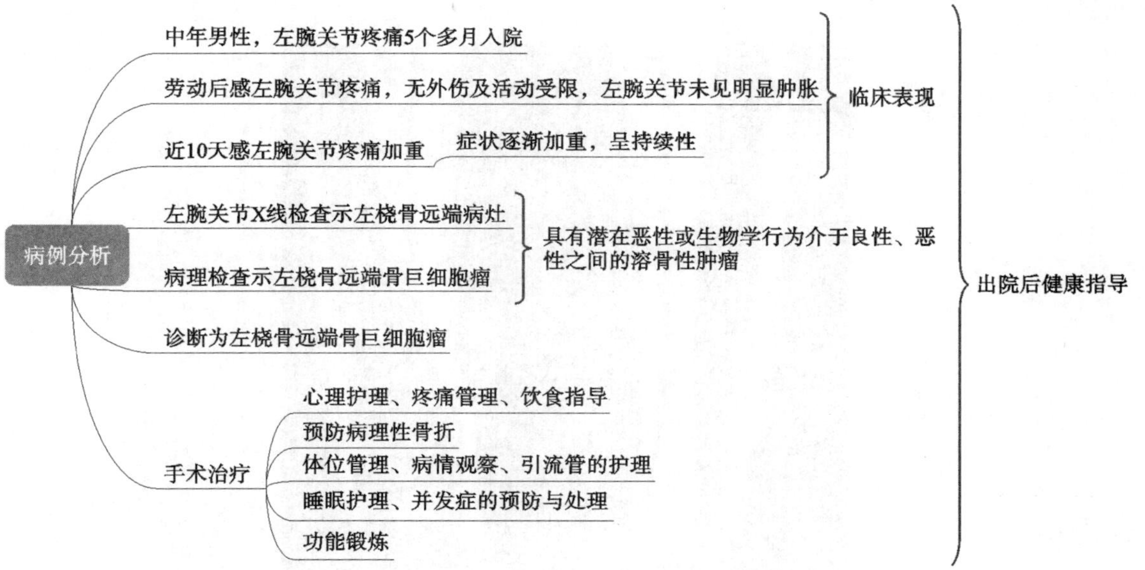

学习体会：

续表

带教老师评语：

第三节　原发性恶性骨肿瘤

一、概述

（一）概念

原发性恶性骨肿瘤指由局部组织长出的恶性肿瘤，包括骨肉瘤、软骨肉瘤、骨纤维肉瘤等。

骨肉瘤（osteosarcoma）是骨的原发性恶性肿瘤，其特征是恶性肿瘤细胞直接形成类骨质或不成熟骨（图 9-3-1）。

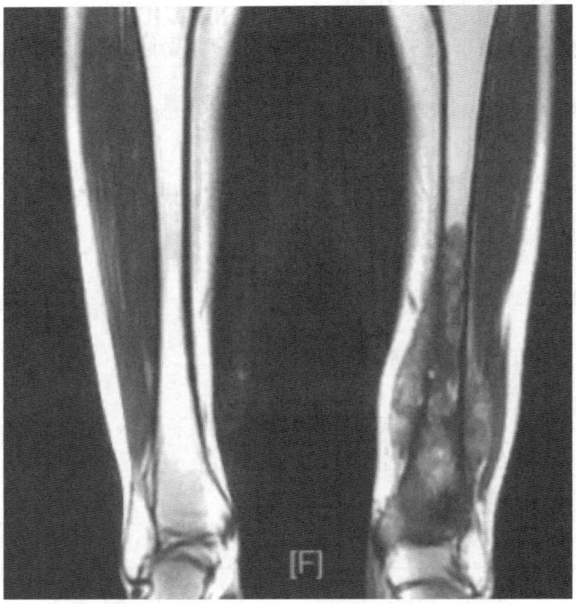

图 9-3-1　骨肉瘤

（图片来源于北京积水潭医院贵州医院）

软骨肉瘤（chondrosarcoma）是第二常见的原发性恶性骨肿瘤，占全部原发性恶性骨肿瘤的 20％～27％。

（二）病理生理

骨肉瘤从间充质细胞系发展而来，肿瘤经软骨阶段直接或间接形成瘤骨样组织和骨组织。瘤体一般呈梭形，恶性程度高，预后差，好发于长管状骨干骺端，好发部位依次为股骨远端、胫骨近端、肱骨近端。早期诊断和新辅助化疗的发展使骨肉瘤患者的存活率大大提高。软骨肉瘤常伴有基质黏液变性、钙化和骨化，但肿瘤内不存在骨瘤样间质细胞直接形成的肿瘤样骨样组织，包括透明细胞、去分化、间叶源性、骨膜、皮质旁和继发性软骨肉瘤等亚型。

（三）影像学检查

1. 骨肉瘤

（1）X 线检查：显示病变多起自长骨干骺端，表现为成骨性、溶骨性或混合性骨质破坏，边界不清。肿瘤生长而顶起骨外膜，骨膜下产生新骨，表现为三角状骨膜反应阴影，称 Codman 三角；若恶性肿瘤生长迅速，超出皮质骨范围，肿瘤骨与反应骨沿放射状血管方向沉积，表现为"日光射线"现象。

（2）CT：可明确髓内和软组织肿块范围。

（3）MRI：能够很好地显示肿瘤的髓内范围、跳跃灶、软组织肿块范围及是否侵及骨或关节。

（4）放射线核素骨扫描：因病灶内活跃形成的矿化骨有很强的摄取能力而显影，能清楚地显示化疗前后病灶的发展和变化。可用于骨转移灶及跳跃病灶的检测。

2. 软骨肉瘤

（1）X 线检查：不连续的钙化斑块是软骨性病变特征性的影像学标志。软骨性病灶一般显示为透亮区，其间比较均匀地分布着小斑点状或环状的不透亮区。

（2）CT：有助于发现 X 线片上较隐匿的点状钙化灶，并获得肿瘤及周围骨骼的三维（3D）立体图像，可以借助计算机 3D 打印技术还原肿瘤原貌。

（3）MRI：有助于明确软骨肉瘤在骨与软组织中的侵袭范围。

（四）分类

根据最近的 WHO 骨肿瘤病理分类，骨肉瘤共分为 8 种亚型：传统型骨肉瘤、毛细血管扩张型骨肉瘤、小细胞骨肉瘤、低度恶性中心骨肉瘤、继发型骨肉瘤、骨旁骨肉瘤、骨膜骨肉瘤、高度恶性表面骨肉瘤。各种亚型骨肉瘤都有各自特点，恶性程度不一，预后也不一致。

（五）临床表现

1. 症状

（1）疼痛是最早出现、最常见的临床症状，由早期的间歇性隐痛逐渐转为持续性剧痛，夜间加重，休息、制动或用一般镇痛药无法缓解。

（2）肿胀。

（3）病理性骨折。

（4）晚期可出现贫血、消瘦、体重下降等恶病质症状，且肺转移发生率较高。

2. 体征

（1）关节活动受限和功能障碍。

（2）跛行。

（3）长骨远端或近端近关节处可见肿块，硬度不一，伴有压痛、皮肤温度增高、静脉怒张。

二、治疗

目前骨肉瘤采用手术和化疗相结合的综合治疗，患者生存率直接与肿瘤细胞对化疗的敏感性有关，即采用术前化疗-手术-术后化疗的模式，及时进行新辅助化疗，目的是消灭微小转移灶，然后行根治性瘤段切除、灭活或植入假体的保肢手术（图 9-3-2）。无保肢条件者行截肢术，截肢平面应超过患骨的近侧关节。术后继续进行辅助化疗，目前常用的辅助化疗方案为大剂量甲氨蝶呤、异环磷酰胺、长春新碱、多柔比星、顺铂。

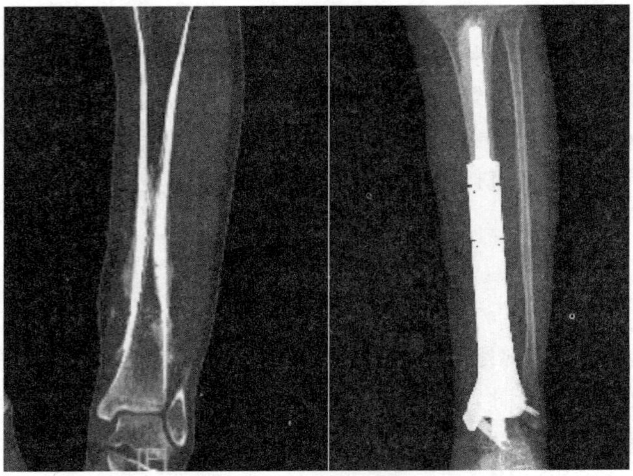

图 9-3-2 骨肉瘤的治疗

（图片来源于北京积水潭医院贵州医院）

三、病情观察要点

观察疼痛的部位、性质、程度；观察患肢末梢血液循环、活动、感觉及肿胀情况；患肢置于功能位，用石膏托或支具制动者做好皮肤管理；严密监测体温变化，观察伤口处渗血、渗液情况；保持伤口引流通畅，严密观察引流液的量和性质。

四、护理要点

（一）术前护理

1. 心理护理 有效的心理护理是提高患者生活质量、促进健康的重要手段之一。因文化背景、心理特征、病情及对疾病的认知程度不同，即使有少数患者可调节自己的情绪，接受合理的治疗，处于较为乐观的状态，但大多数患者由于疗效不佳、化疗反应严重，加上手术多具有破坏性（如截肢），而处于悲观的心理状态中，表现出精神崩溃、悲观失望等消极心态，不配合甚至拒绝治疗。恶性骨肿瘤病情发展快，组织破坏力强，易转移。转移性骨肿瘤患者晚期出现恶病质和全身多器官功能衰竭，随时有生命危险。应加强与患者及其家属的沟通，关心体贴患者，给予患者支持和鼓励，消除患者不良心理反应，采取保护性医疗措施。介绍手术成功的患者与其交流，以帮助其树立战胜疾病的信心。此外，骨肉瘤术前检查项目较多，应充分做好解释工作，促使患者配合进行术前准备，对拟行截肢术的患者，应向患者及其家属说明截肢的必要性，假肢的安装与功能重建的可行性，帮助患者克服预感性悲哀心理，配合治疗。

2. 疼痛护理 术前疼痛系肿瘤浸润神经或压迫邻近组织器官所致。主要采用非药物和药物镇痛的方法。非药物镇痛注意事项：帮助患者取舒适体位，局部固定制动，进行护理操作时应轻柔，避免触碰肿瘤部位，给予有效的心理护理和疼痛教育。药物镇痛注意事项：根据 WHO 推荐的三阶梯镇痛疗法进行疼痛护理。

3. 患肢护理 加强对患肢的保护，防止发生病理性骨折。对已发生病理性骨折的患者，应嘱其将患肢抬高并制动。观察患肢末梢血液循环情况及指、趾端感觉、活动、肿胀情况，发现异常及时处理。观察局部情况，如肿瘤范围、生长情况、肿胀情况。对于肿胀部位，要避免被撞，不能用力按摩挤压，防止发生由瘤体破裂导致的大出血。患肢若有破损和出血，要及时报告医生，做好处理。对于发生出血性休克的患者，要积极协助医生进行救治。肿瘤局部不能物理治疗，不能涂油和刺激性药膏，不能随便用中草药外敷，以免刺激肿瘤生长。

4. 饮食指导 纠正营养不良，术前全面了解患者的体质、营养状况和进食情况。恶性骨肿瘤患者因疾病消耗、营养不良或慢性失血可出现贫血和水、电解质紊乱，应补充其不足，纠正其营养失调，提高其对手术的耐受性，保证手术安全。鼓励患者增加蛋白质和维生素的摄入；伴疼痛或恶心不适者，餐前可适当用药物控制症状；对口服摄入不足者，可通过肠内、肠外营养支持来改善营养状况。

5. 术前适应性训练 教会患者有效咳嗽、排痰；吸烟者应在术前 2 周戒烟；术前掌握床上排便的方法；进行单足站立拄拐训练、健侧肢体肌力训练和俯卧位适应性训练；行假体植入者进行有关肌肉的等长收缩以及足、趾的跖屈和背伸训练。

（二）术后护理

1. 保肢手术后护理

（1）体位护理：根据患者的手术方法、手术部位、麻醉方式决定患者术后体位。抬高患肢，使患肢高于心脏 20～30 cm；保持患肢处于功能位，预防关节畸形。膝部手术后，使膝关节屈曲 5°～10°；髋部手术后，使髋关节保持外展中立位；若是上肢手术，将上肢屈肘固定于胸前；若为脊柱手术，患者应仰卧，翻身时注意保持脊柱在同一轴线上。

（2）病情观察：密切观察患者生命体征及病情变化，重点观察患肢远端感觉、运动、血液循环情况，观察伤口有无渗血。对于大手术后患者，应观察并记录其尿量，为医生计算补液量提供参考。

（3）引流管护理：观察引流液的颜色、性质和量，保持引流通畅，及时在无菌操作下更换引流装置，如引流量＞200 mL/h，怀疑有活动性出血，应及时报告医生。24 h 内引流量＜30 mL 者可拔管。

（4）做好疼痛管理。

（5）心理护理：与患者多交流、沟通，了解患者心理动态，坦诚回答患者的疑问，消除患者对肿瘤和化疗的恐惧，指导患者保持放松、积极、良好的心态。

（6）饮食指导：饮食应细软易消化，少量多餐，严禁吸烟喝酒。

（7）睡眠护理：为患者提供安静、舒适的睡眠环境，尽量减少对患者睡眠的干扰，保证患者每天的睡眠时间不少于 7 h。

2. 截肢术后护理

（1）体位护理：术后 24～48 h 抬高患肢，预防肿胀。术后 48 h 后，保持患肢处于功能位。大腿和上臂行截肢手术后应取中立位，小腿行截肢手术后应取伸膝位，前臂行截肢手术后应取屈肘 90°位，并加以固定。下肢截肢者手术 48 h 后，每 3～4 h 俯卧 20～30 min，并用枕头托起患肢；患者处于仰卧位时，不可抬高患肢，以免造成膝关节的屈曲挛缩。

（2）病情观察：密切观察患者生命体征，记录半骨盆切除患者的出入量。密切观察伤口引流液及渗出情况，床旁备止血带、沙袋。对于行高位截肢的患者，详细观察残端处情况，如有少量渗血，可给予止血剂，对伤口进行加压包扎。出现大出血时，应立即使用止血带绑扎或沙袋压迫止血，同时积极协助医生重新结扎残端血管。

（3）幻肢痛护理：绝大多数截肢患者在术后相当长的一段时间内感到已切除的肢体仍然有疼痛或其他异常感觉，这被称为幻肢痛。这种疼痛多为持续性，尤以夜间为甚，属精神因素性疼痛。术前应用镇痛药控制疼痛可减少术后幻肢痛的发生；术后加强心理护理，引导患者关注残端，促进其心理接受进程，避免受凉等诱因；指导患者放松，分散注意力，也可采用物理治疗。

（4）残端护理：正确使用弹力绷带，斜向缠绕包裹残端，防止残端出血、水肿，促进脂肪组织缩小，以利于安装假肢。术后 2 周伤口愈合后，对残端进行拍打、摩擦、蹬踏等，或以残端压枕，逐渐增加受压物硬度，提高皮肤的耐磨性，减少残端与假肢接受腔摩擦而导致的皮肤破损。不可用热水浸泡残端或涂油保护，应用中性肥皂水清洗残端。

（5）心理护理：与患者多交流、沟通，了解患者心理状态，坦诚回答患者的疑问，消除患者对肿瘤和化疗的恐惧，指导患者保持放松、积极、良好的心态。专人护理，防止意外。

（6）饮食和排便护理：鼓励患者合理进高蛋白，富含维生素、粗纤维和果胶的食物，多食蔬菜和水果，多饮水，保持大便通畅，预防便秘。

（7）睡眠护理：为患者提供安静、舒适的睡眠环境，尽量减少对患者睡眠的干扰，保证患者每天的睡眠时间不少于 7 h。

（8）预防急性失血性休克、感染及下肢深静脉血栓形成的发生。

五、功能锻炼

（一）保肢手术者

早期卧床休息，避免过度活动，以后可根据康复情况指导患者进行床上运动和床旁活动，包括踝泵运动、踝关节旋转运动、股四头肌等长收缩运动。术后6周开始，进行重点关节的活动，逐渐增大活动范围。

（二）截肢术者

指导患者进行患肢功能训练。

(1)关节活动度训练：采用主动运动和被动运动相结合的模式，防止关节挛缩。

(2)四肢肌力训练：采用主动运动的模式，以增加肌力。上肢截肢后训练背肌、胸肌、肩部肌肉；小腿截肢后训练股四头肌。

(3)躯干肌训练：主动进行腹背肌训练，并辅以躯干旋转、侧向移动及骨盆提举训练。大腿截肢后训练臀肌、腹肌；半骨盆切除及髋离断后训练腹肌、腰肌。

(4)平衡训练：下肢截肢者需进行站位平衡、跪位平衡和佩戴假肢后的站位平衡训练。

(5)佩戴假肢的训练。

六、健康宣教

(1)伤口护理：伤口出现红肿、渗液、剧烈疼痛等时，应及时就诊。

(2)定期复查和治疗：至少每个月摄胸部X线片1次，以了解肺部转移情况。按时来医院进行化疗，监测肝、肾功能。

(3)心理护理：保持良好的心理状态，树立信心，积极进行治疗。

(4)营养管理：维持良好的营养状况，必要时可来院静脉输入新鲜全血、白蛋白，纠正慢性贫血、营养不良。保护外周中心静脉导管(PICC)、完全植入人体的闭合输液装置(PORT)，按时维护。

(5)残端功能锻炼：加强手术肢体的前屈、后伸、外展、内收等活动。

(6)预防病理性骨折，出院后避免剧烈运动。

七、病例分析

患者，女，20岁，因“左小腿肿痛1个月”入院，1个月前患者不慎扭伤后，左小腿出现肿胀，伤后未予特殊处理，后症状逐渐加重。X线检查示左胫骨肿胀原因：肿瘤？行左胫骨远端病灶穿刺活检术示传统型骨肉瘤。诊断：左胫骨远端骨肉瘤。予化疗1个月后，完善术前准备，在手术室全麻下行左胫骨下段肿瘤切除＋3D打印定制假体置换＋踝关节重建，术后化疗。请提出观察重点及护理要点。

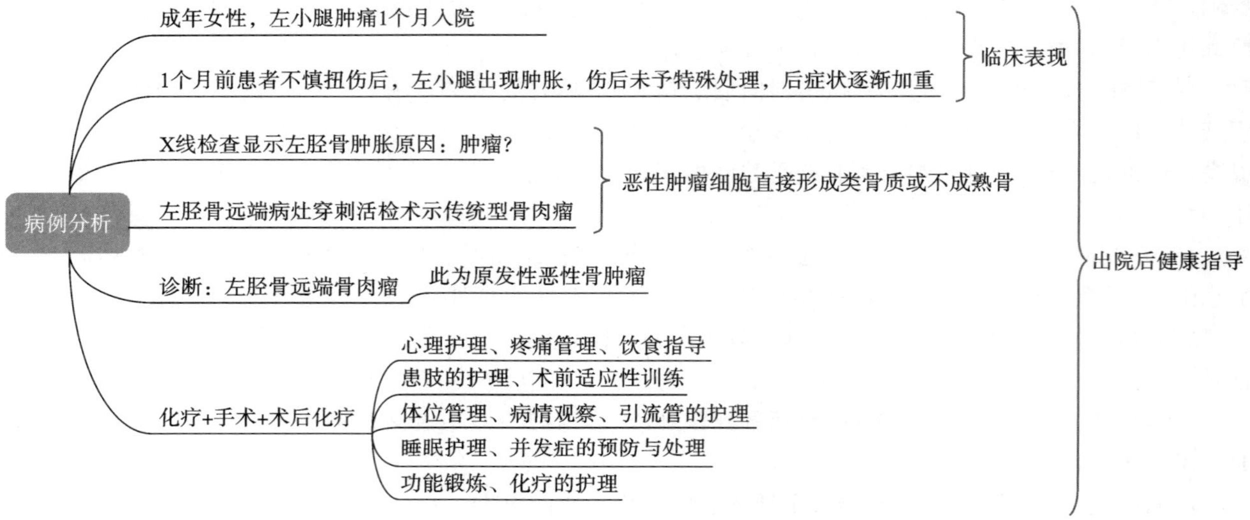

学习体会：

带教老师评语：

第四节 脊柱肿瘤

一、概述

（一）概念

脊柱肿瘤（spinal tumor）是指发生于脊柱的骨骼及其附属组织的原发性或转移性肿瘤及一些瘤样病变。

（二）病理生理

椎体内逐渐增大的肿块突破皮质骨侵入椎旁软组织；压迫或侵入邻近神经根；椎体破坏继发病理性骨折；病理性骨折后脊柱不稳定，特别是并发后侧附件溶骨性破坏时；脊髓受压。转移的肿瘤灶浸润椎体并使之强度下降，椎体发生部分塌陷，肿瘤组织或骨碎片随之侵入椎管，导致脊髓或神经根受压。依据脊柱受累的节段（颈椎、胸椎、腰椎或骶椎）、病灶在椎骨的部位（前或后侧结构）及肿瘤细胞的来源（组织类型），对脊柱肿瘤进行进一步分类。某一特定肿瘤可发生于脊柱的任何区域，每一种肿瘤都有其特定的好发部位，侵及椎骨前部结构者多为良性肿瘤。肿瘤细胞的组织来源可在显微镜下予以辨认，组织来源在某种程度上影响肿瘤的治疗。

（三）影像学检查

1. X线检查 正侧位片可以显示脊柱的结构和形态变化，如椎体变化、椎间盘破坏情况，还可以检测钙化和骨质破坏情况等。

2. CT 可以提供更详细的解剖图像，对于评估脊柱肿瘤的大小、形态、密度等非常有帮助，还可以检测骨质破坏、钙化、肿瘤内囊变等细微的结构改变。

3. MRI 脊柱肿瘤诊断中最常用的影像学技术。MRI可以提供高分辨率的软组织图像，对于评估肿瘤的内部结构、强化特点、与周围组织的关系等非常有帮助，还可以检测髓外病变和神经压迫情况等。

（四）分类

脊柱肿瘤分原发性和继发性两种。原发性肿瘤来源于椎骨的骨性成分，并不多见。原发性肿瘤又可分为良性和恶性两类。良性脊柱肿瘤侵袭并破坏正常骨组织，但并不累及其他组织。恶性（癌性）脊柱肿瘤不仅对椎骨有侵袭破坏作用，还可累及其他组织。

（五）临床表现

1. 疼痛 脊柱肿瘤患者最常见、最主要的症状。主要包括肿瘤所致疼痛及机械性疼痛。一般夜间疼痛较明显，白天疼痛可因活动而减轻。如肿瘤压迫或刺激神经根，可出现放射痛。

2. 局部肿块 主要见于颈椎或脊柱后部附件结构肿瘤。恶性脊柱肿瘤的肿块增长较快，对周围组织常形成压迫等，故常有局部疼痛、不适等表现。

3. 脊柱畸形 由肿瘤破坏椎体和（或）附件、脊柱周围组织的痉挛性反应以及肿瘤体积较大挤压周围结构等所致。

4. 神经功能障碍 因脊髓神经受压程度和部位的不同而有所差异，其表现通常为神经支配区域的疼痛、感觉与运动障碍及自主神经功能紊乱，严重时可出现截瘫或四肢瘫。

5. 全身情况 良性肿瘤症状多不显著，全身一般情况好；恶性肿瘤可出现低热、盗汗、精神不振，长期肿瘤消耗可致恶病质状态。

二、治疗

首先通过活检明确诊断，原发性脊柱肿瘤的治疗原则与肢体肿瘤相同。对于脊柱转移瘤，主要有三种治疗方法：化疗、放疗和手术。常见的手术方式：介入手术、病损内切除或刮除、边缘切除及冷冻或放疗、广泛切除。

三、病情观察要点

观察局部症状有无加重；定期观察病情进展过程；评估患者的心、肺、肝、肾功能；严密观察药物毒副作用及不良反应，监测白细胞、血小板及电解质，尿量及尿比重、pH 的变化；监测出入量；观察疼痛的部位、性质、程度；注意观察 PICC 和 PROT 港座周围有无发红、疼痛、肿胀、渗出，贴膜有无卷边、松动，贴膜下有无汗液或贴膜是否被浸湿。

四、护理要点

（一）术前护理

（1）评估：患者的全身状况；患者的神经功能。

（2）体位与活动：尽量卧床或绝对卧床，每 2 h 轴线翻身一次，预防压力性损伤，搬动时保持脊柱平直，必要时佩戴支具。

（3）疼痛护理：评估疼痛程度，必要时使用药物治疗并观察镇痛效果。

（4）肿瘤局部护理：肿瘤局部严禁擅自按摩、挤压、热敷、外敷药物。

（5）安全护理：对于神经功能障碍患者，应预防跌倒、烫伤，做好防护并告知患者应在护理人员指导下使用热水袋。

（6）心理支持：保持良好的心态，正确对待疾病。对于了解自己病情的患者，加强肿瘤知识的宣教，鼓励其树立战胜疾病的信心。对于不知情的患者，根据情况，必要时对其病情进行保密。

（7）颈椎手术者备气管切开包。

（二）术后护理

（1）体位：根据手术部位及方式不同取合适体位。颈椎手术后患者仰卧时应去枕或低枕，侧卧时枕与肩同高，翻身时应佩戴颈托；胸腰椎手术患者可取舒适卧位，在病情允许的情况下，可适当抬高床头。每 2 h

轴线翻身一次，预防皮肤压力性损伤。

(2)评估术中出入量，密切观察患者生命体征，尤其注意患者呼吸及血氧饱和度的变化，准确记录尿量。

(3)密切观察肢体的活动、感觉情况，动态评估感觉平面及肌力，并和术前比较，发现异常随时通知医生。

(4)引流管护理：保持引流通畅，避免引流管受压、扭曲、脱落，密切观察引流液的量、颜色、性质。如引流量持续超过每小时 100 mL，且引流液颜色鲜红，警惕发生活动性出血，应立即通知医生；如术后 1～5 天引流出淡红色液体，且颜色变浅或转清，则提示发生脑脊液漏；如引流液量过少，应查明原因，并密切观察切口局部有无肿胀及肢体的活动、感觉有无变化。

(5)切口护理：保持切口敷料干燥，观察切口周围有无肿胀及渗出。颈椎手术后切口周围及颈部出现肿胀、软组织张力增大，并伴有进行性加重的吸气性呼吸困难时，应立即通知医生，并做好床边切口敞开引流的准备。

(6)应着重观察颈椎前路手术患者呼吸及吞咽情况，有无声嘶呛咳，必要时行雾化吸入治疗；怀疑有食管瘘发生者，需禁饮禁食、留置胃管，并给予肠内营养。

(7)鼓励胸椎手术后留置胸腔闭式引流管的患者深呼吸，咳嗽咳痰，遵医嘱行雾化吸入治疗，进行呼吸功能训练，预防肺部感染及肺不张。

(8)胸腰椎术后应观察患者胃肠道功能恢复的情况，如出现顽固性腹胀，应暂禁饮禁食，必要时行胃肠减压，同时给予肠外营养。

(9)经腹的腰椎手术后患者应禁饮禁食，给予肠外营养，待排气后从流质饮食开始进食。

(10)疼痛护理：评估疼痛程度，遵医嘱使用镇痛药。

(11)对于截瘫或四肢瘫患者，评估感觉平面及瘫痪肢体肌力、肌张力、运动反射、痛温触觉等，并做好详细记录。

五、功能锻炼

(1)术后 1～2 天卧床休息，协助轴线翻身，可摇床至床头抬高 30°，进行踝泵运动，预防下肢深静脉血栓形成和肌肉萎缩。踝泵运动：向上钩脚尖，让脚尖朝向自己，保持 10 s。向下做跖屈动作，让脚尖朝下，保持 10 s。

(2)术后 3～7 天进行直腿抬高、腰背肌训练。直腿抬高：肢体放于床上，收缩大腿肌肉，抬高腿 10 cm 左右，维持 5～10 s，慢慢放下，重复此动作，每次做 10～15 min。

(3)术后 2～3 周，伤口愈合后，在医生指导下，戴上腰部支架可下床活动。若无腰部支架，应卧床休息 3～6 个月，方可在医生指导下下床活动。卧床期间重复进行早期功能锻炼，每次 10～15 min，每天 5～8 次。

六、健康宣教

(1)遵医嘱根据不同手术方式，确定下床活动时间。

(2)术后 1 个月、3 个月、6 个月门诊复查，根据患者恢复情况行颈项肌、腰背肌功能锻炼。

(3)宣教支具的佩戴方法及注意事项。

(4)加强营养，指导患者进高热量、高蛋白、富含维生素、易消化饮食，避免高脂、辛辣饮食。

七、病例分析

患者，男，41 岁，因腰背部酸痛 5 年入院，X 线检查示胸腰段有一片状低密度区，MRI 示第 12 胸椎椎体内不规则异常信号影，增强 MRI 示延迟期有轻度强化，考虑为第 12 胸椎椎体肿瘤。诊断：第 12 胸椎椎体肿瘤。完善术前准备，在手术室全麻下行后路第 12 胸椎椎体肿瘤切除内固定术。术后病理检查结果为良性脊索细胞瘤。请提出观察重点及护理要点。

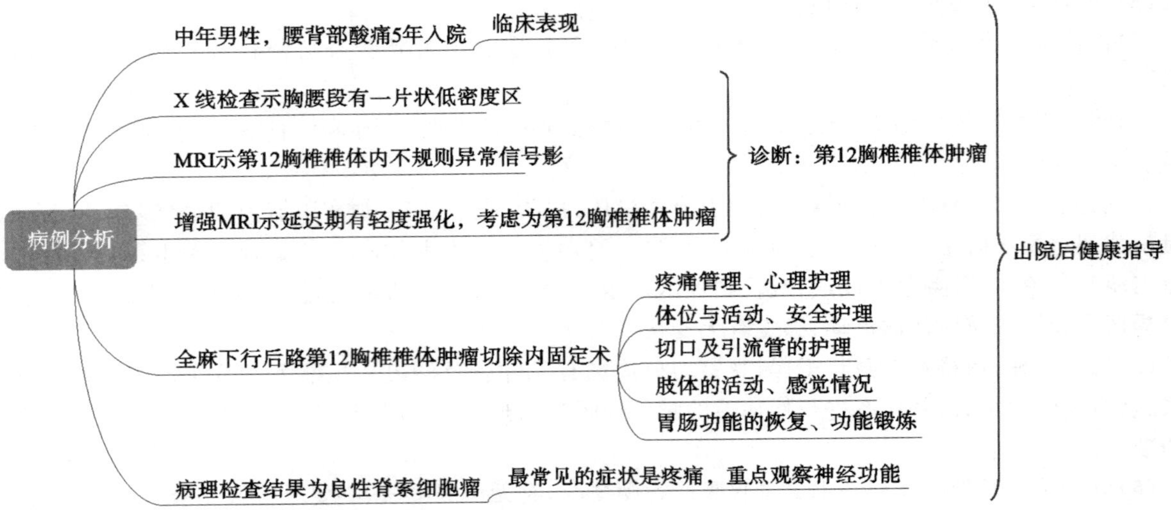
病例分析
中年男性，腰背部酸痛5年入院
临床表现
X线检查示胸腰段有一片状低密度区
MRI示第12胸椎椎体内不规则异常信号影
增强MRI示延迟期有轻度强化，考虑为第12胸椎椎体肿瘤
诊断：第12胸椎椎体肿瘤
全麻下行后路第12胸椎椎体肿瘤切除内固定术
疼痛管理、心理护理
体位与活动、安全护理
切口及引流管的护理
肢体的活动、感觉情况
胃肠功能的恢复、功能锻炼
病理检查结果为良性脊索细胞瘤
最常见的症状是疼痛，重点观察神经功能
出院后健康指导

学习体会：

带教老师评语：

第五节　化疗患者护理

一、概述

化疗即化学治疗，指将能够抑制或杀灭肿瘤细胞的化疗药物，通过口服、静脉注射等途径注入人体。

二、常见化疗药物及其作用机制

恶性骨肿瘤的恶性程度高，除手术、放疗等局部治疗外，新辅助化疗的广泛应用在很大程度上提高了患者的长期生存率，还有助于达到保肢的目的。恶性骨肿瘤的化疗包括术前的新辅助化疗和术后的辅助化疗。给药方式常为静脉给药。也有报道显示，为减少全身毒性，提高化疗效果，增高保肢手术成功率，术前可行局部动脉化疗。本节主要介绍静脉化疗患者的护理。化疗药物通常是在细胞分裂期杀伤细胞，但肿瘤细胞与正常细胞在生化代谢、DNA合成等方面无显著差异，造成了化疗药物对相关组织处于分裂期的正常细胞也有杀伤作用，只是轻重程度不同而已。所以化疗药物具有一定的毒副作用。

1. 过敏反应 许多药物可引起过敏反应，多数为Ⅰ型变态反应，表现为低血压、喉痉挛、呼吸急促、荨麻疹等。过敏反应处理不当有时会危及患者生命。用药前应详细了解患者有无药物过敏史，遵医嘱使用预防过敏的药物。用药后密切观察患者有无过敏反应，如出现过敏反应，应及时停药，并立即通知医生。

2. 胃肠道反应 恶心、呕吐是最常见的不良反应，严重的呕吐可导致患者出现食欲减退，水、电解质紊乱和酸碱平衡失调，免疫力下降等反应，造成患者精神紧张及焦虑，甚至放弃治疗。用药前遵医嘱预防性使用止吐药；化疗前2～3 h进易消化、营养丰富的食物，可少量多餐，进食前后避免大量饮水，进食后不要立即躺下；根据药物的致吐性联合使用地塞米松与5-HT_3受体拮抗剂和(或)NK-1受体拮抗剂止吐，对于难治性呕吐，可加用氟哌啶醇、氯丙嗪等精神类药物。呕吐严重者补液，保持水、电解质平衡。

3. 骨髓抑制 用于恶性骨肿瘤的化疗药物几乎均可导致骨髓抑制，最先出现的是粒细胞减少，然后是血小板减少，化疗后期才会出现贫血。粒细胞减少的直接后果是感染的机会增加，此时应限制探视，对严重者行保护性隔离，让患者得到充分的休息，注意保暖、预防感染；遵医嘱使用人粒细胞集落刺激因子，预防性使用抗生素，如患者在48～72 h内对抗生素无反应或感染进一步加重，应输注粒细胞，血小板减少者可应用血小板生成素、白介素-11等，促进血小板水平提高，病情严重者需要输注血小板，并指导患者不要抠鼻子，注意卧床休息，防治便秘，停止刷牙，每天用漱口水漱口，避免食用较硬的食物。

4. 黏膜损伤 包括口腔炎、舌炎、食管炎、唇炎、口腔溃疡、胃肠道黏膜损伤。注意口腔卫生，餐前餐后用生理盐水或淡盐水漱口，软毛牙刷刷牙。药物输注后4 h可用四氢叶酸溶液含漱，输注后6 h可肌注四氢叶酸解救。若出现口腔溃疡，可用锡类散或养阴生肌散涂于患处，还可于进食前用利多卡因含漱镇痛。若持续腹泻，则需要止泻、补液治疗，避免脱水，使用鞣酸软膏保护肛周皮肤。避免进刺激性和坚硬带刺的食物。

5. 心脏毒性 有急性心脏毒性和慢性蓄积性心脏毒性之分。急性心脏毒性反应可发生在用药后数分钟至数小时，与剂量无关，表现为节律异常和传导异常。慢性心脏毒性反应是剂量限制型心脏病，一旦发生则不能被修复，表现为乏力、气促、呼吸困难和双下肢水肿等。用药前监测心脏状态，使用保护心脏的药物；用药后观察患者有无胸闷、心悸、气促、心前区疼痛，监测心脏节律变化，必要时行心电监护，发现异常时及时通知医生。

6. 肝毒性 肝损伤可以是急性而短暂的肝损伤，包括坏死、炎症等，也可以是由长期用药引起的慢性肝损伤，如纤维化、脂肪性变、嗜酸性粒细胞浸润等。化疗前后检查肝功能，使用护肝药物；观察病情，重视患者主诉，必要时停用或换用化疗药物；严重肝功能异常者应卧床休息。

7. 泌尿系统毒性 大剂量顺铂可造成严重的肾小管坏死，顺铂与多柔比星合用，肾毒性的发生率上升。甲氨蝶呤在酸性条件下易使结晶沉积于肾小管和集合管而产生肾毒性。化疗时大量细胞溶解释放大量尿酸，可导致高尿酸血症。应用大剂量环磷酰胺时，40%的患者可出现出血性膀胱炎；应用一般剂量环磷酰胺时出血性膀胱炎发生率为10%。异环磷酰胺在临床应用中疗效好，且毒性小，目前应用较多。化疗前应检查肾功能，使用甲氨蝶呤前应充分碱化尿液，使尿液的pH大于7，鼓励患者多饮水，保证液体入量，使每日尿量维持在2000～3000 mL。

8. 神经系统毒性 主要表现为末梢神经炎和脑功能障碍。长春新碱最易引起外周神经变性，主要表现为肢体远端麻木，常呈对称性；顺铂可导致耳鸣、听力下降；使用异环磷酰胺的患者可出现代谢性脑病，表现为精神错乱、视物模糊、癫痫发作，甚至昏迷。注意观察病情，发现异常时及时通知医生，立即停药或换药。

9. 局部毒性反应 外周静脉给药可引起静脉炎，若药物外渗，处理不及时，可导致局部组织坏死。所以应避免从外周静脉使用化疗药物，发现患者有静脉炎的表现时，应及时处理。

10. 脱发 往往发生在用药后1～2周，2个月内最为显著。告知患者脱发只是暂时现象，停药后头发会重新长出来，以减轻患者心理负担。指导患者在化疗期间最好剪短发，应使用温和的洗发液、软的梳子，必须使用电吹风时应使用低温挡，不要染发和烫发。可以使用假发修饰或戴头巾、帽子。

11.致癌、致畸和生殖系统毒性等 化疗前一定要向患者及其家属交代清楚，对于有生育要求但需要使用可能导致永久性无精或提前闭经的药物的患者，告知其可采用预存精子、卵子的方法。应劝说已经妊娠的患者终止妊娠。

三、护理要点

(1)指导患者保持积极、开朗的心态，足够的睡眠时间，坚持按时完成全疗程的化疗。

(2)准确测量患者身高、体重以计算体表面积，化疗前后全面评估患者心肺、肝肾功能，必要时给予支持治疗。

(3)根据化疗方案，如给药方式、给药周期及药物性质选择合适的输液工具并做好风险告知，让患者或其家属签署知情同意书，配制化疗药物时应注意防护。

(4)按时执行化疗方案，PICC 主要用于阿霉素及极化液持续泵入时，留置针主要用于顺铂及其他药物输入时，前臂粗大静脉应交替使用。化疗药物输注时必须避光，以免药物分解，药效降低，化疗药物给药前后均应使用生理盐水冲管。

(5)正确使用输注装置，严格按照医嘱和弹性药囊的容量进行规范加药，流量限速器应紧贴患者皮肤以保持输注装置流速精确。泵体置于专用袋内挂于患者身上，或置于穿刺侧肢体的上衣口袋内。患者取仰卧位或非穿刺侧卧位，穿刺侧上肢避免弯曲及受压。药液即将泵完时将泵体适当挂高，以免影响流速。穿脱衣物时需注意保护导管，保持导管周围皮肤清洁，避免污染、浸湿。

(6)输注过程中加强巡视，严格控制化疗药物滴速，定时观察药量，防止外渗及导管相关性感染，做好交接。

(7)严密观察药物不良反应，监测白细胞、血小板计数及电解质含量，尿量及尿比重、pH 的变化，必要时给予吸氧，监测出入量。

(8)饮食指导：少量多餐，选择高热量、高蛋白、富含维生素、营养丰富、易消化饮食。避免食用富含 5-羟色胺(5-HT)的食物，如香蕉、茄子等。鼓励患者多饮水，使尿量维持在每日 2000 mL 以上。使用大剂量异环磷酰胺时，除水化外，同时使用碱化药物，多吃蔬菜、水果，减少嘌呤含量高的食物的摄入，如肉类、动物内脏等。

(9)做好基础护理，保持口腔清洁，早、晚使用软毛牙刷刷牙，定时漱口，预防口腔溃疡。女性患者注意保持会阴部清洁。

(10)做好消毒隔离及预防工作，当患者白细胞计数$<2.0\times10^{9}/L$时，实施保护性隔离，同时停止化疗。

四、并发症与处理

1.化疗药物外渗 阿霉素为发疱剂，渗漏后可引起局部组织坏死，严禁外周静脉给药，化疗药物外渗处理流程如图 9-5-1 所示。

2.PICC 相关性血流感染 于使用抗生素之前，在体温上升期或寒战时，同时自导管内及外周静脉穿刺处采血行血培养检查，并填写报告单。

五、健康宣教

(1)按时来院就诊，执行化疗及进一步治疗方案。

(2)每周维护导管一次，并更换贴膜。如出现发热、导管脱出、置管侧肢体肿胀等，及时返院处置。

(3)保持积极、开朗的心态，以面对疾病，战胜疾病。

(4)调节饮食，保证足够营养及水分摄入。

(5)注意保暖，防止感冒，避免感染，定期查血常规、肝肾功能、心电图、胸部 X 线片等。

(6)活动时加以保护，避免发生病理性骨折。

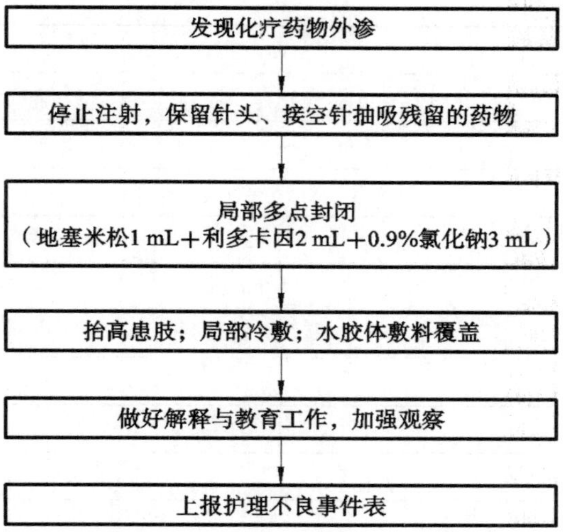

图 9-5-1　化疗药物外渗处理流程

六、病例分析

患者，男，22 岁，右股骨远端骨肉瘤术后 3 个月，返院化疗入院，3 个月前患者因确诊右股骨远端骨肉瘤行右股骨远端瘤段切除术＋右侧肿瘤型膝关节假体置换术。术后恢复可，术后病理检查示右股骨远端骨肉瘤。术后规律化疗，现患者为求进一步化疗返院。诊断：右股骨远端骨肉瘤术后化疗。患者精神、饮食、睡眠一般，大小便正常，近来体重无明显增减。右下肢未见明显肿胀，右膝关节可见纵行 30 cm 手术瘢痕，愈合可，局部无明显压痛，右膝关节活动度为 0°～90°，右踝关节屈伸活动可，双下肢等长。右膝关节肢端感觉及血液循环情况可，左下肢查体未见异常。请提出观察重点及护理要点。

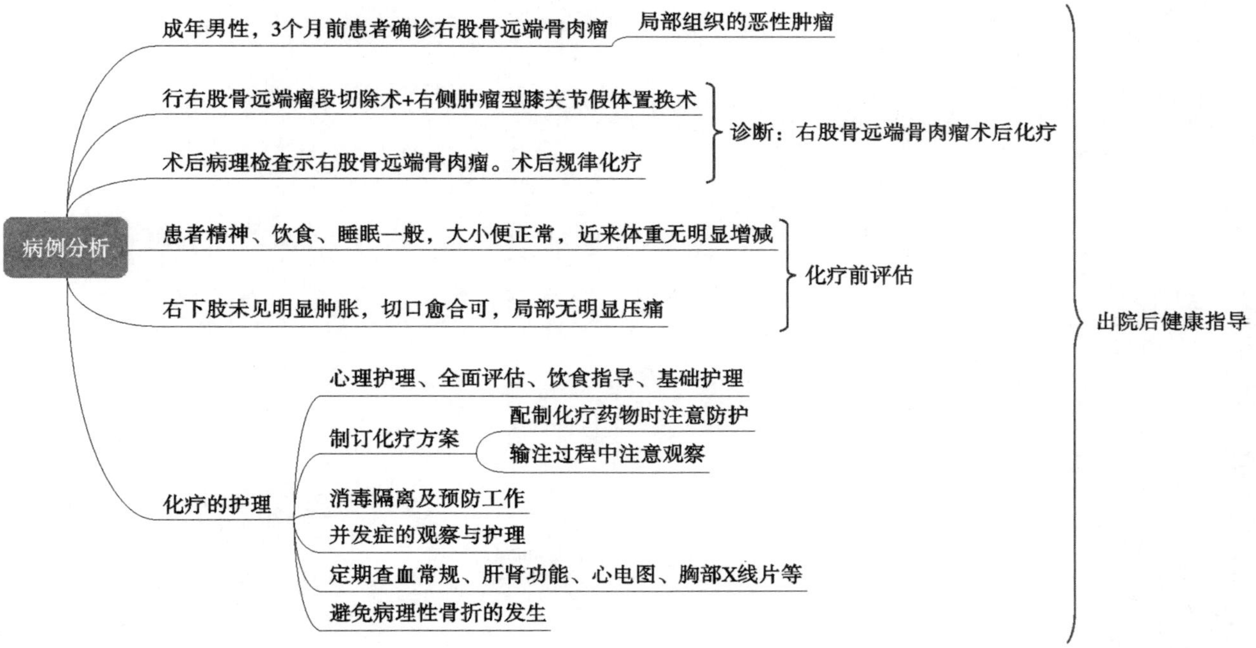

学习体会：

续表

带教老师评语：

第十章 护理技术操作流程

第一节 冷　　疗

一、概述

冷疗是应用比人体温度低的物理因子(冰水或冰块)刺激机体而减慢神经传导速率,麻痹局部末梢神经,收缩微血管,降低组织温度及细胞代谢率的一种治疗方法。冷疗可达到减少出血和渗出,减轻肿胀,减少组织创伤后炎症介质的释放,减少肌肉牵拉造成的疼痛,抑制肌肉痉挛的目的。

二、适应证

冷疗的适应证包括闭合性软组织损伤、骨折术后、关节置换术后、膝关节镜术后等。

三、禁忌证

冷疗的禁忌证包括血液循环障碍、慢性炎症或深部化脓、组织损伤或有开放性伤口等。

四、使用要点和注意事项

(1)向患者讲解冷疗目的、方法、注意事项及配合要点;患者取舒适的体位。

(2)冷疗温度为 10～15 ℃,冷疗持续时间为每次 15～30 min,应根据病情选择每日冷疗的频次。

(3)治疗时严格掌握治疗过程中的四期:刺激期、交换期、神经感应期、冷效应期。

(4)注意非治疗部位的保温,以防感冒。

(5)枕后、耳廓、阴囊处、心前区、腹部、足底禁用冷疗。

(6)出现以下状况时,立即停止冷疗:不断出现发红症状,瘙痒,有类似“燃烧”的感觉;起水疱或皮肤变色;敷料渗水、伤口浸渍,过度麻木;伤口开裂。

五、操作流程

用冰袋进行冷疗的操作流程如图 10-1-1 所示。

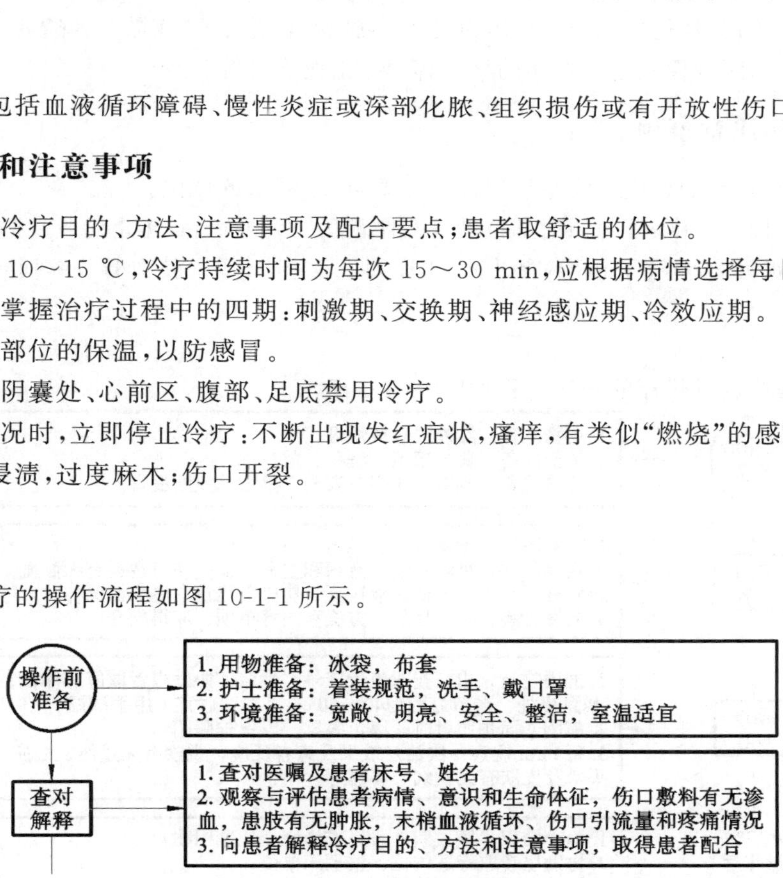
操作前准备
1. 用物准备：冰袋，布套
2. 护士准备：着装规范，洗手、戴口罩
3. 环境准备：宽敞、明亮、安全、整洁，室温适宜
查对解释
1. 查对医嘱及患者床号、姓名
2. 观察与评估患者病情、意识和生命体征，伤口敷料有无渗血，患肢有无肿胀，末梢血液循环、伤口引流量和疼痛情况
3. 向患者解释冷疗目的、方法和注意事项，取得患者配合

图 10-1-1　用冰袋进行冷疗的操作流程

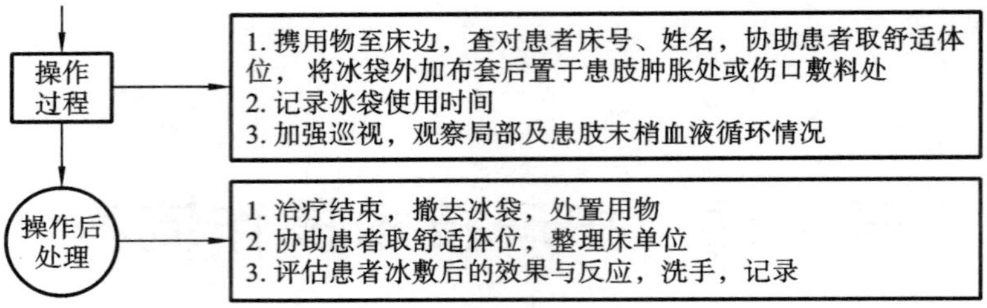
操作过程
1. 携用物至床边，查对患者床号、姓名，协助患者取舒适体位，将冰袋外加布套后置于患肢肿胀处或伤口敷料处
2. 记录冰袋使用时间
3. 加强巡视，观察局部及患肢末梢血液循环情况
操作后处理
1. 治疗结束，撤去冰袋，处置用物
2. 协助患者取舒适体位，整理床单位
3. 评估患者冰敷后的效果与反应，洗手，记录

续图 10-1-1

第二节　热　　疗

一、概述

热疗是指通过温度高于人体温度的物质对身体表皮的作用实现局部和全身作用的治疗方法。热疗可达到解除局部血管痉挛，改善局部血液循环，促进炎症消除及组织愈合，减轻肿胀、肌紧张和疼痛的目的。

二、适应证

热疗的适应证为闭合性软组织损伤后期等。

三、禁忌证

热疗的禁忌证为扭伤、挫伤后 48 h 内，出血性疾病患者，治疗部位有恶性肿瘤者，治疗部位有金属植入物者，开放性伤口处，闭合性软组织损伤的早期，高热、出血患者等。

四、使用要点和注意事项

(1)向患者讲解热疗目的、方法、注意事项及配合要点，取舒适的体位。

(2)防止烫伤：掌握好温度，灯与照射部位的垂直距离为 40～60 cm，防止光线直射眼睛。

(3)热疗时间每次为 20～30 min，不能过长，热疗大于 30 min 反而使血管收缩而降低治疗效果。

五、操作流程

用红外线灯或烤灯进行热疗的操作流程如图 10-2-1 所示。

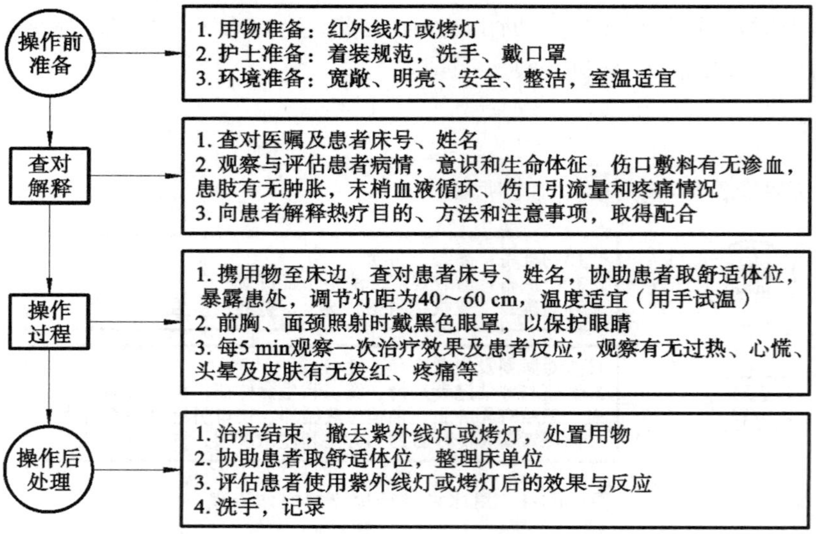

图 10-2-1　用红外线灯或烤灯进行热疗的操作流程

第三节　光子治疗仪

一、概述

光子治疗仪的原理是利用特定波长的光线，穿透皮肤表层，直接作用于深层组织，通过光化学反应，促进皮肤细胞的新陈代谢，加速血液循环，提高组织氧合作用，从而起到消炎、镇痛、促进伤口愈合的效果。同时，光子治疗还可以刺激皮肤胶原蛋白的再生，改善皮肤质地、创面血液循环，促进肉芽组织生长，加速伤口和溃疡的愈合，淡化皱纹和色斑。

二、适应证

光子治疗的适应证是各种手术后的伤口、软组织损伤、烧伤、慢性难愈伤口、脂肪液化、伤口感染、创面湿疹、糖尿病足等。

三、禁忌证

光子治疗的禁忌证包括光过敏、活动性皮肤感染、恶性肿瘤、近期接受放疗或化疗者，孕妇及哺乳期妇女、心理障碍患者、凝血功能障碍者、置入了有心脏起搏器的患者、婴幼儿等。

四、使用要点和注意事项

(1)严格执行查对制度。

(2)向患者及其家属讲解治疗目的及注意事项，取得理解、配合。

(3)治疗过程中光子输出镜头对准患者病灶处，眼睛勿直视光源。

(4)治疗时，操作者和患者均应戴上保护眼镜(罩)。

(5)光子输出镜头上严禁置覆盖物。

五、操作流程

光子治疗仪的操作流程见图 10-3-1。

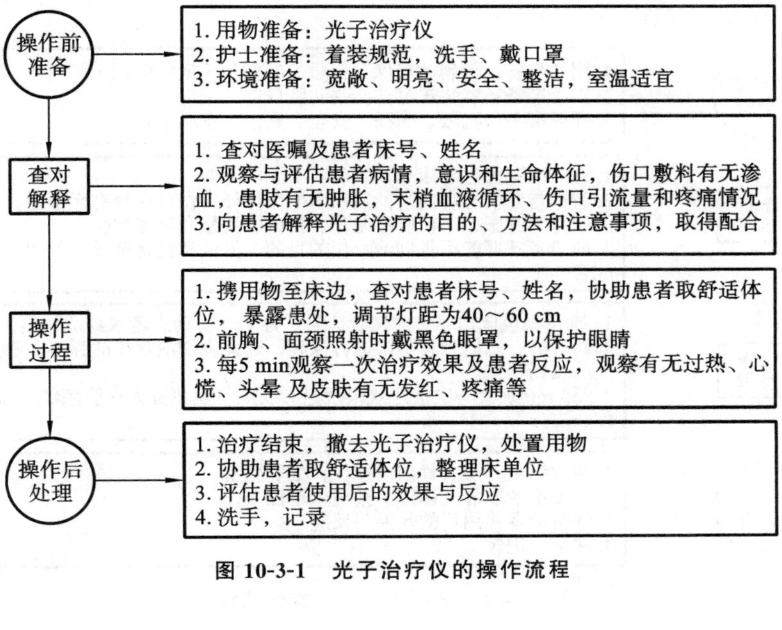
操作前准备
1. 用物准备：光子治疗仪
2. 护士准备：着装规范，洗手、戴口罩
3. 环境准备：宽敞、明亮、安全、整洁，室温适宜
查对解释
1. 查对医嘱及患者床号、姓名
2. 观察与评估患者病情，意识和生命体征，伤口敷料有无渗血，患肢有无肿胀，末梢血液循环、伤口引流量和疼痛情况
3. 向患者解释光子治疗的目的、方法和注意事项，取得配合
操作过程
1. 携用物至床边，查对患者床号、姓名，协助患者取舒适体位，暴露患处，调节灯距为40～60 cm
2. 前胸、面颈照射时戴黑色眼罩，以保护眼睛
3. 每5 min观察一次治疗效果及患者反应，观察有无过热、心慌、头晕 及皮肤有无发红、疼痛等
操作后处理
1. 治疗结束，撤去光子治疗仪，处置用物
2. 协助患者取舒适体位，整理床单位
3. 评估患者使用后的效果与反应
4. 洗手，记录

图 10-3-1　光子治疗仪的操作流程

第四节　骨创治疗仪

一、概述

骨创治疗仪的原理是通过特制的磁耦合器产生调频、调幅的聚焦式、顺磁式、交变电磁场，磁场线穿透皮下骨骼及软组织，刺激骨细胞生长，促进钙盐沉积，促进局部血液、淋巴循环，引导骨滋养血管生长，达到消除肿胀、促进骨痂愈合、减轻疼痛的目的。

二、适应证

使用骨创治疗仪的适应证为四肢骨折，骨不愈合或延迟愈合，各种关节、肌肉疾病，周围神经疾病等。

三、禁忌证

使用骨创治疗仪的禁忌证为急性化脓性炎症、出血倾向、血栓性静脉炎、活动性结核病灶，有心脏起搏器、治疗区域内有肿瘤的患者。

四、使用要点和注意事项

(1)向患者讲解治疗目的及注意事项，取得理解和配合。

(2)协助患者取治疗体位，注意患者伤口的遮挡和保暖。

(3)开始治疗时间：术后 24～48 h，也可根据创伤程度、出血情况延缓 1～2 天。

(4)应根据骨折部位及治疗方法，选择骨创治疗仪的频率、强度、磁场模式。聚焦模式主要用于四肢骨折，顺磁模式主要用于治疗短骨骨折、关节损伤、肢体肿胀、伤口炎症及疼痛。

(5)定时巡视，如出现局部皮肤潮红、瘙痒、皮疹等，立即停止治疗，对症处理。

(6)启动治疗前进行各参数的选择，治疗开始后，不能进行参数变换，如需变换，可先“复位”后进行变换，否则将损坏仪器。

五、操作流程

骨创治疗仪的操作流程见图 10-4-1。

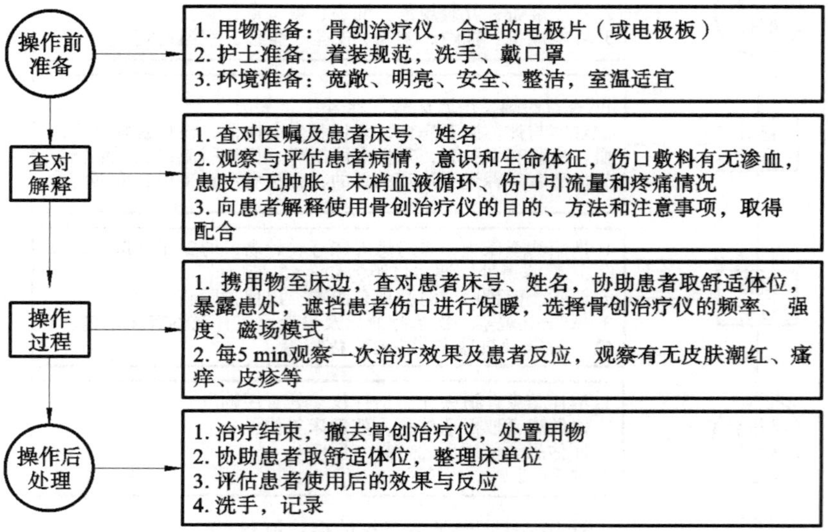
操作前准备
1. 用物准备：骨创治疗仪，合适的电极片（或电极板）
2. 护士准备：着装规范，洗手、戴口罩
3. 环境准备：宽敞、明亮、安全、整洁，室温适宜
查对解释
1. 查对医嘱及患者床号、姓名
2. 观察与评估患者病情，意识和生命体征，伤口敷料有无渗血，患肢有无肿胀，末梢血液循环、伤口引流量和疼痛情况
3. 向患者解释使用骨创治疗仪的目的、方法和注意事项，取得配合
操作过程
1. 携用物至床边，查对患者床号、姓名，协助患者取舒适体位，暴露患处，遮挡患者伤口进行保暖，选择骨创治疗仪的频率、强度、磁场模式
2. 每5 min观察一次治疗效果及患者反应，观察有无皮肤潮红、瘙痒、皮疹等
操作后处理
1. 治疗结束，撤去骨创治疗仪，处置用物
2. 协助患者取舒适体位，整理床单位
3. 评估患者使用后的效果与反应
4. 洗手，记录

图 10-4-1　骨创治疗仪的操作流程

第五节　持续被动活动机

一、概述

持续被动活动(continuous passive motion,CPM)机以持续的被动活动理论为基础,通过模拟人体自然运动,使关节按照预设的角度和速度进行活动,防止关节粘连,促进关节内软骨的再生与修复,对肢体功能的恢复有重要作用。

二、适应证

使用持续被动活动机的适应证为关节置换术后,骨关节骨折坚强内固定术后,关节粘连挛缩僵硬松解术后,关节镜下肌腱、韧带修补术后,半月板切除/缝合术后、滑膜切除术后,截瘫患者进行功能康复时等。

三、禁忌证

使用持续被动活动机的禁忌证为粉碎性骨折、骨折固定不稳;开放性骨折污染严重,术后感染没有得到控制;下肢深静脉血栓形成;凝血功能障碍,术后伤口有活动性出血;皮肤张力高等。

四、使用要点和注意事项

(1)向患者讲解治疗目的及注意事项,取得理解和配合。

(2)评估患肢长度,调节持续被动活动机支架长度,妥善固定患肢。

(3)评估关节活动度,根据患者的耐受程度,调节起始运动角度,从小角度缓慢增大。

(4)锻炼过程中倾听患者主诉,观察患肢伤口情况,发现异常时及时停止锻炼并报告医生。

(5)锻炼结束后,注意抬高下肢,使下肢高于心脏水平面 20～30 cm,促进血液回流,预防肢体肿胀,局部予以冰敷半小时,以减轻患者活动后的疼痛。

(6)指导患者继续行主动功能锻炼。

五、操作流程

持续被动活动机的操作流程见图 10-5-1。

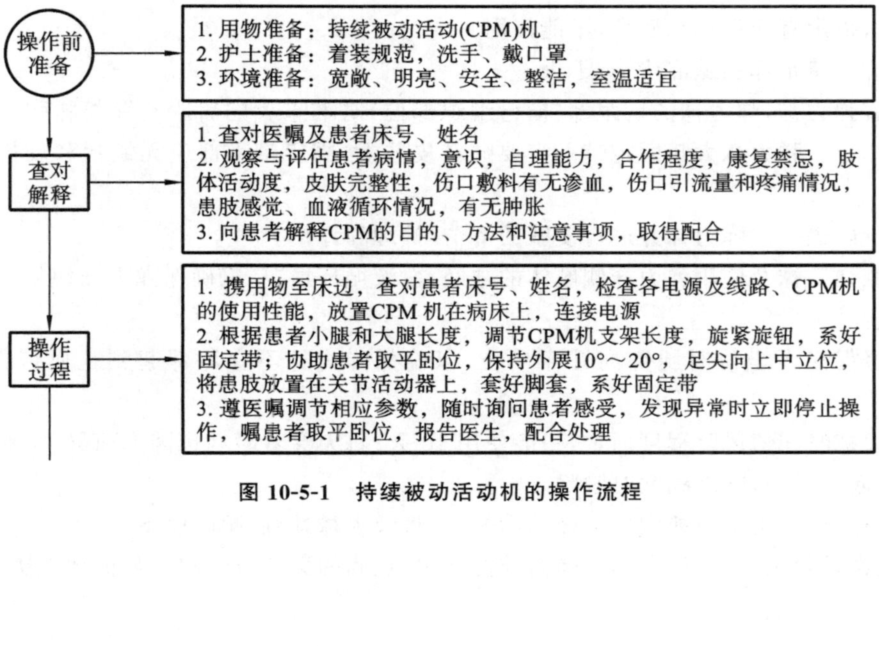

图 10-5-1　持续被动活动机的操作流程

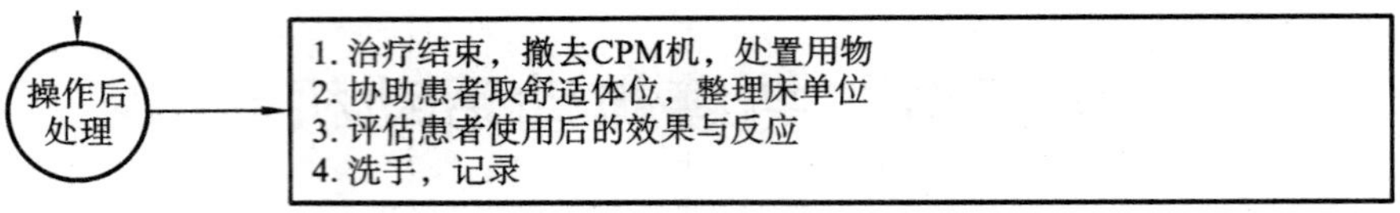
操作后处理
1. 治疗结束，撤去CPM机，处置用物
2. 协助患者取舒适体位，整理床单位
3. 评估患者使用后的效果与反应
4. 洗手，记录

续图 10-5-1

第六节　梯度压力弹力袜

一、概述

梯度压力弹力袜(graduated compression stocking，GCS)是根据人体生理原理，通过自下而上压力梯度(18 mmHg、14 mmHg、8 mmHg、10 mmHg、8 mmHg)系统的作用，增加小腿肌肉泵的作用，下肢肌肉小幅度收缩可瞬时加快血流速度至原来的 138%，增强静脉瓣膜功能，减少静脉淤滞，减轻由血管壁损伤造成的内皮过度牵拉，预防深静脉血栓形成。

二、适应证

梯度压力弹力袜适用于术后或长期卧床等下肢深静脉血栓形成的高发人群，下肢静脉回流障碍性疾病，下肢深静脉血栓形成患者慢性期的辅助治疗。

三、禁忌证

梯度压力弹力袜适用于下肢局部情况异常(如皮炎、坏疽、半个月内行皮肤移植或静脉剥脱手术等)；下肢动脉严重硬化或其他缺血性血管病患者；下肢严重畸形，对弹力材料过敏者。

四、使用要点和注意事项

(1)根据制造商推荐意见和小腿最粗部周径为患者选择大小和尺寸合适的弹力袜。

(2)定期测量腿部周径，避免因肿胀引起弹力袜压力过高而造成潜在并发症发生。

(3)定期做 ABI(ABI=足踝动脉收缩压/肱动脉收缩压)测量。若 ABI≥1，说明动脉血管正常，可使用；若 0.8≤ABI<1，提示有轻微的动脉病变，应请示医生；若 0.5≤ABI<0.8，提示有动脉病变，不建议使用；若 ABI<0.5，提示有严重动脉病变，不能使用。

(4)使用前应保持足部和腿部清洁、干燥。

(5)正确穿着弹力袜，弹力袜的后跟部(横行编织部位)对准患者的后跟。穿长腿弹力袜时，如果患者腿短，不要过度牵拉。弹力袜大腿固定带一定要贴在皮肤上，固定带下部应无皱褶和反折，防止压伤患者皮肤。

(6)每天至少脱去一次弹力袜并进行皮肤的清洁、护理和评估。

(7)定期检查弹力袜及使用弹力袜侧肢体的神经、血液循环情况，以确保弹力袜使用正确，无影响血液循环的情况发生。

(8)指导并督促患者坐位时腿部离开床单位，以确保弹力袜不在膝部起到止血带作用而造成循环障碍。

(9)使用弹力袜时间依风险程度而定，一般使用 10 天；每天穿着时间也因人而异，术后早期可不去除，下床后一般早上起床时穿，晚上睡眠时脱除。

(10)脱弹力袜时，手指协调抓紧弹力袜的内外侧，将弹力袜外翻，顺腿脱下。

(11)做好健康教育工作，让患者熟悉弹力袜的作用、正确的穿着方法和自我护理方法。

(12)弹力袜含有橡胶成分,易老化,弹力梯度易下降,不管穿着频率如何,建议每半年更换一次。

五、操作流程

使用梯度压力弹力袜的操作流程见图 10-6-1。

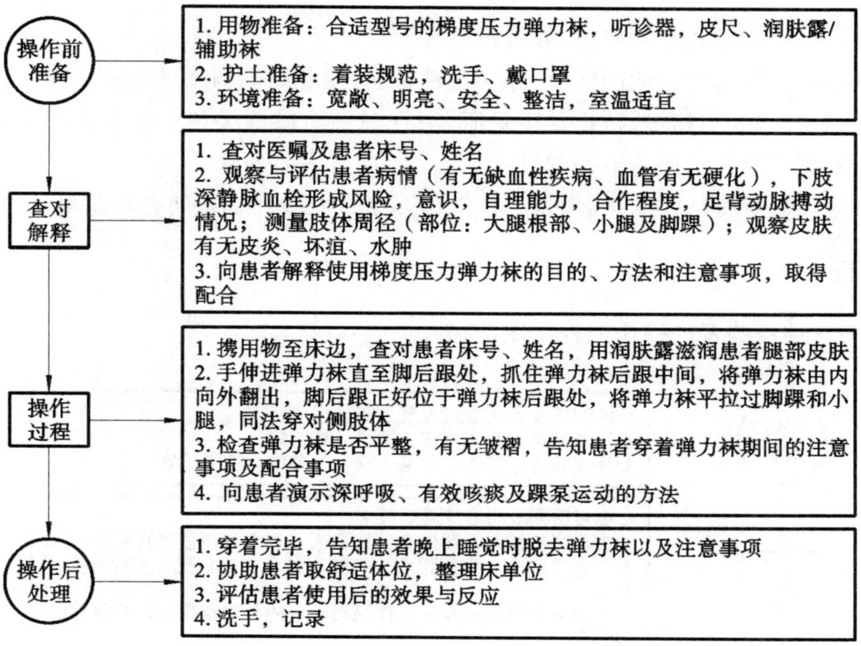
操作前准备
1. 用物准备：合适型号的梯度压力弹力袜，听诊器，皮尺、润肤露/辅助袜
2. 护士准备：着装规范，洗手、戴口罩
3. 环境准备：宽敞、明亮、安全、整洁，室温适宜
查对解释
1. 查对医嘱及患者床号、姓名
2. 观察与评估患者病情（有无缺血性疾病、血管有无硬化），下肢深静脉血栓形成风险，意识，自理能力，合作程度，足背动脉搏动情况；测量肢体周径（部位：大腿根部、小腿及脚踝）；观察皮肤有无皮炎、坏疽、水肿
3. 向患者解释使用梯度压力弹力袜的目的、方法和注意事项，取得配合
操作过程
1. 携用物至床边，查对患者床号、姓名，用润肤露滋润患者腿部皮肤
2. 手伸进弹力袜直至脚后跟处，抓住弹力袜后跟中间，将弹力袜由内向外翻出，脚后跟正好位于弹力袜后跟处，将弹力袜平拉过脚踝和小腿，同法穿对侧肢体
3. 检查弹力袜是否平整，有无皱褶，告知患者穿着弹力袜期间的注意事项及配合事项
4. 向患者演示深呼吸、有效咳痰及踝泵运动的方法
操作后处理
1. 穿着完毕，告知患者晚上睡觉时脱去弹力袜以及注意事项
2. 协助患者取舒适体位，整理床单位
3. 评估患者使用后的效果与反应
4. 洗手，记录

图 10-6-1 使用梯度压力弹力袜的操作流程

第七节 间歇式充气加压装置

一、概述

间歇式充气加压装置(intermittent pneumatic compression,IPC)由可间歇性充气膨胀及恢复的肢体加压套、充气加压泵和相应的控制装置组成。通过多腔气囊定向,有顺序地反复充、放气,形成对肢体和组织的循环压力,从肢体的远端向近端均匀地挤压,使下肢血流速度增加至原来的 240%。其作用是清除静脉瓣后血液、减少血液淤积,增加全身纤维蛋白溶解活性,防止血液凝集,促使内皮细胞释放一氧化氮、扩张血管、促进血液回流,预防下肢深静脉血栓(DVT)形成。

足底泵的作用原理与行走的自然循环过程相似,于 0.4 s 内快速充气而使 120～180 mmHg 的充气压作用于足底静脉丛,由此产生瞬间的高速血流,使充盈在足底静脉丛内的血液在极短的时间内排空而回到心脏,形成血液湍流对静脉进行冲刷,达到预防下肢 DVT 形成的目的。

二、适应证

间歇式充气加压装置使用适应证为卧床或制动超过 72 h,多发创伤、大中型手术患者预防下肢 DVT 形成,血液黏稠度增高、高凝状态患者,静脉功能不全患者。

三、禁忌证

间歇式充气加压装置使用禁忌证为充血性心力衰竭、肺水肿或下肢严重水肿者,肢体严重创伤或重度感染未得到有效控制者，疑发生 DVT 形成或血栓形成急性期（2 周内）未放置下腔静脉滤器者，下肢局部严重病变（如恶性肿瘤、感染、皮炎、坏疽或近期接受皮肤移植手术等）者；下肢动脉严重硬化或其他缺血性血管病患者，下肢严重畸形者。

四、使用要点和注意事项

（1）向患者讲解治疗目的及注意事项，取得理解和配合。

（2）根据小腿中段腿围选择合适的腿套，穿一次性护套，避免腿套与皮肤直接接触，防止交叉感染。

（3）使用过程中，脚踝处垫棉垫，防止足跟受压，注意观察伤口情况和皮肤有无红肿及其他异常现象，询问患者的感受，根据情况及时调整治疗剂量。

（4）对老年患者或血管弹性差的患者，压力从低值开始，逐步增大，直到患者能耐受的最高压力。

五、操作流程

使用间歇式充气加压装置的操作流程见图 10-7-1。

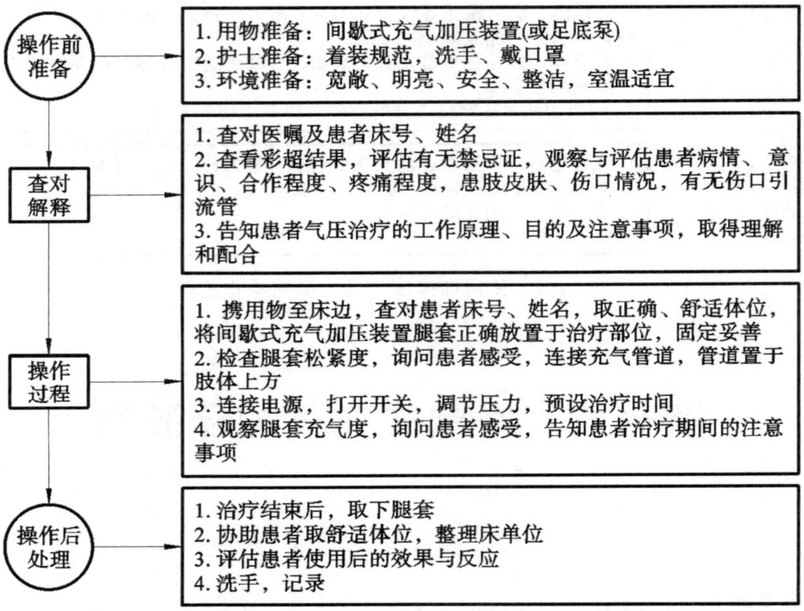

图 10-7-1 使用间歇式充气加压装置的操作流程

第八节 无动力助行器

一、概述

无动力助行器是不借助外力或他人帮助，靠使用者自身动力辅助行走的助行工具。目的是帮助患者恢复正常行走步态，保持身体的平衡。

二、适应证

使用无动力助行器的适应证为单侧下肢无力或截肢，需要比杖类助行架更大的支撑力，如关节置换术后，广泛性体能减弱、需要支持者。

三、使用要点和注意事项

(1)健康教育:告知患者使用无动力助行器的目的,示范并教会患者使用。

(2)行走准备:确保地面干燥、无障碍物;患者病情稳定,体力充足,衣着宽松,鞋子防滑、舒适。

(3)无动力助行器高度选择:双臂自然下垂,双肘屈曲 25°～30°时无动力助行器扶手与手腕高度一致,高度基本与患者股骨大转子的高度平齐。

(4)行走时无动力助行器放置位置:放置于患者本人正常行走一步的距离,否则患者容易摔倒。

(5)行走时患者站在无动力助行器内中心位置,双手支撑握住扶手,患肢向前迈出,重心前移,迈腿时无动力助行器保持不动,健肢向前移动一步,站稳后再将无动力助行器向前移动。

(6)遵循循序渐进的原则,行走过程中观察患者的生命体征,及时听取患者的主诉。

(7)上下楼梯不宜使用无动力助行器。

(8)坐下和起身时不要倚靠在无动力助行器上,否则容易使无动力助行器翻倒。

四、使用无动力助行器时跌倒的预防及处理

(一)预防

(1)首次下床者,先静卧 30 s,然后在床边坐 30 s,无头晕不适再下床站立 30 s,预防体位性低血压。

(2)患者行走时,注意观察患者病情,如出现头晕、面色苍白、心悸等不适症状,应立即指导患者坐下。

(3)患者应站于无动力助行器中间,迈步时步幅不宜过大,保持重心平衡,避免跌倒。

(4)避免在湿滑、不平坦的地面上行走,避免穿拖鞋、高跟鞋等,选择大小合适的防滑鞋。

(5)平衡功能差或者有跌倒风险的患者,扶无动力助行器行走时,需要有人陪护。

(二)处理

(1)停止操作,检查全身受伤情况,立即通知医生。

(2)判断病情,检查有无骨折(必要时拍 X 线片),遵医嘱采取相应的措施。

(3)安抚患者及其家属,做好病情观察。

五、操作流程

使用无动力助行器的操作流程见图 10-8-1。

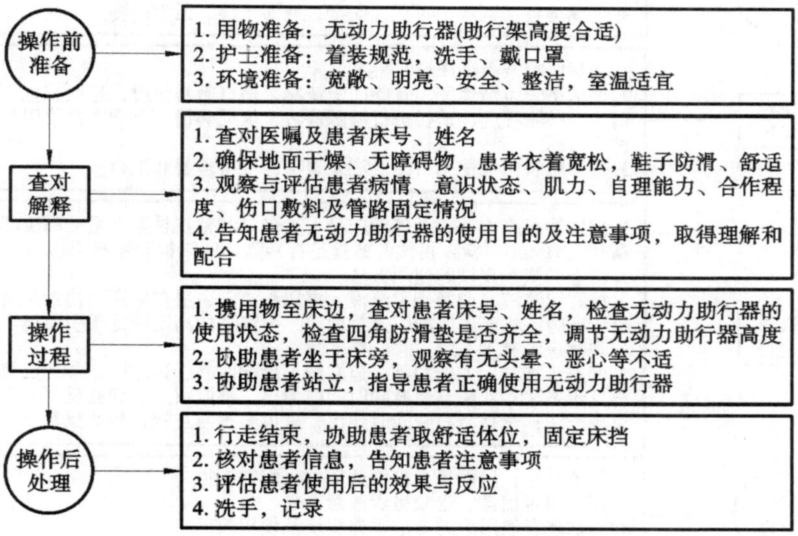

图 10-8-1 使用无动力助行器的操作流程

第九节 拐 杖

一、概述

拐杖是维持人体平衡，避免患肢负重，为下肢行动不便的人提供的一种简单的辅助行走的器具。

二、适应证

拐杖的使用适应证为下肢损伤、疾病、术后，需要辅助站立行走及行功能锻炼的患者。

三、禁忌证

拐杖的使用禁忌证为上、下肢活动受限或肌力不足以支持使用拐杖者；不能保持身体平衡者。

四、使用要点和注意事项

(1)拐杖长度的选择：站立时拐杖底部置于脚尖前 10 cm，再向外 10 cm 处，拐杖顶端与腋窝间留 2～3 cm 的距离。

(2)行走步态的选择：四点步态法适用于双脚可支撑身体部分重量时；三点步态法适用于单脚可部分支撑身体重量或完全不能支撑身体重量，另一脚可支撑全身重量的患者；两点步态法适用于肌肉协调好且臂力强的患者。

(3)预防臂丛神经损伤：正确使用拐杖，确保不将腋窝靠压在拐杖顶部。

(4)确定拐杖有橡皮垫且未老化，有厚垫肩托以及手柄，保证零件牢固，无破损。

(5)避免在湿滑的地面行走，如地面湿滑，嘱患者绕行。

五、操作流程

使用拐杖的操作流程如图 10-9-1 所示。

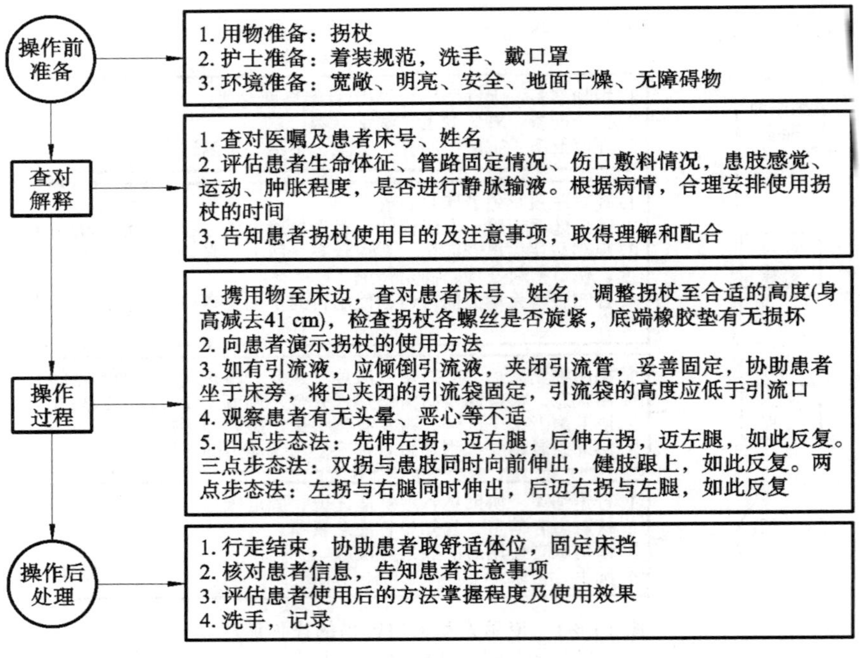

图 10-9-1 使用拐杖的操作流程

第十节　振动排痰机

一、概述

机械排痰法具有加压呼吸和震动按摩两种功效，并且能够使患者气道内黏性物质的底部有空气进入，从而使患者的咳痰能力增强，使患者呼吸道内的黏性物质能够顺利排出。在骨科，有许多长期卧床不能运动的患者，肺部以及气管很容易发生炎症，并且有痰液阻塞，因此在护理中要注意患者的排痰情况。

二、适应证

振动排痰机的使用适应证为导致痰液增多、不易咳出的各种呼吸道疾病，术后、体弱患者肌力下降导致的排痰困难，长期卧床不能活动的患者，肺组织弹性和咳嗽能力下降的老年患者等。

三、禁忌证

振动排痰机的使用禁忌证：局部皮肤破损、感染，肺部、肋骨、脊柱肿瘤及血管畸形，肺结核、肺脓肿、气胸、胸壁疾病，凝血功能异常或出血性疾病．肺栓塞、咯血或肺出血，急性心肌梗死、心内血栓、心房颤动不能耐受振动者。

四、使用要点和注意事项

（1）使用前评估：评估患者年龄、病情、意识、活动能力、合作程度和心理状况；皮肤状况，有无开放性伤口；呼吸道情况；是否指导患者有效咳嗽；患者用餐情况。

（2）教育指导：向患者讲解排痰的意义，指导患者正确咳嗽、咳痰的方法。

（3）操作时机：餐前、餐后 2 h，或雾化吸入后进行操作。

（4）根据患者的具体情况选择频率和强度，避开胃和心脏部位。

（5）排痰过程中每 5 min 观察一次患者是否需要清除呼吸道内的分泌物。

（6）结束后协助患者进行有效咳嗽。

五、操作流程

振动排痰机的操作流程见图 10-10-1。

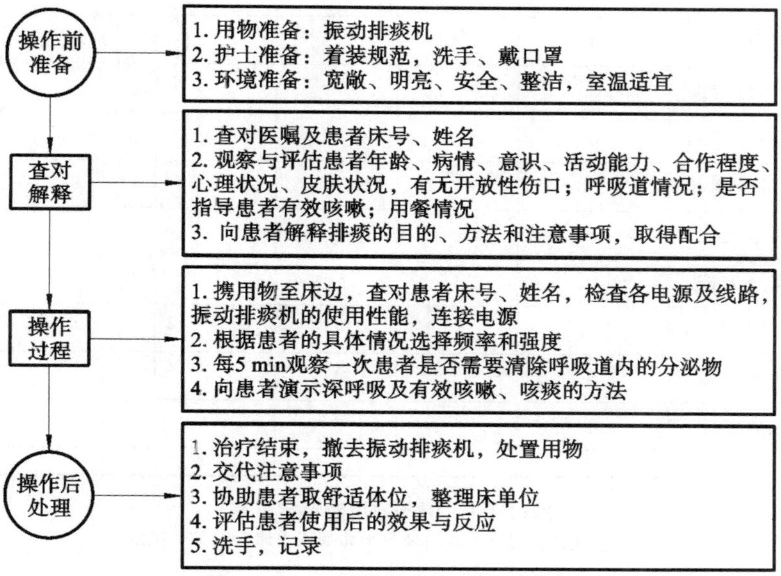

图 10-10-1　振动排痰机的操作流程

第十一章　常用护理评估表

第一节　日常生活能力评定

1. 评估工具　Barthel 指数评定量表(图 11-1-1)。

2. 评估时机　入院当班时;接收转科患者时;手术后;病情改变时;坠床/跌倒后。无以上情况时,责任护士也需每周评估 1 次。

3. 自理能力分级　包括重度依赖、中度依赖、轻度依赖和无须依赖。

[北京积水潭医院贵州医院]

姓名:[　]　性别:[　]　年龄:[　]　科室:[　　　　]　病室:[　]　床号:[　]　住院号:[　　　　]

患者护理分级表

Barthel 指数评定量表			日期	日期	日期	日期	日期	日期
项　目	内容说明	分　数						
进食	完全独立	10						
	需部分帮助	5						
	需极大帮助	0						
洗澡	完全独立	5						
	需部分帮助	0						
修饰	完全独立	5						
	需部分帮助	0						
穿脱衣	完全独立	10						
	需部分帮助	5						
	需极大帮助	0						
控制大便	可控制	10						
	偶尔失控	5						
	完全失控	0						
控制小便	可控制	10						
	偶尔失控	5						
	完全失控	0						

图11-1-1　Barthel指数评定量表

注:本章所有护理评估表均来源于北京积水潭医院贵州医院。

Barthel 指数评定量表			日期	日期	日期	日期	日期	日期
项　目	内容说明	分　数						
如厕	完全独立	10						
	需部分帮助	5						
	需极大帮助	0						
转移床椅	完全独立	15						
	需部分帮助	10						
	需极大帮助	5						
	完全依赖	0						
平地行走	完全独立	15						
	需部分帮助	10						
	需极大帮助	5						
	完全依赖	0						
上下楼梯	完全独立	10						
	需部分帮助	5						
	需极大帮助	0						
总　分								
自理能力分级	重度依赖(≤40 分)							
	中度依赖(41～60 分)							
	轻度依赖(61～99 分)							
	无须依赖(100 分)							
病情分级	病危/抢救							
	病重/病情不稳							
	病情稳定/康复期							
护理分级	特级护理							
	一级护理							
	二级护理							
	三级护理							
责任护士签名								
该表组成:①十项指标;②自理能力分级;③病情分级;④护理分级。评估时机:①入院当班时;②接收转科患者时;③手术后;④病情改变时;⑤坠床/跌倒后;⑥无以上情况时,责任护士也需每周评估 1 次。								

续图11-1-1

第二节　压力性损伤评估

1. 评估工具　Braden 压力性损伤危险因素评估表,见住院患者压力性损伤危险因素评估表,即图 11-2-1。

2. 评估时机　入院当班时;接收转科患者时;有危险因素者(包含低危(15～18 分),中危(13～14 分)者)每 3 天评估 1 次;重度危险者(包含高危(10～12 分),极高危(9 分及以下)者)每天评估 1 次;已有压力性损伤者每天评估 1 次,并填写压力性损伤防治监控记录表(压力性损伤治疗护理转归记录表,图11-2-2);无危险者每周评估 1 次。

[北京积水潭医院贵州医院]

住院患者压力性损伤危险因素评估表

姓名:[ ] 性别:[ ] 年龄:[ ] 科室:[ ] 病室:[ ] 床号:[ ] 住院号:[ ]

入院日期:[ ] 医疗诊断:[ ]

Braden 压力性损伤危险因素评估表

日期	感觉	潮湿	活动力	移动力	营养	摩擦力和剪切力	总评分	护理措施	护士签名

项　目	1分	2分	3分	4分
感觉	完全受限	非常受限	轻度受限	未受限
潮湿	持续潮湿	潮湿	有时潮湿	很少潮湿
活动力	限制卧床	可以坐椅子	偶尔行走	经常行走
移动力	完全无法移动	严重受限	轻度受限	未受限
营养	非常差	可能不足	足够	非常好
摩擦力和剪切力	有问题	有潜在问题	无明显问题	—

护理措施:①保持床单位平整、干燥;②保证翻身频率,至少每 2 h 翻身 1 次;③使用气垫床;④骨突部位使用保护垫;⑤加强营养摄入;⑥采取防潮湿/失禁措施;⑦悬挂警示牌;⑧其他。

注:评分≤18 分,提示患者有发生压力性损伤的危险,建议采取预防措施并上报护理部。

Braden 压力性损伤危险因素评估表最高分 23 分:低危(15～18 分);中危(13～14 分);高危(10～12 分);极高危(9 分及以下)。

评估时机:①入院当班时;②接收转科患者时;③有危险因素者(包含低危(15～18 分),中危(13～14 分)者)每 3 天评估 1 次;④重度危险者(包含高危(10～12 分),极高危(9 分及以下)者)每天评估 1 次;⑤已有压力性损伤者每天评估 1 次,并填写压力性损伤防治监控记录表(压力性损伤治疗护理转归记录表);⑥无危险者每周评估 1 次。

图11-2-1　住院患者压力性损伤危险因素评估表

[北京积水潭医院贵州医院]

压力性损伤治疗护理转归记录表

姓名:[ ] 性别:[ ] 年龄:[ ] 科室:[ ] 病室:[ ] 床号:[ ] 住院号:[ ]

压力性损伤来源:□院外带入□院内发生□难免压力性损伤

压力性损伤治疗效果评估表(PUSH 表) 评估总分:__________

长×宽	0 分 (0 cm^2)	1 分 (<0.3 cm^2)	2 分 (0.3～0.6 cm^2)	3 分 (0.7～1 cm^2)	4 分 (1.1～2 cm^2)	5 分 (2.1～3 cm^2)	得分:
	6 分 (3.1～4 cm^2)	7 分 (4.1～8 cm^2)	8 分 (8.1～12 cm^2)	9 分 (12.1～24 cm^2)	10 分 (24 cm^2 以上)	—	
渗出物量	0 分 (无)	1 分 (少量)	2 分 (中量)	3 分 (大量)	—	—	得分:
组织类型	0 分 (创面完全愈合)	1 分 (创面已有再生上皮形成)	2 分 (创面干燥,有新生肉芽组织)	3 分 (组织破损、有渗出物)	4 分 (组织坏死)	—	得分:

注意:

1. 用厘米尺测量创面的长与宽,二者相乘就得到它的大致表面积(单位为 cm^2)。"长"是指创面从上到下最大直径,而"宽"则是指创面从左到右最宽距离。

2. 渗出物量:移去敷料后即刻评估渗出物量。24 h 渗出物量<5 mL 为少量,5～10 mL 为中等量,>10 mL 为大量。(一块 20 cm×26 cm 无菌网眼纱布的饱和吸收量大约为 15 mL)

3. 组织类型:根据伤口组织生长类型分类。

压力性损伤预防及治疗措施(根据患者的情况选择或补充):

A. 保持床铺和衣裤清洁、干燥、舒适,污染后及时更换

B. 保持皮肤清洁、干燥,及时清洗皮肤

C. 定时翻身

D. 给予气垫床

E. 给予减压用具

F. 局部贴透明贴

G. 局部创面贴防压力性损伤贴

H. 局部伤口按外科换药处理

I. 加强营养摄入,采取适当的营养支持措施

J. 其他:

评估日期	部位	长×宽	渗出物量	组织类型	PUSH 分	干预计划及措施	签名

图11-2-2 压力性损伤治疗护理转归记录表

3. 危险分级 Braden 压力性损伤危险因素评估表总分 23 分:低危(15～18 分);中危(13～14 分);高危(10～12 分);极高危(9 分及以下)。

4. 护理措施 保持床单位平整、干燥;保证翻身频率,至少每 2 h 翻身 1 次;使用气垫床;骨突部位使用保护垫;加强营养摄入;采取防潮湿/失禁措施;悬挂警示牌;其他。

5. 注意事项 评分≤18 分,提示患者有发生压力性损伤的危险,建议采取预防措施并上报护理部;发生压力性损伤后填写压力性损伤治疗护理转归记录表。

第三节 疼痛评估

1. 评估工具 包括数字评分法(NRS),语言评分法(VRS),视觉模拟评分法(VAS)等。

2. 评估时机 在院患者均应进行疼痛评估,重点对象为就诊时存在疼痛者、经历有创操作与手术者、癌症患者等。评估应贯穿整个就医过程,融入日常工作中;应根据患者的疾病特点进行个性化评估,骨科

患者的疼痛评估应包括静息痛评估和运动痛评估等。

北京积水潭医院贵州医院疼痛评估表如图 11-3-1 所示。

北京积水潭医院贵州医院疼痛评估表

姓名：　　　　　性别：　　年龄：　　岁　　科室：　　　　　　　　住院号：

诊断：

疼痛分类：□急性(超过 3 个月)　□慢性(不超过 3 个月)　□癌痛

入院时疼痛情况：□间歇性疼痛　□持续性疼痛　□静息时疼痛　□活动时疼痛

□一过性疼痛　□若有若无的疼痛　□固定性疼痛　□短暂性疼痛

疼痛的性质：□刺痛　□绞痛　□跳痛　□灼痛　□刀割样痛　□撕裂样痛

□触电样痛　□隐痛　□冰冻痛　□搏动痛　□钝痛　□胀痛　□其他

评估时间																					
住院天数																					
评分	10																				
	9																				
	8																				
	7																				
	6																				
	5																				
	4																				
	3																				
	2																				
	1																				

注：根据 VAS 测定分值在"评分"一栏中标示。住院天数与评估时间按评估实际情况填写。

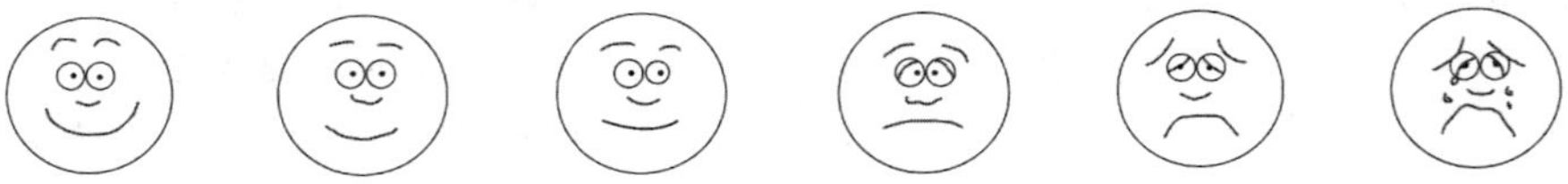

0分 ———————————————————— 10分

无痛　　轻微疼痛　　轻度疼痛　　中度疼痛　　重度疼痛　　剧痛

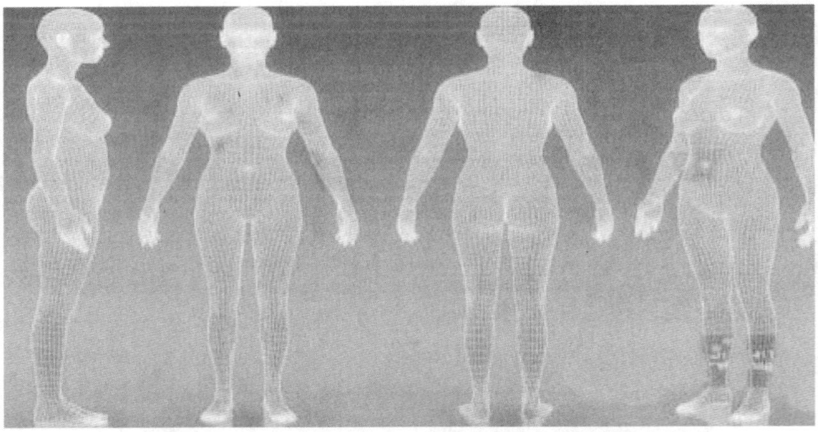

标注疼痛部位（入院时用红笔画出范围，出院时用蓝笔画出范围）

图11-3-1　疼痛评估表

第四节 跌倒/坠床风险评估

1. 评估工具 Morse 跌倒/坠床风险评估量表(图 11-4-1)。

2. 评估时机 入院、手术、病情变化、用药、转入、跌倒后、出院前等,根据实际情况再次评估,并记录。

3. 注意事项 患者入科后当班护士完成首次评估,记录在跌倒/坠床评估记录单上,选择相应的预防措施,并打"√",评估得分不能空项。高风险患者需每天进行评估;中风险患者每 3 天进行一次评估;无风险、低风险成年患者每周进行一次评估,并记录。将重度贫血、意识障碍(除昏迷外)、躁动不安、头晕、眩晕患者自动列为高风险患者。使用影响意识、活动和易导致跌倒/坠床的药物,如抗胆碱药、抗高血压药、镇静催眠药、抗癫痫药、缓泻药、利尿脱水药、降糖药、阿片类镇痛药、抗抑郁药、抗精神病药时须进行评估。风险等级发生变化时,需家属签字。如患者发生了跌倒/坠床,应在 24 h 内上报护理部。

4. 护理措施(图 11-4-2)

(1)标准预防措施:提供足够的灯光,夜间开地灯,清除病房、通道及卫生间障碍物;保持病区地面清洁、干燥,告知卫生间防滑措施(如淋浴时有人陪伴),鼓励使用卫生间扶手;将日常物品放于患者易取处;教会患者使用床头灯及呼叫器,并将其放于可及处;穿舒适的鞋及衣裤,减少跌倒/坠床风险因素(如协助肌力、平衡及步态功能训练,改善步态不稳);床头有防跌倒/坠床标识;患者活动时有人陪伴,指导患者渐进坐起、渐进下床的方法;使用带轮子的床、平车、轮椅等器具,静态时应锁定轮锁,转运时应使用安全带或护栏;向患者及其家属提供跌倒/坠床预防宣教,评估并记录患者及其家属对宣教内容的接受情况。

(2)高危险预防措施:除基础护理及标准预防措施外,还应包括以下措施。在床头牌上做明显的高危标记;将患者的高危情况告知给医生并协助医生进行有针对性的治疗;尽量将患者安置在距离护士站较近的病房,加强对患者的夜间巡视;每班床边交接跌倒/坠床风险因素及跌倒/坠床预防措施的执行情况;告知患者家属专人 24 h 陪护患者的重要性及防跌倒/坠床的严重性;将两侧床挡抬起,在患者下床活动、需要协助时要呼叫求助;如患者存在神志障碍,必要时限制患者活动,适当约束,让患者家属参与照护;加强患者营养,定期协助患者排尿、排便。

[北京积水潭医院贵州医院]

Morse 跌倒/坠床风险评估量表

姓名:[ ] 性别:[ ] 年龄:[ ] 科室:[ ]床号:[ ] 住院号:[ ] 主要诊断:[ ]

跌倒/坠床风险等级	评估结果					
第一部分:可以根据跌倒/坠床风险临床判定法直接进行评定						
项目	评估日期及分值					
1. 跌倒/坠床低风险:昏迷或完全瘫痪						
2. 跌倒/坠床中风险:存在以下情况之一 • 过去 24 h 之内曾有手术镇静史 • 使用 2 种及以上高跌倒/坠床风险药物						
3. 跌倒/坠床高风险:存在以下情况之一 • 年龄≥80 岁 • 住院前 6 个月内有 2 次及以上跌倒/坠床经历,或此次住院期间有跌倒/坠床经历 • 存在步态不稳、下肢关节和(或)肌肉疼痛、视物障碍 • 6 h 内使用过镇静镇痛催眠药物 • 医院制度规定的其他高风险人群						

图11-4-1 Morse 跌倒/坠床风险评估量表

<table>
<tr><td colspan="8">第二部分：患者的状况不符合第一部分的任何条目，则进入第二部分评定</td></tr>
<tr><td rowspan="2">项　目</td><td rowspan="2">评 分 标 准</td><td colspan="6">评估日期及分值</td></tr>
<tr><td></td><td></td><td></td><td></td><td></td><td></td></tr>
<tr><td>近3个月有无跌倒/坠床</td><td>无：0分；有：25分</td><td>[ ]</td><td>[ ]</td><td>[ ]</td><td>[ ]</td><td>[ ]</td><td>[ ]</td></tr>
<tr><td>超过一个疾病诊断</td><td>无：0分；有：15分</td><td>[ ]</td><td>[ ]</td><td>[ ]</td><td>[ ]</td><td>[ ]</td><td>[ ]</td></tr>
<tr><td>使用助行器具</td><td>没有使用/卧床休息/护士辅助：0分
需要拐杖/手杖/助行器：15分
需要依扶家具：30分</td><td>[ ]</td><td>[ ]</td><td>[ ]</td><td>[ ]</td><td>[ ]</td><td>[ ]</td></tr>
<tr><td>静脉输液/置管/使用药物</td><td>无：0分
有：20分</td><td>[ ]</td><td>[ ]</td><td>[ ]</td><td>[ ]</td><td>[ ]</td><td>[ ]</td></tr>
<tr><td>步态</td><td>正常/卧床休息/轮椅代步：0分
虚弱乏力/体位性低血压/年龄≥65岁：10分
失调及不平衡：20分</td><td>[ ]</td><td>[ ]</td><td>[ ]</td><td>[ ]</td><td>[ ]</td><td>[ ]</td></tr>
<tr><td>精神状态</td><td>了解自己能力：0分
高估/忘记限制/沟通障碍/睡眠障碍：15分</td><td>[ ]</td><td>[ ]</td><td>[ ]</td><td>[ ]</td><td>[ ]</td><td>[ ]</td></tr>
<tr><td colspan="2">评估得分</td><td></td><td></td><td></td><td></td><td></td><td></td></tr>
<tr><td colspan="2">评估时机</td><td>[ ]</td><td>[ ]</td><td>[ ]</td><td>[ ]</td><td>[ ]</td><td>[ ]</td></tr>
<tr><td rowspan="4">预防措施</td><td>无</td><td></td><td></td><td></td><td></td><td></td><td></td></tr>
<tr><td>低风险（评分<25分）：
标准预防措施</td><td></td><td></td><td></td><td></td><td></td><td></td></tr>
<tr><td>中风险（评分25～45分）：
标准预防措施</td><td></td><td></td><td></td><td></td><td></td><td></td></tr>
<tr><td>高风险（评分>45分）：
标准预防措施＋高风险预防措施</td><td></td><td></td><td></td><td></td><td></td><td></td></tr>
<tr><td colspan="2">评估护士签字</td><td></td><td></td><td></td><td></td><td></td><td></td></tr>
</table>

备注：

1. 首次评估：患者入科后当班护士完成评估，记录在跌倒/坠床评估记录单上，选择相应的预防措施，并打"√"，评估得分不能空项。
2. 评估时机：入院、手术、病情变化、用药、转入、跌倒/坠床后、出院前等，根据实际情况需再次评估，并记录。
3. 定期评估：高风险患者需每天进行评估。中风险患者每3天进行一次评估。无风险、低风险成人患者每周进行一次评估，并记录。
4. 将重度贫血、意识障碍（除昏迷外）、躁动不安、头晕、眩晕患者自动列为高风险患者。
5. 使用影响意识、活动和易导致跌倒/坠床的药物，如抗胆碱药、抗高血压药、镇静催眠药、抗癫痫药、缓泻药、利尿脱水药、降糖药、阿片类镇痛药、抗抑郁药、抗精神病药时须进行评估。
6. 风险等级发生变化时，需家属签字。
7. 此评估记录单入病历，如患者发生了跌倒/坠床，应在24 h内上报护理部。

续图11-4-1

跌倒/坠床风险告知书

姓名:[ ] 性别:[ ] 年龄:[ ] 科室:[ ] 床号:[ ] 住院号:[ ] 主要诊断:[ ]

尊敬的患者及家属您好:

经评估,患者存在跌倒/坠床风险,医护人员已告知需要采取的跌倒/坠床相关预防措施。患者/家属已知晓跌倒/坠床风险,表示理解和配合。

日期	跌倒/坠床风险等级	采取的预防措施	患者/家属知晓签名

A.标准预防措施	B.高风险预防措施
1.提供足够的灯光,夜间开地灯,清除病房、通道及卫生间障碍物	除基础护理及标准预防措施外还应包括以下措施:
2.保持病区地面清洁、干燥,告知卫生间防滑措施(如淋浴时有人陪伴),鼓励使用卫生间扶手	1.在床头牌上做明显的高危标记
3.将日常物品放于患者易取处	2.将患者的高危情况告知给医生并协助进行有针对性的治疗
4.教会患者使用床头灯及呼叫器,并将其放于可及处	3.尽量将患者安置在距离护士站较近的病房,加强对患者的夜间巡视
5.穿舒适的鞋及衣裤,减少跌倒/坠床风险因素(如协助肌力、平衡及步态功能训练,改善步态不稳)	4.每班床边交接跌倒/坠床风险因素及跌倒/坠床预防措施的执行情况
6.床头有防跌倒/坠床标识	5.告知患者家属专人 24 h 陪护患者的重要性及防跌倒/坠床的严重性
7.患者活动时有人陪伴,指导患者渐进坐起、渐进下床的方法	6.将两侧床挡抬起,在患者下床活动、需要协助时要呼叫求助
8.使用带轮子的床、平车、轮椅等器具,静态时应锁定轮锁,转运时应使用安全带或护栏	7.如患者存在神志障碍,必要时限制患者活动,适当约束,让患者家属参与照护
9.向患者及其家属提供跌倒/坠床预防宣教,评估并记录患者及其家属对宣教内容的接受情况	8.加强患者营养,定期协助患者排尿、排便

图11-4-2 跌倒/坠床风险告知书

第五节　营养风险筛查

1. 评估工具　成人营养风险筛查表(图 11-5-1)。

2. 评估时机　入院时;病情有显著变化时(影响营养摄入与吸收);手术后;每周;出院时。

3. 注意事项　得分≥3 分,说明患者存在营养风险,需要营养治疗,请通知营养科;得分<3 分,患者需要每周重测,如果患者安排有重大手术,需考虑行预防性营养治疗以避免联合风险状况。

[北京积水潭医院贵州医院]

姓名:[　　] 年龄:[　　] 性别:[　　] 科室:[　　] 病室:[　　] 床号:[　　] 住院号:[　　]

成人营养风险筛查表

评分项目		分值	评估结果			
			1 次	2 次	3 次	4 次
营养状况	正常营养状态	0 分	□	□	□	□
	3 个月内体重丢失 5%以上; 或前 1 周的食物摄入为正常食物需求的 50%~75%	1 分	□	□	□	□
	2 个月内体重丢失 5%以上; 或者体重指数(BMI)在 18.5~20.5 kg/m^2 且全身受损; 或前 1 周的食物摄入为正常食物需求的 25%~50%	2 分	□	□	□	□
	1 个月内体重丢失 5%以上(3 个月内体重丢失 15%以上); 或体重指数小于 18.5 kg/m^2 且全身受损; 或前 1 周的食物摄入为正常食物需求的 0~25%	3 分	□	□	□	□
疾病严重程度	正常营养需求	0 分	□	□	□	□
	髋关节骨折、慢性疾病有急性并发症;肝硬化、慢性阻塞性肺疾病、长期血液透析、糖尿病、恶性肿瘤	1 分	□	□	□	□
	腹部大手术、卒中、重度肺炎、血液系统恶性肿瘤	2 分	□	□	□	□
	头部损伤、骨髓移植、重症监护的患者(APACHE>10 分)	3 分	□	□	□	□
年龄	<70 岁	0 分	□	□	□	□
	≥70 岁	1 分	□	□	□	□
得分			□分	□分	□分	□分
筛查日期						
筛查人签字						

注:得分≥3 分,说明患者存在营养风险,需要营养治疗,请通知营养科;得分<3 分,患者需要每周重测,如果患者安排有重大手术,需考虑行预防性营养治疗以避免联合风险状况。

医生签字:[　　]

图11-5-1　成人营养风险筛查表

第六节 静脉血栓风险评估

1. 评估工具 Caprini 血栓风险因素评估表(图 11-6-1)。

<table>
<tr><td colspan="2">[北京积水潭医院贵州医院]
姓名:[ ] 性别:[ ] 年龄:[ ] 科室:[ ] 床号:[ ] 住院号:[ ]
Caprini 血栓风险因素评估表</td></tr>
<tr><td>A1 每个危险因素 1 分</td><td>B 每个危险因素 2 分</td></tr>
<tr><td rowspan="3">□年龄为 40～59 岁
□计划小手术
□近期大手术
□肥胖(BMI$>$30 kg/m^2)
□卧床的内科患者
□炎症性肠病史
□下肢水肿
□静脉曲张
□严重的肺部疾病,含肺炎(1 个月内)
□肺功能异常(慢性阻塞性肺疾病)
□急性心肌梗死(1 个月内)
□充血性心力衰竭(1 个月内)
□败血症(1 个月内)
□输血(1 个月内)
□下肢石膏或支具固定
□中心静脉置管
□其他高危因素</td><td>□年龄为 60～74 岁
□大手术(手术时间$<$60 min)*
□腹腔镜手术(手术时间$>$60 min)*
□关节镜手术(手术时间$>$60 min)*
□既往恶性肿瘤
□肥胖(BMI$>$40 kg/m^2)</td></tr>
<tr><td>C 每个危险因素 3 分</td></tr>
<tr><td>□年龄≥75 岁
□大手术(手术时间持续 2～3 h)*
□肥胖(BMI$>$50 kg/m^2)
□浅静脉、深静脉血栓形成或肺栓塞病史
□血栓家族史
□现患恶性肿瘤或行化疗
□肝素引起的血小板减少
□未列出的先天性或后天性血栓形成
□抗心磷脂抗体阳性
□凝血酶原 20210A 阳性
□因子Ⅴ Leiden 阳性
□狼疮抗凝物阳性
□血清同型半胱氨酸酶水平升高</td></tr>
<tr><td>A2 仅针对女性(每项 1 分)</td><td>D 每个危险因素 5 分</td></tr>
<tr><td>□口服避孕药或激素替代治疗
□妊娠期或产后(1 个月内)
□原因不明的死胎史,复发性自然流产(3 次及以上),由于毒血症或发育受限原因早产</td><td>□卒中(1 个月内)
□急性脊髓损伤(瘫痪)(1 个月内)
□选择性下肢关节置换术
□髋关节、骨盆或下肢骨折
□多发性创伤(1 个月内)
□大手术(手术时间超过 3 h)*</td></tr>
<tr><td colspan="2">危险因素总分:[ ]</td></tr>
<tr><td colspan="2">评估者:[ ] 评估时间:[ ]</td></tr>
<tr><td colspan="2">注:①每个危险因素的权重取决于引起血栓事件的可能性。如癌症的评分是 3 分,卧床的评分是 1 分,前者比后者更易引起血栓。②标 * 项只能选择其中 1 个手术因素。</td></tr>
</table>

图11-6-1 Caprini血栓风险因素评估表

2. 评估时机 入院 8 h 内、术后即时、病情变化时、出院前、回访时评估(出院时若评估为高危患者,则在出院后 1 周、4 周、12 周时回访)。

3. 注意事项 ①每个危险因素的权重取决于引起血栓事件的可能性。如癌症的评分是 3 分,卧床的评分是 1 分,前者比后者更易引起血栓。②标 * 项只能选择其中 1 个手术因素。

第七节 儿童跌倒/坠床危险因素评估表

1. 评估工具 Humpty Dumpty 儿童跌倒/坠床危险因素评估表(图 11-7-1)。

[北京积水潭医院贵州医院]

Humpty Dumpty 儿童跌倒/坠床危险因素评估表

姓名:[ ] 性别:[ ] 年龄:[ ] 科室:[ ] 床号:[ ] 住院号:[ ] 主要诊断:[ ]

项目		分值	日期及评分				
			[ ]	[ ]	[ ]	[ ]	[ ]
年龄	大于 6 个月且小于 3 岁	4	[ ]	[ ]	[ ]	[ ]	[ ]
	3～<6 岁	3	[ ]	[ ]	[ ]	[ ]	[ ]
	6～<13 岁	2	[ ]	[ ]	[ ]	[ ]	[ ]
	6 个月及以下或 13 岁及以上	1	[ ]	[ ]	[ ]	[ ]	[ ]
性别	男性	2	[ ]	[ ]	[ ]	[ ]	[ ]
	女性	1	[ ]	[ ]	[ ]	[ ]	[ ]
诊断	神经系统疾病	4	[ ]	[ ]	[ ]	[ ]	[ ]
	氧合功能改变	3	[ ]	[ ]	[ ]	[ ]	[ ]
	心理/行为疾病	2	[ ]	[ ]	[ ]	[ ]	[ ]
	其他疾病	1	[ ]	[ ]	[ ]	[ ]	[ ]
环境	有跌倒史	4	[ ]	[ ]	[ ]	[ ]	[ ]
	3 岁以下且有辅助装置	3	[ ]	[ ]	[ ]	[ ]	[ ]
	3 岁及以上且卧床	2	[ ]	[ ]	[ ]	[ ]	[ ]
	门诊患儿	1	[ ]	[ ]	[ ]	[ ]	[ ]
手术麻醉	在 24 h 内	3	[ ]	[ ]	[ ]	[ ]	[ ]
	在 48 h 内	2	[ ]	[ ]	[ ]	[ ]	[ ]
	超过 48 h 或没有	1	[ ]	[ ]	[ ]	[ ]	[ ]
药物	使用下列 2 种或更多的药物: 镇静剂、催眠药、巴比妥类、吩噻嗪类、抗抑郁药、泻药/利尿剂	3	[ ]	[ ]	[ ]	[ ]	[ ]
	以上所列药物中的 1 种	2	[ ]	[ ]	[ ]	[ ]	[ ]
	其他药物或没有	1	[ ]	[ ]	[ ]	[ ]	[ ]
认知	认知受损,完全无防跌倒意识	3	[ ]	[ ]	[ ]	[ ]	[ ]
	认知受损,但有防跌倒意识	2	[ ]	[ ]	[ ]	[ ]	[ ]
	认知能力正常	1	[ ]	[ ]	[ ]	[ ]	[ ]

图11-7-1 Humpty Dumpty 儿童跌倒/坠床危险因素评估表

评估总分						
自动列为高度危险患儿						
预防措施	0～6 分(无危险)					
	7～11 分(标准预防措施)					
	12 分及以上(高度危险预防措施)					
评估人签字						

分级	预防措施	体措施方案
低度危险(7～11 分)	标准预防措施	1.保持病区地面清洁、干燥,告知卫生间防滑措施(如淋浴时有人陪伴),鼓励使用卫生间扶手 2.提供足够的照明,夜晚开地灯,及时清除病房、通道及卫生间障碍物 3.教会患儿及其家属使用床头灯 4.病床高度合适,使用床挡,将日常用品放于患儿易取处 5.专人(家长或监护人)陪护,患儿活动时有人陪伴 6.穿舒适的防滑鞋和衣裤 7.应用平车或者轮椅,必要时使用护栏或者安全带 8.锁定病床、床头桌、轮椅及坐便椅 9.向患儿及其家属提供跌倒/坠床预防宣教,进行评估并有记录
高度危险(12 分及以上)	高度危险预防措施	1.执行基础护理及患儿跌倒/坠床标准预防措施 2.在床头及护士站患者一览表上做明显标记 3.加强对患儿的夜间巡视 4.通知医生患儿的高危情况 5.将两侧床挡全部抬起,患儿下床活动时应有家长或监护人照护,并佩戴移动防跌倒标识 6.必要时限制患儿活动,适当约束,家长或监护人参与照护 7.如家长或监护人要离开,必须通知护士 8.对遵医行为依从性差者,做好护理记录,严格交接班

填表说明:
1.儿童(14 岁及以下)使用该量表进行评估。评估结果 0～6 分为无危险,7～11 分为低度危险,12 分及以上为高度危险。
2.评估时机:无危险者每周评估 1 次;低度危险者每 3 天评估 1 次;高度危险者每天评估 1 次,并记录,选择相应的预防措施,打“√”。
3.评估时机包括:入院、出院、手术后、用药、病情发生变化、转科及发生跌倒/坠床事件之后。
4.符合以下条件之一自动列为高度危险患儿(填写序号即可):①中深度镇静及手术后(局麻除外)的麻醉过程及复苏后 6 h 内;②步态不稳;③肢体无力;④重度贫血;⑤视物不清;⑥意识障碍;⑦头晕、眩晕。
5.此评估记录单入病历,如患儿跌倒/坠床,应于 24 h 内上报护理部。

续图11-7-1

2. 评估时机 入院、出院、手术后、用药、病情发生变化、转科及发生跌倒/坠床事件之后。无危险者每周评估 1 次;低度危险者每 3 天评估 1 次;高度危险者每天评估 1 次,并记录,选择相应的预防措施,画“√”。

3. 护理措施

(1)标准预防措施:保持病区地面清洁、干燥,告知卫生间防滑措施(如淋浴时有人陪伴),鼓励使用卫生间扶手;提供足够的照明,夜晚开地灯,及时清除病房、通道及卫生间障碍物;教会患儿及其家属使用床头灯;病床高度合适,使用床挡,将日常用品放于患儿易取处;专人(家长或监护人)陪护,患儿活动时有人陪伴；穿舒适的防滑鞋和衣裤；应用平车或者轮椅，必要时使用护栏或者安全带；锁定病床、床头桌、轮椅及坐便椅；向患儿及其家属提供跌倒/坠床预防宣教，进行评估并有记录。

(2)高度危险预防措施：执行基础护理及患儿跌倒/坠床标准预防措施；在床头及护士站患者一览表上做明显标记；加强对患儿的夜间巡视；通知医生患儿的高危情况；将两侧床挡全部抬起，患儿下床活动时应有家长或监护人照护，并佩戴移动防跌倒标识；必要时限制患儿活动，适当约束，家长或监护人参与照护；如家长或监护人要离开，必须通知护士；对遵医行为依从性差者，做好护理记录，严格交接班。

4. 注意事项 儿童(14 岁及以下)使用该量表进行评估，评估结果 0～6 分为无危险，7～11 分为低度危险，12 分及以上为高度危险。符合以下条件之一自动列为高度危险患儿：①中深度镇静及手术后(局麻除外)的麻醉过程及复苏后 6 h 内；②步态不稳；③肢体无力；④重度贫血；⑤视物不清；⑥意识障碍；⑦头晕、眩晕。如患儿跌倒/坠床，应于 24 h 内上报护理部。

第八节　儿童压力性损伤风险评估表

1. 评估工具 儿童压力性损伤风险评估表(图 11-8-1)。

2. 评估时机 患儿入院后进行评估，评估结果为轻度风险者，根据病情变化再次评估，轻度风险者每周评估 1 次，中度风险者每 3 天评估 1 次，高度风险者每天评估 1 次。

3. 注意事项 如果患儿出现压力性损伤，及时上报，同时填写压力性损伤护理记录单，出院后将所有治疗记录入病历。患儿转科时此表随护理记录一并移交新病房继续填写。

4. 护理措施 告知患儿及其家属可能出现压力性损伤的危险性，讲解注意事项；定时更换体位，避免受压部位摩擦；床头抬高 30°以下；斜侧卧位 30°以下；保持皮肤及床单位整洁、干燥；指导及协助患儿移位时，避免牵拉和摩擦皮肤；指导患儿合理膳食，增强营养。辅助用物：①充气床垫；②减压贴；③薄膜敷料；④水胶体敷料；⑤液体敷料；⑥软枕；⑦棉垫；⑧润肤霜；⑨翻身布；⑩其他。

5. 预防效果评价 评估有无以下情况：①皮肤完好；②1 期压力性损伤；③2 期压力性损伤；④3 期压力性损伤；⑤4 期压力性损伤；⑥不可分期损伤；⑦深部组织损伤；⑧皮肤破溃(皮肤擦伤、撕裂)；⑨失禁性皮炎。

[北京积水潭医院贵州医院]

儿童压力性损伤风险评估表

姓名：[ ] 性别：[ ] 年龄：[ ] 科室：[ ] 床号：[ ] 住院号：[ ] 主要诊断：[ ]

评分内容	评分与依据				日期及评分			
	1 分	2 分	3 分	4 分				
移动能力	完全不能	非常受限	轻度受限	不受限	[ ]	[ ]	[ ]	[ ]
活动度	卧床不起	局限于椅	偶尔走动	经常走动	[ ]	[ ]	[ ]	[ ]
感知能力	完全受限	非常受限	轻度受限	无损害	[ ]	[ ]	[ ]	[ ]
潮湿	始终潮湿	非常潮湿	偶尔潮湿	很少潮湿	[ ]	[ ]	[ ]	[ ]
摩擦力与剪切力	有严重问题	有问题	有潜在问题	无明显问题	[ ]	[ ]	[ ]	[ ]
营养状况	非常差	很可能不足	基本满足	良好	[ ]	[ ]	[ ]	[ ]
组织灌溉与氧合	非常受限	受限	基本满足	良好	[ ]	[ ]	[ ]	[ ]
总分								

图11-8-1　儿童压力性损伤风险评估表

风险等级	轻度风险(22～28 分)				
	中度风险(17～21 分)				
	高度风险(16 分及以下)				
评估者签字					
预防措施	告知患儿及其家属可能出现压力性损伤的危险性,讲解注意事项				
	定时更换体位,避免受压部位摩擦				
	床头抬高 30°以下				
	斜侧卧位 30°以下				
	保持皮肤及床单位整洁、干燥				
	指导及协助患儿移位时,避免牵拉和摩擦皮肤				
	指导患儿合理膳食,增强营养				
	辅助用物:①充气床垫;②减压贴;③薄膜敷料;④水胶体敷料;⑤液体敷料;⑥软枕;⑦棉垫;⑧润肤霜;⑨翻身布;⑩其他				
预防效果评价	①皮肤完好;②1 期压力性损伤;③2 期压力性损伤;④3 期压力性损伤;⑤4 期压力性损伤;⑥不可分期损伤;⑦深部组织损伤;⑧皮肤破溃(皮肤擦伤、撕裂);⑨失禁性皮炎				
局部评估	①留置针;②中心静脉导管;③引流管;④呼吸治疗设备;⑤监护设备;⑥胃管;⑦石膏;⑧支具;⑨牵引;⑩矫形器;⑪外固定架;⑫约束带;⑬使用轮椅;⑭其他				
其他					
护士签字					

注:

1. 患儿入院后进行评估,评估结果为轻度风险者,根据病情变化再次评估,轻度风险者每周评估 1 次,中度风险者每 3 天评估 1 次,高度风险者每天评估 1 次。
2. 将采取的护理措施记录于患儿防范压力性损伤记录单。
3. 如果患儿出现压力性损伤,及时上报,同时填写压力性损伤护理记录单,出院后将所有治疗记录入病历。
4. 患儿转科时此表随护理记录一并移交新病房继续填写。

续图11-8-1

第九节 儿童营养不良风险筛查表

1. 评估工具 儿童营养不良风险筛查表(图 11-9-1)。

2. 评估时机 入院后 24 h 内完成。分数≥4 分:高风险,必须进行营养诊疗,通知营养科医生会诊。分数为 2～3 分:中等风险,须连续 3 天监测营养摄入状况,3 天后再进行筛查。分数为 0～1 分:低风险,可继续常规临床治疗,每周重测。

[北京积水潭医院贵州医院]

儿童营养不良风险筛查表

姓名:[ ] 性别:[ ] 年龄:[ ] 床号:[ ] 病室:[ ] 住院号:[ ]

评分项目		分值	评估结果		
			1次	2次	3次
疾病风险	正常营养需求	0分	[ ]	[ ]	[ ]
	小手术、饮食行为问题、心脏病、糖尿病、神经肌肉疾病、精神疾病、脑瘫、胃食管反流、唇/腭裂、呼吸道合胞病毒感染、乳糜泻、单一食物过敏/不耐受	2分	[ ]	[ ]	[ ]
	大手术、吞咽困难、肠衰竭/顽固性腹泻、肾病/肾衰竭、克罗恩病、囊性纤维化、烧伤/严重创伤、肝脏疾病、积极治疗中的肿瘤、先天性代谢异常、多种食物过敏/不耐受	3分	[ ]	[ ]	[ ]
营养摄入	饮食较前无变化且营养摄入良好	0分	[ ]	[ ]	[ ]
	饮食较前减少一半及以上	2分	[ ]	[ ]	[ ]
	无营养摄入	2分	[ ]	[ ]	[ ]
生长情况	相似的百分位数/栏	0分	[ ]	[ ]	[ ]
	>2个百分位数/栏	1分	[ ]	[ ]	[ ]
	>3个百分位数/栏(或体重<第2个百分位)	3分	[ ]	[ ]	[ ]
得分			[ ]分	[ ]分	[ ]分
筛查日期					
筛查护士签字					

注:需要在入院后24 h内完成。分数≥4分:高风险,必须进行营养诊疗,请通知营养科医生会诊。分数为2~3分:中等风险,须连续3天监测营养摄入状况,3天后再进行筛查。分数为0~1分:低风险,可继续常规临床治疗,每周重测。

开单医生签字:[ ]

图11-9-1 儿童营养不良风险筛查表

第十节 有创护理技术操作知情同意书

有创护理技术操作及风险如下。

一、中心静脉穿刺和动脉注射

1. 目的 每天按时分次静脉输液,保证药物的疗效。优点:保护血管,减少血管损伤;减轻多次静脉穿刺的痛苦,便于患者活动;建立两条或以上静脉通道同时输注药物;便于急救时用药;输入某些特殊药物。

2. 可能出现下列操作风险 静脉炎;静脉血栓形成;穿刺部位感染;局部皮肤组织过敏;导管阻塞;其他。

二、应用导尿术

1. 目的 为尿潴留患者放出尿液。协助临床诊断。术前留置导尿管。为膀胱肿瘤患者进行膀胱腔内用药。

2. 可能出现下列操作风险 尿道黏膜损伤;疼痛;血尿;泌尿系统感染;虚脱;尿道假性通道形成;其他。

三、留置胃管及鼻空肠置管鼻饲法

1. 目的 保证病情危重、消化功能障碍、不能经口或不愿正常摄食的患者对营养的需求，促进患者康复。

2. 可能出现下列操作风险 鼻饲管误入气管，引起呛咳、呼吸困难，甚至窒息；咽、食管黏膜损伤和出血；胃食管反流、误吸；胃出血、胃潴留；呼吸、心搏骤停；腹泻、便秘；其他。

四、吸痰法

1. 目的 主要用于各种原因引起的不能有效咳嗽排痰者。吸痰可清除呼吸道分泌物，保持呼吸道通畅，预防并发症，是一项重要的急救护理技术。

2. 可能出现的操作风险 根据患者病情进行反复吸痰，在吸痰过程中，可能引起患者恶心、呕吐等不适；呼吸道黏膜损伤；低氧血症；感染；心律失常；阻塞性肺不张；气道痉挛；其他。

五、灌肠法

1. 目的 帮助患者清洁肠道、排便、排气。灌入药物，达到诊断和治疗的目的。为肠道手术、检查或分娩做准备，防止术中污染和术后感染。灌入低温液体，为高热患者降温。

2. 可能出现下列操作风险 肠道黏膜损伤；肠道出血；肠穿孔、肠破裂；中毒、电解质紊乱；虚脱；肠道感染；其他。

有创护理技术操作知情同意书见图 11-10-1。

有创护理技术操作知情同意书

科室：______ 床号：______ 姓名：________ 性别：____ 年龄：____ 住院号：________ 入院日期：________

医方陈述：	患方知情选择：
根据患者的病情，需要选择进行的各项操作，这些操作是常用的、有助于治疗的手段，但由于其具有侵入性的特点、患者具有个体差异及某些不可预料的因素，可能伴有各项操作所述的并发症、创伤等风险及其他不可预见的或无法防范的不良后果，故医护人员不能保证该操作的绝对效果和安全，操作中、操作后可能出现严重并发症而危及生命。 我已经告知所进行的各项操作可能存在的并发症和风险，可能存在的其他治疗方法，并且解答了关于各项操作的相关问题。	我已详细阅读相关有创护理技术操作的风险，对医护人员告知的各种风险表示完全理解，我愿意承担此操作可能导致的风险。经过慎重考虑，在住院期间所进行的各项操作表示无须其他家属再作谈话，若在住院期间需再次进行相同操作，无须再次签字，以签字为凭。 我的医生/护士已经告知我将要进行的操作及可能发生的并发症和风险、可能存在的其他治疗方法并且解答了我关于各项操作的相关问题。 我授权医护人员在操作中可以根据我的病情对预定的操作方式做出调整，在遇到紧急情况时，为保障我的生命安全实施必要的救治措施，并保证承担全部所需费用。

<table>
<tr><th rowspan="2">操作名称</th><th colspan="3">患者意见及签名</th><th colspan="3">患方代理人意见及签名（如患者无法或不宜签署，授权代理人签名）：</th><th colspan="2">医方告知</th></tr>
<tr><th>我同意使用，并理解存在的风险</th><th>我不同意使用，对所发生的一切后果我自行承担责任</th><th>时间</th><th>同意使用，并理解存在的风险</th><th>不同意使用，对所发生的一切后果我自行承担责任</th><th>时间</th><th>签名</th><th>时间</th></tr>
<tr><td></td><td></td><td></td><td></td><td></td><td></td><td></td><td></td><td></td></tr>
<tr><td></td><td></td><td></td><td></td><td></td><td></td><td></td><td></td><td></td></tr>
<tr><td></td><td></td><td></td><td></td><td></td><td></td><td></td><td></td><td></td></tr>
<tr><td></td><td></td><td></td><td></td><td></td><td></td><td></td><td></td><td></td></tr>
</table>

图11-10-1 有创护理技术操作知情同意书

第二篇

骨科护理安全管理

第十二章　上肢创伤护理病例与护理不良事件分享

第一节　病例报告

患者，男性，24 岁，汉族，个体户，未婚。

因"重物砸压致右前臂疼痛、流血伴活动受限 1 天"，于 2023 年 5 月 30 日步行入院。

一、现病史

1 天前患者不慎被重物砸伤，当即感右前臂疼痛、流血，伴活动受限，当时无昏迷、恶心、呕吐等不适，伤后予以包扎止血，并立即就诊于某县人民医院，给予"右前臂清创缝合＋右上肢石膏外固定术"治疗，术后患者右前臂持续肿胀，感右上肢疼痛剧烈，予拆除缝线、消肿、抗感染等对症处理，患者为求进一步处理遂就诊于北京积水潭医院贵州医院，急诊科医生详细查体后以"右尺桡骨开放性骨折并神经肌腱血管损伤"收入上肢修复重建科。

二、查体

1. 护理查体　患者神志清楚，焦虑，精神欠佳，痛苦面容，饮食、睡眠欠佳，大小便正常，由平车推入科。入院测生命体征：T 36.8 ℃，P 84 次，R 20 次/分，BP 122/77 mmHg。患者全身受压处皮肤完好无破损；社会支持系统单一，父母离异，家庭内仅有母亲及一个兄弟，无其他直系亲属。

2. 专科查体　患者右前臂敷料包扎固定好，石膏托固定稳妥，见少许渗血，打开敷料见右前臂近端尺侧、远端桡侧各有一不规则创面，创面渗血，创缘不齐，创面污染严重，未见明显活动性出血，见周围皮肤软组织挫伤，患肢肢端血液循环差，右前臂、右手肿胀明显，指端感觉减退，有活动障碍。

3. 既往史　患者自诉既往体健；否认输血史及药物过敏史；无手术史及疾病史。

4. 家族史　父母兄弟体健，无遗传疾病。

5. 辅助检查　心电图检查：窦性心律，正常心电图。

肌电图检查：所检肌未见失神经电位，各肌运动单位电位（MUP）变化不明显；提示右前臂尺、桡神经部分性损害迹象。

6. 实验室检查　见表 12-1-1。

表 12-1-1　实验室检查结果

日　期	血红蛋白	D-二聚体	超敏 C 反应蛋白	钾离子	白 蛋 白
5 月 30 日	111 g/L	1.15 mg/L FEU	45.72 mg/L	3.85 mmol/L	42 g/L
5 月 31 日	84 g/L	1.24 mg/L FEU	—	3.38 mmol/L	24.4 g/L
6 月 6 日	98 g/L	2.45 mg/L FEU	11.29 mg/L	4.69 mmol/L	34.4 g/L
6 月 14 日	118 g/l	1.82 mg/L FEU	4.29 mg/L	5.13 mmol/L	36.8 g/L

7. 护理评估　如表 12-1-2 所示。

表 12-1-2 护理评估结果

项目	入院	手术	病情变化	出院
Morse 跌倒/坠床风险评估量表	15 分	高风险	45 分	15 分
疼痛评估表(NRS)	7 分	7 分	4 分	2 分
Braden 压力性损伤危险因素评估表	23 分	19 分	19 分	19 分
Barthel 指数评定量表	75 分	40 分	60 分	75 分
成人营养风险筛查表	1 分	1 分	2 分	0 分
住院患者管道滑脱危险因素评估表	0 分	6 分	5 分	0 分

注：

①Morse 跌倒/坠床风险评估量表：25 分以下，低风险；25～45 分，中风险；45 分以上，高风险。

②疼痛评估表(NRS)：1～3 分，轻度疼痛；4～6 分，中度疼痛；7～10 分，重度疼痛。

③Braden 压力性损伤危险因素评估表(总分 23 分)：15～18 分，低危；13～14 分，中危；10～12 分，高危；9 分及以下，极高危。

④Barthel 指数评定量表：100 分，无须依赖；61～99 分，轻度依赖；41～60 分，中度依赖；40 分及以下，重度依赖。

⑤成人营养风险筛查表：3 分及以上，患者存在营养风险，需要营养治疗；3 分以下，患者需要每周重测，如果患者安排有重大手术，需考虑预防性营养治疗以避免联合风险状况。

⑥住院患者管道滑脱危险因素评估表：8 分及以下，患者存在管道滑脱轻度风险，需采取相应的预防措施；8 分以上，患者存在管道滑脱高度风险，随时可能发生管道滑脱，应采取相应的预防措施，同时悬挂高危警示标识，并根据病情每周跟踪评估 1 次，直至拔管。

8. 影像学检查 胸部 CT：两侧胸廓对称，所见骨质未见异常；两侧肺野清晰，未见异常阴影；两肺纹理清晰，心影大小、形态正常，纵隔居中，膈面光整，肋膈角清晰、锐利，余未见异常。

右尺桡骨正侧位 DR：右尺桡骨粉碎性骨折。

9. 入院诊断 ①右前臂开放性骨折清创术后；②右尺桡骨开放性粉碎性骨折并神经肌腱血管损伤；③右前臂骨筋膜室综合征。

三、治疗情况

1. 静脉药物治疗 如表 12-1-3 所示。

表 12-1-3 静脉药物治疗情况表

药物	剂量	频次	给药方式	用药时长	药物类别	作用	用药目的
乳酸环丙沙星	0.2 g	bid	静脉滴注	5 天	第三代喹诺酮类抗生素	消炎	预防开放性伤口感染
脑苷肌肽	10 mL	qd		3 天	脑功能改善药	促进周围神经生长	治疗创伤性周围神经损伤
甘露醇	125 mL	bid		8 天	高渗性药物	减轻肿胀	减轻患肢肿胀

2. 口服药物治疗 如表 12-1-4 所示。

表 12-1-4 口服药物治疗情况表

药物	剂量、频次	用药时长	药物类别	作用	用药目的
氨酚双氢可待因	每 6 h 一片	8 天	镇痛药	镇痛	减轻伤口疼痛
瘀血痹	每次 5 片，每日 3 次	12 天	活血化瘀药	通络定痛	活血化瘀通络

3. 注射药物治疗 如表 12-1-5 所示。

表 12-1-5 注射药物治疗情况表

药物	剂量	频次	给药方式	用药时长/次数	药物类别	作用	用药目的
盐酸罂粟碱	30 mg	tid	肌内注射	8 天	血管扩张药	抗血管痉挛	预防外周血管痉挛所致的缺血
那屈肝素钙	0.3 mL	qd	皮下注射	3 天	抗凝药	预防深静脉血栓形成	预防静脉血栓性疾病
盐酸曲马多	2 mL：100 mg	—	肌内注射	2 次	镇痛药	镇痛	减轻伤口疼痛

4.其他治疗 如表12-1-6所示。

表12-1-6 其他治疗情况表

项 目	方 法	作 用
中频脉冲电治疗	每日3次,每次15 min	消肿
氦氖激光治疗	每日3次,每次15 min	促进伤口愈合

四、治疗护理过程

患者5月30日16:37由平车推入科,神志清楚,合作,焦虑,精神欠佳,痛苦面容,右手敷料包扎固定好,石膏托固定稳妥,见少许渗血,患肢肢端血液循环差,皮肤呈紫红色,皮肤温度稍高,肿胀明显,感觉麻木,活动受限,桡动脉搏动微弱。遵医嘱予骨科常规二级护理,疼痛评分为7分,提示重度疼痛,为患肢持续性胀痛,告知医生查看后遵医嘱予盐酸曲马多注射液2 mL肌内注射,17:18患者诉疼痛未好转,疼痛评分为6分,给予心理疏导,积极完善相关术前检查及准备。

17:30患者由手术室护士接入手术室,在复合麻醉下为患者行"右前臂清创+骨折复位固定+神经肌腱血管探查修复+骨筋膜室切开减压+负压封闭引流(VSD)术"。5月31日02:50安返病房,患者神志清楚,合作,切口敷料包扎固定良好,清洁、干燥,患肢肢端血液循环好,皮肤颜色红润,皮肤温度稍高,感觉功能未恢复,活动受限,患肢肿胀明显,桡动脉搏动微弱;右前臂持续VSD,VSD出液口及进液口均通畅,引出淡血性液体;镇痛泵输液通畅,患者未诉头晕、恶心、呕吐等不适;留置导尿管接床旁固定好,引流通畅,引出黄色、澄清尿液;患者术中出血约300 mL;术后遵医嘱予骨科一级护理,禁饮食2 h后改为普食,予以持续心电监护及低流量吸氧,抗炎及补液等对症治疗。根据各种评分评估患者存在的风险因素,进行知识宣教和预见性护理。

5月31日术后复查患者血常规,结果显示血红蛋白84 g/L,09:24遵医嘱输入同型去白细胞悬浮红细胞2 U,11:23输入完毕,患者无输血不良反应。

6月1日患者术后第1天,测量生命体征:T 37.7 ℃,P 92次/分,R 20次/分,BP 128/77 mmHg。患者神志清楚,合作,精神欠佳,情绪低落,右前臂切口敷料包扎固定好,渗血较多,患肢肢端血液循环好,皮肤颜色红润,皮肤温度稍高,指端感觉麻木,活动受限,患肢肿胀,指导患者用抬高垫持续抬高患肢,使患肢高于心脏水平以利于静脉回流,予中频脉冲电治疗促进消肿;患肢持续VSD,引流通畅,VSD出液量及进液量平衡,引出淡血性液体;留置导尿管接床旁固定好,引流通畅,引出黄色、澄清尿液,嘱患者及其家属注意管道安全,翻身时避免管道打折及脱落,疼痛评分为7分,提示重度疼痛,呈持续性胀痛,遵医嘱予盐酸曲马多注射液2 mL肌内注射,30 min后查看,患者诉疼痛较前好转,疼痛评分为3分,指导家属多与患者交谈,分散患者注意力,指导患者进行双下肢踝泵运动及股四头肌等长等张收缩练习,预防深静脉血栓形成。当天抽血为患者复查血常规,结果显示血红蛋白98 g/L。

6月2日患者术后第2天,测量生命体征:T 37.3 ℃,P 84次/分,R 20次/分,BP 122/72 mmHg。患者神志清楚,合作,右前臂切口敷料包扎固定好,无渗血、渗液,患肢肢端血液循环好,皮肤颜色红润,皮肤温暖,感觉麻木,活动稍受限,患肢肿胀较前1天减轻,能扪及桡动脉搏动;患肢持续VSD,引流通畅,VSD出液量及进液量平衡,引出淡血性液体;予患处氦氖激光治疗,以促进伤口愈合,持续抬高患肢,指导患者拇指贴紧掌心,用力握拳,持续3～5 s,然后放松,每天锻炼3～4次,每次15～20 min。当天疼痛评分4分,提示中度疼痛,指导患者口服氨酚双氢可待因片一片,30 min后疼痛评分为2分,提示轻度疼痛。

6月3日患者术后第3天,测量生命体征:T 37.1 ℃,P 90次,R 20次/分,BP 125/77 mmHg。患者神志清楚,合作,右前臂切口敷料包扎固定好,有少许渗血,患肢肢端血液循环好,皮肤颜色红润,皮肤温暖,感觉麻木,活动稍受限,患肢稍肿胀,能扪及桡动脉搏动;患者诉右前臂胀痛,持续性疼痛评分为7分,提示重度疼痛,遵医嘱予盐酸曲马多注射液2 mL肌内注射,30 min后观察,患者疼痛较前好转,疼痛评分为3分,提示轻度疼痛。患肢持续VSD,引流通畅,VSD出液量及进液量平衡,引出淡血性液体,告知患者保持负压引流装置的有效引流，负压引流瓶应低于切口水平面 40～60 cm，勿折叠、扭曲、脱出。指导患者在保护好患肢的情况下进行上臂、前臂肌肉的收缩活动，用力握拳，充分屈伸手指，做对指、对掌等动作。

6 月 10 日管床医生在床旁为患者拔除负压引流管，切口无明显渗出、周围无红肿，局部稍肿胀，指端血液循环好，皮肤颜色红润，皮肤温暖，右前臂及各指感觉较前好转，呈间歇性麻木，活动稍受限，继续给予镇痛、消肿、营养神经等对症治疗，定期换药防止感染，同时抬高患肢以促进消肿，指导患者每天行功能锻炼，功能锻炼应循序渐进，防止肌肉萎缩、关节僵硬。患者情绪稳定，积极配合治疗，遵循医嘱按时服药。

6 月 14 日患者神志清楚，合作，生命体征平稳，右前臂石膏托固定稳妥，敷料包扎固定好，无渗血、渗液，周围无红肿，局部稍肿胀，指端血液循环好，右前臂及各指感觉麻木较前好转，活动稍受限，大小便正常，每天睡眠 7～8 h，患者出院。交代患者出院后相关注意事项：①出院后每 3～4 天换药一次，定期观察切口恢复情况，保持清洁、干燥，若切口出现感染、红肿、渗出、患肢肿胀等情况，及时返院复查。②继续坚持患肢功能锻炼 8 周以上。

五、护理诊断及护理措施

（一）术前

1. 疼痛 与疾病相关。

【依据】主诉右前臂疼痛。

【相关因素】创伤致神经损伤、炎症刺激导致疼痛。

【目标】患者主诉疼痛缓解，疼痛评分为 1～3 分。

【护理措施】入院后 6 h 内进行首次评估，护士根据评估结果初步筛查，填写疼痛评估表，结合个体实际状况，做出系统、全面的评估，包含疼痛发作因素、疼痛时活动状况，疼痛的程度、性质、部位、范围，患者心理状态，护理干预方式等。责任护士对患者进行疼痛健康宣教，提高患者对疼痛的认知，给予患者疼痛护理心理干预。责任护士根据患者职业、文化程度、年龄等，主动与患者交流，并向患者及其家属个性化讲解尺桡骨骨折、骨筋膜室综合征手术方式及术后护理重点，告知不良情绪的危害性，使患者充分重视疼痛并提高对疼痛的认知及警惕性。必要时遵医嘱指导患者口服镇痛药，用药后注意观察患者有无不良反应及效果。

【效果评价】由于患者急诊入院，很快行手术治疗，护理干预时间短，疼痛控制效果不佳，患者中度疼痛，不能耐受。

2. 有发生缺血性坏死的风险 与疾病相关。

【依据】患肢肢端血液循环差，皮肤呈紫红色。

【相关因素】患者确诊为骨筋膜室综合征，骨筋膜室综合征可导致肢端缺血性坏死。

【目标】患者右前臂未发生缺血性坏死。

【护理措施】

（1）注意患肢的皮肤温度、感觉、活动和肢端血液循环情况（肢体远端脉搏和毛细血管充盈时间等），若脉搏消失，则可能是血管损伤或晚期骨筋膜室综合征致动脉闭塞。

（2）进行生命体征观察。该患者除有肢体损坏外，亦可有全身性创伤反应，应密切观察患者生命体征变化，肌肉组织坏死广泛且严重时，患者可出现血压下降、脉率增快、心律不齐等反应，应密切观察、及时记录病情细微变化情况，并及时报告医生，及早发现，及早处理。

（3）保持有效固定，注意石膏或夹板有无松动和移位等情况。

（4）完善术前的各项检查，注意患者是否发生休克，有无肾功能改变，做好病情解释工作，使患者及其家属了解手术的必要性和注意事项。

【效果评价】患者术前未发生右前臂缺血性坏死。

3. 焦虑、恐惧 与缺乏疾病相关知识及担心日后手和前臂功能丧失有关。

【依据】患者焦虑，精神欠佳。

【相关因素】骨折后右前臂的协调性及灵活性丧失，患肢剧烈疼痛，担心预后。

【目标】患者心情好转，积极配合治疗。

【护理措施】

(1)责任护士根据患者职业、文化程度、年龄等，主动与患者交流，并向患者及其家属个性化讲解骨筋膜室综合征及尺桡骨骨折手术方式及术后护理重点，告知不良情绪的危害性，使患者充分重视情绪并积极配合治疗。

(2)详细解答患者疑问，告知术前准备物品及术前注意事项，做好心理建设。

【效果评价】患者知晓术前注意事项，能积极配合治疗。

(二)术后

1.疼痛 与手术创伤有关。

【依据】术后 NRS 评分：静息痛 7 分。

【相关因素】手术切口疼痛。

【目标】术后运动时 NRS 评分≤3 分，每日使用镇痛药次数≤3 次。

【护理措施】

(1)保持舒适体位：让患者处于舒适的体位，持续抬高患肢，指导患者进行合适的功能锻炼，以促进血液循环，防止患肢肿胀而加重疼痛；对患者行必要的疼痛健康宣教，提高患者对疼痛的认知，告知患者具体的评估工具数字评分法(NRS)的使用方法，让患者在出现疼痛时能正确描述自己的疼痛程度，为医生和护士提供治疗的依据。

(2)药物镇痛：多模式镇痛加超前镇痛。

①手术当天用镇痛泵持续镇痛(5 月 31 日)。

②遵医嘱予盐酸曲马多注射液 2 mL 肌内注射(6 月 1 日时，当时 NRS 评分为 7 分)。

③遵医嘱指导患者口服氨酚双氢可待因片(每 6 h 一片)进行超前镇痛。

(3)心理护理：对于疼痛较轻的患者采取放松术，指导患者进行深呼吸，让患者听音乐等，使患者放松，转移患者的注意力。

(4)密切观察患者是否有因疼痛引起的心率、呼吸及血压等变化。

(5)正确使用抗生素，降低炎症反应水平。

(6)及时做好使用镇痛药后的效果评价。

【效果评价】术后 NRS 评分≤3 分。

2.营养失调：低于机体需要量 与手术创伤有关。

【依据】手术当天检验结果显示：白蛋白 24.4 g/L，血红蛋白 84 g/L。

【相关因素】术中出血约 300 mL，术后进食差。

【目标】能积极配合营养支持治疗，进食正常，多样化饮食。

【护理措施】

(1)术后遵医嘱予静脉补液治疗。

(2)口腔护理：术后做好口腔护理，每天 2 次，保持口腔清洁，以增加食欲。

(3)指导家属共同参与患者营养治疗，做好营养教育及支持性干预。

(4)责任护士做好患者膳食调查，询问有无偏食或营养摄入不足。详细指导患者饮食，给予易消化的“三高”(即高蛋白、高热量、高维生素)饮食。合理调配饮食，加强营养、增强体质，促进切口愈合。

(5)监测患者进食量，及时做好评估及反馈指导。

(6)戒烟、禁酒：烟中的尼古丁能引起血管收缩，不利于切口愈合。鼓励患者多饮水，保证每天饮水 1000～2000 mL。

【效果评价】患者出院时营养评分为 0 分，未发生营养不良，对预后充满信心，能积极配合治疗及康复。

3. 有管道滑脱风险 与术后留置管道有关。

【依据】患者术后留置有负压引流管及导尿管。

【相关因素】患者术后管道滑脱评分为 6 分，存在管道滑脱轻度风险。

【目标】患者未发生非计划拔管。

【护理措施】

(1)选择 3M 胶布对负压引流装置及导尿管进行 2 次固定，确保管道固定牢固且不易滑脱。同时，定期检查管道固定情况，及时调整固定装置。

(2)医护人员在置管、换药、检查等操作中应严格遵守操作规程，确保操作规范、细致。

(3)护理人员应增加巡视次数，密切观察患者情况和管道位置，及时发现并处理异常情况，定期检查负压引流装置的性能和稳定性，确保其正常运行且故障风险低。

(4)向患者及其家属详细介绍 VSD 管道的作用、注意事项及滑脱后的危害，提高其认知和配合度。同时，指导患者及其家属正确保护管道，避免意外触碰管道或将管道拔除。

(5)保持病房环境整洁、干燥、安静，降低患者跌倒或发生碰撞的风险。

【效果评价】按计划为患者行拔管治疗：6 月 1 日拔除导尿管，6 月 10 日拔除负压引流管。

4. 潜在并发症：感染

【依据】术前创面污染严重，超敏 C 反应蛋白为 45.72 mg/L，术后体温波动范围为 37.7～37.3 ℃。

【相关因素】创面污染严重、二次手术、手术创伤大。

【目标】患者未发生切口感染。

【护理措施】

(1)每天监测体温 3 次，观察患者体温变化曲线。

(2)遵医嘱足量、准确地应用抗生素，注意观察患者用药后反应。

(3)拆除负压引流装置后密切观察切口情况，注意有无渗血及红、肿、热、痛，保持床单位清洁、干燥。

(4)按时监测患者血常规，6 月 14 日患者超敏 C 反应蛋白结果为 5.13 mg/L。

【效果评价】患者住院期间未发生感染。

5. 潜在并发症：肌肉、神经坏死

【依据】患者术后肿胀明显，感觉麻木，肌电图检查提示右前臂尺、桡神经部分性损害迹象。

【相关因素】筋膜间隔区内压力升高。

【目标】患者未发生肌肉、神经坏死。

【护理措施】患者行骨筋膜室切开减压术。术后除进行一般的护理外，要尽可能减轻患者的痛苦和不适，预防并发症发生，并及时发现和处理并发症。

(1)抬高患肢，保护患肢切口，避免碰撞。

(2)切开减压后，局部血液循环得到改善，组织坏死灶内的大量代谢产物和毒素也进入血液循环，可导致脱水、酸中毒、高钾血症、肾衰竭、休克等严重并发症。密切观察患者的体温、脉搏、呼吸、血压，尿液的颜色及量，及时行血、尿常规及生化检查，追查结果，以便及时处理。

(3)该手术一般切口较大，而且多不缝合或不完全缝合，渗液较多，给护理工作带来了困难。如有渗出，应及时换药并清除坏死组织，还应密切观察渗出物的性质和颜色，行切口渗出物的细菌培养及药物敏感试验，选用敏感的抗生素，预防切口感染。

(4)密切观察桡动脉搏动和指端血液循环情况，手的感觉、运动功能及皮肤温度等，如发现手指发凉、发绀、麻木或疼痛逐渐加重，可能是减压不彻底所致，应立即通知医生，及时采取相应措施。

【效果评价】患者右前臂肿胀减轻，右前臂及各指感觉转变为间歇性麻木。

6. 有发生废用综合征的风险

【依据】患者二次手术，创伤较大。

【相关因素】患者疼痛明显，不敢活动。

【目标】患者能够说出功能锻炼的目的；能够演示功能锻炼的方法；在住院期间未发生关节僵硬和肌

肉萎缩。

【护理措施】

(1)向患者解释功能锻炼的目的、意义和方法。功能锻炼为治疗性运动,可以维持及恢复关节功能,预防肌肉萎缩,避免或减轻后遗症。

(2)指导患者进行功能锻炼。功能锻炼应在术后第1天就开始有规律地进行,遵循以主动活动为主,被动活动为辅的原则。开始时,建议患者进行除患肢以外的各关节的任意活动。其目的是促进全身的血液循环、改善局部组织的营养状况、防止肌肉萎缩。患肢锻炼方法主要包括以下5种:①股四头肌等长等张收缩练习:每次50下,每天3次。在不移动腿部的情况下,有意识地收缩股四头肌来增加肌肉力量,使股四头肌坚强有力。②直腿抬高5~10 cm,并保持1~5 min,每天3次。③前臂旋转练习:患侧手抓住笔的中间,肩关节前屈至90°左右,然后进行前臂的旋前、旋后练习,每天3次,每次15~20 min;旋转是前臂的主要功能,每天量力而行,不可强求。

(3)功能锻炼须循序渐进,由被动到主动,由易到难,以身体能够承受为限。

【效果评价】患者能自行完成股四头肌等长等张收缩练习,每天3次;直腿抬高运动,每天3次;前臂旋转练习,每天3次,旋转角度达到45°。

7. 躯体移动障碍

【依据】患者术后管道限制、切口疼痛。

【相关因素】与术后管道限制活动范围及疼痛有关。

【目标】患者可进行力所能及的活动。

【护理措施】

(1)将呼叫器放于患者伸手可及之处,常用物品置于患者床旁易取之处。

(2)协助患者洗漱、更衣、床上擦浴等,及时为患者提供便器,提供患者生活所需。

(3)家属24 h陪护,及时了解患者需求并给予协助。

(4)指导患者床上翻身活动,鼓励患者进行力所能及的自理活动,指导患者正确的穿衣方法,如先穿患侧衣袖,再穿健侧衣袖;指导患者行双上肢交替摆动,提高患者的平衡和协调能力;使用餐具进食,避免烫伤或误吸;协助患者进行洗脸、刷牙、洗澡等;让患者逐步完成自理活动,促进康复。

【效果评价】患者能完成简单的生活自理活动,自理能力评分提示轻度依赖。

8. 有跌倒/坠床风险

【依据】患者跌倒/坠床评分提示高风险。

【相关因素】患者术后身体机能差,使用高风险药物。

【目标】患者住院期间无跌倒/坠床意外伤害发生。

【护理措施】

(1)动态评估患者术后跌倒/坠床风险,对于高风险患者,护士要提高风险意识,做好交接,加强巡视,床头悬挂警示标识。

(2)向患者及其家属介绍跌倒相关案例,提高患者及其家属的重视程度。

(3)持续做好对患者及核心家属跌倒/坠床危害的宣教,嘱家属24 h陪护,提高患者及其家属自我安全管理意识。

(4)做好有可能导致患者跌倒/坠床的各个环节的防范措施的指导,指导患者正确选择、使用助行器,加强"起床三部曲"宣教,及时评估,及时评价。

【效果评价】患者住院期间未发生跌倒/坠床意外伤害事件。

六、护理诊断的排序理由

患者疾病发展为骨筋膜室综合征,患肢持续性剧烈疼痛呈进行性加重,被动牵拉手指/足趾时会引起不能忍受的疼痛,因此疼痛应作为护理人员亟须解决的首优护理问题。患者较年轻,且为工作时受伤,社会支持系统单一,经历巨大的痛苦,为手术的成败和疾病的预后担心,多存在焦虑、恐惧情绪;术后观察可以及时发现并处理潜在的危险因素，从而降低致残率，提高患者的生活质量。营养不良不仅会影响血红蛋白的合成，还会导致身体其他系统的功能下降，而骨筋膜室综合征是一种严重的创伤并发症，可能导致肢体功能障碍甚至残疾。充足的营养不仅有利于切口愈合，也为患者开展持续、有效的康复锻炼提供了必要的生理基础。因此，上述问题也应被列为本例患者的优先护理问题。管道护理时，保持管道通畅及固定良好，可避免管道意外滑脱；患者术后身体机能差且长期使用镇痛药，跌倒/坠床评分提示为高风险，这些问题的存在虽然对患者的生命没有直接威胁，但可导致相关潜在并发症，从患者安全管理以及护理效果最大化的角度考虑，也应该作为本例患者的护理诊断，排在次优的位置。

七、患者结局

患者出院时情绪乐观稳定，切口愈合好，肩、腕活动度好，指端血液循环好，感觉好，活动稍受限，患肢肿胀逐渐减轻，未发生切口感染、右前臂肌肉及神经坏死等并发症，饮食好，大小便正常，每天睡眠 7～8 h，各项生化指标转为正常，患者 6 月 14 日康复出院，出院后遵医嘱继续坚持患肢功能锻炼，随访观察 1～2 年(图 12-1-1)。肌电图复查结果提示右前臂尺、桡神经部分性损害迹象较入院时减轻。

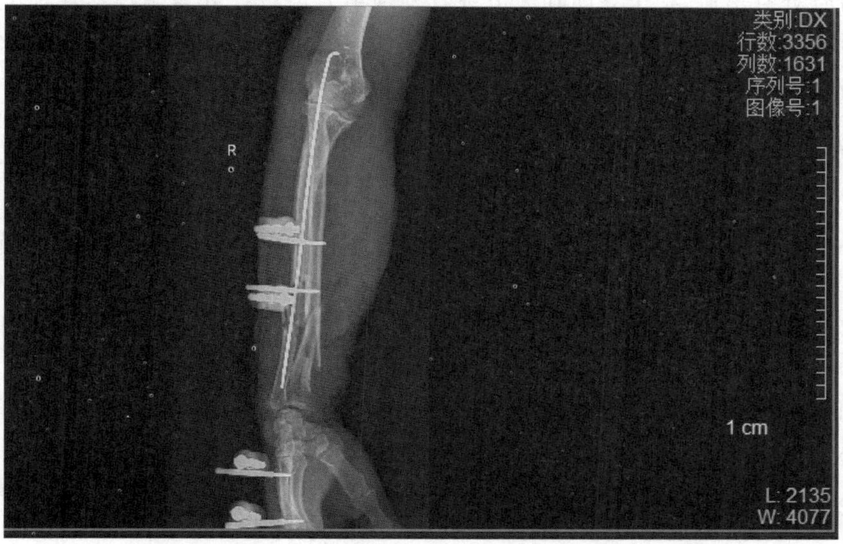

图 12-1-1　术后一个半月 DR 侧位(全长)

7 月 14 日复查，患者右前臂切口恢复良好，患肢无肿胀，指端血液循环好，右前臂及指端对触摸、温度变化等刺激的敏感性逐渐恢复，手掌可握球等物品。

9 月 14 日复查，患者右前臂无肿胀，指端血液循环好，右前臂及指端能接受轻轻触摸，能感受温度变化，右手可拿筷子进食。

12 月 14 日复查，患者右前臂陈旧性手术瘢痕愈合，指端血液循环好，感觉正常，可进行日常生活及正常工作。

八、护理体会

本例患者较年轻，且为工作时受伤，经历巨大的痛苦，为手术的成败和疾病的预后担心，多存在焦虑、恐惧情绪，且疼痛症状明显，严重影响其日常活动和休息，社会支持系统运行效率不高。护理人员应充分发挥医护协同的作用，给予患者及其家属更多的专业照护，提供心理支持与知识指导，并采取及时、有效的疼痛护理措施，动态评估患者疼痛程度，帮助患者及其家属有效应对创伤及手术的刺激，减轻疼痛、促进舒适。由于骨筋膜室综合征是一种较为严重的创伤并发症，护理人员应对病情有充分的认识，且高度警惕骨筋膜室综合征的发生，密切观察病情，严防 5P 征(疼痛、无脉、苍白、感觉异常、麻痹)出现。对于此类患者，需要综合考虑多个方面因素并采取相应的护理措施。及时的急救处理、手术治疗以及术后精心护理和康复指导等可以有效促进患者的康复并提高其生活质量。

第二节 护理不良事件分享

当班护士为本科学历、护师，N1 层级，专科工作 3 年。

一、事件经过

患者孙某，男性，43 岁，住院号：2406××××，二级护理，4 月 28 日患者在复合麻醉下行“右中指、环指清创术＋左足底内侧游离皮瓣移植术”，19:35 安返病房，术后给予静脉输液治疗。

入院诊断：右中指、环指开放性损伤。

4 月 29 日 01:00 输液治疗结束，护士封管时将三通管取下，镇痛泵连接留置针正压接头处，并将肝素帽置于留置针另一接头处，肝素帽连接后无松动感，为患者调整体位后再次确认肝素帽固定情况。01:50 患者家属告知留置针处有出血，护士立即到床边查看发现患者留置针肝素帽掉落在地上，留置针渗血，护士立即夹闭留置针卡扣，安抚患者，更换肝素帽，测量生命体征示 P 85 次/分、R 20 次/分、BP 116/76 mmHg，查 SpO_2 98%。

二、原因分析

1. 护士因素

(1)护士对护理风险防范意识不强，存在惯性思维，在工作忙碌的状态下只看到必须要完成的治疗护理工作，没有认识到存在肝素帽脱落的风险。

(2)护士在固定留置针时可能存在操作不规范的情况，如固定不牢固、未选择合适的固定材料等，导致留置针容易脱落。

(3)护士的责任心不足和专业水平不高，护理操作结束后没有及时查看操作的结果，未对存在安全隐患的环节进行确认。

2. 患者因素 患者缺乏相关知识，活动及睡眠时保护意识不足，活动不当，增加了肝素帽脱落的风险。

3. 环境因素 操作时病房过于嘈杂或光线不足，护士没有确认病房灯光全部打开，影响其操作精准度，从而增加肝素帽脱落的风险。

4. 方法因素 护士连接肝素帽及确认其固定状态的方法不规范，造成肝素帽连接不稳定的安全隐患。

三、安全管理改进方法

修订和完善肝素帽连接、更换操作规程，加强护士培训，严格执行操作规范。同时严格执行核心制度，梳理操作中安全风险防控关键环节，强化安全意识，指导护士操作结束后进行规范核查，核查内容不只限于患者身份，还应该包括各项护理操作的结果，以进一步预防此类事件的发生。在物品准备方面，改用衔接牢固的无针密闭正压接头，既降低了肝素帽意外脱落造成出血的风险，也降低了针刺伤的发生概率。加强对患者及其家属的健康教育，邀请他们参与住院期间的安全管理，共同提高护理质量，确保患者安全。

第十三章　下肢创伤护理病例与护理不良事件分享

第一节　病 例 报 告

患者李某某，男，18 岁，学生，汉族，未婚。

因高坠伤致右小腿活动受限、肿胀、疼痛难忍 6 h 于 2024 年 5 月 6 日平车送入院。

一、现病史

患者未见皮肤裂伤，右小腿逐渐肿胀，右膝关节活动受限，不能站立及行走，伤后无意识障碍、昏迷、头痛、头晕，无腹痛、腹胀、呕心、呕吐，无胸痛、心慌、胸闷、气促，无颈胸腰椎疼痛、颈腰椎活动受限、四肢麻木无力、大小便失禁，伤后就诊于外院，右膝 X 线片示"右胫腓骨骨折"，收入我科治疗，入院后予右下肢持续石膏外固定，并予甘露醇 125 mL 输液等治疗，完善检查后建议患者手术治疗。患者精神、饮食、睡眠好，大小便正常，体重近来无异常增减。

二、查体

1. 护理查体　患者神志清楚，情绪乐观稳定，饮食、营养好，睡眠好、配合度高，大小便正常。查体：T 36.6 ℃，P 85 次/分，R 20 次/分，BP 121/75 mmHg。身高 175 cm，体重 60 kg，BMI 19.60 kg/m^2，被动体位，不能站立及行走，痛苦面容，皮肤黏膜正常，无水肿。

2. 专科查体　脊柱、骨盆、双上肢、左下肢查体无外伤征象；右下肢石膏外固定，膝部肿胀，胫骨前部可见皮肤淤青，未见皮肤裂伤，膝部触压痛，浮髌试验阴性，膝关节拒动，踝关节及各趾活动正常，足背动脉搏动有力，肢端末梢血液循环好，肢端感觉正常。右膝 X 线片(外院检查，未见报告单)示右胫腓骨骨折。

3. 既往史　患者本地户籍，有 2 年吸烟史，每天约 20 支。无饮酒嗜好，无工业毒物、粉尘、放射性物质接触史，无性病及冶游史，无聚集性发病接触史(2 周内在家、办公室、学校教室等小范围场所，出现 2 例及以上有发热和(或)呼吸道症状的病例)。平素身体良好，否认高血压、冠心病、糖尿病等病史，无传染病病史，无输血史，无手术史，无药物过敏史，无食物过敏史，个人接种史不详。

4. 家族史　父母身体健康，兄弟姐妹身体健康，无家族传染病及遗传病病史。

5. 辅助检查　右膝 CT 提示：右胫腓骨骨折，轻度移位。

6. 实验室检查　见表 13-1-1。

表 13-1-1　实验室检查结果

日期	白细胞计数	红细胞计数	血红蛋白	血小板计数	D-二聚体	血沉	超敏 C 反应蛋白
5 月 7 日	6.0×10^9/L	7.89×10^{12}/L	108 g/L	3455×10^9/L	4.16 mg/L FEU	2 mm/h	0.24 mg/L
5 月 12 日	4.2×10^9/L	5.75×10^{12}/L	130 g/L	325×10^9/L	0.45 mg/L FEU	3 mm/h	0.5 mg/L

7. 护理评估　见表 13-1-2。

表 13-1-2 护理评估结果

项 目	入 院	手 术	病情变化	出 院
Morse 跌倒/坠床风险评估量表	高风险	高风险	高风险	高风险
疼痛评估表(VAS)	6分	6分	4分	1分
Braden 压力性损伤危险因素评估表	16分	16分	16分	21分
Barthel 指数评定量表	20分	30分	60分	80分
营养风险筛查(NRS 2002)	1分	1分	2分	1分
住院患者管道滑脱危险因素评估表	—	6分	—	—
左/右大腿周径	42 cm/47.5 cm	42 cm/47.5 cm	42 cm/45.6 cm	42 cm/45 cm
左/右小腿周径	34 cm/39.5 cm	34 cm/40.6 cm	34 cm/41.2 cm	34 cm/37.2 cm
左/右下肢肌力	左下肢5级,右下肢2级+	左下肢5级,右下肢2级+	左下肢5级,右下肢3级	左下肢5级,右下肢4级

注:

①疼痛评估表(VAS):1～3分,轻度疼痛;4～6分,中度疼痛;7～10分,重度疼痛。

②Braden压力性损伤危险因素评估表(总分23分):15～18分,低危;13～14分,中危;10～12分,高危;9分及以下,极高危。

③Barthel指数评定量表:100分,无须依赖;61～99分,轻度依赖;41～60分,中度依赖;40分及以下,重度依赖。

④营养风险筛查:3分及以上,患者存在营养风险,需要营养治疗;3分以下,患者需要每周重测,如果患者安排有重大手术,需考虑预防性营养治疗以避免联合风险状况。

⑤住院患者管道滑脱危险因素评估表:8分及以下,患者存在管道滑脱轻度风险,需采取相应的预防措施;8分以上,患者存在管道滑脱高度风险,随时可能发生管道滑脱,应采取相应的预防措施,同时悬挂高危警示标识,并根据病情每周跟踪评估1次,直至拔管。

8. 影像学检查 见表13-1-3。

表 13-1-3 影像学检查结果

日 期	检查项目	结 果
5月6日	右膝CT	右胫腓骨骨折,轻度移位
5月7日	双下肢血管彩超	双侧静脉通畅

9. 入院诊断 右胫腓骨骨折。

三、治疗情况

1. 药物治疗 见表13-1-4。

表 13-1-4 药物治疗情况表

药 物	剂 量	频 次	给药方式	用药时长/次数	药物类别	作 用	用药目的
头孢哌酮舒巴坦	3.0 g	bid	静脉滴注	9天	第三代头孢菌素	抗炎	预防术后感染
疏血通	6 mL	qid	静脉滴注	1天	中成药	活血化瘀、通经活络	促进患者骨髓愈合
甘露醇	125 mL	bid	静脉滴注	9天	高渗性药物	减轻肿胀	减轻患肢肿胀
低分子肝素钙	0.2 mL	qid	皮下注射	10天	抗凝药	预防深静脉血栓形成	内固定术后常规药物抗凝

续表

药　　物	剂　量	频　次	给药方式	用药时长/次数	药物类别	作　用	用 药 目 的
氨酚双氢可待因	2 片	qid	口服	1 次	解热镇痛药	降低体温	减轻术后疼痛
盐酸曲马多	2 mL:100 mg	临时医嘱	肌内注射	1 次	镇痛药	镇痛	减轻切口疼痛

2. 物理治疗　见表 13-1-5。

表 13-1-5　物理治疗情况表

项　目	方　法	治疗时长	作　　用	治 疗 原 因
冰敷	tid,每次 15 min	9 天	消肿镇痛	缓解术后切口疼痛、患肢肿胀
气压治疗	tid,每次 15 min	9 天	预防深静脉血栓形成	石膏固定制动,长期卧床,容易形成血栓
中频电疗	tid,每次 15 min	9 天	促进骨愈合	内固定术后,需帮助骨愈合

四、治疗护理过程

5 月 6 日,患者入院,遵医嘱予骨科常规二级护理,普食;右下肢予石膏外固定稳妥,向患者做入院宣教,积极完善相关检查和准备。

5 月 12 日 8 时,患者在蛛网膜下腔阻滞(腰麻)下行“右胫腓骨骨折闭合复位空心螺钉张力带内固定术”,术前已告知患者禁饮禁食,已备皮,发手术衣。于 11 时患者返回病房,查看并确认患者神志清楚,对答切题。予去枕仰卧位,术区切口敷料包扎固定完好,清洁、干燥,无渗血、渗液。全身受压部位皮肤完好,患肢肢端血液循环好,感觉未恢复,活动稍受限。协助患者于术后 2 h 抬高患肢,预防患肢肿胀。术后遵医嘱予骨科一级护理,禁食 6 h 后改流质饮食,予心电监护及低流量吸氧。患者术中出血约 30 mL,术后遵医嘱予补液、消炎及患肢消肿、镇痛治疗,并应用低分子肝素钙预防血栓形成。留置导尿管于床旁固定好,引流通畅,引出黄色、澄清尿液。疼痛评分为 7 分,遵医嘱予盐酸曲马多肌内注射后疼痛降至轻度。根据各种评分评估患者存在的危险因素,并对患者进行知识宣教和预见性护理。

5 月 13 日,术后第 1 天,患者神志清楚,对答切题,术区切口敷料包扎固定完好,清洁、干燥,无渗血、渗液,全身受压部位皮肤完好,患肢肢端血液循环好,感觉恢复,活动稍受限,留置导尿管于床旁固定好,引流通畅,引出黄色、澄清尿液。嘱患者抬高患肢,以减轻患肢肿胀。遵医嘱停一级护理,改为二级护理,停心电监护及低流量吸氧,夹闭导尿管,嘱患者多饮水,告知患者本次入院抽血检验异常结果,血红蛋白偏低与本次创伤手术有关,嘱患者进高蛋白、富含维生素、高热量饮食。

5 月 14 日,术后第 2 天,患者神志清楚,合作,诉切口疼痛可忍受。查看切口敷料包扎固定完好,清洁、干燥,无渗血、渗液,肢端感觉、活动、血液循环正常。嘱患者持续抬高患肢,指导患者进行功能锻炼(如踝泵运动及股四头肌等长收缩运动),加强营养,多吃水果、蔬菜和高钙食物。

5 月 15 日,术后第 3 天,患肢手术切口敷料包扎固定完好,无渗血、渗液,患肢肿胀明显,感觉好,血液循环好,活动稍受限,遵医嘱请康复治疗师进行床旁康复。患者进食量少,请营养科会诊,予营养支持。

5 月 17 日,患者神志清楚,患肢肿胀逐渐减轻,饮食好,大小便正常,睡眠 6～7 h,心理恐惧、焦虑消除,康复出院。

五、护理诊断及护理措施

(一)术前

1. 疼痛　与本次骨折创伤有关。

【依据】主诉右胫腓骨疼痛,疼痛评分为 6 分(中度疼痛)。

【相关因素】右胫腓骨骨折。

【护理目标】患者主诉疼痛缓解，疼痛评分控制在3分以下。

【护理措施】

(1)动态评估患者疼痛程度，密切观察疼痛的发生时间、性质、持续时间。

(2)多关注患者感受，给予心理安慰，并采用音乐、视频等分散患者注意力。

(3)按疼痛三阶梯治疗，遵医嘱予局部冰敷，并肌内注射镇痛药，及时评估镇痛效果。

(4)加强护理人文关怀，缓解患者焦虑。给予患者充分的关注和照顾，提高患者的舒适度，让患者感到温暖。根据青年患者的需求和喜好，提供一些适当的娱乐活动和休闲设施，如阅读、看电视、听音乐等，让患者在治疗期间感到轻松和愉悦。根据患者的身体状况和治疗需求，帮助患者维持健康的饮食习惯。此外，护士还应该密切观察患者的饮食状况和营养摄入情况，及时调整饮食方案，确保患者的营养需求得到满足。

【效果评价】患者疼痛评分控制在3分以下，能耐受。

2. 躯体移动障碍 与术后切口疼痛及患肢石膏制动有关。

【依据】患者不能自主改变体位。

【相关因素】患者翻身困难，需家属及医护人员协助。

【护理目标】患者在医护人员及家属的协助下能够改变体位。

【护理措施】

(1)协助患者完成日常生活活动，如进食、洗漱。

(2)定期对患者进行身体功能评估，包括肌力、关节活动度、平衡能力等，及时发现问题并采取相应的措施。

(3)进行康复训练，包括肢体训练、按摩等，帮助患者恢复身体功能。

(4)保持患者皮肤清洁、干燥，避免皮肤损伤。

(5)协助患者改变体位，待患者疼痛减轻后，指导患者进行功能锻炼(如踝泵运动)。

【效果评价】患者在医护人员及家属的协助下能改变体位，并进行适当的床上活动。

3. 焦虑 与缺乏疾病相关知识有关。

【依据】患者多次询问肢体多久消肿，想尽快手术。

【相关因素】患者文化程度为高中，知识水平及相关生活阅历有限。

【护理目标】患者了解相关疾病康复过程及预后，并主动积极配合相关治疗及护理。

【护理措施】

(1)护士应认真倾听患者主诉，主动与患者沟通，关心体贴患者，帮助患者了解疾病发生、发展与转归的过程，消除患者顾虑，使其积极配合治疗及护理。

(2)了解患者的生活习惯，满足患者的合理需求；鼓励患者与家属和朋友保持联系，以获得情感支持。邀请家属参与患者的康复过程，共同制订康复目标。

(3)鼓励患者克服恐惧、焦虑心理，讲述成功案例，增强其战胜疾病的信心。

(4)耐心为患者讲解术后康复知识，如饮食、用药、功能锻炼等的知识。

【效果评价】患者情绪稳定，能够积极配合治疗及护理。

(二)术后

1. 疼痛 与手术有关。

【依据】主诉患肢疼痛。

【相关因素】右胫腓骨骨折闭合复位空心螺钉张力带内固定术。

【护理目标】患者主诉疼痛缓解，疼痛评分为1～3分。

【护理措施】

(1)遵医嘱口服给药：适用于神志清楚、行非胃肠道手术和术后胃肠功能良好者术后轻、中度疼痛的控制。及时评估镇痛药效果。在骨科手术中，超前镇痛的应用被证实可以有效缓解术后疼痛，在患者做功能锻炼前进行疼痛评估，并遵医嘱给予镇痛药。

(2)予患者非药物治疗，如物理治疗(冰敷、红外线照射治疗等)、音乐疗法等，鼓励患者表达自身感受，给予心理护理。

【效果评价】患者疼痛评分控制在3分以下，能耐受。

2.躯体移动障碍 与患者术后需卧床、患肢制动有关。

【依据】患侧肢体活动受限。

【相关因素】右胫腓骨骨折闭合复位空心螺钉张力带内固定术后疼痛、肿胀，活动被限制，不愿意活动。

【护理目标】患者术后能自行翻身，进行坐位练习。

【护理措施】

(1)骨折后1～2周，局部反应明显(肿胀)，此时以促进患肢血液循环、消除肿胀、防止肌肉萎缩为主。第一阶段(术后1～3天)：股四头肌等长收缩运动、踝泵运动；协助患肢穿"丁"字鞋，患者两腿之间放置软枕或梯形外展枕，使患肢保持15°～30°外展中立位，禁止内旋、内收。第二阶段(术后4～7天)：直腿抬高运动、屈髋屈膝运动。第三阶段(术后8天至1个月)：卧位外展训练、卧位到坐位训练、坐位到站立训练、扶拐训练、站立训练。

(2)指导患者掌握以上功能锻炼方法，以防止肌肉萎缩和关节僵硬，保持肌肉的张力和关节的灵活，为日后恢复正常功能打下良好基础。通过针对性的训练，逐步增强患者的肌肉力量，提高其关节活动度和协调性，逐渐恢复正常生活能力。

(3)患者因畏惧疼痛而不愿活动时，护士应鼓励其表达内心的担忧和恐惧，提供情感支持，通过倾听、安慰和解释来减轻患者的心理负担。还应评估患者的疼痛程度，并根据需要告知医生调整镇痛药的使用。教授患者疼痛管理技巧，如深呼吸、冥想和放松，以减轻疼痛。成功案例分享：向患者介绍成功案例，如其他骨折患者通过积极锻炼成功恢复的案例，以增强患者的信心。逐步增加活动量：在康复治疗师的指导下，根据患者的具体情况逐步增加活动量。开始时患者可以进行一些简单的、幅度较小的活动，再逐渐增加锻炼的强度和难度。

【效果评价】患者能自行翻身，部分生活自理。

3.知识缺乏

【依据】患者年龄小，有吸烟史。

【相关因素】烟草中尼古丁影响骨折愈合。

【护理目标】患者住院期间能戒烟。

【护理措施】

(1)告知患者我院为无烟医院。

(2)病房内张贴禁烟的相关标识。

(3)健康宣教：向患者讲述吸烟对肺、心血管等主要脏器的危害，以及骨折患者戒烟的必要性(烟草中的尼古丁会引发肢体末端血管收缩，不利于切口及骨折断端愈合)。

【效果评价】住院期间患者未吸烟，并保证骨折未愈合期间保持戒烟。

4.潜在并发症 有骨筋膜室综合征、下肢深静脉血栓形成等风险。

【依据】患者患肢肿胀。

【相关因素】患者术后患肢制动，不配合功能锻炼。

【护理目标】患者住院期间不发生骨筋膜室综合征和下肢深静脉血栓形成。

【护理措施】

(1)风险评估：监测双下肢腿围。

(2)体位护理：保持外展中立位，抬高患肢使之高于心脏水平22～30 cm，可有效促进患者双下肢的静脉回流，充分降低静脉压力，以利消肿。检查患肢临时固定松紧度是否适宜，如过紧，则应适当放松再重新固定，防止肢体受压。如患肢肿胀加重，出现严重疼痛，应予以重视，及时通知医生进行处理。遵医嘱应用药物治疗，如输注七叶皂苷钠、25%甘露醇注射液，口服消肿药物等。

(3)康复锻炼：早期主动或被动活动，循序渐进，必要时请康复科会诊，让康复治疗师指导患者做康复训练。

(4)药物预防治疗：给予抗凝药预防治疗，注意观察药物疗效及不良反应。

(5)物理治疗：给予双下肢足底泵治疗，于康复科予左下肢中频电疗。

(6)饮食干预：选择易于消化、富含维生素的食物，减少便秘的发生。

【效果评价】患者住院期间未发生相关并发症，包括下肢深静脉血栓形成和骨筋膜室综合征。

5. 有感染的风险

【依据】内固定术后相关并发症。

【相关因素】内固定术后可能发生的相关并发症。

【护理目标】患者住院期间未发生切口感染。

【护理措施】

(1)护士工作时注意手卫生，加强患者切口周围的护理，如敷料潮湿，及时请医生更换，保持局部清洁、干燥。

(2)注意观察患者体温的变化、局部疼痛的性质。

(3)指导患者多饮水，制订饮水计划，每日饮水量为约 1500 mL；指导患者进高蛋白、高热量、富含膳食纤维的食物。

(4)遵医嘱给予抗感染治疗。

(5)做好患者会阴部护理。

【效果评价】患者住院期间未发生切口感染和导管相关性感染。

六、护理诊断的排序理由

在对护理诊断进行排序时，应根据患者的病情和手术情况，确定最紧迫和最有可能影响患者恢复的诊断，并将其置于优先位置。根据马斯洛需要层次理论，术前的护理诊断应把“疼痛”放在首位。疼痛是一种极其不舒适的主观感受，同时强烈的疼痛还会进一步影响进食和睡眠。因此，首先要满足患者的生理需要，保证患者舒适。由于骨折患者往往卧床休息，生活自理能力下降，因此，我们把“躯体移动障碍”排在第二位，以确保患者在住院期间能够得到充分的协助和指导。此外，该骨折患者遭遇突然发生的意外伤害，对自身疾病以及可能面临的长期康复过程不了解，容易产生焦虑和抑郁情绪。因此，我们把“焦虑”作为必要的护理诊断，通过心理疏导和情感支持，帮助患者保持积极的心态，以应对接下来的手术和康复治疗。

疼痛管理是术后需要重点关注的问题，因为疼痛不仅影响患者的舒适度，还可能限制其活动能力，从而影响康复进程；躯体移动障碍的管理同样重要，因为适当的活动有助于预防并发症，如肺部感染和下肢深静脉血栓形成，同时有助于维持肌肉力量和关节活动度。除了疼痛和躯体移动障碍，我们还增加了知识缺乏的诊断，这是因为患者可能对术后护理和康复过程缺乏了解，导致其无法正确执行医嘱或采取不当的自我护理措施，因此，提供足够的教育和信息是确保患者能够积极参与自我护理和康复的关键。而肢体废用综合征、下肢深静脉血栓形成以及感染是术后潜在的严重并发症，需要密切监测和预防。肢体废用综合征可能导致患者长期卧床、肌肉萎缩和关节僵硬，因此术后早期活动和物理治疗是预防的关键措施。下肢深静脉血栓形成的风险需要通过早期活动、抗凝治疗和密切监测来降低，以避免血栓脱落导致肺栓塞等严重后果。感染的风险则需要通过严格的无菌操作、切口护理和抗生素的合理使用来控制，以防止手术切口感染和全身性感染的发生。

七、患者结局

患者出院时情绪乐观稳定，切口愈合好，肢体活动好，患肢肌力 4 级，住院期间未发生下肢深静脉血栓形成；患肢肿胀逐渐减轻；未发生误吸及切口感染，饮食好，大小便正常，每天睡眠 6～7 h，血红蛋白指标转为正常。患者于 5 月 17 日康复出院，共住院 11 天，住院期间未发生石膏综合征、肌肉萎缩、关节僵硬、压力性损伤、术后切口感染、内固定断裂的情况，家属对手术效果满意。患者出院后 1 个月、3 个月、6 个月定期在门诊复查，患肢肌力恢复，能回归社会正常生活，术后1年返院行内固定拆除术。

八、护理体会

胫腓骨骨折多由外力所致，病理性骨折少见。骨折后患者若能得到及时、正确的治疗和护理，将有利于骨折的恢复，减轻患者的痛苦，减少后遗症。胫腓骨骨折术后，患者面临着多种并发症的风险，如深静脉血栓形成、感染、关节僵硬等。预防这些并发症的发生，是围手术期护理的重要任务。护士应学会正确地指导患者功能锻炼、良肢位摆放，如患肢的抬高、制动与早期功能锻炼，以及观察并处理可能出现的并发症。护理胫腓骨骨折患者时，护士需要具备扎实的专业知识和细致入微的工作态度，通过采用心理护理、病情观察、体位护理、功能锻炼、营养支持以及并发症的预防与处理等措施，帮助提高患者的治疗效果和生活质量。

第二节　护理不良事件分享

当事护士为本科学历，护师，N2层级，专科工作年限5年。

一、事件经过

患者罗某，男，48岁，住院号：2301××××。因“摔倒致右膝部疼痛伴活动受限10 h”，于2023年6月28日19:45入住骨科。患者自理能力评分为55分，属于中度依赖，给予二级护理。

诊断：右髌骨骨折。

6月28日20:29患者因疼痛（经评估疼痛评分为7分），医生开具医嘱：氨酚羟考酮片2瓶，每次1片，q6h，口服。20:30科室护士取药后指导实习生发药给患者，告知患者“每间隔6 h可吃1片，饭后服用，避免胃肠道反应”，患者表示知晓。23:00，患者自服氨酚羟考酮片1瓶，共6片。6月29日6:00，患者再次自服氨酚羟考酮片1瓶。8:30床旁交班，发现患者呕吐，呕吐物为胃内容物，量约80 mL，诉“头晕、恶心，无心慌、胸闷等不适”。测患者生命体征：T 36.4 ℃，P 62次/分，R 22次/分，BP 124/82 mmHg，血糖7.6 mmol/L，双侧瞳孔圆形等大，直径约2 mm，对光反射稍迟钝。立即通知医生查看，遵医嘱给予钠钾镁钙葡萄糖注射液、奥美拉唑静脉滴注，补液保护胃黏膜。急抽血完善相关检查，9:35患者在医护人员陪同下于急诊科行洗胃治疗；10:35患者洗胃完毕，安全返回病房，行持续心电监护及低流量吸氧，患者神志清楚、合作，未述不适，双侧瞳孔圆形等大，对光反射灵敏，直径约2 mm。

二、原因分析

1. 护士因素　查对制度落实不到位，查对患者的方式存在缺陷。在执行医嘱时未能严格执行查对制度，未严格落实“口服药用药时看服到口”的要求；带教老师未能严格执行“放手不放眼”的带教要求，疏于对实习生的管理，放任实习生进行相关护理操作，没有认真完成口服给药操作的带教培训。

2. 患者因素　患者未能听清实习生指导内容，误将1片听成1瓶，服药前未再复核用法。

3. 设备因素　医院信息系统无有效阻拦设置，导致医生开具医嘱过程中存在超量情况。改进措施 办公班护士处理医嘱时，规范医生开具药品剂量，不盲目执行。

4. 管理因素　未实行单剂量口服摆药，护士在发放药物时只能将一次开具的口服药全部交给患者。另外在药品包装上没有及时标注口服剂量及频次，造成患者无法自行核对。口服药发放流程及工作要求未明确，护士执行时没有可以参考和依据的标准。同时对于临床护理带教的管理和督查力度不足，带教老师安全管理意识不足，带教存在不规范行为。

5. 环境因素　夜间护理人员较少，急诊收治患者的同时进行其他护理工作，影响了护士的注意力和判断力。

三、安全管理改进方法

1. 细化防范措施，明确执行标准 确立并优化口服药发放的标准流程，明确具体的工作要求，为护士及实习生提供可遵循的执行和教学标准。确保在发放药物前，护士认真做好“三查八对”，能够准确掌握患者的用药需求，并在药品包装上及时标注剂量和频次，以便患者自行核对。

2. 强化培训，加强管理和监督 强化对护士的全面培训，特别是口服给药操作的集中培训，确保每位护士都能熟练掌握正确的给药方法。同时，加强对临床护理带教的管理和监督，提升带教老师的管理意识和规范行为，确保带教过程中的安全。

3. 优化流程 改变科室护士排班模式及工作流程，确保在急诊收治患者时，护理人员能够保持足够的注意力和判断力。白班责任护士复核用药，掌握患者用药情况，各班认真履行职责，以减轻工作压力和降低潜在的护理风险。

第十四章　关节外科护理病例与护理不良事件分享

第一节　病 例 报 告

患者陈某某，女，69岁，文盲，农民，汉族。

因“左髋关节旷置术后5个月”于2024年4月4日扶拐入院。

一、现病史

5个月前，患者因“左髋关节置换术后发现包块并流脓8个月”就诊，后进入我院住院治疗，完善术前检查提示结核分枝杆菌、肺炎克雷伯菌混合感染，积极完善术前相关准备，于2023年10月30日在手术室麻醉下行“左髋关节清创，大粗隆下延长截骨、髋臼及股骨假体取出，抗生素骨水泥联合人工关节假体旷置术，骨折复位内固定术，髋关节韧带修复重建术，窦道清创缝合术”治疗。术后予万古霉素、利福平、异烟肼、乙胺丁醇等抗感染治疗，恢复好，伤口“Ⅲ/甲”愈合后出院。2024年4月4日为行翻修术再次住院治疗。

二、查体

1. 护理查体　患者神志清楚，情绪稳定，饮食好，成人营养风险筛查正常，入睡困难，易醒，大小便正常。查体：T 36 ℃，P 80次/分，R 20次/分，BP 120/70 mmHg，全身受压部位皮肤完整。家庭社会支持系统良好，与配偶同住，为农村合作医疗保险人员。

2. 专科查体　跛行，双下肢基本等长，左髋部后外侧、左髂嵴上缘可见陈旧性手术瘢痕，愈合好，周围皮肤不红，皮肤温度不高，左侧腹股沟中点下方及内收肌区深压痛，左下肢纵向叩击痛，左髋屈曲约80°，后伸约5°，外展约40°，内收10°，内旋10°，外旋30°。双下肢肌力、肌张力正常，生理征存在，病理征未引出。

3. 既往史　平素身体良好，否认高血压、冠心病、糖尿病等病史，无传染病病史，有输血史，6年前因左侧股骨头坏死于当地医院行左侧人工全髋关节置换术，术后恢复可，无药物过敏史，无食物过敏史，个人接种史不详。

4. 家族史　父母过世，兄弟姐妹身体健康，无家族传染病及遗传病病史。

5. 辅助检查　双髋DR示左髋假体关节松动翻修术后。

6. 实验室检查　见表14-1-1。

表14-1-1　实验室检查结果

日　期	白细胞计数	红细胞计数	血红蛋白	钾	总蛋白	白蛋白	球蛋白	血　沉
4月4日	4.14×10^{12}/L	4.80×10^{12}/L	135 g/L	3.9 mmol/L	67.8 g/L	42.8 g/L	25 g/L	8.0 mm/h
4月8日	7.71×10^{12}/L	3.42×10^{12}/L	97 g/L	4.2 mmol/L	47.3 g/L	28.1 g/L	19.2 g/L	—
4月9日	6.81×10^{12}/L	2.90×10^{12}/L	86 g/L	3.6 mmol/L	47.3 g/L	28.1 g/L	19.2 g/L	—
4月11日	5.80×10^{12}/L	2.73×10^{12}/L	80 g/L	3.6 mmol/L	46.4 g/L	30.9 g/L	15.5 g/L	—
4月12日	4.37×10^{12}/L	3.10×10^{12}/L	91 g/L	3.5 mmol/L	47.1 g/L	31.8 g/L	15.3 g/L	—

续表

日　期	白细胞计数	红细胞计数	血红蛋白	钾	总蛋白	白蛋白	球蛋白	血　沉
4月13日	4.16×10^{12}/L	3.49×10^{12}/L	101 g/L	3.2 mmol/L	55.2 g/L	36.7 g/L	18.5 g/L	—
4月18日	6.77×10^{12}/L	3.67×10^{12}/L	106 g/L	3.99 mmol/L	63.1 g/L	35.9 g/L	27.2 g/L	—
4月23日	4.63×10^{12}/L	3.83×10^{12}/L	109 g/L	4.3 mmol/L	62.9 g/L	36.1 g/L	26.8 g/L	35 mm/h

7. 护理评估　见表14-1-2。

表14-1-2　护理评估结果

项目类别	入院时	术后(24 h)	出院
Caprini血栓风险因素评估表	7分	8分	8分
Braden压力性损伤危险因素评估表	21分	18分	21分
Barthel指数评定量表	80分	30分	65分
疼痛评估表(NRS)	静息2分 运动4分	静息3分 运动7分	静息3分 运动4分
跌倒/坠床危险因素评估表	高风险	高风险	高风险
成人营养风险筛查	1分	3分	2分
Harris髋关节评估	80分(良)	45分(差)	65分(良)
住院患者管道滑脱危险因素评估表	—	5分	—

注：

①Caprini血栓风险因素评估表：0～1分，低危；2分，中危；3～4分，高危；5分及以上，极高危。

②Braden压力性损伤危险因素评估表(总分23分)：15～18分，低危；13～14分，中危；10～12分，高危；9分及以下，极高危。

③Barthel指数评定量表：100分，无须依赖；61～99分，轻度依赖；41～60分，中度依赖；40分及以下，重度依赖。

④疼痛评估表(NRS)：1～3分，轻度疼痛；4～6分，中度疼痛；7～10分，重度疼痛。

⑤成人营养风险筛查：3分及以上，患者存在营养风险，需要营养治疗；3分以下，患者需要每周重测，如果患者安排有重大手术，需考虑预防性营养治疗以避免联合风险状况。

⑥住院患者管道滑脱危险因素评估表：8分及以下，患者存在管道滑脱轻度风险，需采取相应的预防措施；8分以上，患者存在管道滑脱高度风险，随时可能发生管道滑脱，应采取相应的预防措施，同时悬挂高危警示标识，并根据病情每周跟踪评估1次，直至拔管。

8. 影像学检查　见表14-1-3。

表14-1-3　影像学检查结果

日　期	检查项目	结　果
4月4日	髋关节CT平扫	(1)左髋关节假体置换术后，较前假体帽未见显示 (2)双髋关节退变、骨质疏松，右髋关节游离影
	双下肢血管彩超	双下肢静脉通畅
	髋关节DR(正侧位)	(1)左髋假体关节松动翻修术后改变，断端骨密度减低 (2)双髋关节退变、骨质疏松
4月10日	髋关节DR(正侧位)	(1)左髋假体关节松动翻修术后改变 (2)双髋关节退变、骨质疏松

9. 入院诊断　左髋关节旷置术后。

三、治疗情况

1. 药物治疗　见表14-1-4。

表 14-1-4 药物治疗情况表

药 物	剂量	频次	给药方式	用药时长	药物类别	作 用	用 药 目 的
那曲肝素钙	0.4 mL	qd	皮下注射	13天(4月13日至4月25日)	抗凝药	预防下肢深静脉血栓形成	预防下肢深静脉血栓形成
七叶皂苷钠	10 mg	bid	静脉滴注	9天(4月11日至4月19日)	中成药	减轻肿胀	减轻患肢肿胀
氟比洛芬酯	50 mg	q12h		3天(4月9日至4月11日)	非甾体抗炎药	术后镇痛	减轻术后切口疼痛
氨基己酸	4 g	bid		4天(4月8日至4月11日)	止血药	防治术后出血	预防术后切口出血,减少出血量
万古霉素	1 g	q12h		18天(4月8日至4月25日)	大环内酯类抗生素	抗炎	预防术后切口感染
奥美拉唑	40 mg	bid		4天(4月8日至4月11日)	胃黏膜保护药	抑制胃酸分泌	预防术后应急状态时并发的急性胃黏膜损伤
人血白蛋白	20 g	st		4天(4月8日至4月11日)	血液制品	防治低蛋白血症	补充白蛋白,供给营养

2. 其他治疗 术后(4月8日起)给予双下肢气压治疗,每天3次,预防下肢深静脉血栓形成。

四、治疗护理过程

4月4日,患者入院后予骨科二级护理,低盐低脂饮食,自动体位,积极完善各项检查和术前准备。

4月8日,患者在腰麻下行“左侧髋关节旷置假体取出术+左侧人工髋关节翻修术+髋臼重建术+股骨骨折复位内固定术+同种异体骨植骨术”。术毕于14:00安返病房,患者神志清楚、合作,静脉留置针连接镇痛泵,未诉恶心、呕吐等不适,疼痛可耐受。切口敷料干燥,无渗血,患肢肢端血液循环好,感觉未恢复,予两腿间夹一软枕,禁止翻身超过90°。留置导尿管固定好,引流通畅,引出黄色、澄清尿液,术后遵医嘱予骨科一级护理,予持续心电监护及低流量吸氧。患者术中出血约800 mL,术后立即复查血常规:红细胞比容30.8%↓;血红蛋白97 g/L↓;红细胞计数3.42×10^{12}/L↓,遵医嘱输入A型Rh阳性去白细胞悬浮红细胞2 U,予抗炎、补液、消肿、镇痛、那曲肝素钙预防血栓形成等对症支持治疗。术后经跌倒/坠床危险因素评估表评估为高风险,经Barden压力性损伤危险因素评估表评估为低风险,患者自理能力评分30分,为重度依赖,住院患者管道滑脱危险评分为5分,存在管道滑脱轻度风险。根据各种评分评估患者存在的风险,进行安全知识宣教并做好预见性护理。

4月9日,术后第1天,患者神志清楚、合作,精神稍差,行持续心电监护及低流量吸氧;静脉留置针通畅、固定好,周围皮肤无红肿,持续静脉镇痛泵镇痛;导尿管通畅,固定好,引出淡黄色澄清尿液;患肢切口敷料包扎固定好,肢端感觉、血液循环好,活动受限,于两腿中间夹一软枕,保持外展中立位,避免关节内收、内旋,禁止翻身超过90°,防止关节脱位。复查血生化示:白蛋白28.1 g/L↓;红细胞比容25.7%↓;血红蛋白86 g/L↓;中性粒细胞百分比76.3% ↑;红细胞计数2.90×10^{12}/L ↓,余未见明显异常。患者白蛋白28.1 g/L,遵医嘱予人血白蛋白20 g静脉滴注,17:55遵医嘱输入A型Rh阳性去白细胞悬浮红细胞2 U,输血过程中及输血结束后无不良反应发生。指导患者加强营养,进高蛋白、易消化饮食。指导患者进行直腿抬高运动及踝泵运动,预防下肢深静脉血栓形成,给患者及其家属讲解跌倒防范相关知识。

4月10日,术后第2天,遵医嘱停一级护理,改为二级护理,停心电监护及低流量吸氧,拔除导尿管,患者能自解小便。复查患者白蛋白30.1 g/L↓,遵医嘱予人血白蛋白20 g静脉滴注,指导患者加强营养,进高蛋白、易消化饮食。教会患者助行器的使用及床上正确翻身方法,患者疼痛评分为3分。

4月11日，术后第3天，复查血生化示：钙1.91 mmol/L↓；铁5.7 μmol/L↓；白蛋白30.9 g/L↓；血红蛋白80 g/L↓；红细胞计数2.73×10^{12}/L↓，余未见明显异常。遵医嘱予人血白蛋白20 g静脉滴注，16:15遵医嘱输入A型Rh阳性去白细胞悬浮红细胞2 U，输血过程中及输血结束后无不良反应发生。患者食欲差，指导患者加强营养，进高蛋白、易消化饮食。指导患者正确下床进行行走练习，患者疼痛评分为3分。

4月13日，复查血生化示：钾3.2 mmol/L↓；钙2.00 mmol/L↓；铁7.4 μmol/L↓；白蛋白36.7 g/L↓；红细胞比容32.3%↓；血红蛋白101 g/L↓；红细胞计数3.49×10^{12}/L↓，余未见明显异常。

4月14日，患者诉左髋部及左大腿疼痛较前无加重，左髋切口无渗出，切口周围皮肤轻度红肿，皮肤温度不高。双足感觉、活动、血液循环正常，左大腿肿胀较前好转，右下肢不肿。

4月17日至20日，患者左髋部及左大腿疼痛持续减轻，左髋切口干燥无渗出，切口周围皮肤轻度红肿，皮肤温度不高。双足感觉、活动、血液循环正常，左大腿肿胀较前好转，右下肢不肿。复查血生化示钙、白蛋白、红细胞比容、血红蛋白、红细胞计数轻度下降，与医生沟通后，暂未给予特殊干预，密切观察病情变化。

4月25日，术后第17天，患者精神好，心理状态良好，夜间可持续入睡6～7 h，饮食及大小便正常。双下肢等长，无水肿。手术切口愈合好，已拆线。扶助行器行走自如，康复出院。

五、护理诊断及护理措施

(一)术前

1. 疼痛 与疾病有关。

【依据】主诉左髋关节疼痛。

【相关因素】左髋关节抗生素骨水泥假体旷置术后。

【护理目标】患者主诉疼痛缓解，疼痛评分为1～3分。

【护理措施】

(1)了解患者对疼痛、镇痛药等相关知识的了解情况，既往疼痛体验经历和需求。向患者及其家属讲解疼痛的危害、围手术期镇痛的目的和意义、镇痛方案以及注意事项，并指导患者表达疼痛，使用视觉模拟评分法或面部表情评分法，让患者学会正确表达疼痛。

(2)必要时遵医嘱指导患者口服镇痛药，用药后注意观察患者有无不良反应及药物治疗效果。

【效果评价】患者疼痛评分控制在3分以下，能耐受，且未影响康复训练及自主活动。

2. 睡眠型态紊乱

【依据】夜间易醒。

【相关因素】患者夜间疼痛明显。

【护理目标】患者可安静休息、入睡。

【护理措施】

(1)注意观察疼痛的发生时间、性质、持续时间，必要时遵医嘱指导患者使用镇痛药缓解疼痛，提前实施干预措施，保证患者睡眠质量。

(2)给予患者心理安慰并告知睡眠对康复的重要性。告知患者尽量减少白天睡眠时间，增加日间活动量，避免睡眠周期紊乱。

(3)创造安静的病房环境，巡视患者做到"四轻"。

(4)必要时遵医嘱予艾司唑仑片等药物辅助睡眠。

【效果评价】患者夜间可连续睡5 h以上。

3. 知识缺乏

【依据】患者多次询问术前注意事项、康复期要点。

【相关因素】患者文化程度较低，知识水平有限。

【护理目标】患者知晓治疗方案、预后及康复期要点，积极配合。

【护理措施】

(1)为患者详细讲解疾病相关知识、手术方式及注意事项。

(2)介绍同病房、同病种、同手术成功的患者案例，增强患者战胜疾病的信心。

(3)提前讲解康复锻炼方法，指导患者进行踝泵运动、股四头肌等长收缩运动、直腿抬高运动，责任护士及时追踪评价，确保患者提前掌握功能锻炼方法，促进其康复。

(4)详细解答患者疑问，告知术前准备物品，做好心理建设。

(5)做好快速康复相关内容的宣教，帮助患者了解快速康复促进术后康复的优点，取得患者配合。

【效果评价】患者知晓术前注意事项及术后早期康复要求，能积极配合治疗。

4. 有跌倒/坠床的风险

【依据】患者跌倒/坠床危险因素评估为高风险。

【相关因素】患者步态不稳，跛行。

【护理目标】患者住院期间无跌倒/坠床意外伤害事件发生。

【护理措施】

(1)做好患者跌倒/坠床意外伤害评估，入院时加强防跌倒/坠床意外宣教。

(2)做好患者及主要照顾者跌倒/坠床危害的宣教，要求 24 h 陪护，让患者及主要照顾者参与自身安全管理，提高自我安全管理意识。

(3)做好跌倒/坠床防范措施的指导，加强起床三部曲宣教，及时评估，及时评价。

(4)及时巡视患者，指导患者穿防滑鞋，保持病房地面干燥、照明良好。

【效果评价】患者知晓防跌倒/坠床相关措施，住院期间未发生跌倒/坠床等意外伤害事件。

(二)术后

1. 疼痛 与手术创伤有关。

【依据】术后 NRS 疼痛评估：运动 6 分，静息 3 分。

【相关因素】手术切口软组织损伤。

【护理目标】术后 NRS 疼痛评估：运动评分≤3 分，每日使用镇痛药次数≤3 次。

【护理措施】

(1)护士应及时、主动评估患者疼痛，教会患者自控式镇痛泵的使用方法，讲解镇痛药的作用及不良反应，指导患者功能锻炼时疼痛的控制方法，及时做好疼痛的处理。

(2)协助患者取舒适体位，即保持患肢外展 15°～30°中立位。指导患者正确翻身，避免假体脱位。指导患者进行合适的功能锻炼，以促进血液循环，防止患肢肿胀而加重疼痛。

(3)遵医嘱使用镇痛药，指导患者口服艾瑞昔布片(0.1 g，bid)进行超前镇痛，外敷洛索洛芬钠凝胶贴膏；注意及时评估患者疼痛的性质、程度及伴随症状，注意观察用药效果。

(4)对于疼痛明显的患者，指导其采取深呼吸、听音乐等方式，转移注意力。

【效果评价】术后 NRS 疼痛评估：运动评分≤3 分，每日使用镇痛药次数≤3 次。

2. 营养失调：低于机体需要量

【依据】手术当天检验结果示：白蛋白 28.1 g/L，血红蛋白 97 g/L。根据患者活动形态评估得出患者维持代谢和活动所需的总能量最少为 1894.875 kcal/d，术后实际摄入量为 1389.576 kcal/d。

【相关因素】术中出血约 800 mL，手术创伤大，患者术后进食差。

【护理目标】患者能积极配合营养支持治疗，进食正常、多样化。

【护理措施】

(1)遵医嘱予 A 型 Rh 阳性去白细胞悬浮红细胞 2 U，纠正术后贫血。

(2)根据快速康复营养管理要求，患者麻醉清醒后 2 h 指导其饮少量温开水，并逐渐加量，每次饮水后评估是否有恶心、呕吐等。若患者术后 3 h 无胃肠道反应，可进适量流质饮食，逐渐过渡为正常饮食。

(3)责任护士做好患者膳食调查，询问有无偏食或摄入不足，选择核心家属，共同参与患者营养治疗，做好营养教育及支持性干预。

(4)给予患者高蛋白、高热量、富含维生素、易消化饮食，或患者喜好的食物，改善其营养状况。

(5)动态观察患者术后白蛋白及血红蛋白情况，监测患者进食量，及时做好评估及反馈指导。

【效果评价】患者出院时营养风险评分为 2 分，未发生营养不良，能积极配合治疗及康复。

3. 躯体移动障碍

【依据】患者术后体位限制、切口疼痛。

【相关因素】与术后需要卧床及疼痛有关。

【护理目标】患者能在床上进行自主活动。

【护理措施】

(1)将呼叫器放于患者伸手可及处，常用物品置于患者床旁易取处。

(2)协助患者洗漱、更衣、床上擦浴等，及时为患者提供便器，满足患者生活需要。

(3)家属 24 h 陪护，及时了解患者需求并给予帮助。

(4)指导患者床上正确翻身活动方法，鼓励患者进行力所能及的自理活动，逐步完成部分或全部自理活动。

【效果评价】患者能完成简单的自理活动，自理能力评估为中度依赖。

4. 知识缺乏 缺乏术后功能锻炼相关知识。

【依据】患者术后功能锻炼依从性差。

【相关因素】患者不知晓术后功能锻炼的重要性及方法。

【护理目标】患者掌握功能锻炼方法，能主动进行循序渐进的锻炼。

【护理措施】应根据患者的病情及耐受能力决定功能锻炼时间的长短，坚持循序渐进和持之以恒的原则。

(1)术后麻醉作用消失后，即指导患者进行踝泵运动及股四头肌等长收缩运动。每个动作保持 5～10 s 后，放松 5～10 s，再重复。

(2)术后第 1 天，继续前 1 天的主动锻炼方法，并逐渐开始膝关节的屈伸运动及髋关节外展运动，注意屈曲角度不宜过大，以免引起髋部疼痛，或活动过度致假体脱出。

(3)术后第 2～5 天，协助患者坐起，应注意屈髋小于 90°，避免产生屈曲、内收、内旋的联合运动而造成假体脱位。

(4)术后第 3～7 天，可下地站立，逐渐增加行走锻炼，行走时应扶双拐不负重。为保障患者安全，应首先检查患者拐杖，调整拐杖高度，并教会患者正确的使用方法。

【效果评价】患者掌握功能锻炼方法，能主动进行锻炼。

5. 潜在并发症：髋关节假体脱位

【依据】患者缺乏防止髋关节假体脱位的相关知识；术后耐力差，步态不稳。

【相关因素】髋关节翻修术后，患肢乏力。

【护理目标】患者活动安全，未发生因体位变换及外伤导致的假体脱位。

【护理措施】

(1)保持正确的体位是预防髋关节置换术后假体脱位的关键。术后患者卧床期间应保持髋关节外展中立位，屈髋小于 90°，即应做到三防：一是防止内旋，即置患肢于外展(15°～30°)中立位；二是防止内收，在两大腿之间放一软枕或梯形枕，翻身时为左右 45°侧翻，禁止将患者侧身至 90°；三是防止过度屈髋，卧位时床头抬高 90°以内。

(2)保持正确体位，注意搬运体位、翻身体位、排便体位。搬运体位：搬运时应注意严格将患肢置于外展中立位，需医护人员共同配合完成搬运。搬运应同步进行，注意不能单纯牵拉或抬动患肢。翻身体位：翻身时应在患者大腿之间夹软枕，翻身后妥善放置大腿间的软枕，对于翻修术后或其他高危患者，应遵医嘱禁止翻身或减少翻身，必要时请医生协助进行翻身。排便体位：对于患者床上排便，可采用侧卧位排便法，避免由于过度伸直髋关节而导致前脱位，下地如厕者采用可升高坐便器。

(3)向患者强调禁忌以下体位：交叉双腿(跷二郎腿)、在床上屈膝而坐、坐沙发或矮椅、坐低矮的便器、坐位时身体前倾、弯腰拾物、站立时脚尖向内等。

(4)患者首次下床时护士应陪同指导，活动时家属应全程陪同，防止跌倒及外伤的发生。

(5)正确识别髋关节假体脱位：患者主诉腹股沟或臀部疼痛，双下肢不等长，骨突，活动障碍时应警惕。

(6)指导患者及其家属出院后家庭安全照护要点。

【效果评价】患者住院期间未发生髋关节假体脱位。

6. 潜在并发症：感染

【依据】患者术后体温高于 37.5 ℃。

【相关因素】二次假体植入、手术创伤大。

【护理目标】患者住院期间未发生感染。

【护理措施】

(1)监测患者体温，每天 3 次，并观察患者体温变化曲线。

(2)遵医嘱足量、准确应用抗生素，注意观察用药后反应。

(3)观察切口情况，注意有无渗血、渗液及红、肿、热、痛；执行各项护理操作时注意严格遵循无菌原则；保持床单位清洁、干燥。

(4)按时监测患者血常规变化。

【效果评价】患者住院期间未发生感染。

7. 潜在并发症：深静脉血栓形成

【依据】患肢肿胀，患侧腿围较健侧腿围大 3.2 cm。Caprini 评分：8 分(极高危)。

【相关因素】术后卧床血流速度减慢，髋关节置换术导致血管壁损伤。

【护理目标】患者住院期间未出现下肢深静脉血栓形成。

【护理措施】

(1)注意观察双下肢皮肤颜色、皮肤温度、感觉、运动情况，肢体有无肿胀、疼痛，有无胸闷、胸痛、呼吸困难等。

(2)术后当天指导患者及早进行股四头肌等长收缩运动，主动活动踝关节，促进血液循环。

(3)物理治疗：使用双下肢气压泵，以促进血液循环；术区冰敷，以缓解疼痛及患肢肿胀。

(4)药物治疗：遵医嘱使用那曲肝素钙抗凝治疗，预防血栓形成，注意观察有无出血倾向。

(5)指导患者每日饮水量≥1500 mL。

(6)指导患者出院后继续服用抗凝药，注意有无牙龈出血等不良反应，做好自我监测。

【效果评价】Caprini 评分：8 分(极高危)，患者住院期间无深静脉血栓形成。

8. 有跌倒/坠床风险

【依据】患者跌倒/坠床危险因素评估为高风险。

【相关因素】患者术后身体机能差，下肢乏力，步态不稳，助行器使用不到位。

【护理目标】患者住院期间无跌倒/坠床意外伤害事件发生。

【护理措施】

(1)动态评估患者术后跌倒/坠床风险。对高风险患者，护士要增强风险意识，做好交接，加强巡视。

(2)向患者进行有关跌倒/坠床案例的介绍，提高患者及其家属的重视程度。

(3)持续做好对患者及其核心家属关于跌倒/坠床危害的宣教，嘱家属 24 h 陪护，提高患者及其家属自我安全管理意识。

(4)做好有可能导致患者跌倒/坠床各个环节的防范措施的指导，指导患者正确选择、使用助行器，加强起床三部曲宣教，及时评估，及时评价。

【效果评价】患者住院期间未发生跌倒/坠床等意外伤害事件。

六、护理诊断的排序理由

护理诊断排序是按照护理问题的重要性和紧迫性进行的。一般将威胁最大的问题放在首位，其他问题依次排列，护士可根据轻重缓急采取护理措施，做到有条不紊。

(1)该患者因左髋关节旷置术后5个月扶拐跛行入院，步态不稳、下肢乏力，为跌倒/坠床高风险人群；入院后因疼痛造成入睡困难、夜间易醒等，故疼痛应作为护理人员急需关注的首优护理问题。

(2)术中大量出血导致血红蛋白、总蛋白、白蛋白不足，从而造成营养失调，术后疼痛、体位限制导致的活动受限，是护理人员急需解决的术后护理问题。

(3)患者因担心疾病预后而引发焦虑情绪，缺乏疾病及康复相关知识，以及在康复过程中有可能出现并发症是需要关注的次优护理问题。

七、患者结局

患者出院时情绪乐观稳定，切口"Ⅰ/甲"愈合，饮食好，血红蛋白109 g/L，白蛋白36.1 g/L，钾4.3 mmol/L，大小便正常，睡眠正常，未发生跌倒/坠床、误吸等护理安全事件，无假体脱位、感染、下肢深静脉血栓形成等并发症发生。双下肢等长，无水肿，左髋、左大腿无明显压痛、叩击痛，左髋关节主动伸屈活动度为0°～90°，外展40°，外旋30°，左膝、左踝活动好，肢端感觉、血液循环好，双下肢肌力、肌张力正常。患者于4月25日康复出院，共住院21天。

(1)患者出院时NRS疼痛评估：静息3分、运动4分。

(2)Barthel指数评定量表评分：65分，轻度依赖。

(3)Caprini评分：8分，极高危，无下肢深静脉血栓形成。

(4)成人营养风险筛查：2分。

(5)Harris髋关节评分：65分(良)。

(6)患者知晓术后注意事项及早期康复要求，能积极配合康复训练。

八、护理体会

髋关节感染旷置后翻修术属于二期手术，病程长，患者思想负担重，术中出血多，手术创伤大，白蛋白快速丢失，切口愈合慢，蛋白质大量消耗。常规快速康复护理在一定程度上虽然能减轻疼痛，减少患者术后并发症，但对纠正患者营养失调、促进切口愈合作用有限，会影响手术及治疗效果，阻碍早期功能锻炼及康复，需要增加针对性护理措施。有研究指出，营养是老年髋部骨折患者术后恢复的基石，营养不良或营养缺乏可能导致愈合过程缓慢，增加术后并发症的发生风险。营养支持既是患者围手术期的重要环节，也是优质护理的重要内容，更是关系到患者术后康复的关键措施，加速康复理念下的营养支持应该贯穿于患者围手术期的每一个阶段。

第二节　关节外科典型护理不良事件分享

当事护士为本科学历，护士，N0层级，专科工作年限1年。

一、事件经过

患者焦某某，男，60岁，住院号：2402××××。因"左膝疼痛7年，加重1个月"于2024年5月28日入住我科。患者跌倒/坠床危险因素评估为高度危险；Braden压力性损伤危险因素评分为22分，无风险；患者自理能力评分为90分，为轻度依赖。入院后予骨科二级护理。

入院诊断：左侧膝关节骨性关节病、乙肝病毒携带者。

2024年5月29日，患者拟定于当天在手术室麻醉下行"左侧全部膝关节置换、髁间窝植骨、髌股关节病变软骨切除软骨下钻孔术”。13:30,护士在无菌操作下为患者行留置导尿术,导尿管插入深度约15 cm时稍感阻力,询问患者未诉不适,予继续插管,插入导尿管距离末端管道分岔口5～6 cm处,为患者推入导尿包自带的0.9%氯化钠注射液约15 mL,固定后未见尿液流出,询问患者感受,患者诉有轻微疼痛,可忍受,余未诉不适。插管结束,护士告知患者如有不适及时呼叫。15:00,护士巡视病房时,未见导尿管中有尿液流出,询问患者是否有腹胀等不适,患者诉无不适。16:00,护士进行交接班过程中,仍未见尿液流出,查看患者导尿管见其内有大约5 mL暗红色血性尿液,立即通知值班医生查看后遵医嘱拔除导尿管。在释放气囊过程中,尿道口有暗红色血液流出,量约10 mL,拔除导尿管后,尿道口流血不止,护士立即用无菌纱布压迫止血,并立即请泌尿外科医生会诊。在泌尿外科医生的指导下,护士用无菌纱布按压患者阴囊下部约40 min后,尿道口未见活动性出血继续。17:30,患者由手术室护士接入手术室进行经尿道膀胱镜检查+导丝引导下导尿管置入术,术中见尿道球部黏膜破损,伴活动性出血。术后予持续膀胱缓慢冲洗,保持冲洗通畅,避免管道堵塞,并记录24 h出入量。

二、原因分析

1. 护士因素 当事护士为低年资护士,缺乏临床经验,操作前,对患者评估不到位,未了解患者是否有前列腺增生病史,导尿过程中对需要患者配合的注意事项宣教不到位;操作中,未严格执行操作流程,插导尿管后未见尿液流出便进行固定;操作后,对患者留置导尿管后无尿液流出未引起重视,追寻原因,巡视过程中发现导尿管一直无尿液流出,未能进行及时、正确处理。

2. 患者因素 患者为老年男性,疼痛感受相对减弱,且由于不善表达自身感受,对导尿后疼痛等不适未及时告知医护人员。

3. 管理因素 因医院护理人力资源不足,当天该责任护士分管8名手术患者,工作较为繁忙。

以上因素导致护士在为患者留置导尿管时发生护理不良事件。

三、安全管理改进方法

对老年男性患者留置导尿管时,护士在操作前应充分评估患者,了解患者泌尿系统相关病史,判断插管难度,并做好相关健康宣教,告知患者操作期间配合的注意事项及有可能出现的风险;在插管过程中,如遇插管困难,切记不可暴力插入,应及时寻求高年资上级护士或护士长指导进行解决,必要时通知医生。插管过程中要严格执行操作流程(未见尿液流出不可进行固定),尤其是插管成功见尿液流出后应准确判断导尿管插入的深度,以及需要继续插入的深度,确认导尿管前段已完全进入膀胱后,才能进行气囊扩张固定的工作。整个操作流程中护士应对出现的异常情况予以重视,追寻原因,操作后要做好相关健康指导,鼓励患者表达自身感受,确保患者安全。本例护理不良事件发生后,科室应组织护士加强基础知识、基础技能学习,梳理操作中存在的风险点,以提高护士在临床工作中的警惕性及安全意识,指导护士对患者出现的异常情况深入探究原因,及时发现隐患。此外,从护理管理的角度,科室应进行排班动态调整,合理安排人力资源,避免手术患者集中由某一位责任护士管理,因为围手术期护理需要护士给予患者更多的关注(如进行病情观察和护理干预),过重的工作负荷容易导致护士精力分散,无法对重点患者及重点护理环节进行集中管理。

第十五章　运动医学科护理病例与护理不良事件分享

第一节　病 例 报 告

患者吴某某，男，15 岁，学生，汉族，未婚。

因扭伤致右膝关节疼痛伴活动受限 1 个月于 2023 年 3 月 27 日跛行入院。

一、现病史

1 个月前患者不慎扭伤右膝关节，出现右膝疼痛，伴轻度活动受限；无恶心、呕吐，无昏迷、晕厥等。当时未在意，自行在家休养，右膝关节症状稍缓解。1 个月来患者感右膝关节持续疼痛，遂于外院就诊，因治疗效果不佳，后就诊于我院，门诊以“右膝前交叉韧带损伤”收入院。

二、查体

1. 护理查体　患者神志清楚，情绪乐观稳定，右膝皮肤完好，饮食、营养好，睡眠好，配合度高，大小便正常。父母关系良好，家庭和谐，父母是公务员。查体：T 36.6 ℃，P 80 次/分，R 20 次/分，BP 128/70 mmHg。

2. 专科查体　脊柱生理曲度存在，无侧弯及前后凸畸形，棘突及棘突旁肌肉无叩压痛，双侧直腿抬高试验及加强试验（－），病理征（－）。专科查体：神志清楚，心肺腹未见异常。右膝肿胀，局部皮肤温度不高，关节间隙感轻度压痛。右膝关节活动受限：屈曲 100°、伸直 0°，过屈、过伸时感膝关节疼痛，髂腰肌、股四头肌、腘绳肌、小腿三头肌、踇背伸肌肌力 3 级，肌张力正常。右膝：Lachman 试验（＋），前抽屉试验（＋），内翻应力试验（＋）；McMurray 试验（＋）、Apley 试验（－），后抽屉试验因疼痛未查，反 Lachman 试验、外翻应力试验、髌骨摩擦试验、浮髌试验、髌骨恐惧试验均为阳性，膝反射、跟腱反射正常。

3. 既往史　患者小学期间无明显诱因流鼻血 15～20 次/年，初中后为 3～5 次/年，每次 5～10 mL。患者无特殊过敏史，既往无手术史、输血史、生育史。

4. 家族史　父母体健，舅舅幼时经常无明显诱因流鼻血。

5. 辅助检查　右膝 MR 提示：右膝前交叉韧带损伤。

6. 实验室检查　见表 15-1-1。

表 15-1-1　实验室检查结果

日　期	白细胞计数	红细胞计数	血红蛋白	血小板计数	D-二聚体	血　沉	超敏 C 反应蛋白
3 月 27 日	4.39×10^{9}/L	5.89×10^{12}/L	165 g/L	—	0.23 mg/L FEU	2 mm/h	0.24 mg/L
4 月 3 日	5.76×10^{9}/L	3.25×10^{12}/L	92 g/L	—	4.02 mg/L FEU	—	145.76 mg/L
4 月 5 日	3.8×10^{9}/L	3.07×10^{12}/L	86 g/L	—	—	116 mm/h	122.51 mg/L

续表

日　期	白细胞计数	红细胞计数	血红蛋白	血小板计数	D-二聚体	血　沉	超敏C反应蛋白
4月6日	5.99×10^{9}/L	3.43×10^{12}/L	95 g/L	353×10^{12}/L	—	117 mm/h	—
4月17日	4.2×10^{9}/L	5.75×10^{12}/L	130 g/L	125×10^{9}/L	0.45 mg/L FEU	3 mm/h	0.5 mg/L
4月7日	炎症二联体：白介素 24.44 pg/mL，降钙素原 0.098 ng/mL，提示局部炎症反应可能						

7. 护理评估　见表 15-1-2。

表 15-1-2　护理评估结果

项　　目	入　院	手　术	病情变化	出　院
Morse 跌倒/坠床风险评估量表	高风险	高风险	高风险	高风险
北京积水潭医院贵州医院综合疼痛评估表	2分	4分	5分	2分
Braden 压力性损伤危险因素评估表	23分	19分	19分	21分
Barthel 指数评定量表	100分	30分	60分	80分
营养风险筛查表	1分	1分	2分	1分
住院患者管道滑脱危险因素评估表	0分	6分	0分	0分

注：

①Morse 跌倒/坠床风险评估量表：25 分以下，低风险；25～45 分，中风险；45 分以上，高风险。

②北京积水潭医院贵州医院综合疼痛评估表（视觉模拟评分法（VAS）和面部表情评分法相结合）（总分 10 分）：0 分，无痛；1～3 分，轻度疼痛；4～6 分，中度疼痛；7～10 分，重度疼痛。

③Braden 压力性损伤危险因素评估表（总分 23 分）：15～18 分，低危；13～14 分，中危；10～12 分，高危；9 分及以下，极高危。

④Barthel 指数评定量表：100 分，无须依赖；61～99 分，轻度依赖；41～60 分，中度依赖；40 分及以下，重度依赖。

⑤营养风险筛查表（总分 13 分）：3 分以下，1 周后筛查；3 分及以上，存在营养风险，需要营养治疗，请营养科会诊。

⑥住院患者管道滑脱危险因素评估表（总分 49 分）：8 分及以下，患者存在管道滑脱轻度风险，须采取预防措施；8 分以上，患者存在管道滑脱高度风险，采取措施的同时须悬挂标识。

8. 影像学检查　见表 15-1-3。

表 15-1-3　影像学检查结果

日　期	检查项目	结　　果
3月30日	右膝 MRI	右膝前交叉韧带损伤
3月31日	右膝 CT	右膝前交叉韧带重建术后改变（髌上囊肿胀、积液、积血、积气，软组织肿胀）
4月3日	双下肢血管彩超	双侧肌间静脉管腔内点状等回声，考虑血流瘀滞
4月6日	右下肢 B 超	右侧下肢小腿肌层条状无回声区，考虑血肿
4月10日	双下肢静脉血管彩超	双侧下肢静脉管腔内点状等回声，考虑血流瘀滞
4月14日	双下肢静脉血管彩超	双侧下肢静脉管腔内点状等回声，考虑血流瘀滞

9. 入院诊断　右膝前交叉韧带损伤并半月板损伤。

三、治疗情况

1. 药物治疗　见表 15-1-4。

表 15-1-4 药物治疗情况表

药　物	剂　量	频次	给药方式	用药时长	药物类别	作　用	用药原因/目的
头孢呋辛钠	1.5 g	bid	静脉滴注	9 天	第二代头孢菌素	抗炎	韧带重建术后预防感染
注射用骨肽	100 mg	qd		1 天	西药	促进骨愈合	促进患者骨隧道愈合
甘油果糖	250 mL	qd		9 天	高渗性药物	减轻肿胀	减轻患肢肿胀
哌拉西林钠他唑巴坦钠	4.5 g	q8h		10 天	抗生素	消炎	患者不断发热，药物敏感试验后更换抗生素
注射用多种维生素(12)	5 mL	qd		1 天	维生素复合制剂	补充维生素	术前禁食、术后补液
盐酸曲马多	2 mL:100 mg	qd	肌内注射	1 天	镇痛药	镇痛	减轻伤口疼痛
低分子肝素钙	0.2 mL:2500 IU(抗Ⅹa)	qd	皮下注射	3 天(3 月 29 日至 3 月 31 日)	抗凝药	预防深静脉血栓形成	关节镜术后常规药物抗凝
利伐沙班片	10 mg	qd	口服	6 天(3 月 31 日至 4 月 5 日)	抗凝药	预防深静脉血栓形成	患者对皮下注射不耐受而更换为口服抗凝药
阿司匹林肠溶片	0.1 g	qd		1 天(4 月 6 日)	抗凝药	预防深静脉血栓形成	患者伤口渗血加重、凝血功能无异常、血流缓慢，更换为口服抗凝药
对乙酰氨基酚片	0.5 g	q6h		—	解热镇痛药	降低体温	患者发热，降低体温

2. 物理治疗　见表 15-1-5。

表 15-1-5 物理治疗情况表

名　称	部　位	频　次	治疗作用
氦氖激光治疗	右膝切口处	bid	消炎、镇痛，促进伤口愈合
低频脉冲电治疗	右大腿内外侧(股四头肌起止点)	tid	增强股四头肌肌力，避免肌肉萎缩
冷热湿敷	右膝切口处	5 次/天	止血、消炎、镇痛，减轻炎症
足底加压泵(气压治疗)	双足	tid	促进静脉血液和淋巴液的回流，预防深静脉血栓形成

四、治疗护理过程

3 月 27 日，患者入院，遵医嘱予骨科二级护理，普食，自动体位，向患者做好入院须知、环境介绍、预防跌倒/坠床等相关知识宣教，积极完善相关检查和准备。

3 月 28 日，患者在手术室复合麻醉下行右膝关节镜检查、清理＋取自体肌腱移植＋前交叉韧带重建＋半月板缝合修复术。患者神志清楚，合作，手术切口敷料包扎固定好，干燥无渗血，切口引流管接床旁固定好，引流通畅，患肢肢端血液循环好、感觉已恢复、活动稍受限，抬高患肢 30°，术中出血约 50 mL，术后遵医嘱予补液、消炎、预防血栓治疗。根据各种评分评估患者存在的风险因素，进行知识宣教和预见性护理。

3 月 29 日，术后第 1 天，患肢手术切口敷料包扎固定好，清洁无渗液，切口引流管接床旁固定好，引流通畅，引出暗红色血性液体 170 mL。患肢稍肿胀，皮肤温度正常，血液循环好、感觉好、活动稍受限。患者诉低分子肝素钙注射部位疼痛，疼痛评分为 2 分，检查患者注射部位，有瘀斑。

3 月 30 日，术后第 2 天，患肢手术切口敷料包扎固定好，无渗血、渗液，切口引流管接床旁固定好，引流通畅，引出暗红色血性液体 120 mL。9:30，护士协助医生拔除切口引流管。患肢稍肿胀，感觉好，血液循环好，活动稍受限。患者诉低分子肝素钙注射部位疼痛，疼痛评分为 4 分，抬高患肢后疼痛缓解。检查患者注射部位，见瘀点增多。患者及其家属要求更换为口服抗凝药，患者体温在 36.5～37.4 ℃波动，脉搏、呼吸、血压无明显异常。

3 月 31 日，术后第 3 天，患肢手术切口敷料包扎固定好，无渗血、渗液。患肢肿胀明显，感觉好，血液循环好，活动稍受限，右大腿、右小腿出现散在瘀斑、瘀点。8:50 遵医嘱停低分子肝素钙，予口服利伐沙班片 10 mg，每天 1 次。

4 月 1 日凌晨 5:00 患者持续流鼻血 50 min，为鲜红色血性液体，约 100 mL，协助患者用无菌棉球压迫止血，告知患者禁止抬头，避免鼻血倒流入口腔引起呛咳、呕吐、窒息等。患者神志清楚，面色苍白，间断发热，常为午后发热，全天体温在 37.2～38.5 ℃波动，脉搏 75～80 次/分，呼吸 21～23 次/分，血压(116～120)/(76～86) mmHg。查患肢切口敷料包扎固定好，无渗血、渗液，右下肢肿胀加重，右大腿、右小腿散在瘀斑、瘀点明显增多，患肢足背动脉搏动有力，肢端湿冷，活动受限。

4 月 4 日拔留置针时，出血不止，按压超过 10 min；查患肢切口敷料包扎固定好，无渗血、渗液；右下肢肿胀加重，右大腿、右小腿散在瘀斑、瘀点明显增多，患肢足背动脉搏动有力，肢端湿冷，活动受限。

4 月 5 日，血栓弹力图提示血小板聚集，有血栓形成风险，考虑患者有明显出血征象，利伐沙班片口服剂量减半，改为 5 mg，每天 1 次。

4 月 6 日，请血液科医生会诊，会诊意见：瘀斑原因不排除血管性血友病的可能，建议到其他医院行血液相关检查，必要时进行 vWF 基因测序；同时完善血培养、关节液培养、肺部 CT、尿常规、炎症二联体等检查。根据药物敏感试验结果选择合适抗生素，建议先停用头孢类抗生素，改用青霉素类抗生素，建议停用阿司匹林肠溶片。

4 月 8 日，患者神志清楚，面色苍白，查患肢切口敷料包扎固定好，无渗血、渗液，右下肢肿胀，有橘皮样改变，肿胀稍缓解，右大腿、右小腿大面积瘀斑、瘀点无明显扩散，足背动脉搏动有力，肢端皮肤湿冷，活动受限。护士协助医生换药，见切口仍有血性液体溢出。患者体温在 37.1～38.6 ℃波动，脉搏 78～82 次/分，呼吸 21～23 次/分，血压(116～120)/(76～86) mmHg。

4 月 9 日至 4 月 16 日，患者神志清楚，面色由苍白变为红润，体温在 36.5～37 ℃波动，脉搏 75～80 次/分，呼吸 18～20 次/分，血压(116～180)/(76～86) mmHg；鼻腔未出血，饮食好、睡眠好，大便颜色为黄色。查患肢切口敷料包扎固定好，无渗血、渗液；右下肢肿胀较前减轻，右大腿、右小腿散在瘀斑、瘀点逐渐减少，患肢足背动脉搏动有力，肢端由冰冷转温，活动受限；患者心理状态良好，能积极配合治疗。

4 月 17 日，患者神志清楚，全身皮下瘀斑、瘀点明显减少，意识清晰，皮肤、黏膜、甲床红润，肢端温度正常，患肢肿胀逐渐减轻，饮食好，大小便正常，睡眠时长为 6～7 h，心理恐惧、焦虑转为正常，康复出院。

五、护理诊断及护理措施

1. 有血栓形成的风险 与不能有效干预及个体差异有关。

【相关因素】D-二聚体增高，血栓弹力图提示血小板聚集，下肢超声检查显示血流瘀滞。

【护理目标】住院期间患者无深静脉血栓形成。

【护理措施】指导患者进行踝泵运动，每天 3 次，每次 100～200 组。根据患者病情，在《静脉血栓栓塞症机械预防中国专家共识》指导下将腿长型间歇充气加压装置改为足底气压泵，将压力由 130 mmHg 调整为 100 mmHg，6 h 改为 3 h，频次由每天 3 次改为每天 5 次。

由于该患者血液处于高凝状态，加上患肢出血、疼痛刺激和彩超结果示双下肢血流瘀滞，因此其是发生静脉血栓栓塞(VTE)的高风险人群。低频脉冲电刺激用电流刺激下肢神经肌肉组织，诱导规律性收缩运动(每天 3 次,每次 30 min),低频脉冲电刺激通过物理性挤压促进静脉回流,改善局部血液循环以缓解静脉瘀滞;调节凝血纤溶系统功能,改善血液高凝状态;并通过神经反射增强中枢运动传导,促进神经功能恢复。通过联合应用低频脉冲电刺激与足底气压泵干预,系统化预防深静脉血栓形成,患者住院期间无下肢深静脉血栓形成,同时下肢神经功能得到改善。

【护理评价】患者住院期间无深静脉血栓形成。

2. 组织灌注不足 与失血量大有关。

【相关因素】患者神志淡漠、面色苍白,反复流鼻血,全身皮下瘀斑、瘀点增多,肢端皮肤湿冷,切口引流量为 120～170 mL,4 月 5 日血红蛋白为 86 g/L。

【护理目标】患者组织灌注不足能得到及时有效的纠正。

【护理措施】密切观察切口敷料有无渗血,皮肤瘀斑部位、范围(有无扩散或缩小);注意观察手术切口、注射部位、穿刺点是否有持续渗血情况;注意观察患者牙龈是否出血,大便颜色,判断有无其他部位出血征象。要特别注意手术部位出血、消化道出血及颅内出血的风险。针对手术部位出血,应注意观察有无切口渗血、引流管内是否引出新鲜血液、引流血液量是否突然增多;针对消化道出血,应注意监测患者是否出现黑便或柏油样便;针对颅内出血,应进行血压检测,防止高血压引起脑出血,如患者有颅内动脉瘤,抗凝时一定要慎重。

观察患者神志、面色,皮肤温度,大小便颜色的改变;关注体温、脉搏、血压的变化,及时反馈,预防并发症的发生。

【护理评价】4 月 9 日至 4 月 14 日,血红蛋白为 95～106 g/L,患者组织灌注不足已纠正。

3. 舒适度改变

【相关因素】体温异常,疼痛评分 3～7 分,间断流鼻血,疲乏无力。

【护理目标】患者体温恢复正常,疼痛评分控制在 3 分及以下,活动量增加。

【护理措施】当患者体温在 37.3～38.4 ℃之间,一般采用物理降温,如温水拭浴等方法;当患者体温≥38.5 ℃时,采用药物降温(如应用对乙酰氨基酚、复方氨林巴比妥(PV)等)联合物理降温措施。实施降温措施 30 min 后测量体温,并做好记录和交接班。当患者体温在 37.3～38.4 ℃之间,每天测量 3 次体温(6:00、14:00、18:00),待体温恢复正常、持续 3 天后改为每天测量 1 次体温;患者体温≥38.5 ℃时,每天测量 6 次体温(2:00、6:00、10:00、14:00、18:00、22:00),当体温降至 37.3～38.4 ℃之间,每天测量 3 次体温,待体温恢复正常、持续 3 天后改为每天测量 1 次体温。给予患者高热量、高蛋白、富含维生素、易消化的流质或半流质食物,在患者病情允许的情况下,鼓励患者少量多次饮用温开水,以每天约 3000 mL(500 mL 矿泉水 6 瓶)为宜,促进患者恢复。鼓励患者多休息,做好口腔护理和皮肤护理;根据不同阶段体温给予患者心理护理,如指导患者听音乐或进行正念冥想来缓解焦虑。

根据患者对疼痛的耐受力、疼痛阈值进行疼痛评估,并根据结果及时修改镇痛方案,缓解患者疼痛;当患者处于重度疼痛,理论上疼痛评分＞7 分时,及时通知医生并遵医嘱注射强效镇痛药,联合非药物治疗措施,并在采取措施 30 min 后再次进行评估;当患者处于中度疼痛,理论上 3 分＜疼痛评分≤7 分时,遵医嘱注射弱效镇痛药,配合非药物治疗措施,并在采取措施 30 min 后再次进行评估;当患者处于轻度疼痛,即疼痛评分≤3 分(根据患者对疼痛的耐受力和疼痛阈值而定)时,为患者实施非药物治疗,如皮肤针刺疗法、冷敷、转移患者注意力及疼痛心理疗法,每天进行 1 次疼痛评估。鼻出血护理措施详见“组织灌注不足”的护理措施。

【护理评价】4 月 9 日患者体温恢复正常,疼痛评分控制在 3 分及以下,鼻腔未出血,饮食好,能自行在床上翻身,并进行踝泵运动、直腿抬高运动等功能锻炼。

4. 有切口感染的可能 与手术或其他侵入性操作有关。

【相关因素】体温异常,切口渗血,炎症二联体(白介素 24.44 pg/mL,降钙素原 0.098 ng/mL)提示局部炎症反应可能。

【护理目标】住院期间患者不发生切口感染。

【护理措施】根据患者病情监测体温(详见“舒适度改变”的护理措施),观察患者体温变化曲线;遵医嘱足量、准确应用抗生素，注意观察用药后反应并记录，及时向医生反馈和沟通；观察切口有无渗血、渗液及红、肿、热、痛等，做好切口周围的护理，保持局部清洁、干燥；评估切口局部疼痛的强度、性质等；如敷料脱落、污染或渗湿等，及时请医生更换，做好基础护理；根据患者病情遵医嘱监测患者实验室异常指标变化。

【护理评价】4 月 9 日患者体温恢复正常，切口无渗血，未发生感染。

5. 有误吸的危险 与大量鼻出血有关。

【相关因素】患者无明显诱因不定时自发鼻腔出血。

【护理目标】住院期间患者不发生误吸。

【护理措施】告知患者睡觉时不要采取仰卧位，以免睡眠过程中鼻腔出血增加误吸的风险，应采取半卧位，头部偏向一侧；鼻腔出血时，及时清除鼻腔和口腔内的血液，防止误吸；指导患者进温凉食物。

【护理评价】患者住院期间未发生鼻出血引起的呛咳、窒息。

6. 恐惧、焦虑 与担忧疾病预后有关。

【相关因素】高热，皮下出血。

【护理目标】患者负面情绪逐步减少。

【护理措施】认知护理干预：引导患者描述、评价自身负面情绪表现、原因，借助认知辩驳纠正其错误认知，重建理性思维，减少不良情绪体验，摆脱心理危机；指导患者书写病情日志，释放不良情绪，正确面对疾病，尽快适应当前的生活。

心理支持护理：鼓励患者表达内心想法，倾听过程中通过接纳、共情等方式表达同情和理解；指导患者做正念冥想练习，每天 3 次，每次 20 min，帮助患者缓解焦虑和恐惧。

【护理评价】4 月 14 日患者情绪恢复稳定，能积极配合治疗，根据汉密尔顿焦虑量表对患者进行评估，评分为 0 分。

7. 躯体移动障碍 与术后贫血、患肢活动受限有关。

【相关因素】患者神志淡漠，面色苍白，患肢疼痛，切口引流量在 120～170 mL 之间，4 月 5 日血红蛋白为 86 g/L，疲乏无力。

【护理目标】患者自理能力逐步提高。

【护理措施】将呼叫器放于患者伸手可及处，常用物品置于患者床旁易取处；协助患者洗漱、更衣、床上擦浴等，及时为患者提供便器，满足患者生活需要；嘱患者家属 24 h 陪护，及时了解患者需求并给予帮助。根据患者病情尽量保持舒适体位，以减少疼痛和不适感。根据患者病情遵医嘱监测血红蛋白水平，必要时遵医嘱补充血容量。指导患者在床上进行踝泵、压膝等运动，促进血液循环。协助康复治疗师定期评估患肢的活动范围和功能，及时调整康复计划。根据患者的康复情况，逐步增加生活自理项目，且改变护理干预程度，由协助转向指导、督促。

【护理评价】4 月 10 日，Barthel 指数评定量表评分为 60 分，中度依赖。

8. 营养失调：低于机体需要量 与病情进行性加重，患者心理紧张、焦虑，不愿意进食有关。

【相关因素】切口引流量在 120～170 mL 之间，4 月 5 日血红蛋白下降至 86 g/L。

【护理目标】患者营养状况逐步实现平衡。

【护理措施】做好饮食宣教，告知患者及其家属经口进食的重要性，鼓励家属共同参与患者的营养治疗，做好营养教育及支持性干预；联合营养师，根据患者饮食习惯调整饮食计划，提供营养丰富的食物，确保饮食多样化，易于消化吸收。监测患者进食量，及时做好评估，并利用正念冥想等措施为其进行心理疏导，缓解患者紧张和焦虑情绪，改善进食心态；监测患者营养状况，定期评估体重和生化指标，及时调整营养支持方案。

【护理评价】从 4 月 11 日开始，患者食欲增加，焦虑缓解，进食量能满足其身体需要量，实验室检查相关指标逐步恢复。

9. 活动无耐力 与贫血导致的机体缺氧引起头晕、乏力有关。

【相关因素】反复流鼻血，切口引流量在 120～170 mL 之间，全身皮下出现瘀斑、瘀点增多，4 月 5 日血红蛋白下降至 86 g/L。

【护理目标】住院期间患者出血倾向能得到有效控制，活动后无头晕、乏力等症状。

【护理措施】活动前观察患者有无乏力、头晕、心悸、面色苍白等症状。监测患者生命体征，特别是心率、血压和血氧饱和度。循序渐进地增加活动量，每天进行 3 次床上关节活动，如直腿抬高运动、踝泵运动等；根据患者病情制订活动计划，由床上活动过渡到床旁、床边活动，循序渐进，避免过度劳累。营造积极的病房氛围，鼓励患者增加活动量，让患者拥有改善自身活动状况的信念，认可自身的进步。告知患者活动时保存体能的方法，活动中间要休息；活动时尽量采取坐姿，而不是站姿；活动时每隔 3 min 休息 5 min；出现疲乏等症状时立即停止活动。告知患者关于贫血的相关知识，包括预防措施和症状管理。根据患者病情遵医嘱给予支持治疗，提升营养水平，控制出血，定期进行贫血相关的检查，如血红蛋白水平检测。

【护理评价】从 4 月 12 日开始，患者能下床活动，未出现头晕、乏力等症状。

10. 潜在并发症 有关节僵硬、肌肉萎缩的危险。

【相关因素】术后疼痛，切口出血、渗血，活动无耐力，自主活动减少。

【护理目标】住院期间患者未发生关节僵硬和肌肉萎缩。

【护理措施】请我院淋巴小组会诊，利用肌效贴以减轻患肢肿胀、疼痛，增加关节活动度。评估膝关节活动度，并联合康复治疗师制订个性化的康复措施；实施康复措施前评估患者疼痛程度，根据疼痛评分、疼痛阈值采取提前镇痛、多模式联合镇痛的方法，让患者处于无痛或微痛的状态下进行康复锻炼。保持膝关节适当活动，避免长时间不活动。给予营养支持并控制出血，改善躯体活动的生理状态，同时给予心理护理，鼓励患者配合康复锻炼，讲解关节僵硬、肌肉萎缩对远期健康恢复的不利影响，以提升患者自主活动的积极性和主动性。

【护理评价】4 月 17 日，患者膝关节屈曲 100°，伸直 0°，并逐步恢复正常水平。

六、护理诊断的排序理由

护理诊断是按照问题的严重性和紧迫性进行排序的，应优先解决那些直接威胁患者生命或需要立即解决的问题。首先，该患者 D-二聚体增高，血栓弹力图提示血小板聚集，多次上下肢静脉血管彩超提示血流瘀滞，抗凝治疗导致患者出现大面积皮肤瘀斑、瘀点，且存在反复流鼻血、皮肤湿冷、面色苍白、术后疼痛不适、体温异常等情况，因此护理人员需解决有血栓形成的风险、组织灌注不足和舒适度改变这些首优护理问题。

其次，大量鼻出血可能导致的误吸，切口感染可能导致的体温异常，以及多种因素聚集导致的焦虑、恐惧问题虽不直接威胁患者生命，但会导致身体不健康或精神上的损伤，应罗列成中优护理问题。

最后，由术后活动受限、贫血后耐力下降不愿活动、不愿意进食导致的营养失调、活动无耐力、潜在并发症，是患者疾病发生、发展中可能会发生的问题，护理人员应将其作为次优护理问题。

七、患者结局

患者出院时情绪乐观稳定，切口愈合好，肢体活动度好，功能正常，住院期间未发生下肢深静脉血栓；全身、双下肢皮下瘀斑、瘀点逐渐减少，皮肤黏膜、甲床由苍白转为红润，肢端由冰凉转为温暖，患肢肿胀逐渐减轻；未发生误吸及切口感染，未发生关节僵硬、肌肉萎缩等并发症，饮食好，大小便正常，睡眠时长为 6～7 h，各项生化指标转为正常。患者于 4 月 17 日出院，共住院 21 天。出院 3 个月恢复正常行走，6 个月返回运动场。出院后 1 个月复查结果如表 15-1-6 所示。

表 15-1-6 出院后 1 个月复查结果

日　期	白细胞计数	红细胞计数	血红蛋白	血小板计数	D-二聚体	纤维蛋白原
5 月 17 日	4.2×10^{9}/L	5.57×10^{12}/L	130 g/L	125×10^{9}/L	0.45 mg/L	3 g/L

患者除右下肢仍有散在的瘀斑外，其余部位已消散；右下肢轻度肿胀，肢端血液循环好、感觉好；膝关节屈曲 110°，伸直 0°；饮食好，大小便正常，睡眠良好，心理状态良好，能积极面对生活。

八、护理体会

抗凝药预防深静脉血栓形成引发急性凝血功能障碍，起病隐匿、发展迅速，容易漏诊、误诊，处理不当会危及患者生命，在诊断过程中应请内科、血液外科会诊，为患者提供最佳的诊疗方案。患者住院期间，应在为患者寻找更好的止血治疗方案过程中，兼顾患者术后可能出现的并发症，做好预见性护理，制订合适的康复锻炼方案，为患者实施个性化护理措施，从而取得良好的护理结局。

此个案护理存在的不足是使用抗凝药前未进行出血风险评估，既往史收集过程中未关注患者特殊情况，隐性出血初期由于机体的代偿机制，实验室指标常在正常范围内，责任护士在临床实践过程中应更加关注患者微小的症状和体征变化，以避免可能出现的风险。

第二节　护理不良事件分享

当事护士为本科学历，护师，N2 层级，专科工作年限 7 年。

一、事件经过

患者吴某，女，41 岁，住院号：2200××××。因“左肩袖损伤并粘连性关节囊炎”，于 2022 年 3 月 8 日入住我科。患者跌倒/坠床危险因素评估为高风险，Braden 压力性损伤危险因素评分为 21 分，Barthel 指数评定量表评分为 65 分，为轻度依赖。

入院诊断：①左肩袖损伤并粘连性关节囊炎；②特指兴奋剂依赖综合征；③甲亢；④抑郁。

2022 年 3 月 8 日 22:10 护士巡视病房时，患者于走廊坐在轮椅上休息，因患者次日为第一台手术，护士多次劝说患者回房间休息，但患者拒绝配合，表示想再坐一会儿。22:30，护士再次劝阻并推患者回房间休息。22:38，患者独自一人坐轮椅到走廊上闲坐，护士再次劝说无效。22:42 在为其他患者更换液体时，护士听到响声，出来查看发现 47 床患者从轮椅上跌落，询问中得知患者再次外出，没有家属陪同，其坐轮椅时，已拉下轮椅刹车，但轮椅仍然后移，导致患者臀部着地，发生跌倒护理不良事件。

患者情绪稳定、生命体征正常，自诉无疼痛，检查无软组织挫伤，活动自如。护士立即扶患者平躺休息，通知值班医生前来查看，医生嘱密切观察病情变化，无特殊处理。

二、原因分析

1. 护士方面　护理人员对患者既往患抑郁、甲亢疾病关注度不够，对患者或陪护人员的健康指导不到位，未检查轮椅性能，防跌倒健康教育不到位，监督力度不够，未告知跌倒会带来的后果。对患者的异常表现重视程度不够，安全意识不足，没有及时与患者进行沟通，未对其异常精神状态予以干预。

2. 患者方面　患者有重度抑郁，长期服用精神药物，机体存在不同程度的运动协调能力和认知能力障碍。固执、偏执，情绪不稳定，行为自控能力差，依从性差。

3. 家属方面　对患者忽视、淡漠甚至厌烦，关心不够，医嘱要求 24 h 陪护，但家属经常私自离开，看护不力。

4. 设备方面　患者的轮椅刹车性能不好，未得到及时修理。

5. 环境方面　夜间地脚灯光线不充足，走廊防跌倒标识不明显。

6. 人力资源方面　夜间值班人员少，患者出现异常情况时，值班护士忙于其他工作，未能及时对患考的问题进行干预。

三、安全管理改进方法

认真落实首诊负责制度，发现患者异常时，当事护士应立即认真准确评估患者，对跌倒高风险患者，提高警惕及防护意识。关注患者的既往史，了解其所服用的药物是否易致跌倒，将其服用的药物收回统一保管，在监督下服用，以免错服或多服。对特殊患者，如值班护士不清楚其既往史，应与同事及时沟通并汇报护士长，提醒其他工作人员关注患者情绪、反应的变化，关注患者是否存在自伤、自残倾向。如人力资源相对不足，护士长应实施弹性调配，避免晚夜间或其他值班状态下护理不良事件的发生。各班护士均应重视加强对患者及其家属的跌倒安全知识宣教，指导患者家属协助医护人员对存在跌倒高风险的患者进行照护，对高危患者实施床旁交接班、标准＋高风险预防措施并及时评价和记录。护士应日常检查患者使用的辅助用具的性能，保证患者及其家属知晓并能正确使用辅助用具。晚夜间做好环境灯光的管理，确保患者夜间活动时足够的可见度，避免意外发生。

第十六章　脊柱外科护理病例与护理不良事件分享

第一节　病 例 报 告

患者罗某某，女，53岁，农民，布依族，已婚。

因“高坠伤致胸部疼痛伴双下肢无力8 h”于2023年11月25日23:00由平车推入院。

一、现病史

患者不慎从约2 m高处坠落，当即感胸部疼痛，伴胸闷、呼吸困难、胸背部疼痛、活动受限，并感双下肢无力，无昏迷，无头晕、头痛，无恶心、呕吐，无腹胀、腹痛等不适，遂就诊于外院，头胸腹CT提示：①双肺下叶挫伤；②双侧少许气胸；③双侧肋骨多发骨折；④第11、12胸椎椎体骨折，第11胸椎棘突骨折，脊髓损伤可能。为求进一步治疗，患者就诊于我院急诊科，急诊科以“双侧多发肋骨骨折”收入外科，2023年12月12日转入脊柱外科。

二、查体

1. 护理查体　患者神志清楚、合作，格拉斯哥昏迷量表评分(GCS评分)为15分，受伤以来未进食，精神欠佳，夜间间断入睡5～6 h，大便未解，留置导尿管，尿液色黄、质清。T 36.8 ℃，P 74次/分，R 20次/分，BP 121/88 mmHg。患者骶尾部等骨突处皮肤完整、无破损。患者家庭关系融洽，能提供照护；住院治疗有医保，家庭经济来源较稳定。

2. 专科查体　双侧胸廓对称，胸壁压痛明显，胸廓挤压征阳性，双肺呼吸音稍低，可闻及湿啰音，未闻及胸膜摩擦音。脊柱生理曲度正常，未见明显前后凸及侧弯畸形，第11、12胸椎棘突及椎旁压痛，叩击痛明显，胸腰段活动受限。耻骨联合平面以下感觉丧失，双下肢屈髋、伸膝、踝背伸、踇背伸、踝跖屈肌群肌力0级，病理征未引出。

3. 既往史　患者平素身体良好，已绝经，否认高血压、冠心病、糖尿病等病史，无传染病病史，无输血史，无手术史，无药物及食物过敏史，个人接种史不详。

4. 家族史　否认家族性遗传病病史。

5. 辅助检查

(1)胸部CT：第11胸椎椎体爆裂性骨折，邻近椎管狭窄，双侧肺挫伤，双侧胸腔少量积液。

(2)肋骨CT：胸骨体上段、右侧第3肋及左侧第6～7肋骨折，双侧多发肋骨不完全骨折。

(3)胸椎MRI：第11胸椎椎体爆裂性骨折，第9～11胸椎椎体层面脊髓损伤；第5、7、8、10、11胸椎椎体骨髓水肿；第10胸椎椎体Ⅱ度前滑脱；第10胸椎棘突骨折；胸背部软组织肿胀。

(4)肺动脉造影：右肺动脉干及其分支多发栓塞。

6. 实验室检查　见表16-1-1。

表 16-1-1 实验室检查结果

日期	白细胞计数	红细胞计数	血红蛋白	血小板计数	D-二聚体	血沉	超敏C反应蛋白
11月26日	17.43×10^9/L	4.06×10^{12}/L	120 g/L	272×10^9/L	91.29 mg/L FEU	—	11.5 mg/L
11月28日	12.45×10^9/L	3.72×10^{12}/L	108 g/L	218×10^9/L	14.45 mg/L FEU	—	—
11月29日	16.16×10^9/L	3.74×10^{12}/L	110 g/L	252×10^9/L	9.54 mg/L FEU	—	—
11月30日	9.54×10^9/L	3.57×10^{12}/L	104 g/L	234×10^9/L	15.75 mg/L FEU	—	—
12月13日	8.01×10^9/L	4.01×10^{12}/L	116 g/L	510×10^9/L	13.55 mg/L FEU	60 mm/h	11.82 mg/L
12月14日	13.52×10^9/L	3.5×10^{12}/L	104 g/L	371×10^9/L	20.37 mg/L FEU	—	—
12月15日	10.94×10^9/L	3.17×10^{12}/L	94 g/L	290×10^9/L	7.49 mg/L FEU	17 mm/h	52.70 mg/L
12月16日	10.58×10^9/L	3.22×10^{12}/L	97 g/L	255×10^9/L	5.98 mg/L FEU	—	133.90 mg/L
12月21日	8.27×10^9/L	3.52×10^{12}/L	105 g/L	291×10^9/L	9.86 mg/L FEU	59 mm/h	60.96 mg/L
12月25日	5.36×10^9/L	3.44×10^{12}/L	99 g/L	377×10^9/L	7.30 mg/L FEU	84 mm/h	24.57 mg/L

7. 护理评估 见表 16-1-2。

表 16-1-2 护理评估结果

项目类别	入院	转入	手术	病情变化	出院
Morse 跌倒/坠床风险评估量表	35 分	35 分	50 分	20 分	20 分
疼痛评估表(VAS)	4 分	3 分	4 分	3 分	2 分
Braden 压力性损伤危险因素评估表	14 分	13 分	13 分	13 分	19 分
Barthel 指数评定量表	20 分	10 分	10 分	10 分	30 分
成人营养风险筛查表	1 分	1 分	3 分	—	1 分
住院患者管道滑脱危险因素评估表	9 分	4 分	6 分	—	6 分
Caprini 血栓风险因素评估表	7 分	—	12 分	20 分	17 分

注：

①Morse 跌倒/坠床风险评估量表：25 分以下，低风险；25～45 分，中风险；45 分以上，高风险。

②疼痛评估表(VAS)：1～3 分，轻度疼痛；4～6 分，中度疼痛；7～10 分，重度疼痛。

③Braden 压力性损伤危险因素评估表(总分 23 分)：15～18 分，低危；13～14 分，中危；10～12 分，高危；9 分及以下，极高危。

④Barthel 指数评定量表：100 分，无须依赖；61～99 分，轻度依赖；41～60 分，中度依赖；40 分及以下，重度依赖。

⑤成人营养风险筛查表：3 分及以上，患者存在营养风险，需要营养治疗，请营养科会诊；3 分以下，患者需要每周重测，如果患者安排有重大手术，需考虑预防性的营养治疗以避免联合风险。

⑥住院患者管道滑脱危险因素评估表：留置各种导管患者进行首次危险因素评估，评分≤8 分的患者存在管道滑脱轻度风险；评分＞8 分的患者存在管道滑脱高度风险。

⑦ Caprini 血栓风险因素评估表：0～1 分，低危；2 分，中危；3～4 分，高危；5 分及以上，极高危。

8. 影像学检查 见表 16-1-3。

表 16-1-3 影像学检查结果

日期	检查项目	结果
11月26日	肋骨 CT＋肋骨三维重建	(1)胸骨体上段、右侧第 3 肋及左侧第 6～7 肋骨折，双侧多发肋骨不完全骨折 (2)第 11 胸椎椎体爆裂性骨折，邻近椎管狭窄；第 7、10 胸椎椎体及第 10 胸椎棘突骨折；第 10 胸椎椎体Ⅱ度前滑脱 (3)双侧肺挫伤 (4)双侧胸腔少量积液，左侧少许气胸 (5)主动脉硬化

续表

日 期	检查项目	结 果
11月26日	胸椎MRI	(1)第11胸椎椎体爆裂性骨折,第9～11胸椎椎体层面脊髓损伤 (2)第5、7、8、10、11胸椎椎体骨髓水肿 (3)第10胸椎椎体Ⅱ度前滑脱 (4)第10胸椎棘突骨折 (5)胸背部软组织肿胀
11月28日	体表包块彩超	左侧腋中线第6、7、8、9肋及胸骨角下方骨连续不完整,考虑骨折
	双下肢静脉血管彩超	双下肢静脉管腔内点状等回声,考虑血流瘀滞
12月13日	双侧髂血管多普勒彩超	(1)双侧髂总、髂内、髂外动脉血流通畅 (2)双侧髂静脉管腔内点状等回声,考虑血流瘀滞
	DR正侧位	第11胸椎椎体爆裂性骨折,邻近椎管狭窄;第7、10胸椎椎体及第10胸椎棘突骨折;第10胸椎椎体Ⅱ度前滑脱;细微骨折请结合CT检查
12月15日	胸部CT	(1)胸骨体上段、双侧多发肋骨骨折术后改变,较前变化不大。胸椎多发骨折术后改变 (2)双肺渗出较前稍增多,双肺局部肺膨胀不全,双侧胸腔少量积液较前稍增多 (3)主动脉硬化 (4)胸部血管情况请结合胸部CT血管成像结果
	胸部CT血管成像	右肺动脉干及其分支多发栓塞

9. 入院诊断 ①双侧多发肋骨骨折;②胸骨骨折;③双侧气胸;④肺挫伤;⑤第11、12胸椎椎体爆裂性骨折并脊髓损伤;⑥第11胸椎棘突骨折。

三、治疗情况

1. 药物治疗 见表16-1-4。

表16-1-4 药物治疗情况表

药 物	剂量	频次	给药方式	用药时长	药物类别	作 用	用药目的
头孢呋辛钠	1.5 g	bid	静脉滴注	15天	第二代头孢菌素	消炎	预防感染
七叶皂苷	10 mg	qd		9天	中成药	改善血液循环和微循环,保护血管壁	减轻脊髓水肿
氯诺昔康	8 mg	qd		4天	非甾体抗炎药	镇痛、抗炎和解热	镇痛、消炎
哌拉西林舒巴坦	4.5 g	q8h		10天	抗生素	消炎	治疗肺部感染及预防切口感染
甘露醇	125 mL	bid		4天	高渗性药物	提高血浆渗透压,使组织脱水	减轻脊髓水肿
艾司奥美拉唑	40 mg	qd		4天	抑酸类药物	抑制胃酸分泌	抑制胃酸分泌,保护胃黏膜
氨溴索	15 mg	tid		4天	化痰药	促进肺表面活性物质的分泌及气道液体分泌	促进排痰,改善呼吸功能

续表

药　物	剂量	频次	给药方式	用药时长	药 物 类 别	作　　用	用 药 目 的
氨甲环酸	0.5 g	bid	静脉滴注	1 天	止血药	抑制纤溶系统	术后止血
雷尼替丁	100 mg	bid		8 天	H2 受体阻断药	抑制胃酸分泌	保护胃黏膜
地佐辛	5 mg	st	静脉泵入	2 天	第二类精神药	缓解疼痛	术后镇痛
地塞米松	5 mg	qd	静脉注射	2 天	糖皮质激素类药	抗炎、抗过敏、抗风湿、免疫抑制	减轻脊髓水肿
那曲肝素钙	0.3 mL	qd	皮下注射	17 天	抗凝药	预防深静脉血栓形成	术后抗血栓
利伐沙班	10 mg	qd	口服	12 月 15 日至出院后	抗凝药	预防深静脉血栓形成	患者出院后用药，预防深静脉血栓形成
硫酸沙丁胺醇	0.4 mg	tid	雾化吸入	2 天	β2 受体激动剂	预防和治疗支气管痉挛	缓解支气管痉挛
乙酰半胱氨酸	0.3 g	bid		5 天	黏液溶解剂	溶解黏痰	溶解痰液，预防肺部感染
布地奈德	1 mg	tid		13 天	糖皮质激素类药	高效局部抗炎	预防和减轻气管痉挛

2. 物理治疗　见表 16-1-5。

表 16-1-5　物理治疗情况表

名　　称	部　位	频　次	治 疗 作 用
氦氖激光治疗	胸背部切口处	bid	消炎、镇痛，促进切口愈合
共振排痰	背部	bid	排出痰液，防止呼吸道阻塞，改善肺部通气功能
冰敷	右膝切口处	bid	止血、消炎、镇痛，减轻炎症
气压治疗	双下肢	bid	促进静脉血液和淋巴液回流，预防深静脉血栓形成

四、治疗护理过程

11 月 25 日，患者因“高坠伤致胸部疼痛伴双下肢无力 8 h”于 23:00 由平车推入院后，予外科一级护理、心电监护、禁饮食、仰卧位。患者无心慌头晕、头痛、恶心、呕吐、腹胀、腹痛等不适，诉双侧胸部轻度疼痛。向患者做好入院须知、环境介绍、预防跌倒/坠床等相关知识宣教，积极完善相关检查和准备。

11 月 26 日，患者 D-二聚体报危急值(91.29 mg/L FEV)，立即查看患者，患者无心慌、胸闷、咳嗽、咯血，告知值班医生后，遵医嘱予补液治疗，11 月 28 日复查 D-二聚体为 14.45 mg/L FEV。

11 月 29 日，患者在手术室全麻下行“左侧胸廓成形、左侧肋骨骨折切开复位内固定术”，术后转 ICU 治疗。予特级护理，持续心电监护及面罩吸氧，禁饮食，仰卧位。

11 月 30 日，患者由 ICU 转回外科继续治疗，予外科一级护理，持续心电监护及低流量吸氧，流质饮食，仰卧位。查体：双侧瞳孔圆形等大，直径约 3 mm，对光反射灵敏；呼吸平稳，胸骨正中及左右两侧胸壁共见切口引流管 3 根，通畅在位，引出血性液体；切口敷料干燥，固定在位；左右两侧胸壁各留置胸腔闭式引流管，通畅在位，见血性液体引出，水柱波动有力；腹软，无压痛、反跳痛及肌紧张；留置的导尿管固定在位、通畅，引出淡黄色尿液；双上肢肌力正常，耻骨联合平面以下感觉消失，双下肢肌力 0 级，可扪及双侧足背动脉搏动，左侧足背动脉搏动较右侧足背动脉搏动弱，骶尾部皮肤完好。

12 月 12 日，患者病情平稳，遵医嘱由外科转脊柱外科治疗，予骨科常规二级护理、低盐低脂饮食。查体：胸部切口处已拆线结痂，双上肢肌力 5 级，脐平面至髂前上棘皮肤感觉减退，髂前上棘平面以下皮肤感觉丧失，双下肢肌力 0 级，留置导尿管接床旁引流通畅、固定好，引出色黄、质清尿液；肛周皮肤浸渍，可见 1 cm×1 cm 大小的皮肤破损。完善术前准备，择期手术治疗。

12 月 14 日，患者在手术室全麻下行“后路第 10、11 胸椎骨折脱位复位，钉棒系统内固定术”，术后遵医嘱予骨科一级护理，暂禁饮食 6 h 后改低盐低脂饮食，持续心电监护、低流量吸氧。查体：神志清楚，合作，予去枕仰卧位，头偏向一侧；胸背部切口敷料包扎固定好，清洁，无渗血、渗液，胸背部左侧切口引流管接床旁引流通畅，引出暗红色血性液体；患者胸部切口处已拆线结痂，肛周皮肤破损已结痂，双上肢肌力 5 级，脐平面至髂前上棘皮肤感觉减退，髂前上棘平面以下皮肤感觉丧失，双下肢肌力 0 级；留置导尿管接床旁引流通畅、固定好，引出色黄、质清尿液；静脉留置针固定好，输液通畅，予脱水、镇痛、抗炎、补液等对症支持治疗。

12 月 15 日 10:12 护士巡视病房，发现患者意识丧失，表现为牙关紧闭，呼之不应，大汗淋漓，心率 122 次/分，血压 76/51 mmHg，呼吸 34 次/分，血氧饱和度 79%，立即呼叫医护人员，推抢救车至病房。10:15 遵医嘱予生理盐水(NS)100 mL 建立静脉通道，面罩吸氧(8 L/min)，予仰头抬颏法打开气道，立即请 ICU 会诊。10:20 患者意识恢复清醒，对答切题，双侧瞳孔等大、等圆，对光反射灵敏，直径约 3 mm，无呼吸困难，无胸闷及气促，心率 102 次/分，血压 85/69 mmHg，呼吸 30 次/分，血氧饱和度 90%，遵医嘱急查血气分析。10:41 血气分析结果显示：氧分压 54 mmHg，血氧饱和度 88.2%，动脉氧含量 12 mL/dL。11:00 患者心率 98 次/分，血压 107/72 mmHg，呼吸 24 次/分，血氧饱和度 92%，遵医嘱急查胸部 CT 及胸部血管 CT 成像。ICU 会诊意见：静脉血栓栓塞？疼痛科会诊意见：诊断为意识障碍及血氧饱和度下降原因：肺栓塞？肺炎？处理：建议急诊完善胸部大血管 CTA 及肺部 CT，了解肺动脉情况。11:59 接检验科报危急值，患者 CT 结果为肺栓塞，遵医嘱将患者由放射科送疼痛科手术室行“双下肢静脉＋下腔静脉造影＋右下腔静脉滤器置入术”。

12 月 15 日 13:00 患者手术完毕，术后由疼痛科手术室转 ICU 治疗。查体：患者体温 36.8 ℃，心率 108 次/分，血压 121/75 mmHg，呼吸 22 次/分，血氧饱和度 96%；胸背部切口敷料包扎固定好，清洁，无渗血、渗液，胸背部左侧切口引流管接床旁引流通畅，引出暗红色血性液体：四肢肌力、感觉同上；留置导尿管接床旁引流通畅、固定好，引出色黄、质清尿液：右下肢静脉血栓，予软枕抬高，促进血液回流。继续保持呼吸道通畅，予抗凝、抗炎、补液等对症治疗。

12 月 20 日 11:00 患者病情平稳，神志清楚，合作，双侧瞳孔等大、等圆，直径约 3 mm，对光反射灵敏，未诉胸闷、呼吸困难等不适，体温 36.3 ℃，心率 80 次/分，血压 110/66 mmHg，呼吸 20 次/分，血氧饱和度 99%。血气分析结果显示：氧分压 90 mmHg，二氧化碳分压 38 mmHg。由 ICU 转回病房继续治疗，胸部切口处已拆线结痂，胸背部切口敷料包扎固定好，清洁，无渗血、渗液，胸背部左侧切口引流管接床旁引流通畅、固定好，引出暗红色血性液体；双上肢肌力 5 级，脐平面至髂前上棘皮肤感觉减退，髂前上棘平面以下皮肤感觉丧失，双下肢肌力 0 级，右下肢静脉血栓形成并置入下腔静脉滤器，予软枕抬高，促进血液回流；持续留置导尿管接床旁引流通畅、固定好，引出黄色、澄清尿液；肛周皮肤清洁、干燥，无浸渍、无破损。12 月 20 日 17:30 拔除切口引流管，每日的出入量平衡。

12 月 30 日患者出院，患者神志清楚、合作，饮食好，情绪稳定，持续留置导尿管引流通畅，大便失禁，肛周皮肤清洁、干燥，无浸渍、无破损；夜间间断入睡 5～6 h；胸背部切口皮缘对合良好，周围皮肤无红肿，未见渗血、渗液，胸背部切口疼痛能忍受，疼痛评分为 2 分；双上肢肌力 5 级，脐平面至髂前上棘皮肤感觉减退，髂前上棘平面以下皮肤感觉丧失，双下肢肌力 0 级。给予出院指导：加强营养；继续康复治疗；穿戴支具适当坐立；利伐沙班每天 1 次，每次 1 片，服药过程中若出现牙龈出血或黑便等立即停药，并到医院就诊，出院后 1 个月、3 个月、6 个月、1 年至门诊复查，不适随诊。

五、护理诊断及护理措施

1. 有窒息的危险 与患者咳痰无力有关。

【相关因素】患者肋骨骨折、气胸、脊髓损伤等致呼吸中枢抑制，痰液不能自行咳出。

【护理目标】患者呼吸道通畅，血氧饱和度≥95%，无窒息发生。

【护理措施】保持呼吸道通畅，指导患者有效咳嗽的方法，咳嗽时将床头抬高，鼓励患者进行咳嗽、咳痰，促进痰液排出。患者咳嗽反应不强时，护士按压患者环状软骨与胸骨上端交界处，刺激患者咳嗽，以促进呼吸道中分泌物松动并排出。采用轴线翻身法为患者取侧卧位，先叩击一侧，再翻身叩击另一侧。

叩击排痰法：护士五指并拢并且微屈，呈空心掌从下到上、从外向内叩击患者背部，叩击时会发出一种空而深的拍击音，则为有效叩击，每次叩击 10～15 min，每分钟叩击 50 下左右。如果叩击排痰过程中患者出现心率加快、呼吸加快的情况，要立即停止排痰，遵医嘱进行治疗。痰液不能咳出时使用吸痰装置将痰液吸出，以保持呼吸道通畅。吸痰时应遵循无菌操作原则，避免交叉感染。

保持患者所处环境温度为 22～24 ℃，相对湿度为 50%～60%，以助于保持呼吸道湿润，防止痰液干燥、黏稠而不易咳出。适当吸氧有助于缓解呼吸道干燥，保持呼吸道通畅。在吸氧过程中，湿化瓶内可加 30%左右的酒精，以进一步湿化呼吸道。

积极治疗肋骨骨折、脊髓损伤、气胸等，遵医嘱使用抗生素、镇痛药，减轻患者疼痛。遵医嘱给予雾化吸入，使用乙酰半胱氨酸，一次使用 0.3 g，每天 2 次；使用布地奈德，每次 1 mg，每天 3 次；使用硫酸沙丁胺醇，每次 0.4 mg，每天 3 次，促进痰液稀释。脊髓损伤 48 h 内因脊髓水肿可造成呼吸抑制，需密切观察患者的呼吸情况，避免窒息，做好抢救准备。密切观察患者的病情变化，包括呼吸频率、心率、血氧饱和度等，以便及时发现并处理异常情况。

指导患者做呼吸功能训练，如缩唇呼吸训练、腹式呼吸训练、吹气球等，以改善肺通气，减轻呼吸困难，提高肺功能，提高肺部免疫力。①缩唇呼吸训练：患者取仰卧位或者半坐卧位，舌尖轻顶上腭，用鼻子慢慢吸气至最大限度，默数 1、2、3，稍屏气片刻(2～3 s)后，嘴巴缩拢似吹口哨样呼气，使气体通过缩窄的口形慢慢呼出，从 1 默数到 6，量力而行。呼气时缩唇程度由患者自行调整，不要过大或过小，以呼出的气流能使距口唇 15～20 cm 的蜡烛火苗倒向对侧，但不熄灭为宜。②腹式呼吸训练：患者取仰卧位或者半坐卧位，一手放于胸部，一手放于腹部，先闭口用鼻深吸气，此时腹部隆起，使膈肌尽量下移，吸气至不能再吸时稍屏气 2～3 s，然后缩唇缓慢呼气，呼气时腹部凹陷(腹部尽量回收缓缓呼气达 4～6 s)。

【效果评价】患者呼吸道通畅，未发生窒息，出院前血氧饱和度为 96%。

2. 有深静脉血栓形成并脱落的危险 与患者血液处于高凝状态，多处骨折，长期卧床，双下肢肌力 0 级有关。

【相关因素】患者 D-二聚体高，术前双下肢静脉血管彩超显示血流瘀滞。

【护理目标】患者无深静脉血栓形成。

【护理措施】定期使用 Caprini 血栓风险评估表对患者进行深静脉血栓形成风险评估；观察双下肢有无肿胀、疼痛、发红等；询问患者是否出现呼吸困难或胸闷等肺栓塞症状；通过定期评估，可以及早发现患者是否存在深静脉血栓，从而进行早期干预。遵医嘱正确使用抗凝药预防和治疗深静脉血栓，如使用那曲肝素钙、利伐沙班、华法林等。在使用抗凝药时，护士应密切监测患者的凝血功能和相关的实验室指标，遵医嘱及时调整药物剂量。

护士应为患者提供足够的被动肢体活动方法，以促进血液循环。例如：双下肢被动踝泵运动、双下肢屈髋伸膝运动、直腿抬高运动等，以上运动每天 3 次，每次 100～200 组。嘱患者多吃富含维生素和蛋白质、易消化的低盐低脂饮食，多饮水，监测出入量是否平衡。患者长时间卧床，容易导致静脉回流受阻，增加深静脉血栓形成风险。将双下肢抬高，使其位置高于心脏水平 20～30 cm，以促进血液回流，减轻水肿和疼痛。同时，膝关节应微屈 15°，避免过度伸展。密切观察双下肢的皮肤温度变化、脉搏变化，监测双下肢周径。如发现异常，应及时报告医生并协助处理。

患者术后发生肺栓塞，立即在疼痛科手术室行“双下肢静脉、下腔静脉造影＋右下腔静脉滤器置入术”。动态监测患者血液及下肢静脉情况，遵医嘱使用抗凝药，在使用抗凝药时，应密切观察患者的出血倾向和药物副作用，及时调整治疗方案。合理补充液体，严格控制速度及保持出入量平衡，早期双下肢间歇式充气压力治疗，双下肢全范围关节运动，监测双下肢周径。避免高脂高盐食物的摄入；多吃富含膳食纤维的蔬菜和水果；适量饮水，保持良好的水分代谢；保持大便通畅，避免用力排便，以免增加腹腔压力而影响静脉回流。

【效果评价】患者住院期间发生深静脉血栓形成并肺栓塞，护士及时发现，通知医生及时抢救，复苏成功，救治有效，脱离生命危险，安全出院。

3. 皮肤完整性受损 与大便失禁有关。

【相关因素】患者排便异常，大便失禁，清理肛周不及时。

【护理目标】患者无皮肤完整性受损及失禁相关性皮炎的发生。

【护理措施】保持床铺干燥、平整，以减少对皮肤的压力和摩擦。为预防压力性损伤的发生，建立翻身卡，定时为患者翻身，每 2 h 翻身 1 次。翻身动作要轻柔，避免摩擦皮肤。翻身后要观察皮肤情况，保持床面平整，无渣屑等刺激性物质。

患者在外科治疗期间肛周皮肤浸渍，见 1 cm×1 cm 大小的皮肤破损，转入脊柱外科后继续予肛周涂抹造口粉或油剂以治疗和保护局部皮肤，指导患者保持肛周皮肤清洁、干燥，定时翻身，予持续卧静态床。向患者家属解释勤翻身及保持肛周皮肤清洁、干燥的重要性，保持床单位整洁。嘱患者维持足够的液体摄入以保持体内充足的水分，并摄入适量蛋白质和碳水化合物。

做好排便情况的记录，包括时间、大便性状、不自主排便的次数；排便后及时清理，保持肛周皮肤清洁、干燥。

【效果评价】患者住院期间发生肛周皮肤浸渍及破损，经治疗及干预，患者肛周皮肤恢复完好。

4. 躯体移动障碍 与脊髓损伤致双下肢瘫痪有关。

【相关因素】患者耻骨联合平面以下感觉丧失，双下肢屈髋、伸膝、踝背伸、踇背伸、踝跖屈肌群肌力 0 级。

【护理目标】患者躯体移动能力较前改善，自理能力评分提高。

【护理措施】护士在康复治疗师的指导下，对患者进行下肢被动全关节活动锻炼，教会患者家属帮助患者做双下肢被动功能锻炼，鼓励患者进行自我照顾。活动时动作应轻柔、缓慢，行全范围关节运动时，可以由他人协助，也可由患者自己活动(在能力范围内)。

鼓励患者进行床上上肢运动，如利用哑铃、拉力器、床上拉手等进行锻炼。尽早佩戴胸腰支具坐轮椅参加户外活动，以增强机体抵抗力，减少感染机会。定期进行身体功能评估，包括肌力、关节活动度等是否改善，及时发现问题并采取相应的措施。

指导患者增加水果、蔬菜及其他富含纤维素的食物的摄入，以保持大便通畅；避免暴饮暴食和饮食不当导致的腹泻等问题。提供富含蛋白质和必要营养的饮食，促进肌肉修复，以达到增加肌肉力量的作用。

【效果评价】患者躯体移动能力较前改善，自理能力评分从 10 分提高至 30 分，能自行用双手拉床挡进行体位的变换。

5. 预感性悲哀 与创伤、手术、肺栓塞等有关。

【相关因素】患者外伤、手术创伤，肺栓塞后经抢救挽回生命，患者预知到某种不幸事件即将发生而产生悲伤和沮丧情绪。

【护理目标】患者不安情绪缓解，心理韧性增强。

【护理措施】做好患者心理疏导，倾听患者的感受和疑虑，给予积极的回应和安慰。鼓励患者表达内心的情感，如恐惧、不安等，耐心倾听患者的诉说，给予充分的陪伴和支持，使其感受到被理解和关怀。通过专业的心理疏导技巧，帮助患者释放内心的负面情绪，减少身心失衡的可能。

为患者提供安静、舒适、温馨的休息环境，有助于缓解其紧张与不安情绪。关注患者的日常生活需求，如协助其进行日常活动、保持个人卫生等。对于因疾病伴随的疼痛，采取有效的疼痛管理措施，以减轻患者的疼痛。鼓励家庭成员给予患者更多的关爱和陪伴，减轻其孤独感和焦虑感。

耐心为患者讲解疾病的相关知识,患者提出需求后及时提供健康宣教及指导,帮助患者转移注意力,根据患者的兴趣爱好提供相应的休闲活动。护士应主动邀请患者的家庭成员和其他亲属参与患者的治疗和康复过程,与患者进行有效的沟通和合作,共同制订护理计划。家庭的支持可以缓解患者的预感性悲哀,促进其康复。

【效果评价】患者情绪稳定,能进行有效的心理宣泄。

6. 潜在并发症 切口感染、泌尿系统感染等。

【相关因素】与手术创伤、术后长期卧床有关。

【护理目标】无潜在并发症发生。

【护理措施】观察患者切口敷料有无渗血、渗液,由于切口会引起疼痛,术后应每小时进行疼痛评估,根据疼痛评分,依据按时、多模式、个性化的镇痛原则处理。术后 24 h 内每 2 h 检查引流管 1 次,挤捏引流管 1 min,确保引流管妥善固定,衔接紧密,无漏气、漏液,管道预留一定的长度并标识清晰,防止脱管;告知患者在翻身或活动时注意防止管道扭曲、打折、牵拉、堵塞。观察切口周围皮肤是否肿胀,皮肤张力是否增加。观察患者术后肌力是否恢复。

保持每天的饮水量大于 2000 mL,因为增加小便可起到冲洗尿道的作用,从而降低感染的风险。嘱患者保持良好个人卫生,协助患者做好会阴部护理,保持清洁、干燥,避免细菌滋生和感染(在排大便后要特别注意防止会阴部被污染)。此外,良好的休息和睡眠,以及充足的营养也是提高机体免疫力、降低机会性感染的基础,值得护理人员重视。

【效果评价】患者出院前未发生切口感染、泌尿系统感染等。

六、护理诊断的排序理由

护理诊断是按照问题的严重性和紧迫性进行排序的,应优先解决直接威胁患者生命或需要立即解决的问题。外伤导致的胸腔积液及气胸,胸椎骨折导致的胸部脊髓损伤,可影响患者呼吸功能和咳痰功能(咳痰无力)而危及患者生命,被作为急需解决的首优护理问题。该患者因 D-二聚体检查出现危急值,肺血管彩超显示肺栓塞,出现意识丧失,经抢救后挽回生命,因此相关血栓的形成成为仅次于窒息的危险因素。另外,双下肢肌力 0 级,不能自行活动;长期留置导尿管、切口感染及多种因素聚集导致患者对疾病的预后产生焦虑、恐惧,也应该成为护士关注的护理问题,积极采取预防措施,避免出现严重的后果而危及患者的生命和安全。

七、患者结局

患者出院时情绪乐观稳定,切口愈合好,双下肢肌力未恢复,住院期间发生肺栓塞,经过抢救转危为安;大小便失禁问题未恢复,但未再发生失禁相关的皮肤破损;未发生呼吸道阻塞、切口感染、肌肉萎缩等并发症。患者饮食好,每日睡眠时长为 5～6 h,各项生化指标接近正常,于 12 月 30 日出院。出院后给予电话随访:患者情绪稳定,居家卧床休息,饮食好,夜间间断入睡 6～7 h;能自行翻身,无压力性损伤发生,坚持开展双下肢被动功能锻炼;导尿管、尿液引流袋定期到医院更换,大便仍失禁,未发生失禁相关性皮炎;术后 1 个月、3 个月、6 个月到医院复查胸椎内固定情况良好。

八、护理体会

本例患者从入院开始持续出现 D-二聚体升高,甚至报危急值,治疗过程中也积极地进行基础预防、物理预防、药物预防,但是仍然发生深静脉血栓形成和肺栓塞,威胁到患者的生命。经过积极的抢救及溶栓治疗,患者脱离生命危险,但患者产生了恐惧心理,住院时间延长了,住院费用增加了,家庭的负担也增加了。因此,在同类患者的护理中,我们应该更加重视护士的专业培训,督促护士掌握血栓预防及护理的要求,规范肺栓塞的应急预案处理流程。若患者住院期间处于长期卧床状态,随时监测患者的情况。在交接班时,各班护士要仔细检查患者的各项症状、体征,采用溶栓或抗凝治疗后应及时观察用药效果并及时反馈给医生。同时,心理护理对患者后期的治疗和康复起到了积极的作用。护士应该注意在心理护理过程中真切地了解患者的想法，与患者及其家属深入地讨论他们可能忧虑的问题，并给予指导和帮助，提供针对性的支持，使患者重新树立起治疗的信心。

第二节 护理不良事件分享

当事护士为低年资护士，N1 层级，专科工作年限 2 年。

一、事件经过

患者胡某，女，48 岁，住院号：2400××××。因“高坠伤致颈部疼痛伴四肢无力 10 h”于 2024 年 9 月 2 日入住脊柱外科。患者跌倒/坠床危险因素评估为高风险，Braden 压力性损伤危险因素评分为 18 分，Barthel 指数评定量表评分为 50 分，为中度依赖。

9 月 4 日因有便意但不能自行排出大便，遵医嘱使用开塞露 60 mL 纳肛，30 min 后排出 100 g 成形黄褐色稀便。9 月 5 日患者开始出现腹泻症状，每日大便量 500～1000 mL，9 月 6 日晚班护士发现患者骶尾部及其周围皮肤发红，予水胶体敷料贴于骶尾部，9 月 7 日早晨护士长查看患者使用的成人纸尿裤，打开后见骶尾部有大便浸渍，肛周、腹股沟皮肤发红，伴液体渗出，评估后考虑失禁相关性皮炎，腹股沟皮肤发红处给予水胶体敷料保护，肛周给予造口粉处理。患者目前静脉用药情况：头孢呋辛抗感染治疗，每天 2 次，每次 1.5 g；甘露醇消肿/脱水治疗，每天 1 次，每次 250 mL；神经节苷脂营养神经治疗，每天 1 次，每次 60 mg。

二、原因分析

1. 患者方面 脊髓损伤患者由于神经损伤，往往无法自主控制排便排尿，导致排泄物长时间与皮肤接触。脊髓损伤可能导致患者移动能力受限，无法及时清理排泄物，从而延长排泄物与皮肤接触的时间，增加失禁相关性皮炎的发生风险。患者出现腹泻时没有及时告知医护人员处理，进一步加重了皮肤的破损。

2. 护士方面 评估能力不足，对失禁相关性皮炎的识别和处理能力欠缺，未根据患者治疗、全身症状等综合因素进行全面评估，发现局部皮肤变化后，没有考虑到患者用药、腹泻等因素，因而未能实施针对性的干预措施。交接班制度和分级护理制度未落实，各班护士交接班时，未对患者局部皮肤情况进行详细交接，使得局部皮肤缺乏连续性的动态观察；患者使用纸尿裤期间护士未及时检查其皮肤情况，导致局部皮肤被大便浸渍后未得到及时处理，使局部皮肤持续暴露在刺激性环境中。

3. 医疗设备与辅助器具 使用不当或不适合的失禁管理用品（如纸尿裤、接尿器等）可能导致皮肤受压、摩擦。未能正确使用皮肤保护产品（如凡士林、氧化锌软膏、紫草油等）来减少尿液和粪便对皮肤的刺激。

4. 药物与治疗 脊髓损伤患者可能需要肠内营养支持，但营养液渗透压过高、温度过低、输注过快等均可导致腹泻，从而增加失禁相关性皮炎的发生风险。大剂量抗生素可引起肠道菌群失调导致腹泻及失禁，胃肠动力药等也可能导致腹泻及失禁，从而增加失禁相关性皮炎的发生风险。

5. 护理管理 护士长未将患者列为重点护理对象，对护士工作的督促指导不够，因此责任护士对患者的皮肤护理意识不足，未制订有效的失禁管理策略。

三、安全管理改进方法

对于脊髓损伤、肺部感染等导致的呼吸和循环不稳定，应积极治疗原发病，维持稳定的生命体征，改善组织供氧，促进皮肤新陈代谢。纠正电解质紊乱，保持内环境稳定，减少皮肤受损的内源性危险因素。在医生、营养师的指导下调整饮食，避免摄入过于油腻、辛辣的刺激性食物，以减少腹泻的发生。对患者进行全面评估，加强营养，改善患者全身状况，促进失禁相关性皮炎康复。定期变换体位，以减少排泄物与皮肤的长时间接触，使用气垫床、翻身垫等辅助器具，减轻皮肤受压。

加强护士对皮肤状况评估的培训，确保其能够全面、准确地评估患者的皮肤状况。在发现局部皮肤变化时，应综合考虑患者用药、腹泻等因素，实施针对性的干预措施，及时发现并处理潜在问题。强调日常护理的重要性，如保持皮肤清洁、干燥，使用合适的护理工具等。严格执行交接班制度，各班护士在交接班时应对局部皮肤情况进行详细交接。使用纸尿裤等失禁管理用品时，应及时检查患者皮肤情况，确保被大便浸渍后能够得到及时处理。

根据患者的具体情况选择合适的纸尿裤、接尿器等失禁管理用品。确保尺寸合适、材质柔软、透气性好，避免皮肤受压、摩擦。在使用纸尿裤等失禁管理用品前，应先在患者皮肤上涂抹凡士林、氧化锌软膏、紫草油等皮肤保护产品。排便后及时使用柔软、吸水性好的清洁用品去除粪渍，避免使用粗糙的毛巾或纸巾擦拭皮肤。

避免滥用抗生素，以减少肠道菌群失调导致的腹泻及失禁。在使用抗生素时，应密切关注患者的腹泻情况，及时调整治疗方案。在使用胃肠动力药时，应评估其可能导致的腹泻及失禁风险，密切关注患者的反应。

护士长应定期对责任护士进行指导和提醒，强调对重点患者进行护理与评估的重要性，并随时根据患者的病情变化调整护理措施，严格执行交接班制度，确保护理工作的连续性，保障护理质量。

第十七章　小儿骨科护理病例与护理不良事件分享

第一节　病例报告

患儿唐某某，女，3岁，汉族。

因“发现双侧髋关节发育不良2年”于2024年8月13日9:00由家属抱入院。

一、现病史

2年前患儿无明显诱因出现跛行，家属携患儿于当地医院就诊，完善检查后诊断为“双侧发育性髋关节发育不良”，患儿家属为求进一步诊治于外院行“双髋复位＋石膏外固定术”，术后定期复查，根据复查情况更换髋部石膏为支具固定，现经规范保守治疗后患儿仍存在跛行，到我院门诊就诊，门诊以“双侧发育性髋关节发育不良”收入我科住院治疗，患儿精神、饮食、睡眠好，大小便正常，近来体重无明显增减。

二、查体

1. 护理查体　患儿神志清楚，精神好，饮食营养好，睡眠好，大小便正常。查体：T 36.6 ℃，P 122次/分，R 23次/分。各项护理评估结果：儿童跌倒/坠床危险因素评估为低度危险(9分)，儿童压力性损伤危险因素评估为轻度风险(25分)；疼痛评分为0分。

2. 专科查体　跛行步态，双侧髋关节皮肤完整，无红肿，无挛缩，未见皮损及瘀斑；双下肢基本等长，双下肢皮肤浅感觉正常，双侧髋关节无压痛。左侧髋关节前屈130°、后伸0°，内收30°、外展45°，伸髋内旋15°、伸髋外旋20°，屈髋内旋45°、屈髋外旋30°；右侧髋关节前屈120°、后伸0°，内收30°、外展45°，伸髋内旋15°、伸髋外旋20°，屈髋内旋20°、屈髋外旋30°。左侧臀中肌肌力约4级，其余肌肉肌力5级，肌张力正常，Trendelenburg试验阳性，生理反射正常，病理征未引出。

3. 既往史　无既往史。

4. 家族史　无家族史。

5. 辅助检查　CT平扫＋骨三维重建：双侧髋关节发育不良(图17-1-1)。

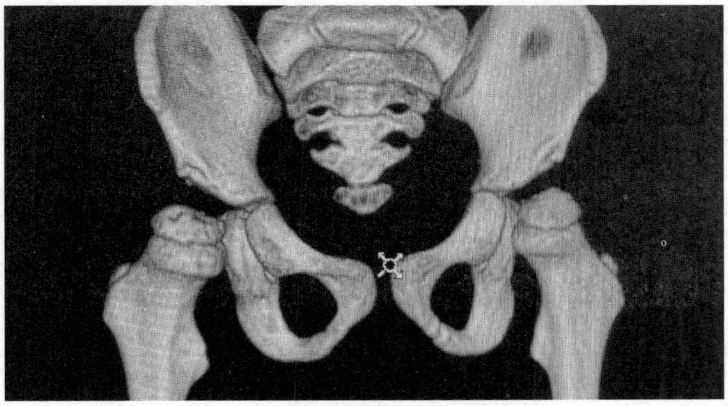

图17-1-1　双侧髋关节发育不良

6. 实验室检查 常规检查项目：血型、血常规、血生化、凝血全套、传染病三项，此患儿检查结果无异常。

7. 护理评估 见表 17-1-1。

表 17-1-1 护理评估结果

项目	入院	手术	病情变化	出院
儿童跌倒/坠床危险因素评估表	9 分	高危	10 分	9 分
儿童压力性损伤风险评估表	25 分	23 分	23 分	23 分
疼痛评估表(VAS)	—	2 分	1 分	1 分
儿童营养不良风险筛查表	—	2 分	—	—
住院患者管道滑脱危险因素评估表	—	5 分	—	—

注：

①儿童跌倒/坠床危险因素评估表：0～6 分，无危险；7～11 分，低度危险；12 分及以上，高度危险。

②儿童压力性损伤风险评估表：16 分及以下，高度风险；17～21 分，中度风险；22～28 分，轻度风险。

③疼痛评估表(VAS)：1～3 分，轻微疼痛；3～4 分，轻度疼痛；4～6 分，中度疼痛；7～10 分，重度疼痛。

④儿童营养不良风险筛查表：0～1 分，低风险；2～3 分，中等风险；4 分及以上，高风险。

⑤住院患者管道滑脱危险因素评估表：8 分及以下，管道滑脱轻度风险；8 分以上，管道滑脱高度风险。

8. 影像学检查 见表 17-1-2。

表 17-1-2 影像学检查结果

日期	项目	结果
8 月 6 日	DR 正侧位(全长)	双侧髋关节发育不良
	DR 正位	双侧髋关节发育不良
	DR 正侧位(全脊柱)	脊柱上胸段椎体轻微侧弯
	CT 平扫＋骨三维重建	双侧髋关节发育不良
	MRI 平扫	(1)双侧髋关节发育不良，右侧股骨头 Perthes 病，左侧股骨头骨骺少许骨髓水肿 (2)双侧髋关节积液 (3)左侧坐骨耻骨骨软骨病可能
8 月 17 日	DR 正位	(1)右侧髋关节发育不良术后改变 (2)左侧髋关节发育不良
	DR 正侧位	右侧髋关节发育不良术后改变

9. 入院诊断 双侧发育性髋关节发育不良。

三、治疗情况

1. 药物治疗 见表 17-1-3。

表 17-1-3 药物治疗情况表

药物	剂量	频次	给药方式	用药时长	药物类别	作用	用药目的
头孢呋辛钠	0.75 g	bid	静脉滴注	6 天	第二代头孢菌素	抗炎	右髋关节术后预防感染

2. 物理治疗 见表 17-1-4。

表 17-1-4 物理治疗情况表

项 目	频 次	治疗时长	作 用	治疗原因
冰敷	tid	6 天	消肿镇痛	术后切口疼痛、患肢肿胀
气压治疗	tid	6 天	预防深静脉血栓形成	石膏固定制动，长期卧床，有深静脉血栓形成的风险
氦氖激光治疗	tid	6 天	促进切口愈合	手术导致患儿有切口
中频电疗	tid	6 天	促进骨质愈合	行截骨术，帮助骨质愈合

四、治疗护理过程

8 月 13 日，患儿入院，遵医嘱予骨科二级护理，普食，自动体位。向患儿家属做好入院须知、预防跌倒/坠床等相关知识宣教，积极完善相关检查和准备。

8 月 16 日，患儿在手术室复合麻醉下行“右股骨近端截骨内翻去旋转＋钢板螺钉内固定＋骨盆截骨＋髋臼旋转成形＋髂骨取骨植骨内固定＋石膏裤外固定术”；患儿精神好，双髋石膏裤固定好，边缘无卡压，双下肢肢端血液循环好、活动受限，右大腿上段内侧切口引流管通畅，固定于床边，引出暗红色血性液体约 10 mL，术中出血量约 200 mL。术后遵医嘱予骨科一级护理，禁饮食 2 h 后改为流质饮食，仰卧位，持续心电监护及低流量吸氧（2 L/min）。患儿生命体征平稳，予消肿、镇痛、预防感染等对症治疗。根据各种评估表评估患儿存在的风险因素，进行知识宣教和预见性护理。

8 月 17 日，患儿病情平稳，生命体征正常，切口引出暗红色血性液体约 20 mL。患儿双髋石膏裤固定好，无渗血、渗液，双下肢肢端活动、血液循环、感觉正常，遵医嘱改为骨科二级护理，普食，仰卧位，加强患儿功能锻炼（踝泵运动、股四头肌等长收缩运动）及饮食宣教（给予高蛋白、富含维生素饮食，少量多餐）。

8 月 19 日，患儿切口引流量约 5 mL，协助医生拔除切口引流管，指导患儿家属正确环抱患儿的方法及开展居家照护（为患儿更换尿片及正确翻身等）方法。

8 月 21 日，患儿切口愈合良好，患儿家属已全面掌握居家照护方法，遵医嘱予出院，给予出院指导，加强居家照护措施的落实，指导患儿家属正确观察患儿石膏变化，若出现石膏过紧或者石膏松脱的情况，及时回院复查。

五、护理诊断与实施方案

1. 疼痛 与疾病有关。

【依据】患儿术后因切口疼痛导致哭闹情绪加重。

【相关因素】髋关节发育不良术后。

【护理目标】患儿因术后切口疼痛引起的哭闹情绪缓解，利用 VAS 评估疼痛的评分在 3 分以下。

【护理措施】

(1)注意观察疼痛发生的时间、性质、持续时间。

(2)通过听音乐、玩游戏或使用适当的电子产品缓解患儿紧张情绪。

(3)可用冷敷或遵医嘱用镇痛药减轻患儿疼痛。

(4)为患儿提供安静、舒适的休息环境。

【效果评价】患儿住院期间疼痛评分始终低于 3 分。

2. 躯体移动障碍 与术后切口疼痛及患肢石膏裤制动有关。

【依据】术后由于石膏固定的原因不能自主翻身、起卧。

【相关因素】患儿翻身困难，需要家属及医护人员帮助。

【护理目标】患儿家属学会为患儿正确翻身，患儿能掌握配合要点，并能在床上进行适当的活动。

【护理措施】

(1)评估与观察：首先对患儿躯体移动障碍的情况进行全面评估，包括观察其日常活动、行为表现以及躯体移动的程度。

(2)协助患儿翻身，待患儿疼痛减轻后，指导患儿配合翻身的注意事项：为患儿翻身前，妥善固定切口引流管，并要求家属在旁观看和学习，翻身时注意先将患儿平移到床边，指导患儿双手举高平放于床上，两名护士采用双人搬运法将患儿平移至健侧处床沿，一名护士将手放于患儿健侧腘窝处及同侧髋部，另一名护士指导患儿举高双手配合，采用轴线翻身法，翻为俯卧位，将软枕垫于患儿胸下，双上肢交叉于胸前，每次翻身保持俯卧位不少于 30 min。待患儿切口引流管拔除后，由责任护士指导患儿家属为患儿翻身(每天在责任护士的监管下完成，直至家属全面掌握)。

(3)教会患儿家属正确环抱患儿：家属可在患儿病情平稳后，采用正确方法环抱患儿下床活动。注意抱患儿时尽量采用平抬的方法，禁止单独在双下肢石膏处用力，以免因外力引起石膏断裂。

【效果评价】患儿能在床上进行适当的活动，家属学会为患儿翻身，患儿能配合。

3. 有营养失调的可能 与术中出血、术后蛋白质流失、饮食结构的改变有关。

【依据】患儿术后第 1 天查总蛋白 56.4 g/L，低于正常值下限(61～79 g/L)。

【相关因素】患儿术后饮食结构改变，食欲差。

【护理目标】患儿白蛋白恢复正常值，恢复正常饮食，食欲恢复正常。

【护理措施】

(1)术后 2 h 指导患儿家属协助患儿饮水，无不适后 30 min 进清淡饮食。

(2)术后第 2 天指导患儿家属协助患儿进高蛋白、高营养、易消化的食物。

(3)每天至少保证摄入 1 个白水煮鸡蛋、1 瓶 250 mL 纯牛奶，少量多餐，循序渐进，不能过饱，预防石膏综合征的发生。

(4)告知患儿家属保证正确饮食的重要性。

【效果评价】通过饮食干预，术后第 3 天复查患儿总蛋白为 61.8 g/L。

4. 有皮肤受损的危险 与石膏裤持续固定、石膏材质硬、长期卧床有关。

【依据】石膏裤持续固定。

【相关因素】患儿石膏裤持续固定，长期卧床。

【护理目标】患儿住院期间皮肤完好，不发生压力性损伤。

【护理措施】

(1)做好大小便的护理，防止浸湿、污染臀部及手术切口部位石膏。

(2)石膏边缘如过于粗糙摩擦皮肤，应及时修整。

(3)石膏未干时将患儿放在床上减少搬动，切忌用手指按压石膏，以免造成石膏部分凹陷而压迫皮肤，形成压力性损伤。

(4)每 2～4 h 协助患儿翻身 1 次，保持俯卧位 30～60 min，观察受压处皮肤有无发红及破损现象，并教会患儿家属正确为患儿翻身。

(5)教会患儿家属正确使用尿片(非纸尿裤)。宜选用大小合适的尿片，并准备一把小梳子，将患儿翻身至俯卧位时，用梳子手柄将尿片平整塞入患儿石膏内，避免尿片使用不当而污染石膏，并造成失禁相关性皮炎的发生。

【效果评价】患儿住院期间皮肤完好，无破损，未发生压力性损伤及失禁相关性皮炎。

5. 潜在并发症 石膏综合征、肌肉萎缩、术后髋关节再脱位、髋关节运动受限或僵硬、术后切口感染、石膏断裂等。

【依据】髋关节术后有发生相关并发症的可能。

【相关因素】髋关节术后佩戴石膏支具导致躯体移动障碍，活动减少，手术应激导致机体免疫力改变。

【护理目标】患儿住院期间无以上并发症发生。

【护理措施】

(1)指导患儿进行功能锻炼，以预防术后肌肉萎缩。术后 1 周起应开始股四头肌等长收缩运动，也可教会患儿正确活动足趾，每天以最大肌力练习 2～3 组，每组 20～30 次，每次持续时间为 3～10 s。因该患儿仅 3 岁，年龄过小，在功能锻炼上多有不配合，所以护士应先教会患儿家属，再指导患儿家属协助患儿进行锻炼。住院期间护士应多给予患儿帮助及功能锻炼指导，必要时采取多学科协作，在康复治疗师的专业指导下进行耐力训练、日常生活动作训练。

(2)术后患儿诉腹部石膏紧或发生恶心、反复呕吐症状须警惕石膏综合征的发生，应及时通知医生行石膏开窗，嘱患儿少量多餐。

(3)观察切口处敷料是否有渗血，做好标记及记录，如渗血扩大，及时通知医生。做好大小便护理，避免污染切口敷料。

(4)术后髋关节再脱位及石膏断裂的预防：首先，要保证石膏固定的有效性，告知患儿家属，若患儿出院后出现石膏过松或者石膏过紧的现象，要及时回院复查，石膏松紧以能容纳一根手指为宜；其次，患儿家属必须掌握为患儿翻身的技巧(在责任护士的指导下，能独立完成，且出院后仍能坚持按正确的操作(保持轴线翻身)进行)；最后，患儿家属需配合做好患儿的监管工作，当患儿疼痛消失后，翻身及活动较为自主，患儿家属应做好监管工作，避免手术侧肢体用力过度，致用力不当造成髋关节再脱位及石膏断裂的发生。

六、护理诊断的排序理由

护理诊断的排序主要基于护理诊断的紧迫性和重要性，以确保患儿得到及时、有效的护理。护士可根据轻重缓急采取护理措施，做到有条不紊。

(1)因患儿术后切口疼痛会导致哭闹不止，影响睡眠、饮食，进而对其切口愈合带来不利影响，并使得患儿舒适度明显降低，所以将“疼痛”列为首优护理问题，是护士亟须关注并有效解决的问题。

(2)因石膏固定导致患儿躯体移动障碍，患儿的翻身活动需要医护人员及患儿家属的大量帮助，如未及时翻身，可能会导致骶尾部及足跟部压力性损伤，这些问题可涉及患儿的日常生活和心理健康，因此将“躯体移动障碍”列为中优护理问题，是护士亟须解决的术后护理问题。

(3)因患儿抽血复查总蛋白低于正常值，有营养失调(低于机体需要量)的风险，但经过医护人员的积极干预、饮食指导，可在一定程度上预防，且暂时不威胁患儿的生命，所以将“有营养失调的可能”列为次优护理问题，这些护理问题可能涉及患儿的长期康复和生活质量，所以护士需及时做出指导及干预。

七、患儿结局

患儿出院时心情愉悦，没有哭闹，双髋石膏裤固定好，松紧适宜，边缘无卡压，无切口引流管，右大腿切口敷料清洁、干燥，无渗血、渗液，无红肿、疼痛，皮肤温度正常，予无菌敷料覆盖。患儿术后每天规律进食，无腹痛、腹胀等不适，每天大小便正常，睡眠时长为 10～12 h，于 8 月 21 日出院，共住院 9 天。出院后 2 周内责任护士电话回访，患儿已适应双髋石膏裤限制活动，石膏松紧适宜，石膏边缘受压处皮肤完好，未诉疼痛及压红，切口处已结痂，无红肿、疼痛等不适，家属能正确为患儿翻身，能正确环抱患儿活动，患儿在家属的监督下能进行足趾的活动及耐力训练、日常生活动作训练，患儿饮食、睡眠、大小便均正常。术后 6 周，患儿复查髋关节复位良好，拆除石膏，指导并教会患儿家属在家中继续协助和督促患儿做功能锻炼，如股四头肌等长收缩运动、踝泵运动、耐力训练、日常生活动作训练。术后半年内患儿患肢不能负重，即不能站立、蹲、跪、盘腿。在非负重情况下的关节活动有利于术后头臼的塑造，患儿术后恢复好，未发生石膏综合征、肌肉萎缩、术后髋关节再脱位、关节僵硬、压力性损伤、术后切口感染等并发症，患儿家属对手术效果满意。

八、护理体会

发育性髋关节发育不良的患者，尤其是儿童，由于病程长、疼痛及活动受限，常伴随着焦虑、恐惧、不安等情绪。护士在护理过程中，需与患者及其家属建立良好的沟通关系，了解他们的心理需求，提供必要的心理支持。通过介绍成功手术的案例和术后康复计划，帮助患者树立战胜疾病的信心，积极参与治疗和护理。术后需全面监测患者的生命体征，包括心率、血压、呼吸等，确保患者生命体征平稳，并根据不同年龄段患者的身心特点及时予以疼痛护理，降低手术疼痛对患者的刺激，提高舒适度，提升患者对治疗护理措施的配合度。护理过程中应注意保持切口清洁、干燥，定期更换切口敷料，观察切口有无红肿、渗液等感染迹象。术后患者由于需保持功能位，促进髋关节的固定和愈合，护士应特别关注患者体位，协助或指导患者正确翻身，以避免器械相关压力性损伤的发生，预防关节脱位、石膏断裂等不良事件的发生。本例患儿通过康复治疗师会诊后，制订了个性化的康复锻炼计划，在前期被动运动的基础上，有效促进了患儿肌肉和关节功能的恢复，也是患儿术后顺利恢复的重要原因。

第二节　护理不良事件分享

当事护士为本科学历，N0 层级，临床工作年限 1 年。

一、事件经过

患儿陈某，男，10 岁，住院号：2402××××。因“右侧肱骨远端骨折”于 2024 年 2 月 6 日入住我科。儿童跌倒/坠床危险因素评估为低度危险（9 分）；儿童压力性损伤危险因素评估为轻度风险（26 分）；患者自理能力评估为中度依赖（60 分）。

入院诊断：右侧肱骨远端骨折。

2024 年 2 月 7 日 19:00 高年资护士带教当事护士共同工作，高年资护士在护士站书写护理记录，当事护士自行为患儿更换液体时，未仔细核对，误将 26 床张某的液体输注给 27 床陈某，输注约 2 min 后患儿家属发现液体标签姓名不符，立即呼叫，高年资护士立即赶到患儿床边，关闭输液器，查看药液标签，发现确实错误后，迅速撤掉液体，更换输液器，改为生理盐水维持通道，立即报告值班医生查看患儿后，遵医嘱密切观察患儿病情变化，无特殊处理，并做好患儿家属解释及安抚工作，经综合评估未对患儿造成不良后果。随即上报护士长，并登录不良事件上报系统上报。

二、原因分析

1. 护士因素

（1）更换液体护士为低年资护士，对核心制度的理解和执行不到位，护理安全意识淡薄，未严格遵守操作规程和查对制度，未执行双人核对、PDA 扫码核对患者身份和药物信息制度，导致给药错误。

（2）高年资护士责任心不强，没有严格执行对低年资护士的带教管理制度，对低年资护士的行为未尽到指导的责任，未做到“放手不放眼”。

2. 环境因素　事件发生时病房中患者家属较多，核对时嘈杂的医院环境可能导致信息传递不清晰，增加给药错误的风险。

3. 管理因素　新护士入科时进行了护理安全相关制度、工作规范及流程的培训，但未进行考核，带教老师也未及时督查其在工作中是否按照规范及流程落实相关制度。

三、安全管理改进方法

强调护理安全管理规范，认真执行核心制度，正确做好患者身份识别：①核对患者信息，医嘱本与患者腕带的住院号、床号、姓名、性别、年龄一致。②请患者说出本人姓名，使用 PDA 扫描患者腕带核对患者身份信息，对于无法沟通的患者，应请在场亲属说出患者的姓名。③严格遵守护理技术操作规程，操作前请患者说出本人姓名，双人核对患者医嘱，检查药液的名称、有效期、性状等，携药液等用物至床旁，询问患者姓名，使用 PDA 扫描患者腕带和输液条码，确认身份信息无误后，输注液体，告知患者所输液体名称、作用及注意事项，再次核对药液信息与患者信息。

邀请患者及其家属参与安全管理，向患者解释操作前正确核对的重要性，认真回答患者及其家属提出的疑问，确认无误后方可执行相关治疗及护理。

规范临床带教管理，带教老师要明确工作职责并落实带教规范，尤其在没有评估低年资护士是否具备独立完成能力的操作时，不能放手让低年资护士单独操作。

规范用药护理,出现问题及时干预:①发现给药错误后,立即停止输液,更换输液器,保存液体和输液器。②观察患者生命体征和病情变化,第一时间报告值班医生和护士长,采取合理的应急措施。③医护人员对患者进行全面评估,以“患者安全第一”为原则,迅速采取补救措施,避免或减轻对患者身体健康的损害,或将损害降至最低限度。④医护协同及时与患者及其家属沟通、解释,缓解患者紧张情绪,取得谅解。

第十八章　足踝外科护理病例与护理不良事件分享

第一节　病例报告

患者吴某某，女，55岁，汉族，已婚。

因"右侧跟骨骨髓炎术后窦道渗液2个月"坐轮椅入院。

一、现病史

2023年4月3日患者因右侧跟骨骨髓炎于我科行"右侧跟骨骨髓炎清创、抗生素骨水泥旷置术"，术后恢复良好出院，出院后患者及其家属自行换药治疗，逐渐形成窦道，伴少量淡黄色液体外渗，经长时间换药效果不佳，现患者及其家属为求进一步治疗，就诊于我院门诊，门诊以"右侧跟骨慢性骨髓炎"收入我科。

二、查体

1. 护理查体　患者神志清楚，情绪乐观稳定，饮食、营养好，睡眠好，配合度高，大小便正常。查体：T 36.2 ℃，P 78次/分，R 20次/分，BP 110/89 mmHg。右足皮肤见多发瘢痕，右足跟可见一约2 cm×2 cm大小的开放性创面，伴破溃流液，可见少许黏稠、黄色液体渗出，皮肤温度高，肿胀明显。患者整体社会支持水平较高，能主动配合治疗，依从性较高。

2. 专科查体　脊柱各生理弧度存在，未见明显侧弯及后凸畸形，各棘突及椎旁无压痛及叩击痛，脊柱活动不受限；左侧髋部、右侧小腿见陈旧性手术瘢痕，双侧髋关节、膝关节周围、髌骨无压痛，右小腿下段可触及内固定物，右侧髋关节、膝关节活动不受限；右侧足跟见陈旧性手术瘢痕，后外侧局部见1 cm×1 cm大小的窦道，可见淡黄色渗液，挤压周围见少量渗液，各足趾活动自如，右足背动脉搏动可触及，肢端皮肤感觉、血液循环良好。双下肢基本等长。四肢肌力及肌张力正常，生理反射存在，病理反射未引出。

3. 既往史　患者曾因车祸伤致右侧髂骨骨折、左侧股骨近端骨折、右侧胫腓骨下段骨折、右侧跟骨开放性骨折于外院行手术治疗，术后右跟部切口出现局部流脓，窦道形成，经保守治疗效果不佳，约3周后再次行伤口清创、部分内固定装置取出术，术后予以伤口换药、抗感染等治疗，效果欠佳，遂于2023年2月23日于我院行"右侧跟骨病灶清除、内固定取出、骨空隙骨水泥填充术"，并于2023年4月3日在我院行"右侧跟骨骨髓炎清创、抗生素骨水泥旷置术"，患者无传染病病史，无输血史，有手术史，无药物过敏史，无食物过敏史。

4. 家族史　父母身体健康，兄弟姐妹身体健康，无家族传染病及遗传病病史。

5. 辅助检查

(1)右足DR检查：提示右侧跟骨慢性骨髓炎。

(2)伤口分泌物检查：见表皮葡萄球菌、耐甲氧西林凝固酶阴性葡萄球菌，少见嗜铜菌、梭菌群。

(3)病理检查：急、慢性化脓性炎。

6. 实验室检查　见表18-1-1。

表 18-1-1 实验室检查结果

日期	白细胞计数	红细胞计数	血红蛋白	血小板计数	D-二聚体	血沉	超敏 C 反应蛋白	总蛋白
6 月 6 日	5.43×10^{9}/L	4.90×10^{12}/L	130 g/L	321×10^{9}/L	0.6 mg/L FEU	37 mm/h	6.53 mg/L	64.9 g/L
6 月 20 日	7.51×10^{9}/L	4.55×10^{12}/L	121 g/L	288×10^{9}/L	—	—	—	63 g/L
7 月 1 日	3.45×10^{9}/L	4.54×10^{12}/L	121 g/L	277×10^{9}/L	0.45 mg/L FEU	53 mm/h	19.65 mg/L	63.9 g/L
7 月 6 日	4.35×10^{9}/L	4.17×10^{12}/L	110 g/L	315×10^{9}/L	—	51 mm/h	12.18 mg/L	60.9 g/L
7 月 9 日	—	—	—	—	—	47 mm/h	6.34 mg/L	—

7. 护理评估 见表 18-1-2。

表 18-1-2 护理评估结果

项 目	入 院	第一次手术	第二次手术	病情变化	出 院
Morse 跌倒/坠床风险评估量表	低风险	高风险	高风险	高风险	高风险
疼痛评估表	3 分	3 分	3 分	7 分	2 分
Braden 压力性损伤危险因素评估表	22 分	19 分	19 分	19 分	19 分
Barthel 指数评定量表	75 分	40 分	55 分	65 分	65 分
成人营养风险筛查表	1 分	1 分	1 分	1 分	1 分
住院患者管道滑脱危险因素评估表	—	6 分	—	—	—

注：

①Morse 跌倒/坠床风险评估量表：25 分以下，低风险，采取标准预防措施；25～45 分，中风险，采取标准预防措施；45 分以上，高风险，标准＋高危险预防措施。

②疼痛评估表：1～3 分，轻度疼痛；4～6 分，中度疼痛；7～10 分，重度疼痛。

③Braden 压力性损伤危险因素评估表（总分 23 分）：15～18 分，低危；13～14 分，中危；10～12 分，高危；9 分及以下，极高危。注意：评分≤18 分，提示患者有发生压力性损伤的危险，建议采取预防措施并上报护理部。

④Barthel 指数评定量表：100 分，无须依赖；61～99 分，轻度依赖；41～60 分，中度依赖；40 分及以下，重度依赖。

⑤成人营养风险筛查表：3 分及以上，患者存在营养风险，需要营养治疗；3 分以下，患者需要每周重测，如果患者安排有重大手术，需考虑预防性的营养治疗以避免联合风险状况。

⑥住院患者管道滑脱危险因素评估表：8 分及以下，患者存在管道滑脱轻度风险，需采取相应的预防措施；8 分以上，患者存在管道滑脱高度风险，随时可能发生管道滑脱，应采取相应的预防措施，同时悬挂高危警示标识，并根据病情每周跟踪评估 1 次，直至拔管。

8. 影像学检查 见表 18-1-3。

表 18-1-3 影像学检查结果

日 期	检 查 项 目	结 果
6 月 7 日	右侧跟骨 DR、右侧跟骨 CT	右侧跟骨形态消失，骨密度欠均匀，见多发结节状、片状稍高密度影；跟骨外侧见多发结节状游离高密度影；所示诸骨骨密度减低，周围软组织肿胀；其余未见特殊
	右侧跟骨 MRI	右侧跟骨形态消失，见多发结节状、片状低信号固定器影；跟骨外侧见多发结节状游离体；跟骨、距骨、股骨可见骨髓水肿，所示足诸骨骨质疏松，胫腓骨远端见内固定器影，周围软组织水肿，右足底腱膜跟骨附着端增厚，信号稍增高，局部皮下脂肪层水肿，右距腓后韧带、跟腓韧带信号增高；其余未见特殊

9. 入院诊断 右侧跟骨骨髓炎并骨缺损，右足跟感染并窦道形成，右侧髂骨骨折，左侧股骨近端骨折右侧胫腓骨远端骨折术后。

三、治疗情况

1. 静脉滴注、肌内注射、皮下注射用药 见表 18-1-4。

表 18-1-4 静脉滴注、肌内注射、皮下注射用药情况表

药物	剂量	频次	给药方式	用药时长	药物类别	作用	用药目的
胰蛋白酶	2 mL	qd	肌内注射	6 天	酶类药物	使脓液、血凝块被分解变稀，使引流通畅，加速创面净化，促进肉芽组织生长	分解脓液，促进肉芽组织生长
疏血通	6 mL	qd	静脉滴注	7 天	中成药	活血化瘀、通经活络	促进血液循环
低分子肝素钙	0.3 mL	qd	皮下注射	7 天	抗凝药	预防深静脉血栓形成	术后常规抗凝
鹿瓜多肽	24 mg	qd	静脉滴注	7 天	复方制剂	促进骨形成，对骨修复、生长有重要作用	促进骨生成
甘油果糖	125 mL	bid		11 天	高渗性药物	减轻肿胀	减轻患肢肿胀

2. 口服用药 见表 18-1-5。

表 18-1-5 口服用药情况表

药物	剂量	频数	作用	用药目的
利奈唑胺片	0.6 g	bid	治疗由特定微生物敏感株引起的感染	抗感染
恒古骨伤愈合剂	25 mL	qod	活血益气，补肝肾，接骨续筋，消肿镇痛，促进骨折愈合	促进骨折愈合、消肿镇痛
滑膜炎颗粒	6 g	tid	具有清热祛湿、活血通络的功效。临床主要用于湿热闭阻、瘀血阻络所致的痹病，急、慢性滑膜炎及膝关节术后	清热祛湿，活血通络

3. 其他治疗 见表 18-1-6。

表 18-1-6 其他治疗情况表

名称	途径、次数	作用	治疗原因
氦氖激光治疗	患足，bid	具有消炎镇痛、扩张血管的作用。激光具有热效应、压强效应、光化学效应、刺激效应、电磁场作用	消炎镇痛
一般物理降温	患足，每天 5 次	(1)缓解疼痛：冷敷能够降低神经末梢的敏感度，有效减轻各种原因引起的疼痛 (2)减轻肿胀：冷敷可以收缩血管，限制血流到受伤的区域，减轻该区域的肿胀程度 (3)抑制炎症：冷敷能够降低细胞组织的代谢率，降低神经兴奋性，减轻炎症引起的疼痛和肿胀	缓解疼痛、减轻肿胀
气压治疗	双下肢，bid	(1)预防深静脉血栓形成：气压治疗可以通过对多腔气囊有顺序地反复充放气，形成对肢体和组织的循环压力，增加静脉血输出量和血流速度，降低血栓形成的可能性 (2)促进肢体创伤及骨科疾病的恢复：气压治疗能加速术后炎性致痛物质的代谢，促进渗出物的吸收，减轻疼痛，通过被动压迫肌肉，防止肌肉萎缩 (3)减轻肢体水肿：气压治疗可以使组织空间的静水压大于静脉的静水压，减少液体渗出，促进血液和淋巴循环，起到改善水肿的效果 (4)促进血液和淋巴流动：气压治疗加速肢体的组织液回流，改善微循环，预防术后和产后血栓形成，可快速消除和预防肢体原发和继发性水肿	预防下肢深静脉血栓形成及促进血液和淋巴循环

四、治疗护理过程

6 月 6 日，患者入院，遵医嘱予骨科常规二级护理，主动卧位，普食，完善护理相关评估，告知患者及其家属夜间入睡床栏加护，帮助患者熟悉病区环境，告知患者及其家属防跌倒相关知识。

6 月 14 日，患者在手术室复合麻醉下行“右侧跟骨病灶清除、骨水泥取出、VSD 术”。患者神志清楚，合作，右下肢 VSD 切口敷料包扎固定好，吸引通畅，可见管型存在，引出暗红色液体，予二次固定，右下肢肢端血液循环好，感觉未恢复，活动稍受限，术后遵医嘱予补液、消炎、防血栓形成治疗。动态评估患者疼痛程度和压力性损伤、跌倒/坠床以及 VTE 的发生风险，指导患者家属床栏保护，24 h 床旁陪护，患者家属表示理解和配合。根据各种量表评估患者存在的护理风险因素，进行知识宣教和安全护理。

6 月 15 日，术后第 1 天，患者神志清楚，合作，夜间安静入睡，右下肢 VSD 切口敷料包扎固定好，吸引通畅，可见管型存在，引出暗红色液体，予二次固定，右下肢肢端血液循环好，活动稍受限，予抬高患肢减轻肿胀，指导患者进行膝关节的屈伸运动及直腿抬高运动，进新鲜蔬菜、水果及易消化的食物。

6 月 16 日，术后第 2 天，患者神志清楚，合作，夜间安静入睡，右下肢 VSD 切口敷料包扎固定好，吸引通畅，可见管型存在，引出暗红色液体，予二次固定，右下肢肢端血液循环、感觉好，活动稍受限，予抬高患肢减轻肿胀，指导患者循序渐进进行功能锻炼（如分趾运动等）。

6 月 17 日，患者神志清楚，合作，右下肢 VSD 切口敷料包扎固定好，吸引通畅，可见管型存在，引出暗红色液体，肢端血液循环、感觉好，活动稍受限，予抬高患肢至 30°，以利于减轻肿胀，督促患者进行患肢活动及功能锻炼，逐步增加活动方式，如直腿抬高、下肢屈伸运动，上肢扩胸运动及呼吸功能训练等。指导患者进富含营养、清淡、易消化的饮食，保持大小便通畅，每日饮水量为 2000 mL 左右。

7 月 3 日 11:00 患者在手术室复合麻醉下行第二次手术，即右侧跟骨骨髓炎清创、骨水泥植入术。患者术后神志清楚，合作，右下肢切口敷料包扎固定好，右下肢肢端血液循环好，感觉未恢复，活动稍受限，予抗感染、消肿镇痛、促进骨折愈合等对症治疗。患者跌倒/坠床风险评估为高风险，指导患者家属床栏保护，24 h 床旁陪护，患者家属表示理解配合。患者护理分级评分为 55 分，中度依赖，予一级护理。测随机血糖 6.0 mmol/L。22:00 患者诉右下肢切口疼痛难以忍受，疼痛评分 7 分，护士告知值班医生后，遵医嘱予盐酸曲马多注射液 2 mL 肌内注射，密切观察患者疼痛情况，给予相应的指导和帮助。22:40 患者诉疼痛较之前好转，疼痛评分 3 分，夜间入睡约 5 h。

7 月 4 日，第二次手术后第 1 天，患者神志清楚，合作，夜间安静入睡，患肢切口敷料固定在位，无渗血、渗液，患肢肢端血液循环、感觉好，活动稍受限，予抬高患肢减轻肿胀，指导患者进新鲜蔬菜、水果及易消化的食物。15:00 患者诉右下肢切口疼痛难以忍受，疼痛评分 7 分，护士告知值班医生后，遵医嘱予盐酸曲马多注射液 2 mL 肌内注射，并予患者心理护理，密切观察患者疼痛情况。16:00 患者诉疼痛较之前好转，疼痛评分 3 分，继续予心理护理。16:40 患者诉恶心、呕吐，护士立即告知值班医生，并遵医嘱给予甲氧氯普安 10 mg 肌内注射，观察有无胃肠道反应。17:20 患者诉恶心、呕吐较前缓解。19:00 患者诉无恶心、呕吐，已饮水及进食，指导患者进清淡、易消化食物。

7 月 10 日，患者神志清楚，合作，切口敷料包扎固定好，清洁、干燥，无渗血、渗液，患肢感觉、血液循环好，活动稍受限。患者拟于今日出院，根据患者病情进行出院指导：①坚持功能锻炼，加强患肢股四头肌训练，增加肌肉力量。暂不负重。②加强营养，多食蔬菜，保持大便通畅。③做好支具的宣教及教会患者使用拐杖及助行器。④做好安全宣教，避免跌倒的发生。⑤注意切口的护理，勿用生水擦洗，定期到医院换药，勿用手撕患处的皮痂，避免切口再次感染。⑥定期复诊。

五、护理诊断及护理措施

1. 疼痛 与手术对组织的破坏，切口持续引流、长期不愈合等有关。

【依据】主诉右足疼痛。

【相关因素】右侧跟骨骨髓炎清创、骨水泥植入术后切口疼痛。

【护理目标】患者右足疼痛缓解，疼痛评分为1～3分。

【护理措施】术后定时评估患者疼痛情况，对疼痛进行精细评估，明确疼痛的性质、部位、程度以及持续时间等，以便制订个性化的护理计划。根据疼痛评估结果及时修改镇痛方案，缓解患者疼痛。当患者疼痛评分>7分时，告知医生并遵医嘱注射强效镇痛药，同时联合非药物治疗措施，并在采取措施30 min后再次进行评估；当患者3分<疼痛评分≤7分时，遵医嘱注射弱效镇痛药，配合非药物治疗措施，并在采取措施30 min后再次进行评估；当患者疼痛评分≤3分时，为患者实施非药物治疗措施，如电疗、冷敷、转移患者注意力及疼痛心理疗法，每天进行1次疼痛评估。为患者营造舒适、安静、整洁的病房环境，减少外界刺激，以助于患者休息和恢复。

【效果评价】患者疼痛加剧时得到及时的护理，总体疼痛评分控制在3分以下，能耐受。

2.伤口感染 伤口分泌物检查见表皮葡萄球菌，少量嗜铜菌、梭菌群，炎症指标增高。

【依据】患者实验室检查血沉、超敏C反应蛋白增高，见右跟骨窦道流脓性液体。

【相关因素】右跟骨慢性骨髓炎经久不愈。

【护理目标】出院前患者感染指标恢复正常。

【护理措施】严格监测患者的生命体征，包括血压、呼吸、心率、脉搏、体温等；遵医嘱足量、准确应用抗生素，注意观察用药后反应；观察伤口情况，注意有无渗血、渗液及红、肿、热、痛，保持敷料清洁、干燥；遵医嘱监测患者血常规变化。

【效果评价】出院前患者感染指标恢复正常，伤口分泌物培养阴性。

3.舒适度改变 与长期VSD，疼痛评分在3～7分有关。

【依据】患者诉引流管限制活动、右足疼痛。

【相关因素】长期VSD、右足疼痛评分在3～7分。

【护理目标】患者舒适度提高，不适感降低。

【护理措施】根据患者的疼痛评估结果及时调整药物剂量和给药方式，使患者的疼痛得到及时、充分的缓解。妥善固定引流管，预防管道滑脱。保持患者床铺干净、整洁，提供舒适的枕头、被子等物品。调节室内温度和湿度，为患者提供舒适的环境。主动与患者交流，倾听其需求和疼痛经历，为其提供情感支持和安慰。

【效果评价】患者主诉舒适度提高。

4.恐惧、焦虑 与伤口长期不愈合、窦道形成、担心疾病预后有关。

【依据】患者有恐惧、焦虑和不安的感觉。

【相关因素】多次手术清创，伤口长期不愈合，疼痛，住院后环境的改变。

【护理目标】患者恐惧、焦虑情绪减轻，积极配合治疗。

【护理措施】

(1)沟通与倾听：通过有效的沟通技巧，如主动倾听、开放式提问等，建立良好的护患关系。

(2)心理支持：提供情感支持，如鼓励、安慰等，帮助患者树立战胜疾病的信心。

(3)放松训练：如深呼吸、肌肉放松和冥想等，帮助患者学会自我放松，减轻焦虑和紧张情绪。

(4)认知行为干预：运用认知行为疗法帮助患者识别和改变不良认知，调整行为，以更积极的心态面对疾病。鼓励患者家属和朋友定期探望患者，积极与患者沟通聊天，关爱患者，使其感到温暖。

【效果评价】患者积极配合治疗，对疾病预后信心增强。

5.躯体移动障碍 与卧床休息、术后疼痛、患肢活动受限有关。

【依据】无法自行行走，术后活动能力受损。

【相关因素】患者长期VSD、右足清创术后不能下床活动。

【护理目标】患者家属参与照护，患者能自行移动翻身。

【护理措施】鼓励患者参与日常活动，促进肌肉和关节功能恢复；预防并发症，定时翻身预防压力性损伤，合理饮食预防便秘；提供心理支持，缓解患者焦虑、抑郁情绪；指导患者家属协助护理，为患者创造安全、舒适的生活环境；同时，关注患者的社会支持系统，促进患者早日恢复自主活动能力，提高生活质量。

【效果评价】VSD 引流管拔除后患者能拄拐自行活动。

6. 有管道滑脱的风险 与长期留置 VSD 引流管有关。

【依据】患者大幅度翻身,在床上活动,管道固定松脱。

【相关因素】

(1)管道固定不当:管道固定不牢或固定方法不正确,容易导致管道在体表移动或脱落。

(2)患者活动过度:患者进行翻身、坐起等活动时,若未妥善固定管道,可能因牵拉而导致滑脱。

【护理目标】拔管前不发生管道滑脱。

【护理措施】做好二次固定,确保管道稳定不易滑脱。定期检查和评估,包括固定情况、通畅度、患者症状等,以便及时发现并处理潜在问题。加强患者教育,与患者及其家属沟通,详细介绍管道固定的重要性和注意事项,提高其防范意识。合理安排患者活动,根据患者情况制订适当的活动计划,避免过度活动或姿势不当导致管道滑脱。

【效果评价】拔管前未发生管道意外滑脱。

7. 营养失调:低于机体需要量

【依据】患者总蛋白、白蛋白降低。

【相关因素】心理紧张、焦虑,进食量少,长期感染,机体免疫力低下。

【护理目标】患者营养状况得到改善。

【护理措施】首先,确保充足的蛋白质摄入,如进食瘦肉、鱼类、蛋类和豆制品等,以支持身体修复和增强免疫力。其次,多吃富含维生素和矿物质的蔬菜、水果,如菠菜、橙子等,以助于缓解炎症并促进患足组织的修复。同时,避免进辛辣、油腻等刺激性食物,以及发酵类食品和酒类,以免加重病情。最后要多饮水,每日饮水量应达到 2000 mL 以上,结合腹部环形按摩,以预防便秘的发生。

【效果评价】患者营养状况改善,总蛋白增高。

8. 自理能力缺陷 自理能力评估为中、重度依赖。

【依据】患者不能自主完成日常活动。

【相关因素】清创手术后,长期 VSD,患者长期卧床。

【护理目标】最大限度提高患者生活自理能力。

【护理措施】指导和鼓励患者在病情允许的范围内最大限度地完成自理活动。卧床期间协助患者完成洗漱、进食、排大小便等活动,将呼叫器放置于患者或家属易取处。根据患者病情恢复情况,逐步增加自理活动的内容,并由协助完成改为指导和帮助其完成自理。

【效果评价】患者自理能力较前提高,自理能力评估逐步恢复到轻度依赖。

9. 潜在并发症 有发生关节僵硬、肌肉萎缩、废用综合征、深静脉血栓形成、皮肤完整性受损的危险。

【依据】患肢术后功能受限,肌肉骨骼活动减少。

【相关因素】术后长时间处于卧床状态,下肢活动减少,同时由于疼痛及舒适度改变,患者主动活动的积极性降低。

【护理目标】无并发症发生。

【护理措施】鼓励、指导患者进行功能锻炼,如踝泵运动、直腿抬高运动、股四头肌等长收缩运动、屈膝屈髋练习等,病情稳定以后指导患者逐步增加负重训练。定时协助患者翻身,做好管道护理,并保持床单位清洁、干燥。在病情允许的情况下每日饮水量至少 2000 mL。指导患者多吃新鲜蔬菜和水果,定时排便,顺时针环形按摩腹部,预防便秘。

【效果评价】患者住院期间未发生相关并发症。

六、护理诊断的排序理由

护理诊断是按照问题的严重性和紧迫性进行排序的,应优先解决那些直接威胁患者生命或需要立即解决的问题。该患者术前疼痛评分为 3 分,术后疼痛评分为 7 分,并使用了盐酸曲马多注射液进行镇痛,如不及时干预,可能因剧烈疼痛刺激引起的神经反射性血管扩张,导致周围血管阻力锐减,体内有效血容量相对不足，进而引发神经源性休克。患者伤口分泌物培养见明显细菌感染，如控制不当，将会对手术效果产生不利影响，所以将疼痛和伤口感染作为急需解决的首优护理问题。此外，该患者因长期留置 VSD 引流管、伤口长期不愈合、窦道形成等多种因素聚集导致舒适度改变、焦虑、恐惧，这些虽不直接威胁患者生命但会导致身体不健康或情绪变化的问题应罗列成中优护理问题。而患者术后自理能力缺陷、长期卧床、进食量少引起的躯体移动障碍、营养失调、管道滑脱风险或潜在并发症，可作为次优护理问题。

七、患者结局

经过住院期间连续动态的观察护理，患者疼痛得到有效控制，感染创面术后愈合良好，出院前患者伤口分泌物培养 3 天，无细菌、真菌生长，血常规检查恢复正常。住院期间患者能够在护士的指导下逐步开展足趾活动、踝泵运动、直腿抬高运动、股四头肌等长收缩运动等康复锻炼，自理能力恢复至轻度依赖，治疗信心增强，能逐步完成自理活动，理解并配合护理人员工作。患者出院前未发生护理相关并发症及不良事件。出院后按照指导意见进行伤口换药，愈合良好，并在术后定期随访，且未见患肢肿胀、疼痛等异常情况，目前已恢复正常活动。

八、护理体会

术后恢复期对于患者而言至关重要，它不仅关乎手术效果的巩固，还直接影响到患者日后的生活质量。作为护理人员，我们应该充分认识到在此期间提供全面、细致的护理服务对于促进患者恢复的重要性。慢性跟骨骨髓炎是由多种细菌感染引起的长期炎症，主要累及骨髓腔和骨皮质。本例患者术前感染症状明显，且伴有特殊细菌的伤口定植，因此在围手术期加强感染的防控，并配合做好相应的支持是非常重要的。这些支持包括伤口评估、VSD 管理、疼痛控制、营养支持、用药护理以及心理护理等。护理人员需要时刻保持警觉，通过细致入微的观察，及时发现异常情况并报告医生。通过综合护理干预措施，帮助患者严格控制术后感染、减轻疼痛，提高其舒适度，帮助其树立战胜疾病的信心，最大限度激活社会支持系统，为患者术后居家康复期间的高生活质量提供保证。

第二节　护理不良事件分享

当事护士为本科学历，护师，N1 层级，专科工作年限 2 年。

一、事件经过

患者吴某，女，56 岁，住院号：2301××××。因“右侧跟骨骨折术后窦道形成伴渗液 4 个月”于 2023 年 6 月 6 日入住我科。患者跌倒/坠床危险因素评估为高风险；Braden 压力性损伤危险因素评分为 22 分；患者自理能力评分为 75 分，轻度依赖；疼痛评分为 2 分。

入院诊断：①右侧跟骨骨髓炎并骨缺损；②右侧足跟感染并窦道形成；③右侧髂骨骨折、左侧股骨近端骨折、右侧胫腓骨远端骨折术后。

2023 年 6 月 7 日 8：00，护士王某遵医嘱为 12 床患者吴某进行静脉采血，抽血查脑钠肽（BNP）、生化全套。护士赵某打印采血条码后与护士王某在护士站共同查对采血医嘱与条码无误。8:10，护士王某到 12 床患者吴某床边进行采血，口头核对床头卡及腕带，只使用 PDA 扫码弹出提示信息“执行采血需扫描腕带，若腕带磨损请长按采血项目执行”，扫码两次均弹出上述提示，护士王某误认为腕带受损不能扫描，便手动执行医嘱，也未再次检查、核对采血试管，误将 5 床陈某的采血试管混在 12 床吴某的采血试管中，导致血液采集错误。8:15 打电话将血标本送至检验科。8:18，护士王某采集血液前再次核对，发现还剩一个采血试管，立即报告管床医生，并做好家属解释及安抚工作，经综合评估未对患者造成不良后果，随即上报护士长，并登录不良事件上报系统上报。

二、原因分析

护士安全风险防控意识不足，未严格执行查对制度，对采血试管的核查流于形式，在床旁进行采血操作时未再落实操作前及操作后对患者身份、血液标本类别及试管的再次核对。护士工作中缺乏责任心，注意力不集中，工作随意性较大，对特殊环节护理工作不能按照规范的流程执行；在看到 PDA 扫码异常提示信息时，对安全提示的重视不足，缺乏审慎思考，没有及时核查出现异常提示的原因。护士对 PDA 的使用不熟练，不清楚特殊提示信息的含义，因此忽略了系统提示，错过了再次核对的时机。

三、安全管理改进方法

加强对护士的培训，提升护理团队的安全意识，严格执行护理核心制度，规范静脉采血操作流程及环节管理。改进对采血试管的管理，确保每名患者所需的试管单独放置，避免与其他患者的试管混淆。定期检查、保养 PDA，加强 PDA 使用过程的培训，确保护士理解各种安全警示提示的含义，同时提醒护士重视安全提示，认真查找报警原因，确认无误后方可继续进行护理操作，避免主观因素对护理行为的影响。日常培训工作中应强调对不良事件因素的分析判断，培养护士严谨、慎独的精神。执行护理人员弹性排班，必要时增加辅助岗位，保证患者安全。

第十九章　骨肿瘤护理病例与护理不良事件分享

第一节　病 例 报 告

患者廖某某，男，21 岁，职员，汉族，未婚，中专学历。

因“左侧股骨中下段骨肉瘤术后复发”于 2024 年 3 月 20 日 10:30 坐轮椅入院。

一、现病史

患者 2 个月前在外院行“左侧股骨及周围软组织病灶全切术＋左侧全股骨假体置换术＋左侧肿瘤髋关节、膝关节置换术＋骨骼肌软组织肿瘤切除术”，术后复发，为进一步治疗收入我科。

二、查体

1. 护理查体　患者神志清楚，精神、饮食好，轻度焦虑，睡眠质量较差，大小便正常，配合度高。查体：T 36.5 ℃，P 86 次/分，R 20 次/分，BP 109/71 mmHg，全身皮肤完好无破损，左下肢重度水肿，肌力 2 级，活动受限，肢端血液循环好。左上肢外院带入 PICC 管道通畅，周围皮肤完好，无红、肿、热、痛，固定稳妥，家属 24 h 陪伴。

2. 专科查体　脊柱生理曲度存在，无侧弯及前后凸畸形，棘突及棘突旁肌肉无叩击痛，左侧直腿抬高试验及加强试验阴性，病理征阴性。专科查体：生命体征平稳，神清，心肺腹未见异常。左下肢肿胀，局部压痛明显，活动受限，可扪及包块，质硬，不规则，不能推动，边界清楚，髌骨研磨试验阴性，麦氏征阴性，侧方应力试验阴性，肢端血液循环、感觉好，左下肢肌力 2 级，跟腱反射正常。

3. 既往史　既往无高血压、冠心病、糖尿病等病史，无传染病病史，无输血史、药物过敏史、食物过敏史。

4. 家族史　父母及兄弟姐妹体健，无家族传染病及遗传病病史。

5. 辅助检查

(1)床旁 DR 双髋正位：左下肢术后改变，股骨未见显示，见假体影，假体清晰，未见松脱；周围软组织肿胀，髌上囊饱满，膝关节在位。

(2)胸部 CT 及肝胆脾胰肾平扫：示双肺多发小结。

(3)心电图、超声心动图、腹部 B 超：未见异常。

6. 实验室检查　见表 19-1-1。

表 19-1-1　实验室检查结果

日期	淋巴细胞百分比	单核细胞百分比	碱性磷酸酶	肌酸激酶同工酶	α-羟丁酸脱氢酶	红细胞计数	超敏 C 反应蛋白	白细胞计数	中性粒细胞计数	血红蛋白	白蛋白
3 月 21 日	15.6%	11.6%	277 U/L	1940 U/L	1760 U/L	—	—	—	—	—	—
3 月 29 日	—	—	—	—	—	—	116.9 mg/L	2.3×10^9/L	—	85 g/L	27.10 g/L

续表

日期	淋巴细胞百分比	单核细胞百分比	碱性磷酸酶	肌酸激酶同工酶	α-羟丁酸脱氢酶	红细胞计数	超敏C反应蛋白	白细胞计数	中性粒细胞计数	血红蛋白	白蛋白
4月2日	—	1.5%	112 U/L	—	—	$3.85\times10^{12}/L$	—	$10.5\times10^{9}/L$	$87.7\times10^{9}/L$	145 g/L	50.2 g/L
4月5日	—	—	—	—	—	—	—	$9.0\times10^{9}/L$	—	—	—

7. 护理评估 见表19-1-2。

表19-1-2 护理评估结果

项　目	入　院	病情变化(化疗)	出　院
Morse跌倒/坠床风险评估量表	高风险	高风险	高风险
疼痛评估表(NRS)	3分	7分	2分
Braden压力性损伤危险因素评估表	15分	17分	21分
Barthel指数评定量表	75分	60分	90分
成人营养风险筛查表	1分	2分	1分
住院患者管道滑脱危险因素评估表	0分	0分	0分
焦虑自评量表	52分	64分	24分

注：

①Morse跌倒/坠床风险评估量表：25分以下，低风险；25～45分，中风险；45分以上，高风险。

②疼痛评估表(NRS)：1～3分，轻度疼痛；4～6分，中度疼痛；7～10分，重度疼痛。

③Braden压力性损伤危险因素评估表(总分23分)：15～18分，低危；13～14分，中危；10～12分，高危；9分及以下，极高危。

④Barthel指数评定量表：100分，无须依赖；61～99分，轻度依赖；41～60分，中度依赖；40分及以下，重度依赖。

⑤成人营养风险筛查表：3分及以上，患者存在营养风险，需要营养治疗；3分以下，患者需要每周重测，如果患者安排有重大手术，需考虑预防性的营养治疗以避免联合风险。

⑥住院患者管道滑脱危险因素评估表：评分≤8分的患者存在管道滑脱轻度风险，需采取相应的预防措施；评分>8分的患者存在管道滑脱高度风险，随时可能发生管道滑脱，应采取相应的预防措施，同时悬挂高危警示标识，并根据病情每周跟踪评估1次，直至拔管。

⑦焦虑自评量表：50分以下，正常；50～60分，轻度焦虑；60～70分，中度焦虑；70分以上，重度焦虑。

8. 影像学检查

(1)床旁DR双髋正位：左下肢术后改变，股骨未见显示，见假体影，假体清晰，未见松脱；周围软组织肿大，髌上囊饱满，膝关节在位。

(2)胸部CT及肝胆脾胰肾平扫：示双肺多发小结。

9. 入院诊断 左侧股骨中下段骨肉瘤术后(Ⅲ期)。

三、治疗情况

1. 静脉用药 见表19-1-3。

表19-1-3 静脉用药情况表

药　物	用　法	作　用	用药原因/目的
兰索拉唑	每次30 mg，13天	保护胃黏膜	化疗前用药
托烷司琼	每次5 mg，10天	止吐	化疗前用药
谷胱甘肽	每次1.2 g，2次/天，9天	保肝	化疗前用药
钠钾镁钙葡萄糖注射液	每次2000 mL，7天	补充电解质	化疗前水化
异环磷酰胺	每次2500 mg，连用5天	化疗	杀灭癌细胞

续表

药　物	用　法	作　用	用药原因/目的
亚叶酸钙	每次 200 mg,连用 5～7 天	解毒	化疗药物具有毒副作用
白蛋白	每次 20 g,连用 2 天	营养作用,提高免疫力	饮食差,总蛋白低
重组人粒细胞刺激因子	每次 300 μg,静脉推注,连用 3 天	增加白细胞	化疗后骨髓抑制,血常规改变
七叶皂苷	每天 100 mg,12 天	消肿	患者左下肢水肿
盐酸曲马多	2 mL:100 mg,肌内注射,1 次	镇痛	减轻伤口疼痛
注射用多种维生素(12)	每天 5 mg,连用 8 天	补充维生素	化疗后饮食差

2. 口服用药　见表 19-1-4。

表 19-1-4　口服用药情况表

药　物	用　法	作　用	用 药 原 因
氨酚羟考酮	5 mg,q6h	镇痛	患者下肢水肿、疼痛
艾司唑仑	每天 1 mg	催眠	患者下肢水肿、疼痛,入睡困难
首荟通便胶囊	每次 0.7 g,3 次/天	通便	患者化疗后大便干结,不易排出

3. 特殊治疗　见表 19-1-5。

表 19-1-5　特殊治疗情况表

物 理 治 疗	次　数	作　用
冰敷	5 次/天	消肿镇痛
氦氖激光治疗	2 次/天	促进伤口愈合
关节松动训练	1 次/天	改善关节活动度,减轻肌肉紧张,促进血液循环,缓解疼痛
下肢推拿	1 次/天	解除肌肉痉挛,缓解疼痛,预防肌肉萎缩

四、治疗护理过程

3 月 20 日,患者入院,遵医嘱予骨科二级护理,普食,取被动体位。患者跌倒/坠床危险因素评估为高风险;Braden 压力性损伤危险因素评估为低危(15 分);Barthel 指数评定量表评分为 75 分,轻度依赖;焦虑自评量表评分为 52 分,轻度焦虑;疼痛评分为 3 分,嘱家属 24 h 陪护,予患者双床栏保护,预防跌倒/坠床等意外事件发生。向患者及家属做入科宣教,同时予患者心理护理,协助患者完善相关检查。

3 月 23 日开始化疗,患者化疗期间给予止吐、保肝、保护胃黏膜、提高免疫力、镇痛等治疗。患者神志清楚,精神、饮食差,恶心、呕吐,小便正常,大便干结,被迫卧床,焦虑自评量表评分为 64 分,中度焦虑。其间予冰敷、氦氖激光治疗、关节松动训练、下肢推拿等物理治疗以解除肌肉痉挛,缓解疼痛,预防肌肉萎缩。

3 月 29 日复查血常规,白细胞 2.3×10^{9}/L,精神、饮食差,遵医嘱予重组人粒细胞刺激因子 300 μg 静脉推注,连用 3 天,同时予电解质和维生素静脉输入。

4 月 2 日评估患者精神、饮食转好,间断入睡,每天睡眠时长达 5 h 以上,皮肤完整性好,下肢水肿减轻。复查血常规,白细胞 10.5×10^{9}/L。

4 月 5 日查患者精神、饮食好,左下肢水肿明显减轻,疼痛减轻,自动体位,能独立行走,大小便正常。复查血常规,白细胞 9.0×10^{9}/L,遵医嘱协助患者办理出院。

五、护理诊断及护理措施

1. 疼痛　与肿瘤浸润压迫周围组织、手术创伤、骨肿瘤转移有关。

【依据】主诉下肢疼痛。

【相关因素】左侧股骨及周围软组织病灶全切术+左侧全股骨假体置换术+左侧髋关节、膝关节置换术+骨骼肌软组织肿瘤切除术后。

【护理目标】患者主诉疼痛缓解，疼痛评分为1～3分。

【护理措施】

(1)向患者解释疼痛是肿瘤浸润和压迫周围组织所引起，协助患者取舒适体位，抬高左下肢，翻身和改变体位时应动作缓慢，避免肿瘤处受压，进行护理操作时避免触碰肿瘤部位，防止患肢肿胀而加重疼痛。

(2)评估患者疼痛程度、持续时间。若疼痛评分为3～5分，采取物理治疗，如冰敷、关节松动训练、下肢推拿等缓解患者疼痛。若治疗无效，疼痛评分大于5分，患者疼痛难忍，遵医嘱使用镇痛药。如指导患者口服氨酚羟考酮5 mg，每6 h 1次(q6h)，服药后观察患者疼痛变化，若未缓解，肌内注射盐酸曲马多2 mL，记录患者的疼痛变化。

(3)心理护理：指导患者采取放松术，如进行深呼吸、听音乐、与他人交谈等，使患者放松，转移患者的注意力。

【效果评价】患者疼痛评分控制在3分以下，能耐受。

2. 焦虑、睡眠型态紊乱 与担心肢体功能丧失和预后有关。

【依据】夜间多梦易醒。

【相关因素】患者夜间疼痛明显。

【护理目标】患者可安静休息、入睡，焦虑感减轻。

【护理措施】

(1)保持病房安静、整洁、舒适，避免噪声和强光干扰。调节病房温湿度，使其保持在适宜的范围内(温度20～22 ℃，相对湿度40%～50%)，巡视患者时做到“四轻”。

(2)睡前为患者关闭病房内的灯光和电子设备，使用遮光窗帘遮挡周围的光线。播放轻柔舒缓的音乐，以降低交感神经的兴奋性，缓解患者焦虑情绪和压力。鼓励患者睡前用温水泡脚，以改善血液循环，促进睡眠。建议患者保持规律作息，每天按时起床和入睡。避免在睡前过度思考，以免影响睡眠质量。

(3)护士应了解疾病给患者带来的影响，理解患者的情绪反应。向患者及其家属介绍目前骨肿瘤的治疗方法和进展，手术治疗和化疗等的重要性，鼓励患者积极配合治疗，做好充分的解释工作，促使患者配合化疗。护士及患者家属给予患者精神上的支持，一起讨论化疗后可能出现的问题，并提出解决方案，使患者在心理上有一定的准备，从而缓解患者焦虑和恐惧情绪。

(4)必要时遵医嘱予艾司唑仑等药物辅助睡眠。

【效果评价】患者夜间可连续睡5 h以上，焦虑感减轻。

3. 躯体移动障碍 与疼痛、关节活动受限及制动有关。

【依据】患者被迫卧床。

【相关因素】患者左下肢重度水肿，行走困难。

【护理目标】患者水肿减轻，能借助助行器活动。

【护理措施】

(1)协助患者变换体位，保持皮肤清洁、干燥，必要时使用气垫床、软垫等辅助工具，以减少皮肤受压。左下肢使用抬高垫抬高30°～45°，以预防水肿加重。

(2)根据患者病情指导其开始床上活动和床旁活动。训练内容可以包括肌肉力量训练、关节活动度训练、平衡训练等，以改善患者的运动功能。踝泵运动、直腿抬高运动、股四头肌运动、蹬腿运动等，每天3次，每次10～25 min。

(3)指导患者下床活动时穿防滑的鞋子，起床时先在床边坐1 min，确保安全后再下床，做好起床三部曲宣教。为患者提供助行器、轮椅等辅助器具，以提高患者的移动能力。同时，指导患者正确使用辅助器具，避免造成二次伤害。

(4)为患者提供无障碍的生活环境，如无障碍通道、扶手、坐便器等辅助设施，以减少患者在日常生活中的困难，将呼叫器放于患者伸手可及处，常用物品置于患者床旁易取处。

(5)确保患者居住环境的安全,避免地面湿滑、有障碍物等引发摔倒等意外事件。

【效果评价】患者能借助辅助器具进行活动。

4. 排便困难 与化疗药物副作用有关。

【依据】患者化疗后大便干结,不易排出。

【相关因素】患者化疗后精神、饮食差,药物副作用引起胃肠道反应,进食少,饮水少,加上下肢疼痛,不愿下床活动等。

【护理目标】患者排便正常,大便颜色、性状正常。

【护理措施】

(1)指导患者进富含膳食纤维的食物,如芹菜、香蕉、火龙果、燕麦等,这些食物能够促进胃肠道蠕动,从而改善便秘情况。嘱患者多饮水,以每天 2500～3000 mL 为宜,以软化粪便,使其更易于排出。嘱患者避免进辛辣刺激性食物。

(2)协助患者床上变换体位,指导患者三餐后 1 h 顺时针方向按揉腹部来刺激腹壁的神经末梢,促进胃肠道蠕动,帮助排便。

(3)遵医嘱指导患者使用通便药首荟通便胶囊,每次 0.7 g(2 粒),每天 3 次,饭后用温水送服,告知服用过程中有腹痛、腹泻时应立即停药,并告知责任护士或管床医生,以便调整药物使用方法。

(4)向患者及其家属解释大便异常的原因,告知停用化疗药后会缓解,但在此之前要配合治疗,从饮食及生活习惯上来调整,避免化疗药停用后便秘加重及回家后大便不易排出。

【效果评价】患者及其家属积极配合,依从性高,排便正常,大便性状正常。

5. 有皮肤完整性受损的危险 与患者长期卧床、左下肢重度水肿有关。

【依据】患者左下肢重度水肿,被迫卧床。

【相关因素】患者步态不稳,化疗期间自理能力评估为中度依赖,床上活动减少,不愿下床活动。

【护理目标】患者住院期间无压力性损伤发生。

【护理措施】

(1)责任护士及患者家属协助患者清洁皮肤,特别是易出汗的部位,如腋下、腹股沟等,清洁时使用温和的清洁剂,避免使用刺激性强的产品。清洁后,用柔软的毛巾轻轻擦干,避免摩擦、损伤皮肤。对于水肿部位,应特别注意保持干燥。

(2)协助患者床上翻身,每 1～2 h 变换 1 次体位(时间可根据患者耐受力来调整),减少皮肤受压时间,予软枕垫于关节处或骨隆突处,预防压力性损伤。取仰卧位时,软枕置于骶尾部、肩胛部、足跟处等;侧卧位时,软枕置于肩部、内外踝、内外髁、髂前上棘等处。同时可使用 50%酒精为患者按摩受压部位,如骶尾部、足跟、肩胛部等处,以促进血液循环,预防压力性损伤的发生。

(3)协助患者将抬高垫垫于左下肢下,以促进血液回流,减轻水肿。教会患者及其家属使用抬高垫,变换体位时要使左下肢处于舒适状态,避免关节扭曲。同时应避免水肿部位受压,保持床单位平整、清洁,以减少对皮肤的摩擦,减少皮肤损伤的风险。

(4)指导患者进高蛋白、高热量、富含维生素的饮食,以增强机体免疫力和皮肤修复能力。告知患者及其家属,饮食中应限制钠盐摄入,以降低水肿程度,从而减轻皮肤负担。

【效果评价】患者住院期间受压皮肤完好,水肿处无破损。

6. 营养失调 与长期卧床及化疗引起的胃肠道反应有关。

【依据】患者化疗后白蛋白 27.10 g/L,血红蛋白 85 g/L,饮食差。

【相关因素】患者化疗后出现恶心、呕吐等胃肠道反应,口腔溃疡导致不想进食。

【护理目标】能积极配合营养支持治疗,进食正常,口腔溃疡控制好。

【护理措施】

(1)患者化疗期间,指导其少量多餐,避免空腹或腹胀。避免食用太甜或太油腻的食物,适当多进高蛋白、低脂肪、无刺激性而易消化的食物。避免进辛辣、酸、粗糙、高温等刺激性食物,以减少对口腔黏膜的刺激。

(2)在医生的指导下,合理使用止吐药,如托烷司琼、昂丹司琼等,以缓解恶心、呕吐的症状。同时使用促进胃动力、减少胃酸分泌的药物，如多潘立酮片、奥美拉唑钠肠溶片、兰索拉唑等。

(3)指导患者养成按时漱口(饭前饭后、睡前睡后漱口)的良好习惯。使用温和的口腔清洁剂，避免使用刺激性的牙膏或漱口水，漱口时使用软毛牙刷，每2个月更换1次牙刷。对于口腔溃疡严重导致疼痛的患者，可给予适量的局部麻醉药物，如2%利多卡因含漱或1%丁卡因小量局部喷雾，以缓解疼痛。

(4)患者呕吐后，应协助患者进行漱口，并记录呕吐物的量及性质，必要时留少量呕吐物做实验室检查。密切观察病情变化，及时调整护理措施。

(5)长期卧床可能导致患者情绪低落，应给予患者心理支持和安慰，鼓励其保持积极乐观的心态。通过听音乐、看电视等方式，帮助患者转移注意力，缓解焦虑和抑郁情绪。

【效果评价】患者出院时营养评分为1分，未发生营养不良，对预后充满信心，能积极配合治疗及康复。

7. 自我形象紊乱 与肢体肿胀、化疗副作用有关。

【依据】患者由于化疗及肢体肿胀，被动卧床，情绪差。

【相关因素】患者化疗后，由于药物毒副作用、脱发等不愿见人，情绪不稳定。

【护理目标】患者住院期间能配合治疗，情绪稳定，能面对自身形象改变。

【护理措施】

(1)患者住院期间，护士积极主动关心患者，多与患者沟通，及时了解患者的心理变化。治疗、进食、休息时段不打扰患者，与其沟通时尽量避开前述时段，为患者提供舒适、安全的环境，以便患者能更好地表达内心的不安。耐心倾听患者的感受和目前的困惑，中途不打断患者的表述。鼓励患者参加正常的社交活动，与他人交流互动。

(2)护士主动向患者解释脱发的原因，停药后头发可再生，提供成功案例，帮助患者正视自己的身体变化，接受化疗带来的外貌改变。鼓励患者通过衣着、化妆等方式改善外观，提升自信心。指导患者使用合适的衣物和配饰来修饰外貌，如戴帽子、围巾等。鼓励患者尝试不同的发型和妆容，以改善自我形象。

(3)鼓励患者家属积极参与患者的护理过程，指导患者家属多陪伴、关心患者，理解患者情绪上的波动，给予患者情绪上的支持，帮助患者重新融入社会。

【效果评价】患者能正确面对自身形象、形体改变。

8. 知识缺乏 与患者及其家属的文化程度有关。

【依据】患者中专毕业，家属为文盲。

【相关因素】患者及其家属担心疾病预后，焦虑，住院期间反复到护士站及医生办公室咨询。

【护理目标】患者了解与自身疾病相关的治疗方法、预防措施、药物毒副作用，掌握日常生活中的自我管理及照顾。

【护理措施】

(1)根据患者及其家属的文化程度和理解能力，提供简单易懂、内容丰富的健康教育材料。采用图文结合、视频演示等多种形式，帮助患者及其家属更好地理解和掌握疾病知识。

(2)邀请科室医生和护理人员为患者及其家属开展专题讲座，讲解骨肉瘤的病因、症状、治疗方法、护理要点等。通过现场互动和答疑解惑，消除患者及其家属的困惑和疑虑。

(3)在制订治疗方案时，充分听取患者及其家属的意见和建议，尊重他们的选择权。向患者及其家属详细解释治疗方案的目的、方法和可能存在的风险，帮助他们做出决策。

(4)定期与患者及其家属沟通，了解他们对疾病知识和护理计划的掌握情况。根据评估结果，及时调整教育内容和护理计划，确保患者及其家属能够持续获得有效的支持和帮助。通过心理疏导、心理咨询等方式，帮助患者建立积极的心态，增强战胜疾病的信心。

【效果评价】患者能在生活中进行自我管理，能观察自己的病情和预后，掌握疾病预防措施。

9. 潜在并发症 感染。

【依据】患者化疗期间白细胞减少，抵抗力低下，术后骨缺损大，易发生骨折。

【相关因素】患者化疗后骨髓抑制导致白细胞减少，抵抗力低下。

【护理目标】患者住院期间未发生感染。

【护理措施】

(1)患者化疗期间严密监测生命体征,定期监测血常规,了解骨髓抑制程度。根据血常规检查结果,遵医嘱使用重组人粒细胞刺激因子等药物刺激骨髓造血,促使白细胞及中性粒细胞生长,提高抵抗力。同时告知患者及其家属此药会引起全身疼痛,甚至发热,这种现象因人而异,有些人可能没有,不必担心。如果发生,及时告知护士及医生,由他们给予相应处理即可。

(2)指导患者及其家属开窗通风,每天 3 次,每次 30 min。接触其他患者时勤洗手,注意个人卫生,少去人群聚集的地方,避免受凉感冒。

(3)每天用空气消毒机对患者病房进行空气消毒,每次 3 h,并做好登记。

(4)当患者白细胞低于 1.0×10^9/L 时,应对患者采取保护性隔离措施,协助患者转入单间病房,床旁备手消毒剂,接触患者严格执行手卫生,限制探视,做好生命体征监测,做好口腔护理(每天 2 次)。若家属有发热等情况,嘱其避免接触患者,并告知家属原因,使其配合。

【效果评价】患者住院期间未发生感染。

六、护理诊断的排序理由

护理诊断是按照问题的严重性和紧迫性进行排序的,应优先解决直接威胁患者生命或需要立即解决的问题。该患者因下肢重度水肿,入睡困难,情绪波动大,化疗后抵抗力降低,大便干结,因此疼痛、焦虑、睡眠型态紊乱、躯体移动障碍、排便困难等作为首优护理问题,而由于治疗导致的营养失调、皮肤完整性受损、自我形象紊乱等为次优护理问题。我们在拟定患者护理诊断时,根据的是患者目前的症状、体征及自我感觉,并根据提出的护理诊断制订相应的护理措施及护理目标,再通过患者的反馈及护士的观察,来判断护理措施是否有效,进而调整护理计划。

七、患者结局

患者出院时情绪乐观稳定,饮食、睡眠好,血常规正常,大小便正常,伤口愈合好,左下肢水肿明显减轻,功能正常,住院期间未发生相关并发症。患者于 2024 年 4 月 5 日康复出院,共住院 17 天。出院 7 天后返院拆线,伤口愈合好,能正常行走,步态稳,不用使用助行器。出院 10 天后进行电话随访,患者精神、饮食、睡眠好,心情愉快,自诉头发已经长出,体重增加 3 kg,能下地自行行走,行走过程无疼痛感,对治疗效果表示肯定,对医护人员进行表扬,对回访表示满意。护士嘱患者 20 天后返院进行复查,进行下一次化疗;每 7 天到当地医院或返院进行换药。

八、护理体会

骨肿瘤患者往往面临多种并发症的风险,如感染、出血和深静脉血栓形成等,故护士必须具备扎实的医学知识,同时护理团队之间、医护之间的沟通协作非常重要,对于准确判断患者的病情变化,采取及时有效的护理措施至关重要。细致入微的观察也是必不可少的,因为很多并发症的早期症状并不明显,只有通过仔细观察才能及时发现并处理。骨肿瘤患者不仅要承受身体上的痛苦,还要面对疾病带来的心理压力。在护理过程中,护士要给予患者心理支持和人文关怀。通过与患者进行深入交流,了解其需求和担忧,给予其安慰和鼓励,帮助其树立战胜疾病的信心。这种人文关怀不仅有助于缓解患者的焦虑和恐惧情绪,还能提高其生活质量,促进疾病的康复。每一个生命都值得我们敬畏和尊重。无论患者的病情如何,我们都要尽自己最大的努力去帮助他们、关爱他们,让他们在生命的最后阶段感受到温暖和尊严。

第二节　护理不良事件分享

当事护士为本科学历,护师,N1 层级,工作年限 1 年。

一、事件经过

患者郑某，男，56 岁，住院号：2400××××。因Ⅱb 期骨肉瘤术后于 2024 年 1 月 15 日收入我科。

入院诊断：①右侧股骨中下段骨肉瘤术后（Ⅲ期）；②中度贫血；③右侧股骨远端骨肉瘤新辅助化疗；④右肺下叶微小实性结节：骨肉瘤肺部转移。

入院查体发现患者右上肢有耐高压双腔 PICC。入院后患者进行经 PICC 输液治疗，16:00 患者输液结束，护士将输液调节器关闭后回治疗室配制封管液。此时，该护士管理的其他患者按铃需要更换液体，该护士没有第一时间为郑某进行 PICC 封管，而是先去更换其他患者的液体。16:15 护士返回郑某处准备进行封管时，发现其 PICC 已堵塞。该护士立即为患者查体评估：患者神志清楚，P 76 次/分，R 18 次/分，BP 132/76 mmHg，立即上报护士长，同时通知值班医生。医生查看患者后，嘱用尿激酶 10 万 U，分次经 PICC 注入溶栓，溶栓时床旁行心电监测，随时关注患者的神志及自我感觉。当日 22:00 患者经溶栓后 PICC 恢复通畅，回抽见血，并回抽 2 mL 血液弃去，给予生理盐水 10 mL 封管。未对患者造成不良影响。

二、原因分析

1. 护士因素 护士对双腔 PICC 不熟悉，交接班制度执行不到位；护士责任心不强，对工作细节完成度不足，没有及时检查工作执行效果。护士操作中存在惯性思维，工作缺乏统筹安排，未首先处理重要事项，且违反了操作流程。

2. 导管因素 耐高压双腔导管的前端开口设计，使其在输液留置过程中容易发生堵管。

3. 环境因素 事发时有多名患者同时更换液体，环境嘈杂，影响护士对患者病情与需要的判断。

4. 管理因素 耐高压双腔 PICC 护理培训不足，安全管理不到位，未及时根据患者数量及病情对护理人力资源进行弹性调配。

三、安全管理改进方法

（1）加强护士培训和管理：对护士进行 PICC 维护的专业技能培训，确保其熟练掌握导管堵塞的预防和处理方法。强调封管液配制和封管操作的重要性，确保每位护士都能按照规范进行操作。

（2）优化护理人力资源管理：根据科室患者数量和护理工作量，合理配置护理人员，避免护士因工作繁忙而忽略重要护理步骤。在高峰时段，可以增设辅助人员或临时调配其他护士协助，确保每位患者都能得到及时、有效的护理。

（3）加强护理安全管理：护士长应加强对护士日常工作的监管和考核，确保各项护理措施得到落实，强调护理安全管理规范，梳理相关工作中的风险点，集中进行培训，确保护士掌握。对于违反操作规范的行为，应及时进行纠正和处罚。

（4）改进护理流程：制订详细的 PICC 维护流程，包括封管液配制、封管操作、导管堵塞处理等，确保每位护士都能按照流程进行操作。定期对 PICC 进行检查和评估，包括导管位置、固定情况、是否堵塞等，确保导管处于良好状态。对于存在问题的导管，应及时进行处理或更换。在封管前，应确保输液调节器已关闭，避免液体继续输入。使用合适的封管液和封管工具，确保封管效果良好。封管后，应密切观察导管是否通畅，如有异常，应及时处理。建立健全 PICC 堵管后的应急处置预案和工作流程，确保护士掌握。

（5）加强患者宣教：向患者及其家属详细讲解维持 PICC 通畅的重要性和日常维护方法，提高其自我护理意识和能力。告知患者在输液过程中如有任何不适或异常，应及时告知护士进行处理。

（6）加强团队协作和沟通：护士之间应加强协作和配合，共同做好患者的护理工作。在遇到多位患者同时提出护理需求时，优先满足需要迫切给予帮助的患者的需求，或是处理需要护士迅速采取行动的护理环节。如果发生紧急情况，应迅速启动应急预案，确保患者得到及时、有效的救治。护士应及时了解患者的需求和不适，为其提供个性化的护理服务。护士之间也应加强沟通，分享护理经验和教训，不断提高护理质量。

第二十章　骨科住院患者护患沟通方法与常见护理风险管理

一、专科疾病患者的基本健康需求

骨科患者的基本健康需求涵盖了疾病预防、早期诊断、有效治疗、心理管理、疼痛管理、康复锻炼与家庭支持等，这些需求的满足，能促进患者早日康复，如期开展正常运动，提高生活质量。

住院期间由于环境的改变、疾病带来的痛苦、治疗的不确定性、经济上的负担，患者常常感到无助和焦虑，渴望得到家庭、社会的支持和医护人员的人性化照护。这些既能帮助患者缓解负面情绪，增强治疗信心，还能增加患者对医护人员的信任，有助于其更好地适应医院环境，参与自我管理，推动身心康复的实现。然而住院患者在不同时段的具体需求是不一致的。我院骨科住院患者的调查结果显示，患者入院时非常希望了解疾病相关知识，期盼护理人员的服务态度好，并且要求护理人员有精湛的技术。在住院过程中约65%的患者需要护理人员进行面对面的健康宣教，有部分患者提出希望通过扫描二维码获得健康宣教的知识，也有少数患者更愿意阅读科普手册。患者出院后的调查则显示，有约63%的患者希望医护人员进行电话回访，也有部分患者更愿意采用微信进行回访。

在患者住院期间，应根据其需求，提供个性化的健康宣教。对于偏好利用现代信息技术手段的患者，提供电子版的健康宣教材料(通过扫描二维码获得)，可方便患者随时查阅。对于偏好传统阅读方式的患者，则提供科普手册，内容涵盖疾病预防、早期诊断、有效治疗、心理管理、疼痛管理、康复锻炼等方面，以满足不同患者的阅读习惯和需求。此外，医护人员应定期进行面对面的健康宣教，确保患者充分理解和掌握。

除上述提及的健康需求外，住院患者还提出了营养支持的需求，尤其是特殊人群(如儿童)。由于生长发育的基本需要，对于患儿，除了提供高蛋白饮食促进伤口愈合外，还需要确保其摄入足够的钙、维生素D等骨骼生长所需的关键营养素，以促进骨骼的修复和生长。护理人员应加强与患者及其家属的沟通，详细评估患者的身心健康状况，了解其个性化的需求，为患者提供全程、全面、优质的护理服务。

二、专科患者健康宣教小贴士

(一)不同时期宣教主要内容

1.入院健康宣教　介绍住院环境、科室主任、护士长、管床医生、责任护士，以及贵重物品的保管、个人卫生的要求、消防安全的管理、物品的放置、入院须知、探视、陪护制度/陪护椅使用制度和跌倒/坠床管理。讲解特殊检查的配合要点和要求，宣传用水、用电、用氧、使用仪器设备、防盗、防火、外出检查等安全知识，指导患者使用呼叫铃和床头柜等。

2.住院健康宣教　做好疾病相关知识的宣教，如体位管理(术前、术中和术后)、饮食管理、疼痛管理、管道管理、支具管理、预康复干预、各种风险评估及干预、用药指导、检验的目的和注意事项，以及各种辅助检查、特殊检查的指导。术前、术后的指导：康复训练指导、心理指导、饮食指导、排泄指导、睡眠指导、早期下床活动指导，以及护理安全知识宣教等。

3.出院健康宣教　告知办理出院手续的流程；建立有效的联系；告知康复训练的重要性，居家康复训练的方法；提供饮食、服药指导，指导患者出院后康复训练方法并进行评价、记录。疾病的预防：告知专家坐诊及专科门诊的时间或咨询电话，复诊时间，帮助患者建立良好的生活习惯等。

（二）不同时机宣教的基本原则

进行健康宣教时，护士要着装整洁规范、笑容诚挚温暖、举止端庄大方、语言亲切温和，给患者留下良好的视觉印象。发音时注意语调抑扬适度，同时给予相应的非语言沟通，如沉稳关切的目光、审慎有度的触摸。沟通中注意保持合适的人际距离，注意语气、语调、音量、语速适宜，尽量不要用鼻音说话，以免患者对沟通的语义产生错误的理解。良好的健康教育对于护理质量的提高有着很大的影响，采取有效的沟通技巧能够使护士及时、充分了解患者病情，处理好护患关系，避免产生护患矛盾，从而减少医疗纠纷的发生。

1. 入院宣教 患者入院时护士应根据不同的病种和病情的轻重缓急采用不同的沟通方式。骨科急症患者发病急，病情变化大，加之出血、疼痛、肿胀、畸形及功能障碍等原因往往难以判断外伤的严重程度。护士应当善于观察和掌握患者的病情变化，迅速做出准确判断，协助医生把握治疗时机。对于急危重症患者，治疗、抢救要迅速，先不要涉及费用等与病情无关的问题，以免引起家属的反感和愤怒。应当以娴熟的技术、严谨的工作态度取得患者家属的信任，待患者病情稍稳定后再进行入院宣教。充分体谅紧急情况下患者及其家属的情绪，体现对患者的关爱和尊重，促使其积极配合诊疗和护理工作。如果护士能从患者及其家属的切身利益出发，体会患者及其家属就诊时的心情，变被动服务为主动服务，则能赢得患者的信赖与赞誉。对于需要行急诊手术的患者，护士应积极配合医生做好备血、备皮、导尿等术前准备，同时抓住时机与患者沟通术前、术中、术后的注意事项，做好心理护理，解除其紧张情绪，让患者及其家属在等待手术的同时也感到医护人员的关心和重视，并对手术有充分的思想准备。在此过程中，尤其要注意沟通信息的准确性，对于手术时间、术前准备等一些重要问题，需要与患者反复确认，以保证有效沟通，避免因为信息错误或理解不当造成安全隐患。

2. 询问病史 为住院患者安置好床位后，责任护士应立即为其测量生命体征，并认真倾听患者的主诉，用柔和的语气询问病史，以专注的神情和通俗易懂的语言与患者交谈病情，收集完整的资料，制订出适合患者的护理目标和措施。在交谈过程中护士要使用文明用语。积极的语言沟通既能解答患者的疑难问题，消除患者的顾虑，又能增强患者战胜疾病的信心。

3. 晨间护理

(1)每天清晨，护士应精神饱满地前往病房，向患者问好，让患者感受到温暖。同时应该认真整理床单位，为患者创造一个安静、舒适、整洁、安全的就医环境。

(2)护士应利用晨间护理的机会，对患者进行仔细的检查。如引流管是否通畅，观察引流液的颜色、性质及量，切口敷料是否干燥，肢体是否置于功能位，牵引是否有效，皮肤有无压迹，是否适应床上排大小便等，并为术后患者演示功能锻炼的方法。护士应虚心听取患者对医院医疗、护理、病房管理的建议，并及时反馈。护士应以严谨求实的态度和主动关爱的行动取得患者的信任。信任是护患沟通的重要基础和先决条件，只有信任才能让患者敞开心扉。

4. 护理操作 护士每天要完成大量的护理操作，娴熟的技术可让患者产生安全感及信赖感。在操作过程中通过聊天的方式鼓励患者主动表达自己的想法与感受，不仅可以提高健康教育的效果，还能够收集较为广泛、翔实的信息，以便对患者的身心状况进行动态评估。在患者输液时，可向患者介绍所用的药物及用药知识，并借此机会运用自己的专业知识，准确地向患者讲解其所患疾病的病因、发病机制、治疗方法、护理措施及预防措施等，倡导患者建立健康生活方式，同时树立战胜疾病的信心。

5. 午间护理 骨科患者下午时一般治疗基本结束，午睡后患者精神较好，午间护理不仅可以了解患者中午休息的情况，还可以评估其当天的饮食情况、排泄情况、肢体功能锻炼情况及心理需求。此时也是与患者家属沟通的良好时机，因为患者家属的行为往往影响患者的情绪，通过与患者家属进行交谈，了解他们的顾虑，并给予耐心的解释，提高患者家属对护理工作的理解和支持。护士在处理与患者家属的关系时要做到和气、耐心、主动，尽力解答患者家属提出的疑问，从而得到患者家属对护理工作的理解和支持，共同做好患者住院期间的护理与管理。午间是对前期护理措施实施效果进行评价的好时机。责任护士可以通过专业评估，及时了解患者症状、心理状态，及时发现需要持续改进的护理问题，修订护理计划，不断满足患者新的健康需求。

6. 黄昏巡视 白班责任护士下班前 20 min，护士长应带领白班及晚夜班责任护士对住院患者进行黄昏巡视，共同对患者当日的病情观察、健康宣教、康复指导、治疗用药等护理措施执行情况进行评价。白班护士应与晚夜班护士交接住院患者饮食、睡眠、心理状况和特殊治疗内容等，根据患者具体情况进行现场宣教与指导，同时了解住院患者对护理工作的满意度。晚夜班的责任护士应主动向患者及其家属做自我介绍，建立良好的护患关系，以保证住院患者护理服务的连续性。黄昏巡视结束后，护士长应对白班责任护士当日工作进行评价，同时指出晚夜间护理工作的重点、难点及存在的护理隐患并提供解决方案，确保为患者提供 24 h 的专业护理服务，有效保障患者安全。

7. 出院指导 当医生开具出院医嘱后，护士应指导患者及其家属办理出院手续，详细说明药物的使用方法，也可向患者及其家属发放相应的书面指导，注明术后复查时间、专家坐诊时间及电话号码，以及与疾病相对应的出院指导、注意事项及功能锻炼方法，嘱患者定时复诊。同时告知患者护理人员将在其出院后开展回访，为后续的延续护理服务奠定基础，使患者出院后也能感受到医院“一切以患者为中心”的服务宗旨。通过随访与患者建立牢固长久的联系，以提高患者的满意度，提升全民健康意识。

（三）不同场景的护患沟通要点

常言道：“良言一句三冬暖，恶语伤人六月寒”。对于护士而言，语言沟通技巧是重要的专业基本功之一。

1. 入院时 护士主动热情、自然亲切地接待患者，使用患者能听懂的语言，详细介绍入院须知、病区环境、作息时间，帮助患者认识科主任、管床医生和护士长、护士等，讲解住院期间安全管理的制度与规范，指导患者使用呼叫铃，了解患者心理活动，提供相应的心理护理及指导。通过亲切的问候和自我介绍，迅速拉近与患者的距离，让患者感受到关怀和温暖，比如：“您好，我是您的责任护士×××。我会负责您在住院期间的护理工作。有什么需要我帮忙的吗？”“您目前感觉怎么样？有没有哪里不舒服？请告诉我您的病情和需求，我会尽力帮助您。”

2. 术前 认真倾听患者的诉求，耐心予以解答。消除患者的恐惧和焦虑，增强其对手术的信心。术前应根据患者病情及术式做好相应的康复和功能锻炼指导，使患者更好地适应术后床上活动，提高心肺功能以应对手术风险，同时提升患者术后的生活自理能力。沟通方法如下：“您好，明天您就要手术了，请不要紧张。如果您晚上入睡困难，可以告诉我，我们会通过不同的方法保证您有充足的睡眠，从而迎接明天的手术。手术会在明天××（时间）进行，由××医生主刀，他在这方面非常有经验。术前我们需要做一些准备，比如指导您禁食、禁水，帮助您备皮，告知您床上便器和支具的使用方法等。这些都是为了手术顺利进行和术后恢复打好基础。如果您有任何疑问或不适，请随时告诉我。”

3. 术后 仔细观察，进行有效的处理，动作要柔和，给予患者亲切的鼓励和安慰：“您好，手术很成功，您可以安心了。现在需要好好休息，我们会密切监测您的生命体征和恢复情况。”“如果您感到疼痛或不适，请随时告诉我。我们会根据您的情况给予适当的药物或物理治疗来缓解疼痛。”如果患者疼痛比较明显，应及时采取措施缓解其痛苦。向患者及其家属说明术后进食的时间、种类和注意事项，根据患者恢复情况逐步讲解各种康复训练的目的和必要性，充分说明康复治疗计划/方案，鼓励患者主动参与康复治疗。

4. 出院时 细心指导、耐心答疑，与患者及其家属建立有效的联系，确保患者出院以后延续护理的开展。指导患者办理出院手续的流程，做好患者出院后的用药指导、疼痛管理、饮食指导、康复指导，告知患者复诊可选择的专科门诊、医生出诊时间、预约方式等信息，并说明复诊的时间及要求。同时鼓励患者家属参与并监督患者居家康复计划的执行，与患者家属协同帮助患者建立良好的健康行为。此外，应根据患者的病情为患者提供个性化指导，避免与疾病相关的其他健康问题发生。沟通时语言应温柔、亲切，如：“您好，恭喜您康复出院。回家后请继续按照医嘱服药和休息，根据您的耐受情况，循序渐进进行康复锻炼，记录疑惑之处，按时来复查，解除疑惑。如果有任何问题或不适，请随时联系我们。”

5. 特殊检查前 应向患者及其家属做好解释工作，详细说明该项检查的目的、必要性和方法，消除患者顾虑，告知检查过程中的注意事项，以及检查后可能出现的不适反应和应对方法，倾听患者的担忧，帮助患者树立战胜疾病的信心。如："您明天需要做××检查，这个检查可以帮助我们更准确地了解您的病情。检查前需要您注意××××事项，如果检查过程出现×××等不适，您可以××××解决，我们也会及时给予您帮助。"

（四）与不同患者沟通的方法

根据患者身份选择合适的话语、得体的称谓，使患者心情愉快，为后面的护患沟通奠定良好的基础。沟通的过程传递着护士对患者的尊重和关爱，护士在沟通过程中应注意语言通俗、表达清晰、解答准确。

1. 对于老年患者 使用更加温和、耐心的语气和简单易懂的语言进行沟通，避免使用过多的专业术语。如："大爷/大妈，您今天感觉怎么样？有没有什么不舒服的地方？"

2. 对于年轻患者 可以更加直接和坦诚地交流，同时关注其情绪变化。如："小伙子/小姑娘，别太担心，我们会尽力帮助你的。"

3. 对于理解和沟通有一定困难的患者 使用患者能听懂的语言，温和地与患者进行沟通，给予其更多的耐心、细心，不要使用专业术语，同时通过重复和确认来确保患者理解。如："您今天流鼻涕了，是不是感冒了？"如果患者因身体功能导致表达不便，可采用写字板、图片等辅助，或者请患者熟悉的家属或懂得手语、唇语的专业人员进行转述。对于儿童患者，学龄前的患儿可能无法准确理解专业知识，此时家属的陪伴非常重要，如果患儿配合度较低，可请家属协助做好沟通和安抚工作。年龄稍大一些的儿童，能够基本理解护士的语言时，护士应注意语气、眼神、肢体等方式的配合，尽可能减轻患儿的恐惧、焦虑等情绪，适时给予鼓励和表扬，促进沟通有效落实。

4. 对于对自身健康状况关注度比较高的患者 使用礼貌、尊重的语言，展现出对对方的理解和尊重。同时注意倾听对方的观点和意见，给予恰当的回应。在解释医疗信息时，使用准确且易于理解的词汇。如："××您好，我是您的责任护士，今天开始会负责您的护理工作。我很想了解一下您对疾病有什么样的看法。"

5. 对于外籍患者 护士应了解患者文化背景，尊重其习俗和信仰。可选用写字板进行书面交流，或请具备相应语言能力的护士提供服务。尝试寻找与患者之间的共同点，如共同的兴趣爱好或生活经历，以建立更亲密的联系。沟通时确保有足够的时间，不要匆忙进行，以便沟通中及时确认信息传递的准确性和有效性。

6. 对于可能有负面情绪的患者 尽量使用开放式问题，鼓励其分享更多信息。确保沟通环境安静、舒适，减少干扰。充分尊重患者的沟通习惯，与患者建立信任关系，并根据患者的反应调整沟通方式，及时给予患者反馈，使其感受到尊重。必要时寻求专业心理医生或治疗师的帮助，以提供适当的支持和指导。如："××您好，我是您的责任护士，请问您最近感觉怎么样？我知道您有一些困扰，我们非常重视您的健康，希望能够详细了解您的情况，以便为您提供最合适的治疗。请您放心，我们有一支专业的团队会陪伴您度过这段时期，您不是孤单一人。"

7. 对于无家庭支持的患者 护士要更多地关爱、关心患者，耐心倾听患者的想法和感受，鼓励患者表达自己的情绪，对其表达的感受给予肯定和尊重。根据患者的性格、文化背景和疾病状况，采用合适的沟通方式，清晰地传达医疗信息和治疗方案，确保患者理解。为患者提供情感支持，让患者感受到关怀和理解。建立与患者的联系，定期跟进，提供必要的帮助和指导。如："××您好，我是您的责任护士，我能为您做什么？请您放心，我们有一支专业的团队会陪伴您度过这段时期，您不是孤单一人。"

8. 对于病情出现紧急变化或情绪激动的患者 护士应保持冷静与专业，可在沟通前进行深呼吸，调整好自己的情绪，用专业且稳定的语气与患者及其家属沟通，安抚其情绪，避免产生进一步的不良刺激。用简单明了的语言说明当前情况，避免使用过于专业的术语，准确传达治疗进展和下一步计划，确保患者及其家属能够理解。在传达信息的同时，给予患者及其家属情感上的支持，让他们感受到关心与安慰。如："我们知道您现在很担心，但请相信我们会尽一切努力帮助您。"

总之，护士与患者之间的沟通技巧因人而异、因时而异。通过有效的沟通，可以建立良好的护患关系，提高患者的治疗效果和满意度。另外在沟通过程中，护士应注意保护患者的隐私，避免泄露。例如，在询问病情时，保持适当的距离，避免过近的接触。涉及一些敏感信息时，尽量选择相对独立的空间。

（五）健康宣教过程中如何促进患者家属的参与

首先，应向患者家属讲解参与患者治疗护理与安全管理的重要性和必要性，帮助患者家属深入了解患者的治疗计划和护理需求，提升其参与患者治疗护理工作的积极性。

其次，宣教前要评估患者家属的文化程度、宗教信仰和社会背景，以便制订适宜的宣教策略，确保信息被正确理解。在实施健康宣教时，确保宣教环境安静、舒适，避免干扰，以助于患者家属集中注意力；尽量采用图文、视频、讲座等多种形式，使信息更易于被理解和接受，同时将宣教二维码贴在每间病房，方便患者及其家属查阅相关健康知识。

宣教过程中注意通过反问的方式了解患者家属对患者疾病相关知识的掌握情况，如“下床前要做哪些准备？”鼓励患者及其家属积极思考回答，不管答案正确与否，都给予正面反馈，并鼓励患者家属提出疑问和建议。

最后，邀请恢复较好的患者或参与度较高的患者家属分享经验。如：怎样坚持康复锻炼？康复锻炼后出现疼痛怎样处理？怎样做记录？如何跟医护人员进行有效的沟通和配合等，鼓励更多的患者家属参与患者的治疗护理，并落实健康宣教的各项要求。

三、关注患者可能存在的护理风险，提供安全护理服务

1. 入院初期的护理风险 由于对医院环境不熟悉，高风险患者容易发生跌倒/坠床；患者对病情及治疗方案不了解，易产生焦虑情绪；患者对相关规定不了解，私自外出容易发生交通意外等。医院环境中各种病原菌相对较多，免疫力较低的患者有交叉感染的风险。由于护士对患者的了解不够充分，病史掌握不全，可能在一些风险评估方面存在不足，易使指导无针对性。同时护士与患者的沟通可能比较粗浅，因此对患者的健康需求不够了解，有不能如期完成相关检查的风险，易导致护理不良事件的发生。

2. 术前护理风险 术前评估、准备不充分，会对手术能否如期进行以及手术过程的安全带来诸多隐患。在进行快速康复的过程中，术前禁水、禁食时间过长，会存在低血糖风险；术前合并内科疾病（如糖尿病、高血压等）的患者，术前特殊用药或监测不足可能导致病情变化，存在延迟手术的风险；术前未进行术后相关康复锻炼指导，患者较难适应术后生活状态的改变，会对术后的基本生活造成影响，进而降低术后康复训练的效果。术前如对患者家庭支持系统评估不充分，会存在患者手术应对失败的风险，也易造成负面情绪的增加。对于术后需要佩戴矫形器具的患者，术前如沟通、宣教不到位，患者未能掌握相应器具的使用规范，可能导致器械相关的皮肤压力性损伤，甚至肢体畸形愈合、手术失败等。患者术后通常需要进行严密的监护，术前如未告知吸氧、监测仪器设备使用等护理措施，会存在使用过程的安全隐患，不仅影响患者的生命体征及日常活动，更容易增加皮肤压力性损伤及跌倒的可能。术前准备中一些特殊检查（如DR、MRI等）的进行需要患者外出，护士需要关注患者的病情变化以及转运安全性，以免发生相关的安全问题。手术当天尤其要关注患者各种术前准备工作是否准确落实，避免出现手术部位错误、配血错误、手术患者身份信息错误等严重的安全隐患事件。

3. 术后护理风险 骨科手术多采用全麻的方式进行。有吞咽障碍的患者术前未进行相关的评估，如洼田饮水试验，则可能存在误吸、窒息的风险。术后初期的生命体征观察尤为重要，包括对患者伤口或管道的出血观察，评估、汇报不及时，可导致循环灌注不足，进而引发皮瓣坏死；对患者各种管道未进行二次固定，存在管道滑脱风险；对患者伤口疼痛、肿胀、皮肤温度及有无波动感关注反馈不足，存在伤口感染风险；对患者肢体功能康复指导不足，或是佩戴支具期间检查评估不及时，对患者体位管理不当，则容易发生关节僵硬，导致皮肤压力性损伤的发生等。疼痛是手术患者较易出现的护理问题之一，术后忽视患者疼痛感受，存在疼痛干预不足的风险，而疼痛控制不佳会进一步对患者的休息、活动、睡眠、进食乃至情绪造成不良影响。术后患者血管受损、卧床休息、制动等因素的存在，增加了深静脉血栓形成的风险，另外，在应用抗凝药的过程中，如果护士对患者症状、体征的观察不全面，用药护理不准确，也会增加用药过程中出血的风险。因为手术原因需要输血的患者，护士应该高度警惕输血相关并发症的发生，并严格执行查对制

度，规范输血过程的管理和观察，一旦发生紧急情况，迅速采取相应的处理措施。对于术前原本就存在相关基础疾病的患者，术中麻醉药的应用会进一步增加跌倒/坠床的风险，护士应该更加关注患者术后的宣教指导，尤其在恢复期患者进行床旁活动时，更应该注重循序渐进，开展安全有效的康复运动。

不同专科护理技术操作均有一定特殊性，专科技术操作不熟练、专科知识及经验缺乏均会导致护理风险。为脊柱损伤患者实施轴线翻身时，若未保持头、颈、躯干呈轴位，会加重损伤；对于行皮或骨牵引治疗的患者，牵引装置无防护不慎被他人碰撞可对患者造成损伤；石膏未干燥情况下搬动患者，可导致石膏变形、折断；观察骨盆骨折患者时，由于注重显性伤情而忽视了腹腔脏器、血管、神经等的创伤；患者骨折后患肢感觉相对迟钝，使用热水袋保暖时易发生烫伤；骨科患者多用脱水、消肿等高渗药物，如输液外渗处理不及时，易出现局部软组织坏死，甚至引起各种纠纷；护士对疾病的潜在并发症认识不足时，不能及时有效判断，进而无法采取有效的措施进行预防。

4. 出院后的护理风险 骨科患者出院以后，护理工作多由其家属或照顾者完成，因此当他们没有得到专业的帮助时，容易发生因照顾不当导致的风险。例如，因期盼患者早日康复，采取过早或过重的康复运动，导致内固定松动、断裂，或是关节假体脱位，影响手术的效果，甚至导致患者非预期的住院和手术。此外，环境卫生不符合要求，以及在护理过程中污染手术敷料等行为，会导致伤口感染。患者居家康复期间锻炼依从性不足时，会影响关节功能恢复进而导致关节僵硬。在患者恢复功能及日常活动的过程中，运动姿势不正确或使用助行器不规范容易引起跌倒。除此以外，有基础疾病的患者，若未根据医嘱按时服药或多服或擅自停药，会使基础疾病加重，影响疾病的恢复。而不重视疼痛管理，不合理的膳食，也会对患者后期的康复效果带来不利影响。患者及其家属如对复诊的意见不够重视，没有按照要求及时复诊，可能会错过远期治疗方案调整的时机，对患者肢体形态及功能的恢复造成难以挽回的损失。

四、如何在专科护理实践中落实护理安全

1. 询问病史 详细询问患者的病史，如既往史、过敏史、输血史、手术史、生育史，以及社会支持系统、个人学习、工作、教育、婚姻状况等，了解有无特殊药物使用史，全面评估患者的状况和需求，为患者制订个性化护理计划，选择合适的宣教方式。在全面评估的基础上，判断病情的严重性和进展情况。根据评估结果做好预见性护理，防患于未然。

2. 查体 进行全面的检查，动态观察生命体征，注意专科阳性体征的检查，正确使用各种评估表，了解患者存在的护理风险与隐患，做好干预。

3. 影像学评估 根据 X 线检查、心电图、下肢血管 B 超、MRI 等检查，了解患者损伤部位的结构和损伤情况，充分评估患者病情及血栓形成的风险，排除风险因素。

4. 并发症评估 根据患者的病史、查体和影像学检查结果，综合评估患者发生并发症的风险。对可能出现的并发症进行重点观察、护理、评估、汇报、干预并记录。

5. 制订护理计划 为患者制订个性化的护理计划，包括疼痛管理、康复锻炼、日常护理等方面，旨在关注患者整体的身心康复，提高患者的生活质量，促进身体功能的恢复，提升患者应对疾病与手术的能力。

6. 预防医院感染的发生 加强医院环境清洁消毒，保持病房内空气清新和环境整洁。严格执行无菌操作规程，防止交叉感染。对免疫力低的患者采取必要的隔离措施，如减少陪护数量，探望患者时要注意佩戴口罩、一次性手套等，必要时还需要穿隔离衣、防护鞋等。

7. 激活患者的家庭社会支持系统 通过各种沟通与宣教方式，鼓励患者家属参与患者的治疗护理过程，告知家属陪伴支持的重要性，举例说明家庭成员参与其中对增强患者战胜疾病信心的积极作用，提升患者家庭及其他社会支持系统对患者身心健康的帮助。

8. 关注患者的特殊检查与特殊治疗 护士应首先了解特殊检查及特殊治疗的意义，可能存在的不良反应，向患者及其家属做好解释。需要外出时做好转运过程的安全防护，确保床栏、轮椅、平车等设备完好，危重患者必须由医护人员陪同进行检查及治疗。转运及治疗时注意保持各管道固定稳妥、通畅，不发生意外脱管，各种治疗、检查有序开展。必要时，医护人员应备齐抢救用物随行，以便患者病情发生突然变化时立刻就地开展抢救。

五、如何有效应对护理过程中的紧急意外与风险隐患

1. 跌倒/坠床的应急处置 立即赶到患者身边，评估患者伤情，通知医生，采取急救措施，如止血、包扎等，必要时请相关科室会诊，密切观察患者病情，做好交接班，上报护理不良事件。同时加强陪护和健康宣教，确保环境安全。

2. 深静脉血栓形成的应急处置 ①抬高患肢并制动：将患肢抬高（高于心脏水平），以促进静脉回流，同时制动。②抗凝治疗：使用肝素等抗凝药防止血栓进一步形成。③溶栓治疗：对于急性期血栓，可采用溶栓药物进行溶栓治疗。④介入治疗：如导管溶栓、机械溶栓等，适用于血栓较大或难以溶解的情况。⑤预防并发症：密切监测患者生命体征，预防肺栓塞等严重并发症的发生。⑥避免按摩和挤压：切勿对患肢进行按摩或挤压，以免血栓脱落造成更严重的后果。

3. 引流管滑脱应急处置 一旦发生引流管滑脱，立即通知医生并迅速采取措施，将损害降至最低。①观察病情变化：密切观察患者生命体征及病情变化，如有异常，及时处理。②重新插入或更换引流管：根据需要对脱落的引流管进行评估，并重新插入或更换新引流管。③心理支持：对患者进行心理安慰，缓解其紧张情绪。④调整治疗方案：根据患者病情变化，及时调整治疗方案以确保治疗效果。采取相应的应急处置措施以减轻损害并保障患者安全。在处理过程中，需密切关注患者病情变化并随时准备采取进一步措施。肋骨骨折导致血气胸行胸腔闭式引流的患者，要注意立即封闭胸腔引流处的皮肤，迅速用手捏紧引流口周围皮肤，使引流口创缘闭合，再用凡士林纱布及厚层纱布封闭伤口，随后请医生评估患者病情，给予相应的处置。

4. 深静脉导管滑脱应急处置

（1）部分滑脱处理：若导管部分滑脱，但仍在血管内，且患者无不适，可使用无菌注射器尝试抽回血。若有回血，用生理盐水冲洗导管以保持通畅，并重新固定导管。注意严禁将脱出的导管重新插入。若无回血或导管堵塞，应报告医生，并遵医嘱进行处理，如使用肝素或尿激酶，必要时拔除导管。

（2）完全脱落处理：若导管完全脱落，立即测量导管长度，并检查是否有损坏或断裂。评估穿刺部位是否有血肿或渗血，用无菌棉签压迫穿刺点以彻底止血。消毒穿刺点，并用无菌敷料覆盖。根据治疗需要重新置入导管，或采取其他适当的静脉通道。

（3）断裂处理：若导管发生断裂，对于体外部分断裂，可修复导管或拔除导管。对于体内部分断裂，应立即通知医生，并使用止血带扎于上臂。若导管尖端已漂移到心脏区域，应协助患者静止不动，并协助医生通过 X 线透视确认导管位置，采取介入手术方式取出导管。

5. 发生误吸应急处置 患者发生误吸时，若患者清醒，护士应根据患者具体情况进行抢救处理（成人采用海姆立克急救法，1 岁以内婴儿用拍背压胸法），同时呼叫。患者处于昏迷状态时，使患者保持仰卧位，头偏向一侧，立即进行负压吸引。做好人工呼吸、加压给氧、心电监护等心肺复苏抢救措施，如果患者出现呼吸、心搏骤停，应立即进行胸外心脏按压、气管插管，按危重患者突发病情变化处理。

6. 术后感染应急处置 严密监测患者体温、伤口情况及血常规，一旦发现感染迹象，立即通知医生，按感染防控流程处理，加强换药与抗生素治疗。如遇特殊细菌感染，应立即上报科室护士长，同时根据医院感染防控规定，做好相应的隔离，备齐隔离用物，落实标准预防，与患者及其家属沟通，取得配合。

7. 药物过敏的应急处置

（1）立即停药：一旦发现药物过敏症状，应立即停止使用所有可疑的致敏药物。

（2）抗过敏治疗：轻度过敏者可口服抗过敏药物，如氯雷他定、扑尔敏等；严重过敏者应立即就医，采取皮下或肌内注射肾上腺素等急救措施。

（3）保持呼吸道通畅：对于出现呼吸困难的患者，应立即给予吸氧、人工呼吸等支持治疗，必要时进行气管插管。

（4）监测生命体征：密切观察患者的生命体征，如血压、心率、呼吸等，以便及时发现并处理异常情况。

8. 突发病情变化的应急处置 快速评估病情，立即通知值班医生；保持呼吸道通畅，吸氧，建立静脉通

道;推急救车到患者床旁,备齐急救仪器、药品、物品,积极配合医生进行抢救。某些重大抢救,按规定及时通知医务科或行政总值班。安慰患者,通知家属。用床帘或屏风遮挡患者,安抚同病房患者。及时、准确、完整记录患者的病情变化,重点交接班。

9. 患者私自外出的应急处置 一旦发现患者私自外出,通过所留下的联系方式,与患者或家属取得联系,确认患者安全,并以留言和电话形式要求患者返回病房,必要时通知医务科、护理部或总值班。必要时可与公安机关取得联系,帮助寻找患者。患者确属外出不归时,需两人共同清理患者物品,贵重物品交保卫科,填写护理安全(不良)事件报告表,报护理部。

10. 患者发生精神症状时应急处置 接诊有特殊病史的患者时,护士应详细了解患者病情,做到心中有数,密切观察患者病情变化,关心体贴患者,要求患者家属 24 h 陪伴。患者出现精神症状时,及时报告主管医生及护士长,采取安全保护措施,对患者用品实行严格管理,以免其自伤或误伤其他患者。如果患者出现过激行为,立即通知保卫科协助处理并考虑对患者采取躯体束缚,以防意外发生。

11. 家庭支持系统缺失的应急处置 评估患者状况,确定照顾需求,了解患者家属不参与患者照顾的具体原因;尝试联系患者家属或其他照顾者,讲解家庭支持系统对患者康复的重要性,尽量激活其社会支持系统。联系医务科或护理部,寻求支持,通过行政协调与患者所在区域公安机关、社区取得联系,调动医院其他资源(如志愿者或护工)暂代家属照顾患者。记录事件经过,及时向上级汇报。

12. 手术患者个人信息错误或手术部位信息错误的应急处置 在手术患者交接的过程中,一旦发现手术患者个人信息或手术部位信息错误,应立即停止与手术室护士的交接,暂缓让患者进入术区。责任护士应调取该患者病历,详细查看患者记录,与管床医生、患者、患者家属共同确认患者身份信息或手术部位信息,明确个人信息或手术部位信息错误的原因,排除其他可能的安全隐患。确认无误后再与手术室护士进行交接,确认手术通知单内容与患者实际身份信息或手术部位信息一致后,方可按照流程继续手术患者交接。

六、骨科患者常见症状及体征描述

准确描述患者的各种常见症状,是评估患者病情、做出治疗决策及制订护理计划的重要依据。首先应遵循客观、准确的原则,基于患者实际感受和护士的客观观察描述症状,避免主观臆断。其次应遵循全面详细的原则,尽可能全面地记录患者的症状,包括症状的性质、部位、程度、持续时间、伴随症状等。最后应遵循及时、连续的原则。随着病情的变化,应及时更新症状描述,保持记录的连续性和动态性。专科常见症状的描述方法如下。

1. 肿胀

(1)部位:明确描述肿胀的具体位置,如左肘关节上 10 cm。

(2)程度:根据定位、定时、定尺测量周径,对肿胀进行量化评估描述。

(3)性质:明确描述是凹陷性还是非凹陷性。

(4)范围:明确指出肿胀的具体范围,是否涉及整个肢体或仅限于某个特定部位,如膝盖以下或脚踝周围。

(5)伴随症状:密切观察是否伴随胸闷、气短、咳嗽、咳痰等心肺疾病表现,尿量、尿色是否改变,是否有高血压、血尿、蛋白尿等。这些伴随症状可以帮助医生确定肿胀的原因。

2. 疼痛

(1)部位:疼痛的具体位置,如膝关节腘窝处、肩关节等。

(2)性质:如钝痛、胀痛、跳痛、烧灼痛、绞痛等。

(3)程度:利用疼痛评估工具(视觉模拟评分法和(或)数字评分法)量化疼痛程度,如 2 分、5 分、7 分等。

(4)疼痛阈值和疼痛耐受力:根据患者对疼痛的认识,评估患者的疼痛阈值和疼痛耐受力,为治疗奠定基础。

(5)持续时间:记录疼痛发作的持续时间,经过护理/治疗干预后是否加重或缓解,描述疼痛开始的时间、持续时间及缓解的时间。

(6)伴随症状:如血压升高、心率增快、呼吸频率增快、愤怒、恐惧等。

3. 活动受限

(1)部位:明确描述活动受限的具体位置。

(2)程度:根据测量进行活动度的描述,对肿胀进行量化评估描述。例如,右膝关节活动受限:屈曲100°、伸直0°。也可以描述为轻度受限、中度受限、重度受限。

(3)持续时间:记录活动受限持续时间,经过护理/治疗干预后是否加重或缓解,描述活动受限开始的时间、持续时间及缓解的时间。

(4)伴随症状:如受伤、肿胀、疼痛、恐惧、焦虑等。

4. 出血倾向

(1)位置:明确描述瘀斑、瘀点的具体位置,有无牙龈、眼底出血,以及引流管或伤口处出血情况。

(2)时间:瘀斑、瘀点出现的时间,牙龈、眼底、引流管或伤口处见明显出血的时间。

(3)面积:记录瘀斑、瘀点面积大小。

(4)量:根据肉眼观察结果估计牙龈、眼底、引流管或伤口处出血量。

(5)颜色:皮下出血时,通常由暗红色逐渐变为紫色;开放性伤口出血时,观察是否为鲜红色或有无血凝块。

(6)伴随症状:有无发热、心悸、疼痛或其他异常症状和体征。

5. 发热

(1)体温:准确记录患者体温波动的数值。

(2)时间:记录发热的开始时间、持续时间及波动情况。

(3)伴随症状:如寒战、头痛、乏力等。

6. 神经系统症状

(1)意识状态:如清醒、嗜睡、昏迷等。

(2)感觉异常:如麻木、刺痛、蚁走感等。

(3)运动障碍:如偏瘫、肌张力评估异常、共济失调等。

7. 畸形

(1)部位:如患者存在骨折导致的畸形,应详细描述畸形的部位。

(2)形态:如成角畸形、短缩畸形、扁平足等。

(3)伴随症状:是否伴有异常活动或骨擦音。

(4)发现时间:畸形出现的时间,被他人观察到的时间。

(5)对功能的影响:是否影响畸形处的关节肌肉活动,或对远处的运动产生不利影响。

七、骨科患者病情持续动态观察与记录要点

(1)生命体征的连续记录:定时测量并记录患者的体温、脉搏、呼吸、血压等生命体征,观察其变化趋势。特别注意生命体征的异常波动,如体温过高或过低、脉搏过快或过慢、呼吸困难等,这些都可能是病情恶化的征兆。

(2)意识与情绪状态的观察:详尽记录患者意识状态的改变,如清醒、嗜睡、昏睡或昏迷。意识状态的突然改变往往是神经系统疾病的重要信号。

(3)各种量表的连续性评估:根据护理文书的规范要求,在入院、手术、护理级别改变时,出院、必要时、病情变化时进行连续性评估,保证对患者病情的持续动态观察。

(4)护理措施调整的记录:根据病情变化和追踪评价结果,及时调整护理措施后,应在护理记录中详细描述调整的原因、具体做法以及新的护理措施内容。如:"患者病情好转,减少镇痛药的使用频率,加强康复训练的指导。"

(5)在观察过程中,及时、准确地记录所观察到的情况,避免遗漏或描述错误。使用标准化、系统化的

记录方式，如文字记录和图表记录，以便于后续的分析和评估。

(6)特殊处置后的追踪评价。

①特殊处置的记录：详细记录对患者实施的特殊处置措施，如药物治疗、手术治疗、物理治疗等。记录处置的时间、方法、剂量、频次等关键信息。

②效果评价的及时性：在特殊处置后，及时评估其效果，包括患者的症状改善情况、生命体征的变化等。使用客观指标和主观感受相结合的方式进行评价，确保评价的全面性和准确性。

③追踪记录与反馈：对于需要追踪的处置措施，如支具佩戴后的舒适性及不良反应等，及时反馈给医生和其他医疗团队成员，以便及时调整治疗方案和护理措施。

④分析与改进措施：如果特殊处置效果不佳或出现并发症，应进行分析，找出问题所在。根据分析结果制订相应的改进措施，并跟踪其实施效果，以确保患者得到更好的治疗和护理。

综上所述，在护理病历中体现对患者病情的持续动态观察以及特殊处置后的追踪评价，需要护士具备敏锐的观察力和判断力，以及扎实的专业知识和技能。同时，还需要建立完善的记录和反馈机制，确保信息的准确性和更新的及时性。

八、专科疾病患者出院随访的内容与随访时沟通的重点

(1)访视病情康复情况。沟通重点：伤口恢复情况，有无红、肿、热、痛，有无渗血、渗液，是否按时换药、拆线，患肢是否肿胀、青紫，疼痛控制情况等。

(2)访视功能锻炼情况。沟通重点：了解患者是否按照医嘱进行功能锻炼，以及锻炼的效果和存在的问题。

(3)访视药物使用情况。沟通重点：询问患者是否按时服药，药物是否有效，有无不良反应等。

(4)访视使用支具和辅助用具规范性，关注患者佩戴支具的依从性，是否规范使用支具。

(5)访视生活自理能力。沟通重点：评估患者生活自理能力的恢复情况，如穿衣、进食、行走等。

(6)访视基本生理需要满足情况。沟通重点：患者的饮食、休息、睡眠、活动及大小便等情况。查看患者基本生理需求是否得到满足，并指导患者家属给予相应的协助。

(7)访视社会适应能力恢复情况。沟通重点：是否恢复正常的社会生活以及工作、学习，了解是否存在焦虑、恐惧等负面情绪，提供相应的帮助和指导。

参考文献

CANKAOWENXIAN

[1] 杨军,赵红利,彭朝华,等.同时行锁骨和肋骨内固定术治疗锁骨合并肋骨骨折患者对肩关节功能的影响[J].西部医学,2018,30(12):1834-1837,1842.

[2] 杨嫦,王勇.中医辨证施护结合无痛管理对锁骨骨折患者睡眠质量及心理状态的影响[J].中华全科医学,2020,18(6):1059-1062.

[3] 牛新菊,夏炎,陶永红,等.微信群为主导的延续性护理干预对稳定期双相情感障碍患者认知功能及社会功能的影响[J].护士进修杂志,2019,34(4):369-372.

[4] 陈慧莲,邵敏.康复护理在锁骨钩钢板固定治疗锁骨远端骨折患者中的应用[J].中国药物与临床,2018,18(12):2245-2247.

[5] 张玲玲,夏小鹏,崔益珍,等.专科护士主导的延续护理在胸腰椎骨折中青年患者术后康复中的应用[J].护理学报,2018,25(2):74-76.

[6] 杜浩,田笑笑,郭丹,等.弹性髓内钉与钢板治疗锁骨骨折前瞻性研究[J].医学研究杂志,2020,49(4):145-148,152.

[7] 刘涛,胡三保.锁定加压钢板、重建钢板及微创经皮锁定钢板内固定治疗锁骨骨折的疗效比较[J].创伤外科杂志,2019,21(4):267-271.

[8] 韩飞.三种内固定方式治疗锁骨骨折的疗效分析[J].健康大视野,2018(6):225.

[9] 唐富永,陈培生,喻永新."降落伞"式固定肱骨大小结节在人工肱骨头置换术中的疗效评价[J].中国中医骨伤科杂志,2024,32(9):70-73.

[10] 司元龙,冯康虎,申建军,等.老年肱骨近端骨折的诊治现状与进展[J].中国骨与关节杂志,2021,10(12):905-908.

[11] 崔路宽,刘浩,王树辉,等.人工肱骨头置换术联合钢绳绑扎固定肱骨大小结节治疗复杂肱骨近端骨折[J].中国骨与关节损伤杂志,2020,35(1):90-91.

[12] 杨茂赓,刘义,杨浩,等.半肩关节置换与反式全肩关节置换治疗老年复杂肱骨近端骨折的Meta分析[J].中华创伤骨科杂志,2021,23(10):900-905.

[13] 黄强,米萌,蒋协远.肱骨近端骨折分型的意义及发展变化[J].创伤外科杂志,2024,26(7):487-492.

[14] 牛晓惠,张宝英.疼痛管理结合心理护理在创伤骨科手术患者中的应用效果[J].临床医学研究与实践,2023,8(1):161-163.

[15] 于大鹏.肱骨干骨折治疗的研究现况[J].中华损伤与修复杂志(电子版),2021,16(5):435-440.

[16] 熊雄,何源亮,李旭.CT检查在上肢骨折中临床诊治中的应用价值研究[J].中国CT和MRI杂志,2021,19(9):186-188.

[17] 郑向英,袁萌.快速康复理念在四肢骨折患者术后护理中的应用对患者康复效果的影响[J].中国药物与临床,2020,20(19):3308-3310.

[18] 李野.综合康复疗法治疗上肢骨折术后肘关节功能障碍的临床效果[J].中国医药指南,2020,18(1):53.

[19] 陈飞锋,陈丽娜,孟祥博,等.肱骨干骨折术后肘关节功能障碍康复及预后分析[J].浙江创伤外科,

2022,27(5):837-838.
[20] 陈军平,谭伟源,王国寿.上肢骨折术后肘关节功能障碍的综合康复治疗及预后分析[J].中国现代药物应用,2020,14(14):242-244.
[21] 侯凯波,羊颖,刘婷婷.早期康复护理对尺桡骨双骨折患者前臂功能恢复和生活质量的影响[J].饮食保健,2020,7(16):137-138.
[22] 罗希,曾德妙,黄梦诗.10例骨筋膜室综合征患者的护理体会[J].云南医药,2023,44(6):109-110.
[23] 古毅娜,戚建萍,晁静,等.康复训练护理对尺桡骨双骨折患者的影响[J].齐鲁护理杂志,2021,27(18):115-117.
[24] 李娜娜.疼痛护理对创伤性骨折患者术后疼痛、情绪及睡眠的影响[J].世界睡眠医学杂志,2021,8(1):104-106.
[25] 任刚红.基于ERAS理念的骨科术后患者疼痛管理[J].山西卫生健康职业学院学报,2023,33(1):160-162.
[26] 张美玲,张成.超前镇痛在骨科围手术期护理中的应用进展[J].实用临床医学,2022,23 (3):118-121,127.
[27] 杨梓,周燕萍,王红玉.早期康复训练护理在尺桡骨双骨折治疗中的应用[J].当代临床医刊,2023,36(2):106-107.
[28] 孔祥生,程小红,韩安邦,等.老年桡骨远端骨折非手术治疗的研究进展[J].中国民间疗法,2024,32(17):105-108.
[29] 陈灵子.桡骨远端骨折手法复位小夹板外固定应用护理干预效果分析[J].中国医药指南,2024,22(4):46-49.
[30] 张颖侠.桡骨远端骨折术后护理[J].名医,2021(22):125-126.
[31] 徐紫琴,邓建萍.断肢再植患者47例护理体会[J].中国乡村医药,2022,29(24):87-88.
[32] 陈琼,金红梅,屈丽娜,等.运用思维导图对断肢(指)再植患者进行宣教的效果观察[J].贵州医药,2023,47(11):1809-1811.
[33] 罗琰瑜.预见性护理对断指再植术患者术后血管危象的改善效果及手术成功率[J].中国社区医师,2019,35(33):172,174.
[34] 李显勇,李平华,李章超.手指撕脱伤断指再植术后血管危象发生的危险因素分析[J].实用手外科杂志,2020,34(2)194-197.
[35] 孟泽祖,鲜航,侯晓进,等.断指再植术后血管危象相关危险因素[J].昆明医科大学学报,2021,42(1):130-134.
[36] 周春元,施凤有,罗健华,等.健康教育在断肢(指)再植护理中的应用及对患者术后功能恢复的影响[J].云南医药,2021,42(2):190-192.
[37] 梁芬,王玉荣,潘震.游离移植趾腓侧皮瓣修复指腹软组织缺损护理体会[J].实用手外科杂志,2024,38(2):269-270.
[38] 张丽宏,艾利,孟献静,等.游离腕横纹皮瓣修复手部软组织缺损的临床护理[J].实用手外科杂志,2023,37(2):287-289.
[39] 张秀秀,葛华平,苗平,等.穿支皮瓣移植术后护理进展[J].实用手外科杂志,2023,37(1):120-122.
[40] 卿黎明,吴攀峰,唐举玉.特殊形式穿支皮瓣的临床应用进展[J].中华显微外科杂志,2021,44(1):110-117.
[41] 蔡文理,王慧灵,黄燕凤.舒适护理在股骨颈骨折护理中的应用研究[J].重庆医学,2021,50(S1):382-383.
[42] 宁宁,陈佳丽,李玲利.骨科加速康复护理实践[M].北京:科学出版社,2022.
[43] 任敏.优质康复护理在老年股骨颈骨折护理中的应用效果分析[J].山西医药杂志,2021,50(8):1383-1385.

[44] 杨萍，文阿丽，马阿妮．股骨颈骨折患者全髋关节置换术后的快速康复外科护理[J]．实用临床医药杂志，2020，24(16)：88-91．
[45] 李乐之，路潜．外科护理学[M]．7版．北京：人民卫生出版社，2021．
[46] 郑宏瑞，张文杰，王云华，等．股骨颈动力交叉钉系统联合富血小板血浆治疗股骨颈骨折[J]．中国组织工程研究，2023，27(9)：1390-1395．
[47] 陈文秀，魏蓉，邱峰燕，等．老年股骨粗隆骨折患者预防术后肺部并发症的系统化呼吸功能训练[J]．护理实践与研究，2024，21(3)：340-346．
[48] 李明明．基于风险评估的分层护理在股骨转子间骨折术后患者中的应用效果[J]．中国民康医学，2024，36(12)：174-176，186．
[49] 杨淑萍，苏亚晴，张萍，等．以ERAS模式为指导的康复护理结合"3＋1"整体护理对骨质疏松性股骨转子间骨折患者术后康复的影响[J]．青岛医药卫生，2023，55(6)：453-456．
[50] 周小娇．对手术后的老年股骨转子间骨折患者进行个体化护理对其术后疼痛程度和髋关节功能的影响[J]．当代医药论丛，2020，18(5)：20-21．
[51] 刘媛媛，陈娜娜，朱红燕，等．快速康复外科护理对老年股骨转子间骨折患者术后早期活动的影响[J]．贵州医药，2019，43(4)：660-661．
[52] 贺明霞，程灿．阶段性康复护理干预在老年股骨转子间骨折患者术后的应用观察[J]．内蒙古医学杂志，2019，51(3)：375-376．
[53] 陈海波，王惠仪，王婷，等．预见性护理对股骨转子间骨折患者PFNA术后下肢深静脉血栓形成的影响[J]．护理实践与研究，2019，16(3)：74-76．
[54] 张世民，胡孙君，杜守超，等．股骨转子间骨折的稳定性重建概念演化与研究进展[J]．中国修复重建外科杂志，2019，33(10)：1203-1209．
[55] 赵君，韦山，汪正宇，等．三维CT重建成像在股骨转子间骨折分型及术式选择中的价值[J]．中国CT和MRI杂志，2023，21(6)：159-161．
[56] 曹富江．股骨转子间骨折分型的研究进展[J]．中国医药指南，2021，19(12)：19-21．
[57] 刘保军，周文新．股骨近端防旋髓内钉内固定术治疗老年股骨转子间骨折的临床效果及影响因素分析[J]．中国社区医师，2024，40(17)：62-64．
[58] 黑如娅，陈慧慧，任军龙．围手术期运动疗法护理在老年骨质疏松股骨转子间骨折患者中的应用效果及对骨折修复、生活活动自理能力的影响[J]．临床医学研究与实践，2024，9(10)：143-146．
[59] 郝建宗，张红霞，周晓康．小儿股骨干骨折的护理措施探讨[J]．特别健康，2021(1)：212．
[60] 曹丽娟．股骨干骨折术后护理[J]．国际护理医学，2020(3)：100．
[61] 任蔚虹，王惠琴．临床骨科护理学[M]．北京：中国医药科技出版社，2007．
[62] 吴利萍．优质护理在股骨干骨折护理中的临床应用[J]．中国医药指南，2019，17(19)：187-188．
[63] 周阳，张玉梅，贺爱兰，等．骨科专科护理[M]．北京：化学工业出版社，2020．
[64] 孔祥燕．创伤骨科护理学[M]．北京：北京大学医学出版社，2021．
[65] 胥少汀，葛宝丰，卢世璧．实用骨科学[M]．郑州：河南科学技术出版社，2019．
[66] 陈孝平，汪建平，赵继宗．外科学[M]．9版．北京：人民卫生出版社，2018．
[67] 吴国琴，李晓红，黄娟．基于术后功能锻炼的加速康复外科护理对髌骨骨折患者术后功能恢复及依从性的影响[J]．中国医药导报，2021，18(35)：185-188．
[68] 高娜．北京协和医院骨科护理工作指南[M]．北京：人民卫生出版社，2016．
[69] 魏增伯，王磊，杨建磊．髌骨骨折的分型及内固定治疗的研究进展[J]．吉林医学，2019，40(5)：1116-1117．
[70] 徐强．髌骨骨折微创手术治疗现状[J]．中国骨与关节损伤杂志，2022，37(6)：669-671．
[71] 闫玉红．《实用骨科护理规范》出版：人性化护理干预在胫腓骨骨折手术患者围术期中的实施效果分析[J]．介入放射学杂志，2022，31(9)：943．

[72] 唐慧. 快速康复护理在胫腓骨骨折患者围手术期护理中的应用[J]. 现代养生，2023，23(9)：671-673.
[73] 邓婷芳，张立兰，禤希彤，等. 快速康复护理对胫腓骨骨折患者下肢深静脉血栓发生及生活质量的影响[J]. 国际护理学杂志，2022，41(10)：1874-1876.
[74] 陈杰. 综合护理在胫腓骨骨折护理中的应用价值研究[J]. 医学食疗与健康，2022，20(3)：147-150.
[75] 黄超平，于书友. 外固定支架联合加压钢板内固定序贯治疗胫腓骨开放性骨折疗效观察[J]. 中国烧伤创疡杂志，2022，34(2)：125-128.
[76] 叶维维. 实施病房康复延伸护理对胫腓骨骨折术后康复的可行性及效果分析[J]. 中国伤残医学，2022，30(2)：74-76.
[77] 张文文. 胫腓骨骨折护理中快速康复护理路径的临床分析[J]. 中国伤残医学，2022，30(2)：23-26.
[78] 张晓雪，张志强，黄喆，等. 快速康复外科护理对胫腓骨远端粉碎性骨折患者疼痛及并发症影响分析[J]. 中国伤残医学，2022，30(10)：42-45.
[79] 傅佳蓉. 外固定支架在胫腓骨干开放性骨折治疗中的应用及其护理[J]. 中国伤残医学，2022，30(3)：84-85.
[80] 赵柠楠. 循证护理模式在不稳定骨盆骨折患者围手术期护理中的应用研究[J]. 现代医药卫生，2023，39(13)：2306-2309.
[81] 李绍光，刘智，李京生，等. 经皮骶髂螺钉固定治疗垂直不稳定型骨盆骨折[J]. 中国骨伤，2011，24(2)：116-118.
[82] 田玮. 围手术期下肢深静脉血栓形成的观察及护理[J]. 医学信息，2015(36)：200.
[83] 张志伟，李利，黄兹谕，等. 硫酸钙人工骨结合万古霉素治疗慢性骨髓炎 21 例[J]. 中国中医骨伤科杂志，2020，28(7)：53-56.
[84] 冯彦华，崔硬铁，周晓康. 儿童急性骨髓炎的诊断及治疗研究进展[J]. 中国医药，2021，16(8)：1270-1272.
[85] 何雨生，陈良荣，刘俊，等. 负压封闭引流结合吻合血管蒂腓骨骨皮瓣移植治疗胫骨骨髓炎伴骨缺损 32 例[J]. 中国中医骨伤科杂志，2020，28(3)：56-59，62.
[86] 吴永军. 万古霉素 PMMA 联合万古霉素硫酸钙治疗慢性骨髓炎的临床研究[D]. 十堰：湖北医药学院，2022.
[87] 郑豪芬，郑豪侠，陈其福，等. 髓芯减压术治疗股骨头坏死的研究进展[J]. 广西中医药大学学报 2021，24(2)：87-90.
[88] 朱雪梅. 临床护理路径用于老年股骨头坏死围术期护理中的临床效果分析[J]. 中国农村卫生，2021，13(8)：76-77.
[89] 高瑛，乔璐璐. 优质护理结合功能训练对股骨头坏死患者术后髋关节功能恢复的促进作用[J]. 临床医学研究与实践，2022，7(2)：145-147.
[90] 王全涌，赵鑫. PDCA 护理模式在高龄人工股骨头置换术中的应用效果[J]. 山西卫生健康职业学院学报，2021，31(6)：125-126.
[91] 郭雅婷. 预见性护理对全髋关节置换术患者术后疼痛与髋关节功能的影响分析[J]. 新疆中医药，2022，40(1)：56-57.
[92] 刘燕松. 优质护理干预对髋关节置换术患者的临床效果观察[J]. 中国卫生标准管理，2022，13(7)：162-165.
[93] 匡艳. 快速康复外科理念在老年全髋关节置换术护理中的效果[J]. 医学食疗与健康，2022，20(11)：82-85.
[94] 倪惠，卢根娣，瞿春华. 快速康复外科理念在髋关节置换术围手术期护理中的应用进展[J]. 上海护理，2019，19(8)：50-54.
[95] 杜棣，马慧芳，乔静静，等. 加速康复外科理念在高龄髋关节置换术患者围手术期护理中的应用[J].

昆明医科大学学报,2020,41(1):168-172.
[96] 许来雨,彭伶丽.《苏格兰髋部骨折病人护理标准》要点解读[J]. 实用老年医学,2022,36(7):748-751.
[97] 陈萍,袁露. 快速康复护理模式在骨科患者围手术期中的应用[J]. 中国继续医学教育,2021,13(6):165-168.
[98] Tang X,Wang S F,Zhan S Y,et al. The prevalence of symptomatic knee osteoarthritis in China: results from the China Health and Retirement Longitudinal Study[J]. Arthritis Rheumatol,2016,68(3):648-653.
[99] 中华医学会骨科分会关节外科学组,吴阶平医学基金会骨科学专家委员会. 膝骨关节炎阶梯治疗专家共识(2018 年版)[J]. 中华关节外科杂志(电子版),2019,13(1):124-130.
[100] 尹青琴,徐长德. 持续被动活动在肥胖全膝关节置换术患者术后快速康复中的应用效果[J]. 卫生职业教育,2019,37(11):151-153.
[101] 黄天带,冯雁玲,黄玉妞. 多专科合作在膝关节置换术后患者快速康复中的应用[J]. 齐鲁护理杂志,2021,27(22):159-162.
[102] 钱小莉,郁娴. 康复护理模式应用于骨科膝关节置换术患者的效果研究[J]. 当代护士(下旬刊),2019,26(12):120-122.
[103] 金平湖. 快速康复护理模式在骨科患者围手术期中的应用[J]. 护士进修杂志,2018,33(23):2168-2170.
[104] 郝艳芳,张艳霞. 基于知信行模式的护理干预对膝关节骨性关节炎患者术后膝关节功能恢复的影响[J]. 临床医学研究与实践,2022,7(3):149-151.
[105] 陈娟. 快速康复外科理念在膝关节置换术围手术期护理中的效果[J]. 中国卫生标准管理,2021,12(19):130-133.
[106] 李玉婷,张丽芬. 加速康复外科理念在骨科围手术期的应用[J]. 中国疗养医学,2022,31(9):936-940.
[107] 鲁力萌,冀云涛. 预防护理方案在人工膝关节置换围手术期患者中的应用研究[J]. 内蒙古医学杂志,2021,53(8):1009-1010,1013.
[108] 景慧云,丁娟. ERAS 联合功能锻炼对关节置换患者术后肢体功能和疼痛评分的影响[J]. 河北医药,2022,44(15):2316-2318,2322.
[109] 中国健康促进基金会血栓与血管专项基金专家委员会. 静脉血栓栓塞症机械预防中国专家共识[J]. 中华医学杂志,2020,100(7):484-492.
[110] 蒋辉华. 双侧发育性髋关节脱位分期手术治疗疗效分析[D]. 广州:南方医科大学,2020.
[111] 赵明兴,高伟,周天一,等. S-ROM 假体联合转子下短缩截骨治疗 Crowe-Ⅳ型成人发育性髋关节脱位 13 例[J]. 中国乡村医药,2021,28(16):3-4.
[112] 高丽娟,王倩. 基于快速康复外科理念的骨科围术期护理干预对疼痛评分及恶心呕吐的影响[J]. 现代养生(下半月版),2022,22(4):615-617.
[113] 孟丽焕. 功能训练康复护理对髋关节置换术后患者膝关节僵硬的预防作用观察[J]. 中国医刊,2019,54(2):227-229.
[114] 刘庆傲. 成人高脱位 DDH 脱位高度对 THA 截骨选择的影响及疗效分析[D]. 长春:吉林大学,2020.
[115] 马鑫,章亚平,谢波,等. 握力测量的临床应用与预后价值的研究进展[J]. 护理与康复,2021,20(3):26-29.
[116] 单岩峰,闫雪,张洪男,等. 手术治疗肱骨外上髁炎围手术期的护理[J]. 实用临床护理学电子杂志,2017,2(4):70-71.
[117] 吴晓梅,张莉娟,郑双. 肱骨外上髁炎中医外治法的临床护理观察[J]. 新疆中医药,2021,39(3):

72-73.
[118] 彭旭,银毅,孙官军,等.改良 Nirschl 术肌腱止点不同处理方式治疗顽固性网球肘[J].中南医学科学杂志,2021,49(2):138-143.
[119] 江显俊,于留钱.肌内效贴贴扎联合耳穴贴压治疗急性踝关节扭伤的临床研究[J].中医正骨,2022,34(1):37-40.
[120] 李晓梅,杨志金,徐江.肩袖损伤的康复之路[J].创伤外科杂志,2023,25(12):959-961.
[121] 杨芳,胡龙,龙贤亮,等.以快速康复外科理念为基础的团体康复训练对肩袖损伤患者术后功能恢复的影响分析[J].中国现代手术学杂志,2023,27(2):132-138.
[122] 郭美凤,蒋阳,卞胡伟,等.延续护理在肩关节镜下肩袖损伤修复术后患者中的应用效果[J].护理实践与研究,2023,20(23):3522-3527.
[123] 梁钰英,黄素珍,吴红玉,等.FMEA 模型下的预见性护理在肩关节镜下肩袖损伤手术患者中的应用[J].齐鲁护理杂志,2023,29(11):160-162.
[124] 邓明月,张清,李一平,等.肩袖损伤术后再撕裂的危险因素分析[J].局解手术学杂志,2023,32(6):524-528.
[125] 李德福,亢军强,戴华昌,等.Thera-Band 训练在肩袖损伤术后康复中的应用效果分析[J].中国烧伤创疡杂志,2023,35(5):363-366.
[126] 田磊,张娟,张明,等.分阶段综合康复训练疗法对肩袖损伤术后患者康复的促进效果分析[J].长春中医药大学学报,2022,38(10):1144-1147.
[127] 吴娟,张晓婕,程张静.早期运动对肩袖损伤关节镜下修复术患者肩关节功能恢复的影响[J].河北医药,2022,44(20):3124-3127.
[128] 刘涛,张明涛,周建平,等.巨大肩袖损伤关节镜手术治疗进展[J].中国骨伤,2022,35(12):1177-1182.
[129] 姚菊,黄红芳,黄赛赛,等.肩胛上神经阻滞在肩关节镜下肩袖损伤修复术患者中的应用效果[J].天津医药,2019,47(8):851-854.
[130] 胡春霞,李燕,周惠子,等.康复训练对半月板损伤关节镜术后患者行动能力及康复效果的影响[J].中国医药导报,2023,20(10):174-177,197.
[131] 李石旦,张倩婷,王绍川,等.1318 例半月板损伤患者的流行病学特征[J].中华骨与关节外科杂志,2023,16(2):159-163.
[132] 李玲玲,潘园园,周云云.阶段式康复护理融合加速康复外科理念在半月板损伤行关节镜修复术患者中的应用[J].齐鲁护理杂志,2023,29(8):43-46.
[133] 杨远,张凯搏,付维力,等.系统评价运动性半月板损伤的流行病学特征[J].中国组织工程研究,2019,23(31):5079-5084.
[134] 臧立婷,梅春丽,黄聪,等.早期康复护理对冰雪运动中半月板损伤病人膝关节功能的影响[J].护理研究,2021,35(17):3180-3183.
[135] 刘辉,刘波,张鑫,等.开链和闭链训练治疗膝关节半月板损伤[J].中国组织工程研究,2020,24(11):1733-1737.
[136] 刘喜,朱雯楠.膝关节镜治疗半月板损伤围术期康复护理[J].中国伤残医学,2019,27(19):80-81.
[137] 刘莉,谢国省,李鹏程,等.半月板损伤膝关节镜术后疼痛程度及影响因素分析[J].成都医学院学报,2018,13(4):422-426.
[138] 刘广銮,郭宗磊,戈进,等.前交叉韧带损伤伴发内侧半月板后根撕裂:解剖学的危险因素分析[J].中国组织工程研究,2023,27(5):663-668.
[139] 袁浩翔,徐菁,曾锦树,等.预防序列模型框架下前交叉韧带损伤的筛查、干预与评估[J].中国组织工程研究,2022,26(17):2775-2781.
[140] 韦军,许峰,宁东方.膝关节过伸测定诊断前交叉韧带损伤的临床意义[J].实用骨科杂志,2023,

29(1):80-83.

[141] 张雷,吴博,陈文笙,等.前交叉韧带损伤并发或不并发髌股关节软骨损伤等速角度力矩曲线的差异[J].中国康复理论与实践,2020,26(12):1453-1457.

[142] 刘欣伟,关婷婷.后交叉韧带损伤治疗进展[J].临床军医杂志,2022,50(6):573-576.

[143] 徐宝鋆,付维力.膝后交叉韧带损伤的诊治及康复策略[J].中国组织工程研究,2021,25(11):1766-1772.

[144] 宋锐,徐斌,涂俊.后交叉韧带损伤早期与延期治疗关节内并发症分析及临床疗效评价[J].中国运动医学杂志,2020,39(5):346-352.

[145] 杨俊,滕元君,王遵林,等.不同后交叉韧带指数测量方法对前交叉韧带损伤的诊断价值[J].中国骨伤,2023,36(10):926-931.

[146] 何璐,廖欣宇,李彦林,等.关节镜下修复重建膝关节脱位多发韧带损伤后的三维步态分析[J].中国组织工程研究,2022,26(26):4205-4210.

[147] 高晓雁,韩冰.积水潭脊柱外科护理与康复[M].北京:人民卫生出版社,2016.

[148] 许海委,徐宝山,黄洪超,等.颈椎间盘突出症内镜手术治疗的研究进展[J].中国矫形外科杂志,2021,29(10):906-910.

[149] 黄家虎,徐银之,张帅,等.颈椎间盘切除结合"L"形开槽治疗椎间盘游离1例报告[J].中国矫形外科杂志,2022,30(12):1150-1152.

[150] 胡三莲,高远.实用骨科护理[M].上海:上海科学技术出版社,2022.

[151] 沈晓龙,吴卉乔,徐辰,等.严重椎间隙狭窄颈椎病的影像学特征[J].中国矫形外科杂志,2023,31(21):1930-1935.

[152] 胥少汀,葛宝丰,徐印坎.实用骨科学[M].4版.北京:人民军医出版社,2012.

[153] Taso M, Sommernes J H, Kolstad F, et al. A randomised controlled trial comparing the effectiveness of surgical and nonsurgical treatment for cervical radiculopathy [J]. BMC Musculoskelet Disord,2020,21(1):171.

[154] Williams J, D'Amore P, Redlich N, et al. Degenerative cervical myelopathy: evaluation and management[J]. Orthop Clin North Am,2022,53(4):509-521.

[155] 黄钰雯,韩小云,吴智水,等.腰椎间盘突出症术后恐动症病人康复护理方案的构建[J].护理研究,2024,38(20):3614-3620.

[156] 项蕾蕾,王正梅,潘美华,等.腰椎间盘突出症手术患者分级延续护理模式效果观察[J].中国矫形外科杂志,2018,26(19):1778-1781.

[157] 陈媛儿,徐晓燕,冯莺,等.腰椎间盘突出症辨证分型评估表的编制及应用研究[J].中华护理杂志,2018,53(2):207-211.

[158] Aoki Y, Takahashi H, Nakajima A, et al. Prevalence of lumbar spondylolysis and spondylolisthesis in patients with degenerative spinal disease[J]. Sci Rep,2020,10(1):6739.

[159] Xu W B, Kotheeranurak V, Zhang H L, et al. Is biportal endoscopic spine surgery more advantageous than uniportal for the treatment of lumbar degenerative disease? a meta-analysis [J]. Medicina (Kaunas),2022,58(11):1523.

[160] Xue Y D, Diao W B, Ma C, et al. Correction to: lumbar degenerative disease treated by percutaneous endoscopic transforaminal lumbar interbody fusion or minimally invasive surgery-transforaminal lumbar interbody fusion: a case-matched comparative study[J]. J Orthop Surg Res,2022,17(1):119.

[161] 王会旺,陈仲强,李危石,等.胸椎管狭窄症术后脑脊液漏继发低颅压症状的临床特点及处理策略[J].中国脊柱脊髓杂志,2022,32(8):696-703.

[162] Amato V, Giannachi L, Irace C, et al. Thoracic spinal stenosis and myelopathy: report of two rare

cases and review of the literature[J]. J Neurosurg Sci,2012,56(4):373-378.

[163] 张敏,宁廷民. 脊柱侧弯矫形手术患者的围手术期护理[J]. 中国矫形外科杂志,2021,29(4):378-379.

[164] 刘彩霞,杨明玉,孙英霞,等. 脊柱侧弯矫形术围手术期综合优质护理临床分析[J]. 中华肿瘤防治杂志,2016,23(S2):394-395,397.

[165] 王丽燕,史淑芳,宋佳璐,等. 改良脊柱侧弯临床护理路径对患儿家属心理应激能力的影响[J]. 护理研究,2019,33(7):1214-1218.

[166] 杨正丽,荣晓旭. 脊柱侧弯后路矫形植骨融合内固定术后的护理[J]. 江苏医药,2014,40(1):118-119.

[167] Mackel C E, Jada A, Samdani A F, et al. A comprehensive review of the diagnosis and management of congenital scoliosis[J]. Childs Nerv Syst,2018,34(11):2155-2171.

[168] Zale C L,McIntosh A L. Adolescent idiopathic scoliosis for pediatric providers[J]. Pediatr Ann,2022,51(9):e364-e369.

[169] 黄福立,张明友,刘永恒,等. 一期侧前方入路病灶清除植骨融合内固定联合局部闭式冲洗引流治疗腰椎结核伴椎旁脓肿[J]. 中国脊柱脊髓杂志,2014(5):422-426.

[170] Khanna K, Sabharwal S. Spinal tuberculosis: a comprehensive review for the modern spine surgeon[J]. Spine J,2019,19(11):1858-1870.

[171] Ahuja K, Kandwal P, Ifthekar S, et al. Development of Tuberculosis Spine Instability Score (TSIS): an evidence-based and expert consensus-based content validation study among spine surgeons[J]. Spine (Phila Pa 1976),2022,47(3):242-251.

[172] Kumar K. Spinal tuberculosis, natural history of disease, classifications and principles of management with historical perspective[J]. Eur J Orthop Surg Traumatol,2016,26(6):551-558.

[173] Martrille L, De Angelis D, Blum A, et al. The potential of bone disease for personal identification:a case of tuberculosis[J]. Int J Legal Med,2020,134(5):1957-1962.

[174] 张健,赵澎. 多功能斜颈矫形器配合手法矫正在小儿先天性肌性斜颈中的应用[J]. 中国康复医学杂志,2024,39(3):355-360.

[175] 王娟. 先天性肌性斜颈影像学表现的研究进展[J]. 中国介入影像与治疗学,2016,13(8):510-513.

[176] 任飞. 被动伸展运动治疗婴幼儿先天性肌性斜颈的护理[J]. 中华护理杂志,2010,45(12):1129-1130.

[177] Sargent B,Kaplan S L,Coulter C,et al. Congenital muscular torticollis:bridging the gap between research and clinical practice[J]. Pediatrics,2019,144(2):e20190582.

[178] Bashir A,Amjad F,Ahmad A,et al. Effect of physical therapy treatment in infants treated for congenital muscular torticollis — a narrative review[J]. J Pak Med Assoc,2023,73(1):111-116.

[179] 肖金敏,陈珍珍,阮敏. 颈椎骨折高位截瘫患者电磁导航留置鼻肠管行早期肠内营养支持的护理[J]. 护理学杂志,2018,33(17):41-43.

[180] 张金磊,杨高彬,朱彦谕. 下颈椎骨折脱位脊髓损伤的前路与后路手术比较[J]. 中国矫形外科杂志,2024,32(16):1467-1473.

[181] 王春丽,于鹏,陈叶丹,等. Orem 自理理论在颈椎骨折患者手术术后护理中的应用[J]. 广西大学学报(自然科学版),2020,45(2):451-457.

[182] Malik A T,Yu E,Kim J,et al. Posterior cervical fusion for fracture is not the same as fusion for degenerative cervical spine disease: implications for a bundled payment model[J]. Clin Spine Surg,2023,36(2):70-74.

[183] Singh D K,Sinha K,Chand V K,et al. Anterior retropharyngeal approach (ARPA) for high cervical spine[J]. Acta Neurochir (Wien),2024,166(1):122.

[184] Barrey C Y, di Bartolomeo A, Barresi L, et al. C1-C2 injury: factors influencing mortality, outcome, and fracture healing[J]. Eur Spine J, 2021, 30(6): 1574-1584.

[185] Yoganandan N, Baisden J, Humm J, et al. Mechanisms of cervical spine injury and coupling response with initial head rotated posture-implications for AIS coding[J]. Traffic Inj Prev, 2022, 23(sup1): S195-S198.

[186] 裘小康,季萍,杨艳玲,等.骨质疏松性胸腰椎骨折患者术后疼痛的影响因素分析及其预测模型构建[J].实用医学杂志,2023,39(18):2312-2316.

[187] 孙家安,李亚男,王肖虎,等.经皮椎体成形术治疗老年胸腰椎骨折对患者手术创伤程度及脊柱功能的影响[J].中国老年学杂志,2023,43(2):318-321.

[188] 黄云飞,都金鹏,高林,等.急性症状性骨质疏松性胸腰椎骨折分型Ⅳ型患者短节段和长节段固定的临床疗效比较[J].中国脊柱脊髓杂志,2022,32(12):1075-1082.

[189] 邵露露,余文霞,唐青,等.胸腰椎骨折术后深静脉血栓的预防与护理[J].中国矫形外科杂志,2019,27(24):2295-2297.

[190] 高珞珞,王洁,李文娟.移动居家护理平台在骨质疏松性胸腰椎骨折患者延续护理中的应用[J].护理学杂志,2019,34(17):5-7,24.

[191] Huneidi M, Farah K, Meyer M, et al. Thoracolumbar vertebral fracture in unoperated idiopathic scoliosis[J]. Orthop Traumatol Surg Res, 2023, 109(6): 103513.

[192] Prajapati H P, Kumar R. Thoracolumbar fracture classification: evolution, merits, demerits, updates, and concept of stability[J]. Br J Neurosurg, 2021, 35(1): 92-97.

[193] Mazel C, Ajavon L. Malunion of post-traumatic thoracolumbar fractures[J]. Orthop Traumatol Surg Res, 2018, 104(1S): S55-S62.

[194] Chen Z, Song C Y, Chen M, et al. What are risk factors for subsequent fracture after vertebral augmentation in patients with thoracolumbar osteoporotic vertebral fractures [J]. BMC Musculoskelet Disord, 2021, 22(1): 1040.

[195] 詹敏,李安安,时琳,等.脊髓损伤病人神经病理性疼痛护理的研究进展[J].护理研究,2024,38(19):3513-3517.

[196] 李永刚,吴荣,马艳,等.13 例全胸腹主动脉置换术后脊髓损伤患者的护理[J].中华护理杂志,2023,58(19):2405-2408.

[197] 李婉珍,韦梅珍,许建坤,等.基于临床护理路径的直肠功能训练在脊髓损伤便秘病人中的应用[J].护理研究,2021,35(16):2975-2978.

[198] Anjum A, Yazid M D, Fauzi Daud M, et al. Spinal cord injury: pathophysiology, multimolecular interactions, and underlying recovery mechanisms[J]. Int J Mol Sci, 2020, 21(20): 7533.

[199] Karsy M, Hawryluk G. Modern medical management of spinal cord injury[J]. Curr Neurol Neurosci Rep, 2019, 19(9): 65.

[200] Galeiras Vázquez R, Ferreiro Velasco M E, Mourelo Fariña M, et al. Update on traumatic acute spinal cord injury. Part 1[J]. Med Intensiva, 2017, 41(4): 237-247.

[201] Russo G S, Mangan J J, Galetta M S, et al. Update on spinal cord injury management[J]. Clin Spine Surg, 2020, 33(7): 258-264.

[202] Deng Z Z, Chen Y H. Research progress of microRNAs in spinal cord injury[J]. J Integr Neurosci, 2023, 22(2): 31.

[203] Shu J W, Cheng F, Gong Z, et al. Transplantation strategies for spinal cord injury based on microenvironment modulation[J]. Curr Stem Cell Res Ther, 2020, 15(6): 522-530.

[204] 林慧珍,黄林莉,桂锋.外固定术后护理训练干预在胫腓骨远端螺旋形骨折患儿中的应用效果[J].中西医结合护理(中英文),2022,8(10):73-75.

[205] 陈婉敏,刘冬云,崔晓燕,等.赏识教育引导功能锻炼路径护理对儿童胫腓骨骨折功能恢复的影响[J].海南医学,2020,31(8):1085-1088.

[206] 王娴,丁燕红,惠慧.赏识教育引导功能锻炼路径干预对儿童胫腓骨骨折功能恢复的影响[J].临床护理杂志,2021,20(3):29-32.

[207] 王珏,殷茵,夏金玲.小儿胫腓骨骨折应用快速康复护理措施的疗效分析[J].妇幼护理,2022,2(12):2795-2797.

[208] 陈璐.身心康复干预在胫腓骨骨折术后患者中的应用[J].临床护理研究,2024,33(5):126-128.

[209] 俞志茹,刘美珍,史根女,等.胫腓骨骨折患者术后自我护理能力与自我效能及心理韧性的关系[J].当代护士,2024,31(3):156-159.

[210] 李雅琴,谢睿,李论,等.儿童单侧发育性髋关节脱位双下肢差异统计及其影响因素[J].组织工程与重建外科,2024,20(1):97-103.

[211] 鲁婵,马娜,谢睿,等.18～24月龄发育性髋关节脱位的治疗研究进展[J].临床小儿外科杂志,2024,23(5):489-492.

[212] 李茂勇,曹巍,沙培鑫,等.基于数字化分析全髋关节置换术后股骨偏心距及旋转中心与下肢不等长的相关性研究[J].中国骨伤,2024,37(4):381-386.

[213] 李敬春,刘雁寒,黎艺强,等.发育性髋关节脱位闭合复位后残余髋臼发育不良骨盆截骨时机与指征的多中心前瞻性非随机对照试验研究方案[J].临床小儿外科杂志,2024,23(6):527-534.

[214] 汪云云,方继红,尹莹,等.发育性髋关节脱位患儿术后康复质量评价指标体系的构建[J].中华现代护理杂志,2023,29(28):3836-3841.

[215] 陈涛,于静淼.超声用于发育性髋关节发育不良研究进展[J].中国医学影像技术,2023,39(9):1281-1284.

[216] 黄莹,张苏红,孙宁侠.康复管理捆绑式干预对小儿发育性髋关节脱位行矫正术后肢体功能的影响[J].医学临床研究,2023,40(12):2025-2027.

[217] Smith T W Jr,Wang X J,Singer M A,et al. Enhanced recovery after surgery:a clinical review of implementation across multiple surgical subspecialties[J]. Am J Surg,2020,219(3):530-534.

[218] 邱贵兴.推出系列临床指南/专家共识推动中国骨科加速康复外科发展 [J].中华骨与关节外科杂志,2021,14(4):4.

[219] 王沙沙,田晓楠,殷秀文.基于ERAS理念的零缺陷护理结合心理干预对骨科手术患者的影响分析[J].心理月刊,2022,17(9):172-173,228.

[220] 范青.护理干预结合超前镇痛模式在骨科手术患者疼痛管理中的应用效果研究[J].中国农村卫生,2021,13(19):77-78,80.

[221] 杨光辉,张茗慧,李小荣,等.单人闭合复位单桡侧进针治疗Gartland Ⅲ型肱骨髁上骨折[J].生物骨科材料与临床研究,2024,21(2):92-94.

[222] 李欣,杨影,马娜娜,等.基于健康信念的阶梯式护理干预策略在儿童肱骨髁上骨折术后康复中的应用[J].中国医药导报,2024,21(13):145-148.

[223] 岳一婷,郭锦丽,黄永波,等.医院-家庭二元联动的集束化护理在小儿肱骨髁上骨折快优康复中的应用[J].实用骨科杂志,2024,30(7):667-670.

[224] 王南方,张科学,焦娟,等.常用消毒剂对儿童肱骨髁上骨折术后针道维护的效果[J].中华医院感染学杂志,2024,34(12):1902-1907.

[225] 翁冬芳.儿童肱骨髁上骨折经皮克氏针内固定的手术护理[J].中国现代医生,2023,61(24):114-115,125.

[226] 管文燕,陈智博,肖夕凤,等.基于快速康复外科理念的个性化护理对肱骨髁上骨折患儿的影响[J].国际护理学杂志,2023,42(18):3347-3350.

[227] 卢倩.小儿肱骨髁上骨折应用围术期护理的效果及体会[J].中国伤残医学,2022,30(3):14-16.

[228] Worrall J. Bowing fractures of the forearm in children: pathophysiology, diagnosis and management[J]. Emergency nurse,2024,32(3):28-33.
[229] 吴红梅.医护合作型责任制护理模式在尺桡骨骨折患儿中的应用[J].当代护士(上旬刊),2021,28(2):125-128.
[230] Park H,Park K W,Park K B,et al. Impact of open reduction on surgical strategies for missed monteggia fracture in Children[J]. Yonsei Med J,2017,58(4):829-836.
[231] 胡文峰,李天友,王延宙,等.儿童桡骨远端骨折不愈合3例并文献复习[J].临床小儿外科杂志,2022,21(12):1179-1184.
[232] 邱静芝,周颖,马一平.低龄儿童严重尺桡骨骨折弹性钉内固定的围术期护理[J].护理与康复,2018,17(2):59-60.
[233] 王雪莲.尺桡骨双骨折患者应用早期康复训练护理的临床效果[J].中国伤残医学,2021,29(18):51-53.
[234] 张丹丹,丁维维,郁玲.基于动机行为转化的康复护理对尺桡骨骨折术后恢复及并发症的影响[J].临床与病理杂志,2021,41(8):1887-1893.
[235] 刘艳.尺桡骨骨折术后采用加压冷疗护理的效果研究[J].中国伤残医学,2020,28(13):67-68.
[236] 王倩.健康信念模式护理干预对先天性马蹄内翻足术后患儿足部功能及预后的影响[J].山西医药杂志,2024,53(3):236-239.
[237] 罗丹,黄玉静.先天性马蹄内翻足的外科治疗进展[J].中国美容医学,2024,33(6):180-184.
[238] 黄夏杰,梁荣元,陈业平,等.Ponseti教授:先天性马蹄内翻足矫形的伟大先驱[J].实用骨科杂志,2024,30(5):479-480.
[239] 张旭升,周明旺,柳海平,等.先天性马蹄内翻足的遗传相关基因研究进展[J].中国现代医学杂志,2024,34(7):42-48.
[240] 刘凯.先天性马蹄内翻足患儿家庭抗逆力现状及影响因素分析[J].中国临床护理,2023,15(3):187-191.
[241] 张江潮,刘振江.磁共振成像分析先天性马蹄内翻足的研究进展[J].中华小儿外科杂志,2023,44(6):573-576,F3.
[242] 孙静娜.小儿先天性马蹄内翻足早期矫形术护理[J].航空航天医学杂志,2023,34(8):995-997.
[243] 张愿愿.临床护理及康复路径对小儿孟氏骨折患儿的影响[J].航空航天医学杂志,2024,35(4):492-494.
[244] 何勇,蒋国鹏,李卫平,等.前后联合入路和后外侧入路治疗儿童陈旧性孟氏骨折的回顾性研究[J].中国中医骨伤科杂志,2024,32(6):74-79.
[245] 顾振坤.儿童孟氏骨折的流行病学调查研究[D].汕头:汕头大学,2023.
[246] 李炜,马海龙,张思成,等.尺骨截骨位置不同对手术治疗儿童陈旧性孟氏骨折预后的影响[J].中华解剖与临床杂志,2023,28(3):165-171.
[247] 戎帅,滕勇,郑冲,等.小型外固定架治疗儿童新鲜孟氏骨折[J].中国矫形外科杂志,2022,30(11):1035-1038.
[248] 高石,李立,赵旭飞,等.儿童陈旧性孟氏骨折的手术治疗体会[J].浙江医学,2024,46(7):752-755.
[249] 王大璐,回丙盼,孙婕,等.手法复位石膏外固定治疗儿童孟氏骨折的疗效分析[J].中国骨与关节损伤杂志,2024,39(9):994-997.
[250] 申向阳,贾国强.超声在学龄期前儿童X线肘关节隐匿骨折中的诊疗应用[J].中华小儿外科杂志,2024,45(2):185-189.
[251] 唐伟,孙涛,贵浩然,等.儿童新鲜孟氏骨折术中肱桡关节脱位闭合复位效果的造影评估[J].实用骨科杂志,2024,30(2):162-164.

[252] 明新武，明新月，王浩，等. 豫北地区儿童肘部骨折的流行病学研究[J]. 实用手外科杂志，2024，38(1)：94-96.

[253] 丁海涛，文国. X片和CT三维重建诊断老年人踝关节骨折的价值观察[J]. 中国CT和MRI杂志，2022，20(9)：173-174.

[254] 郭丁铭，温凯元. CT与MRI在诊断踝关节运动骨折分型中的应用[J]. 影像科学与光化学，2022，40(6)：1591-1595.

[255] 徐大勇. 64排CT多平面重建技术在关节骨折中的应用价值[J]. 中国医疗器械信息，2023，29(6)：90-93.

[256] 轩中勋，杨东辉，陈庭瑞，等. 两种方式手法复位石膏固定踝关节骨折的比较[J]. 中国矫形外科杂志，2023，31(8)：742-745.

[257] 李国宏. "手术部位感染的预防"相关指南要点解读[J]. 上海护理，2019，19(8)：1-4.

[258] 覃作恒，李立军，倪东馗. 脊柱术后发生手术部位感染独立危险因素的Meta分析[J]. 中国组织工程研究，2020，24(24)：3918-3924.

[259] 王飞，周崇斌，梁伟，等. 切开复位内固定治疗踝关节骨折术后感染的相关因素分析及检测[J]. 中国中医骨伤科杂志，2019，27(7)：41-44.

[260] 张姗姗，刘航宇，崔立敏. 踝关节骨折术后切口感染危险因素的Meta分析[J]. 中国感染控制杂志，2022，21(9)：916-925.

[261] 梁娟. 跟骨骨折切开复位内固定术前术后护理对策探讨[J]. 中国伤残医学，2017，25(23)：91-93.

[262] 李玲. 跟骨骨折切开复位内固定术前术后护理对策探讨[J]. 饮食保健，2020，7(31)：183.

[263] 田冲，高博，于鸿伟，等. 跟骨骨折的分型与治疗[J]. 承德医学院学报，2022，39(4)：333-337.

[264] 吴荔萍，龚丽云. 糖尿病足治疗与护理研究新进展[J]. 双足与保健，2019，28 (15)：197-198.

[265] 徐巍. 糖尿病足护理新进展[J]. 糖尿病新世界，2017，20(20)：197-198.

[266] 吉莉. 糖尿病足护理新进展[J]. 中医临床研究，2017，9(11)：143-145.

[267] 谷涌泉. 中国糖尿病足诊治指南[J]. 中国临床医生杂志，2020，48(1)：19-27.

[268] 连丽. 浅析糖尿病足的护理[J]. 全科护理，2012，10(27)：2511-2512.

[269] 杨海燕. 综合护理在糖尿病足部溃疡患者中的应用研究[J]. 糖尿病新世界，2020，23(23)：166-168.

[270] 戴耀玲，罗琼，吴清，等. 清创联合持续氧弥散治疗糖尿病足的现状及护理[J]. 中国乡村医药，2023，30(8)：74-76.

[271] 杨佳平，徐雯冰，王艺菲. 拇外翻保守治疗的研究进展[J]. 百科知识，2023(6)：36-38.

[272] 张晖，王旭，杨云峰，等. 第3代微创拇外翻技术规范专家共识[J]. 中国骨伤，2022，35(9)：812-817.

[273] 范贞. 优质护理对改善拇外翻矫正手术患者功能的作用[J]. 中国医药指南，2021，19(18)：122-124.

[274] 车承呈. 拇外翻矫形的手术配合及术后康复护理[J]. 中国现代药物应用，2020，14(2)：220-221.

[275] 徐海林. 第3代拇外翻微创技术的现状与展望[J]. 中国骨伤，2022，35(9)：805-808.

[276] 许丽琴，周程慧，胡冰心. 儿童僵硬型马蹄内翻足Ilizarov外固定围术期护理[J]. 浙江医学，2020，42(10)：1076-1077.

[277] Xie L，Xu J，Sun X，et al. Apatinib for advanced osteosarcoma after failure of standard multimodal therapy：an open label phase Ⅱ clinical trial[J]. Oncologist，2019，24(7)：e542-e550.

[278] Italiano A，Mir O，Mathoulin-Pelissier S，et al. Cabozantinib in patients with advanced Ewing sarcoma or osteosarcoma (CABONE)：a multicentre，single-arm，phase 2 trial[J]. Lancet Oncol，2020，21(3)：446-455.

[279] Gaspar N，Campbell-Hewson Q，Gallego Melcon S，et al. Phase Ⅰ/Ⅱ study of single-agent

lenvatinib in children and adolescents with refractory or relapsed solid malignancies and young adults with osteosarcoma (ITCC-050)[J]. ESMO Open,2021,6(5):100250.
[280] Chin M,Yokoyama R,Sumi M,et al. Multimodal treatment including standard chemotherapy with vincristine,doxorubicin,cyclophosphamide,ifosfamide,and etoposide for the Ewing sarcoma family of tumors in Japan: results of the Japan Ewing Sarcoma Study 04[J]. Pediatr Blood Cancer,2020,67(5):e28194.
[281] 牛晓辉,徐海荣.分子检测在骨与软组织肉瘤诊治中的必要性和迫切性[J].中华医学杂志,2022,102(31):2399-2404.
[282] 曾泳瀚,程晓光,栾贻新,等.股骨颈关节囊内骨样骨瘤的临床及影像特点[J].中华放射学杂志,2012,46(11):1006-1009.
[283] 克拉迪·A.海尔姆.骨关节放射学基础[M].郝大鹏,满凤媛,译.北京:人民卫生出版社,2021.
[284] 徐少春,王祥,孙红标,等.成人偶发孤立性骨病变的CT和MRI诊断管理指南解读[J].中华放射学杂志,2023,57(1):11-16.
[285] 刘斯润,蔡香然,邱麟.新版(2020)WHO骨肿瘤分类解读[J].磁共振成像,2020,11(12):1086-1091.
[286] 莫柳仙,林永东,曾雪群,等.人工髋关节置换术后行快速康复护理路径的效果评价[J].中国实用护理杂志,2012,28(21):8-10
[287] Basu Mallick A,Chawla S P. Giant cell tumor of bone:an update[J]. Curr Oncol Rep,2021,23(5):51.
[288] Errani C,Ruggieri P,Asenzio M A,et al. Giant cell tumor of the extremity:a review of 349 cases from a single institution[J]. Cancer Treat Rev,2010,36(1):1-7.
[289] Sung H W,Kuo D P,Shu W P,et al. Giant-cell tumor of bone:analysis of two hundred and eight cases in Chinese patients[J]. J Bone Joint Surg Am,1982,64(5):755-761.
[290] 中华医学会骨科学分会骨肿瘤学组.中国骨巨细胞瘤临床诊疗指南[J].中华骨科杂志,2018,38(14):833-840.
[291] 杨勇昆,徐海荣,李远,等.外科精确切除和全髋关节置换治疗累及髋臼前/后柱骨肿瘤的临床研究[J].中国骨与关节杂志,2022,11(8):590-596.
[292] 张清,王涛,牛晓辉.计算机导航辅助肢体骨巨细胞瘤的扩大切刮术[J].中国骨肿瘤骨病,2011,10(1):1-5.
[293] Araki Y,Yamamoto N,Hayashi K,et al. Secondary osteoarthritis after curettage and calcium phosphate cementing for giant-cell tumor of bone around the knee ioint:long-term follow-up[J]. JB JS Open Access,2020,5(3):e19.00068.
[294] Gede E W I,Ida Ayu A A,Setiawan I Gn Y,et al. Outcome of bone recycling using liquid nitrogen as bone reconstruction procedure in malignant and recurrent benign aggressive bone tumour of distal tibia: a report of four cases[J]. J Orthop Surg(Hong Kong),2017,25(5):2309499017713940.
[295] Dou B,Chen T R,Chu Q B,et al. The roles of metastasis-related proteins in the development of giant cell tumor of bone,osteosarcoma and Ewing's sarcoma[J]. Technol Health Care,2021,29(S1):91-101.
[296] 刘子君,李瑞宗,刘昌茂,等.骨肿瘤及瘤样病变12404例病理统计分析[J].中华骨科杂志,1986,6(3):162-169.
[297] 王晗,胡永成,于秀淳,等.膝关节周围骨巨细胞瘤治疗的多中心回顾性研究[J].中华骨科杂志,2012,32(11):1040-1047.
[298] 郑凯,于秀淳,胡永成,等.骨盆骨巨细胞瘤临床治疗的系统文献综述[J].中华骨科杂志,2015,

35(2):105-111.

[299] 郭卫,杨毅,李晓,等.四肢骨巨细胞瘤的外科治疗[J].中华骨科杂志,2007,27(3):177-182.

[300] 郭乾臣,沈靖南,王晋,等.影响骨巨细胞瘤复发的预后因素分析[J].中华外科杂志,2006,44(12):797-800.

[301] 曾效力,李均洪,梁振华,等.骨巨细胞瘤继发动脉瘤样骨囊肿CT与MRI诊断[J].中国实用医刊,2013,40(2):10-13.

[302] Rosen G, Marcove R C, Caparros B, et al. Primary osteogenic sarcoma: the rationale for preoperative chemotherapy and delayed surgery[J]. Cancer,1979,43(6):2163-2177.

[303] 牛晓辉.中国骨肉瘤综合治疗现状与展望[J].中华解剖与临床杂志,2019(1):1-5.

[304] 张云,崔建岭.骨肉瘤新辅助化疗的疗效评价[J].国际医学放射学杂志,2016,39(3):281-284.

[305] 中国临床肿瘤学会(CSCO)骨肉瘤专家委员会,中国抗癌协会肉瘤专业委员会.经典型骨肉瘤临床诊疗专家共识[J].临床肿瘤学杂志,2012,17(10):931-933.

[306] Bernthal N M, Federman N, Eilber F R, et al. Long-term results (> 25 years) of a randomized, prospective clinical trial evaluating chemotherapy in patients with high-grade, operable osteosarcoma[J]. Cancer,2012,118(23):5888-5893.

[307] Jeys L M, Thorne C J, Parry M, et al. A novel system for the surgical staging of primary high-grade osteosarcoma: the Birmingham classification[J]. Clin Orthop Relat Res, 2017, 475(3): 842-850.

[308] 中华医学会医学工程学分会数字骨科学组.3D打印骨科模型技术标准专家共识[J].中华创伤骨科杂志,2017,19(1):61-64.

[309] Lagmay J P, Krailo M D, Dang H, et al. Outcome of patients with recurrent osteosarcoma enrolled in seven phase Ⅱ trials through children's cancer group, pediatric oncology group, and children's oncology group: learning from the past to move forward[J]. J Clin Oncol, 2016, 34(25):3031-3038.

[310] Hattori H, Yamamoto K. Lymph node metastasis of osteosarcoma[J]. J Clin Oncol, 2012, 30(33):e345-349.

[311] 郭征.我国骨肉瘤治疗的现状与问题及发展方向[J].中国骨与关节杂志,2015,4(5):338-342.

[312] 徐海荣,牛晓辉,李远,等.北京积水潭医院原发骨肿瘤9200例分析[J].骨科临床与研究杂志,2016,1(1):51-54.

[313] 黄华兰,王妙君,陈惜遂,等.肿瘤与普通内科病人抑郁、焦虑心理及其影响因素对比研究[J].护理学杂志,2004,19(11):5-7.

[314] 向月,洪霞.恶性骨肿瘤患者术后睡眠质量及影响因素的研究[J].包头医学院学报,2019,35(11):67-69,78.

[315] 段浏华.恶性骨肿瘤患者心理健康水平与其应对方式的关系研究[J].中国当代医药,2020,27(23):167-170.

[316] 王玉娜,周霞,李艺,等.癌症住院患者的睡眠质量及其与神经质人格、负性情绪关系的中介效应分析[J].东南大学学报(医学版),2020,39(5):619-623.

[317] 李文高,杨文娇,曾丽娟,等.癌症患者失眠及乏力症状影响因素的结构方程模型分析[J].循证医学,2020,20(4):237-245.

[318] 王宁,韩宇洲,贺敏,等.人性化护理对恶性肿瘤患者生存质量的影响[J].实用预防医学,2013,20(2):209-211.

[319] 李芹,朱云,杨韵歆.护理干预对恶性肿瘤患者生存质量的影响[J].中华现代护理杂志,2014,20(14):1635-1636.

[320] Jelgersma C, Vajkoczy P. How to target spinal metastasis in experimental research: an overview

of currently used experimental mouse models and future prospects[J]. Int J Mol Sci, 2021, 22(11):5420.

[321] 王臻,李靖. 脊柱骨巨细胞瘤的综合治疗研究进展[J]. 中国脊柱脊髓杂志,2010,20(8):694-696.

[322] 曹叙勇,刘耀升,曹云岑,等. 脊柱转移瘤手术并发症风险因素研究进展[J]. 中华损伤与修复杂志(电子版),2020,15(5):403-406.

[323] 孙枢文,李育平,王晓东,等. 椎管内肿瘤不同手术方式的疗效观察[J]. 中华显微外科杂志,2019,42(2):183-186.

[324] 尚荣安,晁建虎,刘东钱,等. 胸腰椎手术后脑脊液漏形成原因及防治措施[J]. 实用骨科杂志,2011,17(3):279-280.

[325] 朱秋峰,袁红斌,徐振东,等. 脊柱肿瘤手术的麻醉处理[J]. 中国矫形外科杂志,2006,14(7):519-521.

[326] Lenke L G, Sides B A, Koester L A, et al. Vertebral column resection for the treament of severe spinal deformity[J]. Clin Orthop Relat Res, 2010, 468(3):687-699.

[327] 徐华梓,池永龙,水小龙. 经后路全脊椎整块切除术治疗胸腰椎肿瘤[J]. 中国脊柱脊髓杂志,2009,19(4):268-272.

[328] 刘志冰. 脊柱转移瘤立体定向放射治疗临床应用进展[J]. 医学研究生学报,2013,26(9):993-996.

[329] 刘琼芳. 恶性肿瘤化疗中循证护理的临床效果分析[J]. 实用临床医药杂志,2018,22(4):55-57.

[330] 阿米娜·曲海,韩记真,马玲,等. 多学科团队模式护理干预对老年晚期肺癌伴骨转移患者治疗依从性、癌因性疲乏及焦虑抑郁的影响[J]. 中国医药导报,2017,14(25):167-170.

[331] 杨柳,邓美菊. 强化护理干预对骨肿瘤化疗患者不良反应和生活质量的影响[J]. 中国肿瘤临床与康复,2016,23(2):215-218.

[332] 黄蓉,袁倩,易继群,等. 护理结局分类系统在临床护理实践中的应用研究进展[J]. 护理研究,2022,36(20):3655-3659.

[333] 万崇华,孟琼,汤学良,等. 癌症患者生命质量测定量表 FACT-G 中文版评介[J]. 实用肿瘤杂志,2006,21(1):77-80.

[334] 张鲁静,王晓丹. 多学科团队协作式延续护理在结肠癌术后化疗患者癌因性疲乏、心理健康及生活质量中的应用[J]. 国际护理学志,2022,41(16):3063-3067.

[335] 寿月华,王笑娟,徐芳娟. 化疗患者 PICC 导管相关性感染危险因素[J]. 中华医院感染学杂志,2020,30(16):2470-2473.

[336] Goorin A M, Harris M B, Bernstein M, et al. Phase Ⅱ/Ⅲ trial of etoposide and high-dose ifosfamide in newly diagnosed metastatic osteosarcoma: a pediatric oncology group trial[J]. J Clin Oncol, 2002, 20(2):426-433.

[337] Ruggieri P, Angelini A, Ussia G, et al. Surgical margins and local control in resection of sacral chordomas[J]. Clin Orthop Relat Res, 2010, 468(11):2939-2947.

[338] 蒿若楠,杨巧芳,白姗,等. 社会支持在老年 PICC 置管肿瘤患者自我管理能力与健康促进生活方式之间的中介效应分析[J]. 中华现代护理杂志,2022,28(15):1982-1987.

[339] 胡少红. 应用 PDCA 护理管理在老年恶性肿瘤患者 PICC 置管中的效果[J]. 国际护理学杂志,2019(8):1027-1030.

[340] 朱超林,孙育,黄玉婷,等. 医护患协同护理模式对肿瘤患者 PICC 围置管期的影响[J]. 西部中医药,2021,34(3):117-121.

[341] Hattori H, Yamamoto K. Lymph node metastasis of osteosarcoma[J]. J Clin Oncol, 2012, 30(33):e345-349.

[342] Lin P P, Guzel V B, Moura M F, et al. Long-term follow-up of patients with giant cell tumor of the sacrum treated with selective arterial embolization[J]. Cancer, 2002, 95(6):1317-1325.

[343] Ruggieri P, Angelini A, Ussia G, et al. Surgical margins and local control in resection of sacral chordomas[J]. Clin Orthop Relat Res, 2010, 468(11): 2939-2947.

[344] Xu T, Wang S F, Zhan S Y, et al. The prevalence of symptomatic knee osteoarthritisin china: results from the China health and retirement longitudinal study[J]. Arthritis Rheumatol, 2016, 68(3): 648-653.

[345] 高小雁,董秀丽. 积水潭小儿骨科护理[M]. 北京:北京大学医学出版社,2014.

[346] 田冲,高博,于鸿伟,等. 跟骨骨折的分型与治疗[J]. 承德医学院学报,2022,39(4):333-337.

[347] 吴荔萍,龚丽云. 糖尿病足治疗与护理研究新进展[J]. 双足与保健,2019,28(15):197-198.

[348] 徐巍. 糖尿病足护理新进展[J]. 糖尿病新世界,2017,20(20):197-198.

[349] 朱鑫,田秀峰,熊小云. 早期部分负重康复锻炼在跟骨骨折患者术后康复护理中的应用[J]. 临床医学工程,2022,29(10):1433-1434.